全科医生常见病诊疗丛书

U0293354

皮肤病诊疗手册

PIFUBING ZHENLIAO SHOUCE

主　编　肖国仕　高积慧

副主编　陈露霞　孔金华　邓新春

编　者　（以姓氏笔画为序）

刘万里　汤　贞　孙　洋　苏艳华

肖　坚　肖国武　肖屏风　吴利龙

张志慧　陈博文　周美娇　黄建良

彭　审　蒋　晖　覃　娟　雷海超

潘开明

河南科学技术出版社

·郑州·

内容提要

本书分两篇。上篇总论简要介绍了皮肤生理与病理，皮肤病的诊断、治疗与护理，皮肤的保健与美容。下篇各论按西医病因学分章，每个病种为一节，分别介绍了 70 种皮肤科常见病，简要概述各种疾病的病因病机、临床表现、诊断与鉴别要点，重点介绍了中西医治疗方法，并摘录临床验案等。本书内容丰富，涉及病种多，诊疗并重，实用性强，适合社区、乡村等基层全科医师在临床工作中查阅参考。

图书在版编目（CIP）数据

皮肤病诊疗手册/肖国仕，高积慧主编. —郑州：河南科学技术出版社，2019.4

ISBN 978-7-5349-9465-4

Ⅰ.①皮… Ⅱ.①肖… ②高… Ⅲ.①皮肤病－诊疗－手册 Ⅳ.①R751-62

中国版本图书馆 CIP 数据核字（2019）第 018827 号

出版发行： 河南科学技术出版社

北京名医世纪文化传媒有限公司

地址：北京市丰台区丰台北路 18 号院 3 号楼 511 室　　邮编：100073

电话：010-53556511　010-53556508

策划编辑： 杨德胜　欣　逸

文字编辑： 王月红

责任审读： 周晓洲

责任校对： 龚利霞

封面设计： 吴朝洪

版式设计： 崔刚工作室

责任印制： 陈震财

印　　刷： 郑州市毛庄印刷厂

经　　销： 全国新华书店、医学书店、网店

开　　本： 720 mm×1020 mm　1/16　印张：26　字数：499 千字

版　　次： 2019 年 4 月第 1 版　　2019 年 4 月第 1 次印刷

定　　价： 78.00 元

如发现印、装质量问题，影响阅读，请与出版社联系并调换

总 前 言

　　《全科医生常见病诊疗丛书》是面向基层医务工作者的临床参考书，符合当前我国"加强基层医疗队伍建设、分流大型医院医疗压力"的政策导向。从内容上看，本系列丛书中的诊疗方法涵盖临床的各个方面，具有广泛的临床实用性，同时不局限于中医诊疗，而是合理融入西医的诊断技术和治疗方法，务求中西医结合、以中医为主的组编方略，其读者定位明确，适合乡村、社区等基层医生，以及中医院校学生、中医爱好者阅读参考。因此，具有广阔的市场需求。

　　本丛书以手册的形式编写，力求简明实用、通俗易懂；凡临床常见的病种都能在其中找到，符合全科医生的阅读需求。根据目前图书市场情况，以及出版社的意见，拟先编写出版《皮肤病诊疗手册》与《妇科病诊疗手册》。若能得到读者的广泛认可，则分批次出版《心血管病诊疗手册》《内分泌疾病诊疗手册》等，以满足市场需求。

　　本丛书由先后主编出版近50种医书的国家级名中医肖国仕教授牵头，约请湖南中医药大学、湖南中医药研究院的有关专家参加，组成阵容强大的编委会。我们对本丛书的编写和出版后的社会效益充满信心。

高积慧

前　言

　　皮肤被覆于体表,与人体所处的外界环境直接接触,在口、鼻、尿道口、阴道口和肛门等处与体内各种管腔表面的黏膜互相移行,对维持人体内环境稳定极其重要。皮肤的组织结构也很复杂,由表皮、真皮和皮下组织构成,表皮与真皮之间由基底膜带相连接。皮肤中除各种皮肤附属器(如毛发、皮脂腺、汗腺和甲等)外,还含有丰富的血管、淋巴管、神经和肌肉。皮肤是占人体表面积最广、位置最浅、功能最复杂、发病率最高、影响容貌最明显的组织和器官,一旦发生病变,就可影响全身,如损及体内重要器官,还会危及生命,绝不能等闲视之。

　　本书分两篇。上篇为总论,分列皮肤生理与病理、皮肤病的诊断、皮肤病的治疗与护理、皮肤的保健与美容4章。下篇为各论,分列病毒性皮肤病,细菌性皮肤病,真菌性皮肤病,寄生虫、昆虫及动物性皮肤病,物理性皮肤病,红斑鳞屑性皮肤病,皮炎湿疹类皮肤病,神经性瘙痒性皮肤病,结缔组织疾病,大疱及水疱性皮肤病,血管性皮肤病,角化性皮肤病,色素性皮肤病,附属器疾病,皮肤肿瘤,性传播疾病16章。每一章又分列若干节,每一节为1个病种,共选录皮肤科常见病70种。每一病种,均按概述、病因与发病机制、临床表现及诊断要点、鉴别诊断、治疗、验案举例、注意事项等进行编排。绝大多数病种,列举验案1~2例,并录注意事项,以提高防治效果。书末附录为皮肤病中西医病名对照表、皮肤科中成药临床应用简表。

　　本书内容丰富,涉及病种多,适合基层医务人员和医学院校学生参阅,也是医学爱好者和皮肤病患者的良师益友。由于编者的水平有限,疏漏与不足之处,敬请批评指正!

肖国仕　高积慧

目　录

上篇　总　论

下篇　各　论

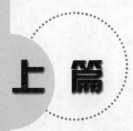

上篇

总　论

第 1 章

皮肤生理与病理

皮肤被覆于体表,与人体所处的外界环境直接接触,在口、鼻、尿道口、阴道口和肛门等处与体内各种管腔表面的黏膜互相移行,对维持人体内环境稳定极其重要。皮肤由表皮、真皮和皮下组织构成,表皮与真皮之间由基底膜带相连接。皮肤中除各种附属器(如毛发、皮脂腺、汗腺和甲等)外,还含有丰富的血管、淋巴管、神经和肌肉。

皮肤是人体最大的器官,总重量约占个体体重的 6%,成年人皮肤总面积约为 1.5m²,新生儿约为 0.21m²。不包括皮下组织,皮肤的厚度为 0.5~4mm,存在较大的个体、年龄和部位差异,如眼睑、外阴、乳房的皮肤最薄,厚度约为 0.5mm,而掌跖部位皮肤最厚,可达 3~4mm。表皮厚度平均为 0.1mm,但掌跖部位的表皮可达 0.8~1.4mm。真皮厚度在不同部位差异也很大,较薄的(如眼睑)约为 0.6mm,较厚的(如背部和掌跖)可达 3mm 以上。皮肤借皮下组织与深部附着,并受真皮纤维束牵引,形成致密的多走向沟纹,称为皮沟,后者将皮肤划分为大小不等的细长隆起称为皮嵴,较深的皮沟将皮肤表面划分成菱形或多角形微小区域,称为皮野。掌跖及指(趾)屈侧的皮沟、皮嵴平行排列并构成特殊的涡纹状图样,称为指(趾)纹,其样式由遗传因素决定,除同卵双生子外,个体之间均存在差异。根据皮肤的结构特点,将其大致分为有毛的薄皮肤和无毛的厚皮肤两种类型,前者被覆身体大部分区域,后者分布于掌跖和指(趾)屈侧面,具有较深厚的沟嵴,能耐受较强的机械性摩擦。有些部位皮肤的结构比较特殊,不属于上述两种类型,如口唇、外阴、肛门等皮肤-黏膜交界处。皮肤的颜色因种族、年龄、性别、营养状况及部位不同而有所差异。

第一节　皮肤的组织结构

一、表皮

表皮在组织学上属于复层鳞状上皮,主要由角质形成细胞、黑素细胞、朗格汉斯细胞和麦克尔细胞等构成。

1. 角质形成细胞　由外胚层分化而来,是表皮的主要构成细胞,数量占表皮细胞的 80% 以上,其特征为在分化过程中可产生角蛋白。角蛋白是角质形成细胞主要结构蛋白之一,构成细胞骨架中间丝,参与表皮分化、角化等生理病理过程。角质形成细胞之间及与下层结构之间存在一些特殊的连接结构(如桥粒和半桥粒)。根据分化阶段和特点将角质形成细胞分为 5 层,由深至浅分别为基底层、棘层、颗粒层、透明层和角质层。

(1)基底层:位于表皮底层,由一层立方形或圆柱状细胞构成,细胞长轴与真皮-表皮交界线垂直。胞质呈嗜碱性,胞核卵圆形,核仁明显,核分裂象较常见,胞核上方可见黑素颗粒聚集或呈帽状排列。

(2)棘层:位于基底层上方,由 4～8 层多角形细胞构成,细胞轮廓渐趋扁平。细胞表面有许多细小突起,相邻细胞的突起互相连接,形成桥粒。

(3)颗粒层:位于棘层上方,在角质层薄的部位由 1～3 层梭形或扁平细胞构成,而在掌跖等部位细胞可厚达 10 层,细胞长轴与皮面平行。细胞核和细胞器溶解,胞质中可见大量形态不规则的透明角质颗粒,沉积于张力细丝束之间。

(4)透明层:位于颗粒层与角质层之间,仅见于掌跖等表皮较厚的部位,由 2～3 层较扁平细胞构成。细胞界限不清,易被伊红染色,光镜下胞质呈均质状并有强折光性。

(5)角质层:位于表皮最上层,由 5～20 层已经死亡的扁平细胞构成,在掌跖部位可厚达 40～50 层。细胞正常结构消失,胞质中充满由张力细丝与均质状物质结合而形成的角蛋白。角质层上部细胞易脱落。

2. 黑素细胞　起源于外胚层的神经嵴,其数量与部位、年龄有关,而与肤色、人种、性别等无关。几乎所有组织内均有黑素细胞,但以表皮、毛囊、黏膜、视网膜色素上皮等处为多。HE 染色切片中,黑素细胞位于基底层,约占基底层细胞总数的 10%。黑素细胞胞质透明,胞核较小,银染色及多巴染色可显示较多树枝状突起。电镜下可见黑素细胞胞质内含有特征性黑素小体,后者为含酪氨酸酶的细胞器,是合成黑素的场所。1 个黑素细胞可通过其树枝状突起向周围 10～36 个角质形成细胞提供黑素,形成 1 个表皮黑素单元。黑素能遮挡和反射紫外线,借以保护真皮及深部组织。

3. 朗格汉斯细胞　是由起源于骨髓单核-巨噬细胞并通过一定循环通路进入表皮的免疫活性细胞,多分布于基底层以上的表皮和毛囊上皮中,占表皮细胞总数的 3%～5%。朗格汉斯细胞密度因部位、年龄和性别而异,一般面颈部较多而掌跖部较少。

朗格汉斯细胞 HE 染色及多巴染色阴性,氯化金染色及 ATP 酶染色阳性。光镜下细胞呈多角形,胞质透明,胞核较小并呈分叶状,线粒体、高尔基复合体、内质网丰富,并有溶酶体。

4. 麦克尔细胞　多分布于基底层细胞之间,细胞有短指状突起,胞质中含许多直径为 80～100nm 的神经内分泌颗粒,胞核呈圆形,常有深凹陷或呈分叶状。

5. 角质形成细胞间及其与真皮间的连接

(1)桥粒:是角质形成细胞间连接的主要结构,由相邻细胞的细胞膜发生卵圆形致密增厚而共同构成。

(2)半桥粒:是基底层细胞与下方基底膜带之间的主要连接结构,系由角质形成细胞真皮侧胞膜的不规则突起与基底膜带相互嵌合而成,其结构类似于半个桥粒。

(3)基底膜带:位于表皮与真皮之间,PAS(过碘酸-雪夫)染色显示为一条 0.5～1.0μm 的紫红色均质带,银浸染法可染成黑色。

二、真皮

真皮由中胚层分化而来,由浅至深可分为乳头层和网状层,但两层之间并无明确界限。乳头层为凸向表皮底部的乳头状隆起,与表皮突呈犬牙交错样相接,内含丰富的毛细血管和毛细淋巴管,还有游离神经末梢和神经小体;网状层较厚,位于乳头层下方,有较大的血管、淋巴管、神经穿行。真皮在组织学上属于不规则的致密结缔组织,由纤维、基质和细胞成分组成,其中以纤维成分为主,纤维之间有少量基质和细胞成分。

1. 胶原纤维　含量最丰富,HE 染色呈浅红色。真皮乳头层、表皮附属器和血管附近的胶原纤维较纤细,且无一定走向;真皮中下部的胶原纤维聚成走向几乎与皮面平行的粗大纤维束,相互交织成网,在不同水平面上各自延伸;真皮下部的胶原束最粗。胶原纤维由直径为 70～140nm 的胶原原纤维聚合而成,主要成分为 I 型胶原,少数为 Ⅲ 型胶原。胶原纤维韧性大,抗拉力强,但缺乏弹性。

2. 网状纤维　并非独立的纤维成分,仅是幼稚的、纤细的未成熟胶原纤维。HE 染色难以显示,银染呈黑色,故又称嗜银纤维。主要分布在乳头层及皮肤附属器、血管和神经周围。网状纤维由直径 40～65nm 的网状原纤维(reticular fibril)聚合而成,主要成分为 Ⅲ 型胶原。

3. 弹性纤维　HE 染色不易辨认,醛品红染色呈紫色。电镜下弹性纤维较胶原纤维细,直径为 1～3nm,呈波浪状,相互交织成网,缠绕在胶原纤维束之间。弹性纤维由弹性蛋白和微原纤维构成。正常真皮内弹性纤维的数量较少,占 2%～4%。弹性纤维具有较强的弹性。

4. 基质　为填充于纤维、纤维束间隙和细胞间的无定形物质,主要成分为蛋白多糖。蛋白多糖以曲折盘绕的透明质酸长链为骨架,通过连接蛋白结合许多蛋白质分子形成支链,后者又连有许多硫酸软骨素等多糖侧链,使基质形成许多微孔隙的分子筛立体构型。小于这些孔隙的物质如水、电解质、营养物质和代谢产物可自由通过,进行物质交换;大于孔隙者(如细菌等)则不能通过,被限制于局部,有利于巨噬细胞吞噬。

5. 细胞 主要有成纤维细胞、肥大细胞、巨噬细胞、真皮树枝状细胞、朗格汉斯细胞和噬色素细胞等,还有少量淋巴细胞和白细胞,其中成纤维细胞和肥大细胞是真皮结缔组织中主要的常驻细胞。

6. 皮下组织 位于真皮下方,其下与肌膜等组织相连,由疏松结缔组织及脂肪小叶组成,又称皮下脂肪层。皮下组织含有血管、淋巴管、神经、小汗腺和顶泌汗腺等。皮下组织的厚度随部位、性别及营养状况的不同而有所差异。

三、皮肤附属器

皮肤附属器包括毛发、皮脂腺、汗腺和甲,均由外胚层分化而来。

1. 毛发 掌跖、指(趾)屈面及其末节伸面、唇红、乳头、龟头、包皮内侧、小阴唇、大阴唇内侧、阴蒂等部位皮肤无毛,称为无毛皮肤,其他部位皮肤均有长短不一的毛,称为有毛皮肤。头发、胡须、阴毛及腋毛为长毛;眉毛、鼻毛、睫毛、外耳道毛为短毛;而颈部、躯干及四肢的毛发短而细软、色淡为毫毛;胎儿体表白色、柔软而纤细的毛发又称为毳毛。毛发位于皮肤以外的部分称为毛干,位于皮肤以内的部分称为毛根,毛根末端膨大部分称为毛球,包含在由上皮细胞和结缔组织形成的毛囊内,毛球下端的凹入部分称为毛乳头,包含结缔组织、神经末梢和毛细血管,为毛球提供营养。毛囊隆突部存在毛囊干细胞。毛发由同心圆状排列的角化上皮细胞构成,由内向外可分为髓质、皮质和毛小皮,毛小皮为一层薄而透明的角化细胞,彼此重叠如屋瓦状。毛囊位于真皮和皮下组织中,由内毛根鞘、外毛根鞘和结缔组织鞘组成。

毛发的生长周期可分为生长期(约 3 年)、退行期(约 3 周)和休止期(约 3 个月)。各部位毛发并非同时生长或脱落,全部毛发中约 80% 处于生长期,正常人每天可脱落 70～100 根头发,同时也有等量的头发再生。头发生长速度为每天 0.27～0.4nm,经 3～4 年可长至 50～60cm。毛发性状与遗传、健康状况、激素水平、药物和气候等因素有关。

2. 皮脂腺 是一种可产生脂质的器官,属泡状腺体,由腺泡和较短的导管构成。腺泡无腺腔,外层为扁平细胞或立方形细胞,周围有基底膜带和结缔组织包裹,腺体细胞破裂后脂滴释出并经导管排出。导管由复层鳞状上皮构成,开口于毛囊上部,位于立毛肌和毛囊的夹角之间,立毛肌收缩可促进皮脂排泄。皮脂腺分布广泛,存于掌跖和指(趾)屈侧以外的全身皮肤,头面部及胸背上部等处皮脂腺较多,称为皮脂溢出部位。在颊黏膜、唇红部、妇女乳晕、大小阴唇、眼睑、包皮内侧等区域,皮脂腺不与毛囊相连,腺导管直接开口于皮肤表面。皮脂腺也有生长周期,但与毛囊生长周期无关,一般一生只发生两次,主要受雄激素水平控制。

3. 汗腺　根据结构与功能不同,可分为小汗腺和顶泌汗腺。

(1)小汗腺:为单曲管状腺,由分泌部和导管部构成。分泌部位于真皮深部和皮下组织,由单层分泌细胞排列成管状,盘绕如球形;导管部由两层小立方形细胞组成,管径较细,其与腺体相连接的一段很弯曲,其后的一段较直并上行于真皮,最后一段呈螺旋状穿过表皮并开口于汗孔。小汗腺的分泌细胞有明细胞和暗细胞两种,前者主要分泌汗液,后者主要分泌黏蛋白和回收钠离子。除唇红、鼓膜、甲床、乳头、包皮内侧、龟头、小阴唇及阴蒂外,小汗腺遍布全身,总数 160 万～400 万个,以掌跖、腋窝、额部较多,背部较少。小汗腺受交感神经系统支配,神经介质为乙酰胆碱。

(2)顶泌汗腺:曾称大汗腺,属大管状腺体,由分泌部和导管组成。分泌部位于皮下脂肪层,腺体为一层扁平、立方或柱状分泌细胞,其外有肌上皮细胞和基底膜带;导管的结构与小汗腺相似,但其直径约为小汗腺的 10 倍。顶泌汗腺主要分布在腋窝、乳晕、脐周、肛周、包皮、阴阜和小阴唇,偶见于面部、头皮和躯干,此外,外耳道耵聍腺、眼睑的睫腺以及乳晕的乳轮腺也属于变形的顶泌汗腺,开口于毛囊上部皮脂腺开口的上方,少数直接开口于表皮。顶泌汗腺的分泌主要受性激素影响,青春期分泌旺盛。顶泌汗腺也受交感神经系统支配,但神经介质为去甲肾上腺素。

4. 甲　是覆盖在指(趾)末端伸面的坚硬角质,由多层紧密的角化细胞构成。甲的外露部分称为甲板,呈外凸的长方形,厚度为 0.5～0.75mm,近甲根处的新月状淡色区称为甲半月,甲板周围的皮肤称为甲廓,伸入近端皮肤中的部分称为甲根,甲板下的皮肤称为甲床,其中位于甲根下者称为甲母质,是甲的生长区,甲下真皮富含血管。指甲生长速度约为每 3 个月 1cm,趾甲生长速度约为每 9 个月 1cm。疾病、营养状况、环境和生活习惯的改变可影响甲的性状和生长速度。

四、皮肤的神经、血管和肌肉

1. 神经　皮肤中有丰富的神经分布,可分为感觉神经和运动神经,通过与中枢神经系统之间的联系感受各种刺激、支配靶器官活动及完成各种神经反射。皮肤的神经支配呈节段性,但相邻节段间有部分重叠。神经纤维多分布在真皮和皮下组织中。

2. 血管　皮下组织的小动脉和真皮深部较大的微动脉都具有血管的 3 层结构,即内膜、中膜和外膜。真皮中有由微动脉和微静脉构成的乳头下血管丛(浅丛)和真皮下血管丛(深丛),浅丛与深丛之间有垂直走向的血管相连通,形成丰富的吻合支。皮肤的毛细血管大多为连续型,由连续的内皮构成管壁,相邻的内皮细胞间有细胞连接。皮肤血管的上述结构特点有助于其发挥营养代谢和调节体温等作用。

3. 淋巴管 皮肤的淋巴管网与几个主要的血管丛平行,皮肤毛细淋巴管盲端起始于真皮乳头层的毛细淋巴管,逐渐汇合为管壁较厚的具有瓣膜的淋巴管,形成乳头下浅淋巴网和真皮淋巴网,再通连到皮肤深层和皮下组织的更大淋巴管。毛细淋巴管管壁很薄,仅由一层内皮细胞及稀疏的网状纤维构成,内皮细胞之间通透性较大,且毛细淋巴管内的压力低于毛细血管及周围组织间隙的渗透压,故皮肤中的组织液、游走细胞、细菌、肿瘤细胞等均易通过淋巴管到达淋巴结,最后被吞噬处理或引起免疫反应,此外肿瘤细胞也可通过淋巴管转移到皮肤。

4. 肌肉 立毛肌是皮肤内最常见的肌肉类型,由纤细的平滑肌纤维束构成,其一端起自真皮乳头层,另一端插入毛囊中部的结缔组织鞘内,当精神紧张及寒冷时,立毛肌收缩可引起毛发直立,形成所谓的"鸡皮疙瘩"。此外,尚有阴囊肌膜、乳晕平滑肌、血管壁平滑肌等肌肉组织,汗腺周围的肌上皮细胞也具有某些平滑肌功能。面部表情肌和颈部的颈阔肌属于横纹肌。

第二节　皮肤的生理功能

皮肤覆盖于人体表面,对维持体内环境稳定十分重要,具有屏障、吸收、感觉、分泌和排泄、体温调节、物质代谢、免疫等多种功能。

一、屏障功能

皮肤可以保护体内各种器官和组织免受外界有害因素的损伤,也可以防止体内水分、电解质及营养物质的丢失。

1. 物理性损伤的防护 皮肤对机械性损伤(如摩擦、挤压、牵拉以及冲撞等)有较好的防护作用。角质层致密而柔韧,是主要防护结构,在经常受摩擦和压迫部位,角质层可增厚进而增强对机械性损伤的耐受力;真皮内的胶原纤维、弹性纤维和网状纤维交织成网状,使皮肤具有一定的弹性和伸展性;皮下脂肪层对外力具有缓冲作用,使皮肤具有一定的抗挤压、牵拉及对抗冲撞的能力。

皮肤对电损伤的防护作用主要由角质层完成,角质层含水增多时,皮肤电阻减小,导电性增加,易发生电击伤。

皮肤对光线的防护主要通过吸收作用实现,皮肤各层对光线的吸收有选择性,如角质层主要吸收短波紫外线,而棘层和基底层主要吸收长波紫外线(波长 320～400nm)。黑素细胞在紫外线照射后可产生更多的黑素颗粒,使皮肤对紫外线的屏障作用显著增强。

2. 化学性刺激的防护 角质层是皮肤防护化学性刺激的最主要结构。角质层细胞具有完整的脂质膜、丰富的胞质角蛋白及细胞间的酸性胺聚糖,有抗弱酸和抗弱碱作用。

3. 微生物的防御作用 角质层细胞排列致密,角质与形成细胞之间通过桥粒结构相互镶嵌排列,能机械性防御微生物的侵入;角质层含水量较少以及皮肤表面弱酸性环境,均不利于某些微生物生长繁殖;角质层生理性脱落,可清除一些寄居于体表的微生物;一些正常皮肤表面寄居菌(如痤疮杆菌和马拉色菌等)产生的脂酶,可将皮脂中的三酰甘油分解成游离脂肪酸,后者对葡萄球菌、链球菌和白念珠菌等有一定的抑制作用。

4. 防止营养物质的丢失 正常皮肤的角质层具有半透膜性质,可防止体内营养物质、电解质的丢失,皮肤表面的皮脂膜也可大大减少水分丢失。正常情况下,成年人经皮肤丢失的水分每天为 240～480ml(不显性出汗),倘若角质层全部丧失,每天经皮肤丢失的水分将增加 10 倍以上。

二、吸收功能

皮肤具有吸收功能,经皮肤吸收是皮肤外用药物治疗的理论基础。角质层是经皮肤吸收的主要途径,其次是毛囊、皮脂腺、汗腺。皮肤的吸收功能可受多种因素的影响。

1. 皮肤的结构和部位 皮肤的吸收能力与角质层的厚薄、完整性及通透性有关,不同部位的角质层厚薄不同,吸收能力也存在差异,一般而言,阴囊＞前额＞大腿屈侧＞上臂屈侧＞前臂＞掌跖。角质层破坏时,皮肤吸收能力增强,此时应注意避免因药物过量吸收而引起的不良反应。

2. 角质层的水合程度 角质层的水合程度越高,皮肤的吸收能力就越强。局部用药后密闭封包,药物吸收可增高 100 倍,其原因就是封包阻止了局部汗液和水分的蒸发,角质层水合程度提高,临床上可用于肥厚性皮损。

3. 被吸收物质的理化性质 完整皮肤只能吸收少量水分和微量气体,水溶性物质不易被吸收,而脂溶性物质和油脂类物质吸收良好,主要吸收途径为毛囊和皮脂腺,吸收强弱顺序为羊毛脂＞凡士林＞植物油＞液状石蜡。此外,皮肤还能吸收多种重金属(如汞、铅、砷、铜等)及其盐类。

物质分子量与皮肤吸收能力之间无明显相关,如分子量小的氨气极易透皮吸收,而某些分子量大的物质(如汞、葡聚糖分子等)也可通过皮肤吸收。在一定浓度下,物质浓度与皮肤吸收率成正比,但某些物质(如苯酚)高浓度时可引起角蛋白凝固,反而使皮肤通透性降低,导致吸收不良。剂型对物质吸收亦有明显影响,如粉剂和水溶液中的药物很难吸收,霜剂可被少量吸收,软膏和硬膏可促进吸收。加入有机溶媒可显著提高脂溶性药物和水溶性药物的吸收。

4. 外界环境因素 环境温度升高可使皮肤血管扩张、血流速度增加,加快已透入组织内的物质弥散,从而使皮肤吸收能力提高。环境湿度也可影响皮肤对水分的吸收,当环境湿度增大时,角质层水合程度增加,皮肤吸收能力增强。

5. 病理情况 皮肤充血、理化损伤及皮肤疾病均会影响经皮肤吸收。

三、感觉功能

皮肤的感觉可以分为两类,一类是单一感觉,皮肤中感觉神经末梢和特殊感受器感受体内外的单一性刺激,转换成一定的动作电位沿神经纤维传入中枢,产生不同性质的感觉,如触觉、痛觉、压觉、冷觉和温觉;另一类是复合感觉,皮肤中不同类型的感觉神经末梢或感受器共同感受的刺激传入中枢后,由大脑综合分析形成的感觉,如湿、糙、硬、软、光滑等。此外,皮肤还有形体觉、两点辨别觉和定位觉等。

痒觉又称瘙痒,是一种引起搔抓欲望的不愉快感觉,属于皮肤黏膜的一种特有感觉,其产生机制尚不清楚,组织学至今尚未发现专门的痒觉感受器。中枢神经系统的功能状态对痒觉有一定的影响,如精神舒缓或转移注意力可使痒觉减轻,而焦虑、烦躁或过度关注时,痒觉可加剧。

四、分泌和排泄功能

皮肤的分泌和排泄主要通过汗腺和皮脂腺完成。

1. 小汗腺 小汗腺的分泌和排泄受体内外温度、精神因素和饮食的影响。外界温度＞31℃时全身皮肤均可见出汗,称显性出汗;温度＜31℃时无出汗的感觉,但显微镜下可见皮肤表面出现汗珠,称不显性出汗;精神紧张、情绪激动等大脑皮质兴奋时,可引起掌跖、前额等部位出汗,称精神性出汗;进食(尤其是辛辣、热烫食物)可使口周、鼻、面部、颈部、背部等处出汗,称味觉性出汗。正常情况下小汗腺分泌的汗液无色透明,呈酸性(pH 4.5～5.5),大量出汗时汗液碱性增强(pH 7.0左右)。汗液中水分占99%,其他成分仅占1%,后者包括无机离子、乳酸、尿素等。小汗腺的分泌对维持体内电解质平衡非常重要。

2. 顶泌汗腺 青春期顶泌汗腺分泌旺盛,情绪激动和环境温度增高时,其分泌也增加。顶泌汗腺新分泌的汗液是一种无味液体,经细菌酵解后可使之产生臭味。有些人的顶泌汗腺可分泌一些有色物质(可呈黄、绿、红色或黑色),使局部皮肤或衣服染色,称为色汗症。

3. 皮脂腺 属全浆分泌,即整个皮脂腺细胞破裂,胞内物全部排入管腔,分布于皮肤表面形成皮脂膜。皮脂是多种脂类的混合物,其中主要含有角鲨烯、蜡脂、三酰甘油及胆固醇酯等。皮脂腺分泌受各种激素(如雄激素、孕激素、雌激素、糖皮质激素、垂体激素等)的调节,其中雄激素可加快皮脂腺细胞的分裂,使其体积增大、皮脂合成增加,雌激素可抑制内源性雄激素产生或直接作用于皮脂腺,减少皮脂分泌。禁食可使皮脂分泌减少及皮脂成分改变。此外,表皮受损处的皮脂腺也可停止分泌。

五、体温调节功能

皮肤具有重要的体温调节作用。一方面皮肤可通过遍布全身的外周温度感受器(可分别感受热和冷刺激)感受外界环境温度变化,并向下丘脑发送相应信息;另一方面,皮肤又可接受中枢信息,通过血管舒缩反应、寒战或出汗等反应对体温进行调节。

皮肤拟盖全身,面积较大,且动静脉吻合丰富。冷应激时交感神经兴奋,血管收缩,动静脉吻合关闭,皮肤血流量减少,皮肤散热减少;热应激时动静脉吻合开启,皮肤血流量增加,皮肤散热增加。此外,四肢大动脉也可通过调节浅静脉和深静脉的回流量进行体温调节,体温升高时,血液主要通过浅静脉回流使散热量增加;体温降低时,主要通过深静脉回流以减少散热。

体表散热主要通过辐射、对流、传导和汗液蒸发实现。环境温度过高时主要的散热方式是汗液蒸发,每蒸发 1g 水可带走 2.43kJ 的热量,热应激情况下汗液分泌速度可达 3～4L/h,散热量为基础条件下的 10 倍。

六、代谢功能

与其他组织、器官相比,皮肤的代谢功能具有其特殊性。

1. 糖代谢 皮肤中的糖主要为糖原、葡萄糖和黏多糖等。皮肤糖原含量在胎儿期最高,成人期含量明显降低。有氧条件下,表皮中 50%～75% 的葡萄糖通过有氧氧化提供能量;而缺氧时则 70%～80% 通过无氧酵解提供能量。糖尿病时,皮肤葡萄糖含量增高,容易发生瘙痒和细菌感染。真皮中黏多糖含量丰富,主要包括透明质酸、硫酸软骨素等,多与蛋白质形成蛋白多糖(或称黏蛋白),后者与胶原纤维结合形成网状结构,对真皮及皮下组织起支持、固定作用。黏多糖的合成及降解主要通过酶促反应完成,但某些非酶类物质(如氢醌、核黄素、抗坏血酸等)也可降解透明质酸。此外,某些内分泌因素亦可影响黏多糖的代谢,如甲状腺功能亢进可使局部皮肤的透明质酸和硫酸软骨素含量增加,形成胫前黏液性水肿。

2. 蛋白质代谢 皮肤蛋白质包括纤维性蛋白质和非纤维性蛋白质,前者包括角蛋白、胶原蛋白和弹性蛋白等,后者包括细胞内的核蛋白以及调节细胞代谢的各种酶类。角蛋白是中间丝家族成员,是角质形成细胞和毛发上皮细胞的代谢产物及主要成分,至少包括 30 种。胶原蛋白有 I、III、IV、VII 型,胶原纤维的主要成分为 I 型和 III 型,网状纤维主要为 III 型,基底膜带主要为 IV 型和 VII 型;弹性蛋白是真皮内弹性纤维的主要成分。

3. 脂类代谢 皮肤中的脂类包括脂肪和类脂质,总量占皮肤总重量的 3.5%～6%。脂肪的主要功能是储存能量和氧化供能,类脂质是细胞膜的主要成分和某些生物活性物质的合成原料。表皮细胞在分化的各阶段,其类脂质的组成有显著差异,如由基底层到角质层,胆固醇、脂肪酸、神经酰胺含量逐渐增多,而磷脂则逐渐减少。表皮中最丰富的必需脂肪酸为亚油酸和花生四烯酸,后者在日光作用下可合成维生素 D,有利于预防佝偻病。血液脂类代谢异常也可影响皮肤脂类代谢,如高脂血症可使脂质在真皮局限性沉积,形成皮肤黄瘤。

4. 水和电解质代谢 皮肤中的水分主要分布于真皮内,当机体脱水时,皮肤可提供其水分的 $5\%\sim7\%$,以维持循环血容量的稳定。儿童皮肤含水量高于成年人,成年人中女性略高于男性。皮肤中含有各种电解质,主要储存于皮下组织中,其中 Na^+、Cl^- 在细胞间液中含量较高,K^+、Ca^{2+}、Mg^{2+} 主要分布于细胞内,它们对维持细胞间的晶体渗透压和细胞内外的酸碱平衡起着重要作用;K^+ 可激活某些酶,Ca^{2+} 可维持细胞膜通透性和细胞间黏着,Zn^{2+} 缺乏可引起肠病性肢端皮炎等疾病。

七、免疫功能

皮肤是重要的免疫器官。1986 年 Bos 提出了"皮肤免疫系统"的概念,包括免疫细胞和免疫分子两部分,它们形成一个复杂的网络系统,并与体内其他免疫系统相互作用,共同维持着皮肤微环境和机体内环境的稳定。

1. 皮肤免疫系统的细胞成分 见表1-1。

表 1-1 皮肤主要免疫细胞的分布与功能

细胞种类	分布部位	主要功能
角质形成细胞	表皮	合成分泌细胞因子、参与抗原递呈
朗格汉斯细胞	表皮	抗原递呈、合成分泌细胞因子、免疫监视等
淋巴细胞	真皮	介导免疫应答
内皮细胞	真皮血管	分泌细胞因子、参与炎症反应、组织修复等
肥大细胞	真皮乳头血管周围	Ⅰ型超敏反应
巨噬细胞	真皮浅层	创伤修复、防止微生物入侵
成纤维细胞	真皮	参与维持皮肤免疫系统的自稳
真皮树枝状细胞	真皮	不详,可能是表皮朗格汉斯细胞的前体细胞

角质形成细胞具有合成和分泌白介素、干扰素等细胞因子的作用,同时还可通过表达 MHC-Ⅱ类抗原、吞噬并粗加工抗原物质等方式参与外来抗原的呈递。

皮肤内的淋巴细胞主要为 T 淋巴细胞,其中表皮内淋巴细胞以 CD8$^+$ T 淋巴细胞为主,占皮肤淋巴细胞总数的 2%。T 淋巴细胞具有亲表皮特性,且能够在血液循环和皮肤之间进行再循环,传递各种信息,介导免疫反应。

朗格汉斯细胞是表皮中重要的抗原递呈细胞,此外,还可调控 T 淋巴细胞的增殖和迁移,并参与免疫调节、免疫监视、免疫耐受、皮肤移植物排斥反应和接触性超敏反应等。

2. 皮肤免疫系统的分子成分

(1)细胞因子:表皮内多种细胞均可在适宜刺激下合成和分泌细胞因子,后者不仅影响细胞分化、增殖、活化等,而且还参与免疫自稳机制和病理生理过程。细胞因子既可以在局部发挥作用,也可通过激素样方式作用于全身。

(2)黏附分子:可介导细胞与细胞间或细胞与基质间的相互接触或结合,后者是完成许多生物学过程的前提条件。黏附分子大多为糖蛋白,按其结构特点可分为4类,即整合素家族、免疫球蛋白超家族、选择素家族和钙黏素家族。某些病理状态下黏附分子表达增加,可作为监测某些疾病的指标。

(3)其他分子:皮肤表面存在分泌型IgA,后者在皮肤局部免疫中通过阻碍黏附、溶解、调理吞噬、中和等方式参与抗感染和抗过敏;补体可通过溶解细胞、免疫吸附、杀菌和过敏毒素及促进介质释放等方式,参与特异性和非特异性免疫反应;皮肤神经末梢受外界刺激后可释放感觉神经肽如降钙素基因相关肽(CGRP)、P物质(SP)、神经激酶A等,对中性粒细胞、巨噬细胞等产生趋化作用,导致损伤局部产生风团和红斑反应。

第三节 皮肤病的病因与病理

一、常见病因

1. 理化因素 压力与摩擦、局部温度变化过快、放射、光照、热辐射、化学试剂等因素均可引起皮肤病发生。

2. 生物因素 昆虫叮咬、接触某些植物、寄生虫与微生物感染均为常见致病因素,如病毒感染引起的各种病毒性皮肤病。

3. 食物与其他疾病 有些食物如虾等易致过敏性疾病发生。内脏病变、局部感染、血液与淋巴循环障碍等可引起相关皮肤病,如糖尿病患者易患瘙痒症,局部感染引起传染性湿疹样皮炎,循环障碍可致发绀、象皮肿等。

4. 遗传 有些疾病有明显的家族史,如鱼鳞病、白化病等。

5. 神经精神因素 神经损伤可引起营养性溃疡,压力与紧张和斑秃、慢性单纯性苔藓等发病密切相关。

6. 代谢与内分泌因素 代谢障碍可引起皮肤淀粉样变、黄色瘤等,Cushing综合征则易发生痤疮、多毛等。

7. 种族、性别与年龄 皮肤病的发病率可因为这些因素的差异而不同。如白种人基底细胞上皮瘤发病率高于有色人种,SLE等结缔组织疾病女性发病率高于男性,中、老年人皮肤肿瘤发病率较高。

8. 职业与个人卫生 职业环境中的有害因素可诱发某些皮肤病,如农业劳动中患尾蚴皮炎,个人卫生讲究较好则感染性皮肤病发病率大为减少。

9. 季节与社会因素 随着季节变化,各病种比例亦有一定改变,如夏季真菌性皮肤病增多,冬季冻疮、银屑病增多。社会风气的净化、全国范围内的大力防治可减少传染性疾病的蔓延。

二、皮肤病理

1. 表皮的组织改变

(1)角化过度:是指角质层的过度增厚。细胞形态正常,但细胞核消失。常伴有颗粒层的增厚及棘细胞层的增厚,称为"绝对性"角化过度,如见于扁平苔藓、掌跖角化病。若颗粒层变薄或缺如,角质层相对增厚,称为"相对性"角化过度,见于鱼鳞病。增厚的角质层可保持正常的网织状或致密,或呈板层状。

(2)角化不全:表皮角质层细胞若保留固缩的细胞核称为角化不全,常伴颗粒层变薄或消失。如见于银屑病,角化不全因细胞黏合不牢,易于脱落,形成临床上的鳞屑。

(3)角化不良:表皮或附属器个别或成群角质形成细胞未长至角质层即出现过早的或不良的角化,称为角化不良。可见于表皮、毛囊漏斗、末端汗管。角化不良有两种类型。①良性角化不良,如毛囊角化症中的圆体细胞及谷粒细胞。圆体细胞形圆、较大,棘突消失,胞质呈强的嗜酸性,胞核小呈深碱性染,有时在周围有透明晕,多位于棘层上方及颗粒层。谷粒细胞形小似谷粒状,多见于颗粒层及棘层上方裂隙处。也可见于慢性家族性良性天疱疮、疣状角化不良瘤。②恶性角化不良,在表皮的深层出现不成熟、不典型的角化细胞。见于某些皮肤肿瘤,如皮肤原位癌、日光性角化病、鳞状细胞癌,特别是腺样型。

(4)表皮萎缩:指表皮变薄,可因细胞减少或体积缩小,或两者均有。常伴有表皮突消失,如见于萎缩性扁平苔藓。

(5)乳头上皮层变薄:指个别真皮乳头上表皮萎缩,乳头常呈乳头瘤样增生,见于银屑病。

(6)颗粒层增厚:即颗粒层病理性增厚,超过正常 1～3 层。见于神经性皮炎、扁平苔藓。

(7)棘层肥厚:由于棘细胞增生加速,致棘细胞层厚度增加,但细胞的排列和形态均正常。表皮突常伸长变宽,真皮乳头也有相应改变。棘层肥厚多伴有角化过度及颗粒层增厚。若仅为细胞肥大称为假性棘层肥厚。

(8)疣状增生:指表皮增厚表面呈疣状,常伴有角化过度和乳头瘤样增生,见于线状表皮痣。

(9)假上皮瘤样增生:指棘层高度或显著不规则增厚,表皮突不规则伸长可达汗腺水平以下。增生细胞为棘细胞或基底细胞,其间常有炎症细胞,见于感染性肉芽肿,如着色芽生菌病。

(10)空泡形成:是指表皮及其附属器角质形成细胞以及黏膜上皮细胞的一种变性,胞质内出现蛋白质水滴,这种水滴在标本制作过程中消失,留有大小不等的空泡。常见于病毒性皮肤病如扁平疣等。

(11)表皮松懈性角化过度或颗粒状变性:可见以下改变。①棘层上部细胞核周围出现透明空隙,其中有淡染物和透明角质颗粒。②透明空隙周围细胞界限不清楚。③颗粒层明显增厚,其中透明角质颗粒增加。④角化过度。见于显性先天性鱼鳞病样红皮病、掌跖表皮松懈性角化过度等。

(12)基底细胞液化变性:是指导致基底细胞空泡形成和崩解的一种变性,常引起基底层消失。基底细胞严重受损时可产生水疱。可见于红斑狼疮、皮肌炎、扁平苔藓。

(13)表皮网状变性:指表皮细胞内极度水肿,导致细胞破裂,形成多房性水疱的过程。水疱内间隔为残存的细胞壁。见于急性皮炎、带状疱疹。

(14)气球状变性:指表皮和附属器角质形成细胞的一种变性。变性细胞因细胞内显著水肿变成气球状,失去细胞间桥,引起棘突松懈形成水疱。气球状细胞大而圆,胞质和胞核均染伊红色,常有1~2个或比较多的胞核。多见于病毒性皮肤病。

(15)棘突松懈:指表皮和附属器角质形成,细胞失去细胞间桥连接而松懈,可以为原发性或继发性。前者因细胞间黏合质溶解所致,细胞本身改变为继发性,如见于天疱疮、慢性良性天疱疮、毛囊角化病、暂时性棘层松懈性皮肤病、疣状角化不良瘤等。后者发生于已改变或受损细胞之间,如见于病毒性疱疹性皮肤病、脓疱疮、角质层下脓疱病、日光性角化病、假腺样角化不良性鳞状细胞癌等。

(16)胶样小体:又称透明小体或 Civatte 小体。为直径约 $10\mu m$ 圆形或卵圆形、均质化的嗜伊红小体,系因表皮细胞变性而成,常见于表皮下部或真皮上部,虽无特异性,但最常见于扁平苔藓和红斑狼疮。

(17)海绵状态:指表皮细胞间明显水肿,致细胞间隙增宽,形似海绵,故名海绵状态,见于皮肤炎症过程,如接触性皮炎等。

(18)细胞外渗:指表皮细胞间有单个核细胞由真皮渗入,可伴海绵状态或微小水疱,如见于湿疹。

(19)向表皮性:单个核细胞倾向于渗入表皮细胞间,不伴海绵状态,如见于蕈样肉芽肿。

(20)微脓肿:指表皮或真皮乳头内有少量细胞的聚集,只见于显微镜下。

(21)核固缩:指细胞核皱缩扭曲和深染,胞质常变空。

(22)核碎裂:指细胞核破碎成碎块。白细胞破碎指白细胞的核碎裂,形成核尘。多见于变应性血管炎。

(23)细胞巢:指表皮、末端毛囊、末端汗管和(或)真皮中细胞簇集成巢状,与邻近表皮或附属器的界限十分鲜明,见于 Jadassohn 表皮内上皮瘤、鳞状细胞癌、角化棘皮瘤等。

(24)鳞状旋涡:指增生角质形成细胞排列成旋涡状,无角化不良或不典型。见于刺激性脂溢性角化病、角化棘皮瘤等。

(25)角化珠:指不典型的角质形成细胞排列成同心圆形,而在接近中心时逐渐角化。常见于高分化鳞状细胞癌。

(26)退行性发育或异型:指在皮肤恶变前和恶性肿瘤中细胞不典型或未分化。异型细胞的胞核大、深染,呈不规则形,核仁往往明显,常示不典型分裂象。细胞彼此失去连接。

(27)色素增多:指表皮基底层、棘层下部和(或)真皮上部黑素增多。见于瑞尔黑变病等。

(28)色素减退:指表皮基底层内黑素减少和消失,见于白癜风。

(29)色素失禁:指表皮基底细胞和黑素细胞受损而脱失黑素,后者被真皮上部巨噬细胞所吞噬。有时黑素细胞树突末端中的黑素亦可由巨噬细胞所吞噬。见于色素失禁症、扁平苔藓、红斑狼疮、血管萎缩性皮肤异色病等。

2. 真皮的组织改变

(1)乳头瘤样增殖:指真皮乳头向上增殖,致皮面呈不规则波形。见于银屑病和黑棘皮病等。

(2)乳头状瘤:指皮肤呈瘤性或瘤样增生,其特点为乳头瘤样增殖和角化过度。见于线形表皮痣和寻常疣等。

(3)彩球状:指大疱底部仍保持轮廓,邻近真皮乳头呈连续波浪状突向于疱腔内。见于大疱性类天疱疮等。

(4)绒毛:指伸长和有时扭曲的真皮乳头,仅覆以单层或双层上皮细胞,并伸向于水疱、大疱或腔隙内。见于天疱疮、家族性良性天疱疮和毛囊角化病等。

(5)境界带:指真皮病变与表皮之间的狭窄正常胶原带。见于淋巴细胞浸润症、皮肤淋巴细胞瘤和瘤型麻风等。

(6)均质化:指真皮胶原纤维束肿胀并融合成均匀一致的无定形变化,呈嗜碱性或嗜酸性染色,淡染、晦暗或透明。见于硬化性萎缩性苔藓等。

(7)嗜碱性变性:指真皮乳头层结缔组织呈无结构性、颗粒性、嗜碱性变化,其中隐约可见不规则排列的卷曲纤维,与表皮之间隔以境界带。变性处染色同弹性纤维。多见于曝光部位皮肤。

(8)透明变性:指组织或细胞内出现玻璃样半透明的均质性嗜酸性物质。见于类脂质蛋白质病、紫质病或圆柱状瘤等。

(9)胶样变性:类似透明变性,但染色不同,其中可辨认成纤维细胞。典型者见于胶样粟丘疹。

(10)黏液变性:正常人体内只有黏液腺、黏液上皮细胞和某些结缔组织细胞可以产生黏液。病理性黏液的形成可见于两种情况,即黏液腺或黏液上皮细胞分泌亢进。结缔组织的黏液变性,病变处有不正常的黏蛋白,在黏蛋白沉积处胶原束及个别胶原纤维肿胀、分离和溶解,呈嗜碱性染色,成纤维细胞呈星形、三角形或菱形。见于黏液性水肿,也见于纤维瘤、神经纤维瘤或肉瘤等。

(11)淀粉样变性:指组织内或血管壁出现一种无结构、半透明、均质性淀粉样物质的沉积。淀粉样物质在 HE 染色中,淡染或呈深伊红色,早期呈不规则形细颗粒状、小团块状或原纤维样,最后可融合成片。其中除蛋白质和黏多糖外,还发现有中性脂肪。它对刚果红有亲和性以及对结晶紫或甲基紫有异染性。将后者配成 1‰ 水溶液染色,在水分未干时镜检,容易发现淀粉样蛋白质。淀粉样蛋白质经碱性刚果红染色在偏光镜下呈双折光性、绿色纤维样外观;若用硫代黄素 T 染色,在荧光镜下发金黄色荧光。除对 PAS 染色呈阳性反应及耐淀粉酶外,也可用 Sudan Ⅳ 和 Fischler 染色,显示其中含中性脂肪。应注意的是,上述染色均非绝对特异性。在电镜下可表现为嵌于无定形物质中的纤维样结构,具有周期性横纹,但比胶原纤维细,呈直形,不分支,有特征性。

(12)结缔组织纤维蛋白样变性:是结缔组织的一种病变。因病变组织具有纤维蛋白的染色反应,故称为纤维蛋白样变性。纤维蛋白样物质在 HE 染色中染成深红色,在磷钨酸苏木素染色中则染成深蓝色。病变处最初基质增加,随后胶原纤维崩解,形成均质性或细颗粒状嗜伊红物质,如有血浆蛋白渗出的参与,其中可见较多球蛋白。见于红斑狼疮、变应性血管炎等。

(13)肉芽肿:是慢性炎症的一种表现。主要由巨噬细胞组成,晚期可纤维化。可分为特异性和非特异性两种,前者如结核结节、麻风细胞结节或异物性肉芽肿等。

(14)肉芽组织:表现为毛细血管和成纤维细胞增生,伴新生胶原纤维。增生血管和纤维的增长方向与创面垂直。如见于创伤的修复过程。

(15)渐进性坏死:指结缔组织的一种不完全坏死,表现为细胞成分消失、纤维成分残存。坏死区周围常绕以排列呈栅状的组织细胞,形成栅状肉芽肿,如见于环状肉芽肿、类风湿结节等。

(16)纤维化:指排列紊乱的增殖胶原纤维,伴成纤维细胞增生。

(17)硬化:指排列紊乱的增殖胶原纤维呈均质化、嗜伊红性、透明外观,伴成纤维细胞减少。

3. 皮下组织改变

(1)脂膜炎:指皮下脂肪小叶间隔结缔组织内的一般性炎症。如见于结节红斑。

(2)脂膜病:以皮下脂肪细胞变性、坏死为主的病变。如见于新生儿皮下脂肪坏死症、新生儿硬皮病等。

(3)脂质溶解:指皮下脂肪细胞坏死、溶解。

(4)油囊肿:相邻皮下脂肪细胞坏死、溶解后,在 HE 染色切片中形成大小不一的囊样空腔,称为油囊肿。若在皮下组织内注入油剂,在 HE 染色切片中也可见类似油囊肿的表现。其周围常由增殖的胶原纤维包绕。

(5)脂质肉芽肿:脂肪细胞在坏死溶解的过程中,其细胞膜内、外出现吞噬脂质的巨噬细胞,如此形成的肉芽肿,称为脂质肉芽肿。

(6)增殖性萎缩:指皮下脂肪细胞因脂肪小叶间隔结缔组织增殖或纤维化而萎缩。见于硬皮病。

三、中医对皮肤病病因、病理的认识

(一)外感六淫邪毒

风、寒、暑、湿、燥、火(热)6 种自然界正常的气候变化,无致病作用,称为六气。当六气反常,有致病作用,如六气过盛超越机体抵抗力或机体抵抗力下降,六气侵袭机体,六气均变为不正之气,称为六淫。由于体内脏腑功能失调而产生的或从体内产生的邪气,其性质、致病特点颇多相似,而且主要作用于皮肤。

1. 风 外风为春季的主气,但一年四季均可发生;内风多由肝功能失调产生。风邪所致的皮肤症状主要为风团、鳞屑和瘙痒。其性质与病特点如下:①风性善行而数变。表现在风团发无定处,时起时消,变化无常;瘙痒发无定时,速痒速止。如荨麻疹就具有此特点。②风性升发向上。风邪侵袭体表,由于升发特性,使皮损易于扩散增多;又因其性趋向上,故皮损好发于体表上半部。如玫瑰糠疹好发于胸背部。皮疹由一个母斑而后扩散增多。又如面部脂溢性发炎,多与风邪有关。③风为阳邪。外风侵袭体表,皮肤易偏干燥,出现细薄鳞屑,如单纯糠疹;内风外发体表,皮肤干燥失润,易出鳞屑,尤其经反复搔抓,致使皮肤粗糙或肥厚,如皮肤瘙痒症。风为阳邪,风胜化燥,所以鳞屑多干燥。④风为六淫之首。风为六淫的主要致病因素,寒、热、湿、燥等邪易依附风邪而侵犯人体。所以,许多皮肤病与风邪有关。

2. 寒 外寒为冬季的主气,寒邪在冬、秋季均可发生;内寒主要由脾、肾阳虚所产生。寒邪所致的皮肤症状为皮肤温低、皮损色白或青紫、结节、结块及疼痛。其性质与特点如下:①寒性收引。外寒侵袭,腠理毛窍闭,寒则肝胆凉少汗,络脉收引、气血不充则皮疹色白,其症为表实,如荨麻疹风寒症。内寒外发,四肢不温,手足青紫或发绀,其症为里虚,如硬皮病。②寒性凝滞。易使气血凝滞,阻于经脉,不通则痛,如肢端动脉痉挛病;由于寒凝气血,肌肤失养,以致皮肤板硬,肢端青紫或发绀,如硬皮病;寒凝气血,久郁不化,局部则出现结节或结块,如硬红斑。③寒为

阴邪。若寒邪偏盛,易伤阳气,所以像硬皮病患者,冬季手足症状加重,冷激性荨麻疹触及寒凉易发病。寒性属阴,遇热寒性减弱,故症状减轻,如硬皮病、肢端动脉痉挛病、冷凝性荨麻疹等,均有得暖病情缓解的现象。

3. 暑　暑为夏季的主气,暑邪独见于盛夏,而无内暑。暑邪所致的皮肤症状为丘疹、水疱等。其性质与致病特点如下:①暑性炎热。暑为夏季的火热之气所化,浸淫皮肤后,易出现红斑、红丘疹,多见于夏季皮炎、红痱子。②暑性升散。暑为阳邪,性升散,故皮疹方面好发于上半身,如红痱子;性升散易伤津耗气,故常伴咽干、口渴、倦怠等症。③暑多挟湿。表现在皮疹方面,如小水疱,多见于白痱子;表现在全身症状方面,其口渴但不多饮、身热不扬、纳呆。

4. 湿　外湿为长夏的主气,湿邪既来源于夏季又可从居住潮湿、接触水湿、涉水淋雨等而来;内湿多由脾失健运产生。湿邪所致的皮肤症状有丘疱疹、水疱、大疱、浸渍、糜烂、渗出及水肿性红斑、浸润性风团等。其性质与致病特点如下:①湿性重浊。伤于湿者下先受之,故有些皮肤病多发于下肢、外阴、双足,如小腿湿疹、急性女阴溃疡、阴囊湿疹、糜烂型足癣等。当然,有泛发性湿疹、天疱疮、脂溢性皮炎等也发于上半身,这与湿风、热邪相兼有关。②湿性黏滞。湿性黏腻,瘀滞难除,故所致皮肤病往往缠绵难愈,病程较长,易反复发作。如湿疹,易由急性转成亚急性、慢性,此外,油腻性鳞屑多与此有关。③湿为阴邪。有两方面特征:一是由阴转化为阳,即湿邪久郁,可以化热,使内热内蕴,所以湿邪所致皮损不单是水疱、大疱,尚有红斑、红丘疹相随出现,如湿疹、多形红斑等;另一方面,湿易与其他邪气相兼,如风湿、湿毒、寒湿等,因此使皮肤病常出现复杂多变的症候。二是湿易阻遏阳气,临床上可出现头晕、肢困乏力、胸腹痞满、纳呆等全身症状。

5. 燥　外燥为深秋的主气,燥邪多见于秋季,但肥皂、洗衣粉及其他化学物品也可致燥;内燥每因体内津血亏虚所化生。燥邪致病的皮肤症状有皮肤干燥、粗糙、鲜屑干燥等。其性质与致病特点如下:①燥性干涩,易伤津液。由于这种性质,常出现上述提到的皮肤症状。外燥所致者,症状轻,易恢复;内燥所致者,症状重,不易改善,如手足皲裂症、鱼鳞病。②燥为阳邪。有时可从风、热转化而来,此外,由于内燥明显,常使黏膜干燥失养,如干燥综合征,可伴口咽干燥、唾液减少等症。

6. 火　火与热只是程度不同,火为热之甚,热为火之渐。外火热,多是直接感受温热邪气所致;内火热,常由脏腑阴阳气血失调而成。此外,风、寒、暑、湿、燥等各种外邪,或精神刺激即所谓“五志过极”,在一定条件下均可化火,所以又有“五气化火”“五志化火”之说。火热之邪所致的皮肤症状有红斑、红丘疹、紫斑、脓疱等。其性质与致病特点如下:①火性上表现在两方面:一是火热上腾,使有些皮肤病好发于身体上半部位及头面、上肢,如面部风毒、黄水疮、神经性皮炎、痤疮等。二是火热外发,使红斑、丘疹、脓疱等,出现皮肤各处。②火性暴烈。火热所致皮肤病多发病急,病程短,皮疹发生快,消退也快。③火为阳邪。比其他阳邪刚烈,火热有燎原之势,因此可外伤皮肤,内伤脏腑,使有些皮肤病出现危笃病情。如系统性红斑狼疮毒热燔营证。

(二)感受特殊之毒

1. 特殊之毒包括虫毒、蛇毒、疯犬毒、漆毒、药毒、食物毒和疫疠之毒。皮肤病中,可因虫兽咬伤、感受特殊之毒而发病,如毒蛇咬伤、狂犬病、疫疔等病;虫螫刺咬伤后可引起虫咬皮炎或毒虫咬伤病。

2. 某些人由于禀性不同,如接触油漆后面发漆疮,服用某种药物后的中毒,或因禀性不耐而引起某些皮肤病。至于疫疠之毒,其所引起的皮肤病,发病急剧,且具有传染性,如疮疡中的疖腮。

3. 金刃竹木创伤或虫兽咬伤后所致的疮疡亦属毒,如触毒、外伤染毒。由毒而致病的特点,发病急骤,有的具有传染性,患部焮红灼热,疼痛剧烈或麻木不仁;有的很快侵及全身,常伴有发热、口渴、便秘、溲赤等全身症状。

4. 古代医家在长期医疗实践过程中,观察到某些致病因素,不能概括在六淫之中,而另创了毒邪的发病学说,这也是外科病因学方面的一个发展,为后世提供了辨证和治疗的依据。

(三)外来伤害

1. 凡跌仆损伤、沸水、火焰、寒冻等,均可直接伤害人体,引起局部气血凝滞、热盛肉腐等,而发生淤血流注、水火烫伤、冻伤等外伤性疾病。

2. 因外伤而再感受毒邪发生手足疔疮、腋痈、颈痈、破伤风等。或因损伤后,以致筋脉淤阻,气血运行失常,而发生静脉炎、脱疽等病。总之,外来伤害的发病因素,都是易于掌握的。

(四)情志内伤

1. 情志是指人体的内在精神活动,包括喜、怒、忧、思、悲、恐、惊等七类,故又称谓七情。如果长期的精神刺激或突然受到剧烈的精神创伤,超过了人体生理活动所能调节的范围,可使体内的气血、经络、脏腑的功能失调,就会发生皮肤病。

2. 肿瘤的发病,更与情志内伤有关,朱丹溪指出,是由于"忧思恚怒,气郁血热与火凝结而成"。总之,由情志内伤所致的皮肤病,大多发生在乳房、胸胁、颈之两侧等肝胆经部位,患处肿胀或软如馒,或坚硬如石,常皮色不变,疼痛剧烈,或伴精神压抑、性情急躁、易怒、喉间梗塞等证。

(五)饮食调节

恣食膏粱厚味,醇酒炙煿或辛辣刺激之品,可使脾胃功能失调,湿热火毒内生,同时感受外邪就易发生痈、有头疽、疔疮等疾病。由饮食不节、脾胃火毒所致的痈、有头疽、疔疮等病,较之单由外邪所引起的更为严重,所谓从外感受者轻,脏腑蕴毒从内而发者重,如消渴病之合并有头疽。又如饮食不节,胃肠运化失职,糟粕积蓄常伴大便秘结、胸腹胀、胃纳不佳、舌苔黄腻等全身症状。

(六)房室损伤

1. 主要指早婚、房劳过度与妇女生育过多等因素,导致肾精耗伤、肾气亏损、冲任失调,或因小儿先天不足、肾精不充,这些均能引起身体衰弱,易为外邪所致,而发生皮肤病。肾主骨,肾虚则骨骼空虚,风寒痰浊,乘隙入侵,而生流痰;肾阴不足,虚火上炎,灼津为痰,痰火凝结,而生瘰疬。瘰疬治愈之后,每因体虚而复发,尤以产后更为多见,亦由肾虚所致。

2. 肝肾不足,寒湿外受,凝聚经络,痹塞不通,气血运行不畅而成的脱疽,有的患者伴有阳痿,说明此病与肾虚有关。冲任不调,营血不足,生风生燥,肌肤失养,可形成瘾疹。

3. 由房室损伤而致的外科病,大多为慢性疾病,病变可深入骨与关节,虚寒证象较多,患部肿胀不湿,不红不热,隐隐作痛,化脓迟缓,或见阴亏火旺之证,患部皮色暗红、微有灼热,常伴腰酸、遗精、神疲乏力、眩晕、畏寒、月经不调、经闭等全身症状。

第 2 章

皮肤病的诊断

第一节 皮肤病的临床表现

一、自觉症状

患者主观感觉的症状称为自觉症状,主要有瘙痒、疼痛、灼热、麻木及蚁行感5种。

1. 瘙痒 是皮肤病最常见的症状,可轻可重,可阵发性、间歇性或持续性发作,或局限于某部位,或泛发至全身。剧烈瘙痒的皮肤病有皮肤瘙痒症、神经性皮炎、荨麻疹、皮炎湿疹类皮肤病及疥疮;此外,还可见于某些肿瘤、甲状腺功能亢进症、糖尿病、慢性肾衰竭及肝、胆和造血系统疾病等。中医学认为,痒主要有风、湿、热、虫、血虚等多种病因。如风邪所致者,其痒流窜不定,泛发全身,多为干性;湿邪所致者,其痒多见于人体下部,呈局限性,伴糜烂、渗液、溃疡;热邪所致者,则皮损色红,灼热,痛痒相兼、得热更甚;虫淫所致者,则剧烈瘙痒,犹如虫行皮中,如疥疮;血虚所致皮肤病则干燥、脱屑而痒,时久则皮肤肥厚,如老年皮肤瘙痒症。

2. 疼痛 疼痛的性质、程度及持续时间,常随皮肤病不同而异,常见的皮肤病有带状疱疹、结节性红斑、丹毒、血管炎等。中医学认为“不通则痛”,一般多以寒邪、热邪、气滞、血瘀引起者居多。如寒邪所致者,皮肤苍白或紫暗,得热则减,遇冷加剧;热邪所致者,则皮肤发红、灼热,遇冷则减,遇热加剧;气滞所致者,则胀痛难忍,常随情志变化而变化,即情志抑郁时加剧,情志舒畅时缓解;血瘀所致者,多固定不移,皮损呈结节或肿块,初起隐痛、胀痛、灼热、色红,继而皮色转青紫而肿胀,如下肢结节性红斑。

3. 灼热 患者自觉局部或全身皮温升高,有烧灼感,多见于急性皮肤病,如接触性皮炎等。中医学认为多由热毒或火毒所致。

4. 麻木 患者因神经末梢受损,致感觉减退或丧失而有麻木感,最常见的皮肤病是麻风、周围神经炎、梅毒。中医学认为麻为血不运,木为气不通,气虚则木,血虚则麻,气血虚弱则麻木。

5. 蚁行感　即皮内、外有物爬行的感觉,如疥疮、虱病等,多为动物性皮肤病。

二、主要体征

他觉症状,简称皮损或皮疹,是可以看得到或摸得着的皮肤及黏膜损害。皮损的形态、色泽、硬度和排列、分布规律对皮肤病诊断很重要。根据其发病特点,皮损又分原发性损害和继发性损害两大类,但不能截然分开。

(一)原发性损害

指皮肤病病理变化直接产生的最早损害。

1. 斑疹　为局限性皮肤颜色改变,既不高凸也不凹下,直径>2cm 者称斑片。直径<2cm 者称斑点。斑疹一般有 4 种。①红斑:由于毛细血管扩张、增多或充血引起。有炎症性红斑,如丹毒;非炎症性红斑,如鲜红斑痣。中医学认为多由热邪所致。压之褪色为气分有热,压之不褪色为血分有瘀。若色红赤,分布密集,并伴口渴、身热、舌红、脉数者,则为热入营血;若红而带紫,则为热毒炽盛。②出血斑(紫斑):由于血液外渗至真皮组织所致。皮疹开始呈鲜红,渐变为紫色,经 1～2 周可消退,直径<2cm 者称瘀点,>2cm 者称瘀斑。中医学认为是血分热盛,迫血外溢脉络,积于皮下;或因脾气不足,摄血无能致血溢络外所致。③色素沉着斑(褐斑与黑斑):为表皮或真皮内色素增多所致。人工性植入外源色素者称文身。中医学认为多因肝气郁结,血液瘀滞所致;或因脾阳不振,气血不能润泽皮肤而生;或因肾阳不足,命门火衰;或肾阳不足,水亏火旺所致。④色素减退斑或色素脱失斑(白斑):由于皮肤色素减少或缺失所致。如白色糠疹、白癜风,中医学认为是气血失和或气滞引起。

2. 丘疹　系局限性隆起皮面的实质性损害。其直径一般呈圆形、类圆形或多角形,丘疹的顶部可为尖的、扁平的或半球形的。表面可附鳞屑,丘疹有不同颜色。丘疹可互相融合成斑块,其表面发生水疱或脓称丘疱疹或丘脓疱疹;介于斑疹与丘疹之间稍隆起者称斑丘疹。中医学认为,丘疹急性发作且其色红多属风热和血热,慢性呈肤色或稍暗者为气滞或血瘀。

3. 水疱　系高出皮面内含液体的局限性、腔隙性损害。如疱内含浆液的,呈淡黄色;含血液的,呈红色(称血疱);含淋巴液则澄清透明。损害可位于角质层下、表皮中下部或表皮下。水疱直径>1cm 者,称大疱。中医学认为小水疱多为湿热所致,大水疱多属湿毒或热毒,深在水疱多为脾虚蕴湿或感受寒湿所致。

4. 脓疱　系内含脓液的疱,大小不等,周围常有红晕,多位于毛囊口及汗腺口部位。脓疱破溃形成糜烂面,脓液干涸,形成脓痂,脓疱大多数由脓性细菌感染所致,如脓疱疮;少数由非感染因素所致,如脓疱型银屑病。中医学认为多由热毒或火毒炽盛所致。

5.　风团　为暂时性、局限性、水肿性扁平隆起的皮肤损害,时隐时现,此起彼伏,故中医称"瘾疹"。大小不等,形态不一,为真皮浅层血管扩张血浆渗出所致。中医学认为其红者为风热所致,白者为风寒或血虚所致,色紫暗者为血瘀。卫表不固,脾胃湿热,冲任不调均可导致。

6.　结节　为局限性、实质性损害,深度可达到真皮或皮下及组织。呈圆形或类圆形,为大小不一,有一定硬度,可由真皮及皮下组织的炎性浸润(如瘤型麻风)、代谢物沉积(如结节性黄色瘤)、寄生虫感染(如猪囊尾蚴病)等引起。中医学认为,结节红肿而痛者属实热,红紫而痛者属气滞血瘀或湿热蕴结;皮色如常,疼痛者多为痰热互结,不痛者多为气郁痰凝。

7.　肿瘤　为发生于皮肤组织的肿块。小如黄豆,大如鸡蛋或更大。形状各异,软、硬不一,有良、恶性之分。常见的良性肿瘤有血管瘤和脂肪瘤等;常见的恶性肿瘤有基底细胞癌、鳞癌等。

8.　囊肿　含液体或半固体物质的囊性损害,呈球形或卵圆形,触之有弹性感。常见者有表皮囊肿、皮脂腺囊肿等。

(二)继发性损害

由原发性损害转变而来或由误治、机械性损伤引起。

1.　鳞屑　为脱落或即将脱落的异常角质层,其大小、厚薄及形态不一。如糠秕状(花斑癣、白色糠疹)、大片状(剥脱性皮炎)、淡黄色油腻性(脂溢性皮炎)、多层银白色(银屑病)。中医学认为其在急性病后产生的,为余热未清;慢性病见之,则为血虚生风化燥或肝肾不足,皮肤失养所致。愈后不留瘢痕。中医学认为由水疱引起,潮红、渗出较多为湿热;由脓疱破裂引起者为热毒;病久疮面不红者多为脾虚湿热所致。

2.　糜烂　为表皮缺损所显露的湿润面,多由水疱或脓疱破溃所致,愈后不留瘢痕。中医学认为由水疱引起,潮红、渗出较多者为热毒;病久疮面不红者多为脾虚湿热所致。

3.　溃疡　系皮肤或黏膜的深达真皮或皮下组织的局限性缺损,其形态大小、深浅随病情而异,愈后有瘢痕形成。中医学认为急性溃疡伴红、肿、热、痛,液稠厚者为热毒所致;慢性溃疡,脓液稀薄者为寒湿或气血亏虚所致;伴静脉扩张者,为血瘀所致。

4.　痂　为皮肤表面的脓液、浆液、血液干燥后与脱落的表皮细胞、细菌或灰尘凝结而成,依据凝结物不同而分脓痂、浆液痂和血痂。中医学认为脓痂为热毒所致,液痂为湿热所致,血痂为血热或血燥所致。

5.　抓痕　因搔抓或摩擦所引起的线状损害,可伴血痂。多由于血虚风燥或血热、风盛所引起。

6. 皲裂　为皮肤组织顺皮纹方向的线性裂隙,常见于足跟、手掌、口、肛周,由于皮肤干燥或慢性炎症及外力牵拉引起。中医学认为与寒邪侵袭和血虚风燥有关。

7. 苔藓样变　皮肤局限性浸润肥厚,皮纹加深,嵴沟明显,表面粗糙,干燥似皮革。系由经常搔抓及摩擦使角质层及棘细胞层增厚及真皮产生炎症性改变所致。常见于神经性皮炎及慢性湿疹。中医学认为是由于血虚风燥或气滞血瘀所致。

8. 瘢痕　为真皮深部组织缺损后,由于新生结缔组织修复而成。表面光滑,无皮纹,亦无毛发等皮肤附属器,皮损缺乏弹性,增生明显而隆起者,称增生性瘢痕,如瘢痕疙瘩,多由特异性体质和气血不和所致;局部蚀陷,皮肤变薄,柔软而发亮者,为萎缩性瘢痕,如盘状红斑狼疮,多由肝肾亏损所引起的皮肤变薄。

9. 萎缩　表皮萎缩为局部表皮菲薄,表皮细胞数目减少,呈半透明羊纸样,表面可有细纹,但正常皮纹多消失。真皮萎缩,表现为皮肤凹陷、变薄,但皮肤纹理正常,皮下组织萎缩,表现为皮下组织减少,局部皮纹正常,但凹陷明显。中医学认为多为气血不足所致。

第二节　西医检查与诊断

一、皮肤病分类

1. 病毒性皮肤病　常见的有单纯疱疹、带状疱疹、疣(寻常疣、跖疣、扁平疣、传染性软疣、尖锐湿疣)、水痘、风疹、手足口病。

2. 细菌性皮肤病　常见的有脓疱病、毛囊炎、疖、痈、蜂窝织炎、丹毒及麻风。

3. 真菌性皮肤病　常见的有头癣、体股癣、手足癣、甲真菌病、花斑糠疹、马拉色菌毛囊炎。

4. 动物引起的皮肤病　如疥疮、螨皮炎、隐翅虫皮炎、虱病、虫蜇伤或咬伤。

5. 性传播疾病　如梅毒、淋病及尖锐湿疣。

6. 过敏性皮肤病与自身免疫性皮肤病　常见的有接触性皮炎、湿疹、荨麻疹;皮肤变应性血管炎、药物性皮炎、过敏性休克等。

7. 物理性皮肤病　常见的有日光性皮肤病、夏季皮炎、痱子、冻疮、鸡眼、手足皲裂、褥疮。

8. 神经功能障碍性皮肤病　常见的有瘙痒症、神经性皮炎及寄生虫妄想症。

9. 红斑丘疹鳞屑性皮肤病　常见的有银屑病、单纯糠疹、玫瑰糠疹、扁平苔藓、红皮病。

10. 结缔组织疾病　常见的有红斑狼疮、硬皮病、干燥综合征及皮肌炎。

11. 大疱性皮肤病 常见的有天疱疮、大疱性类天疱疮。

12. 色素障碍性皮肤病 常见的有黄褐斑、白癜风、雀斑、色素痣、咖啡斑、黄褐斑、雀斑样痣、瑞尔(Riehl)黑变病、口周黑子、太田痣、色素性毛表皮痣、泛发黑子病、颜面-颈部毛囊性红斑黑变痣、色素性玫瑰糠疹、斑痣、先天性色素痣、褶皱部网状色素异常、蒙古斑、文身、白癜风、无色素痣、离心性后天性白斑、遗传性对称性色素异常症、贫血痣等。

13. 皮肤附属器疾病 常见的有痤疮、酒渣鼻、脂溢性皮炎、斑秃、秃发、多汗症及臭汗症。

14. 遗传性皮肤病 常见的有鱼鳞病、毛周角化病、毛发苔藓、遗传性大疱性表皮松懈症、家族性良性慢性天疱疮。

15. 营养与代谢障碍性皮肤病 常见的有维生素缺乏症(维生素 A 缺乏症、维生素 B_2 缺乏病、烟酸缺乏症)、肠病性肢端皮炎、黄瘤病。

16. 皮肤肿瘤 癌前期皮肤病,如日光性角化病、黏膜白斑;恶性皮肤肿瘤,如鲍恩病(皮肤原位癌)、湿疹样癌(Paget 病)、基底细胞癌、鳞状细胞癌、蕈样肉芽肿、恶性黑素瘤。

二、病史采集

1. 一般资料 包括患者的姓名、性别、年龄、职业、民族、籍贯、婚姻状况、出生地等。这些虽属一般项目,但对疾病的分析、诊断有时具有重要价值,如系统性红斑狼疮好发于育龄期妇女,脂溢性角化多见于老年男性,而演员易引起化妆品皮炎,有些疾病分布具有区域性(如麻风、深部真菌病等)。准确的地址和联系方式有助于对患者进行随访。

2. 主诉 患者就诊的原因,包括主要的临床表现和持续时间等。

3. 现病史 应详细记录患者发病至就诊的全过程,包括疾病诱发因素、前驱症状、初发皮损状况(如性质、部位、数目、分布、扩展顺序、变化规律等)、伴随的局部及全身症状、治疗经过及其疗效。应注意饮食、药物、接触物、季节、环境温度、日光照射等因素与疾病发生、发展的关系。

4. 既往史 过去曾罹患的各系统疾病名称、诊治情况及其疗效,特别是与现有皮肤病相关的疾病。应注意有无药物过敏史和其他过敏史。

5. 个人史 患者的生活情况、饮食习惯、婚姻及生育情况和性活动史,女性应有月经史、妊娠史等。

6. 家族史 应询问家族中其他成员有无类似疾病,有无近亲结婚等,这些信息对于遗传性皮肤病的诊断尤为重要。

三、体格检查

主要目的在于通过认真体检,把握皮损的特点,帮助诊断疾病。不少皮肤病与其他系统之间可能存在密切关系,应重视全身系统检查。

皮肤检查时,应注意对皮肤黏膜及其附属器进行全面检查。光线应充足,最好在自然光下进行,以获得最接近真实的皮损信息。室内温度应适宜,过冷或过热均可影响皮损的颜色及性状。必要时可借助放大镜、皮肤镜等仪器来观察皮损。

(一)视诊

1. 性质　应注意区别原发性皮损与继发性皮损,是否单一或多种皮损并存。

2. 大小和数目　大小可实际测量,亦可用实物描述,如芝麻、小米、黄豆、鸽卵、鸡蛋或手掌大小;数目为单发、多发或用数字表示。

3. 颜色　正常皮色或红色、黄色、紫色、黑色、褐色、蓝色、白色等。根据颜色的深浅,还可进一步划分描述,如红色可分为淡红、暗红、鲜红等。

4. 界限及边缘　界限可为清楚、比较清楚或模糊,边缘可整齐或不整齐等。

5. 形状　可呈圆形、椭圆形、多角形、不规则形或地图状等。

6. 表面　可为光滑、粗糙、扁平、隆起、中央脐凹、乳头状、菜花状、半球形等,还应观察有无糜烂、溃疡、渗出、出血、脓液、鳞屑和痂等。应注意某些疾病皮损的细微的特殊变化,如扁平苔藓的 Wickham 纹等。

7. 基底　可为较宽、较窄或呈蒂状。

8. 内容　主要用于观察水疱、脓疱和囊肿,内容物可为血液、浆液、黏液、脓液、皮脂、角化物或其他异物等。

9. 排列　可呈孤立或群集,排列方式可呈线状、带状、环状或无规律。

10. 部位和分布　根据皮损部位可对皮肤性病的种类进行大致归类,应查明皮损位于暴露部位、覆盖部位或与某特定物一致,分布方式为局限性或全身性,是否沿血管分布、神经节段分布或对称分布。

(二)触诊

主要了解皮损是坚实或柔软,是浅在或深在,有无浸润增厚、萎缩变薄、松弛或凹陷,局部温度是正常、升高或降低,是否与周围组织粘连,有无压痛,有无感觉过敏、减低或异常,附近淋巴结有无肿大、触痛或粘连等。

棘层松懈征又称尼氏征(Nikolsky sign),是某些皮肤病发生棘层松懈(如天疱疮)时的触诊表现,可有 4 种阳性表现:①手指推压水疱一侧,水疱沿推压方向移动;②手指轻压疱顶,疱液向四周移动;③稍用力在外观正常皮肤上推擦,表皮即剥离;④牵扯已破损的水疱壁时,可见水疱周边的外观正常皮肤一同剥离。

四、临床辅助检查

1. 皮肤划痕试验　用钝器轻划皮肤后,一般出现以下三联反应:①划后 3～5秒,于划过处出现红色线条。②15～45 秒后,于红色线条两侧出现红晕,而麻风患者不出现这种红晕。③1～3 分钟后于划过处出现线状、白色风团。此三联反应称为皮肤划痕征,为人工荨麻疹的特征。

2. 玻片压诊法 将玻片压在皮疹上 10～20 秒后,充血性红斑在压力下红色消失,而出血斑、色素沉着斑颜色不会消失;寻常性狼疮的结节被压迫后呈特有的苹果酱色。

3. 鳞屑刮除法 用钝刀轻刮皮损表面的鳞屑。花斑癣的鳞屑呈糠秕状,直接镜检可见糠秕孢子菌。银屑病的鳞屑呈云母状、白色、有光泽,刮尽鳞屑时,可见一层半透明的薄膜,再刮之可见点状出血,称为 Auspitz 征,是银屑病的诊断依据之一。

4. 醋酸白试验 将 5％醋酸溶液涂在怀疑尖锐湿疣的皮损上,3～5 分钟后皮损变白即为阳性,为尖锐湿疣的特征,可协助诊断。肛周的皮损变白需要时间较长,约为 5 分钟;亚临床感染变白区为斑片状,表面有小丘疹或乳头状隆起。

5. 棘层细胞松懈试验 用手指轻压在完整的水疱疱顶上,疱液向周围外观正常的皮肤扩展;推压水疱附近外观正常皮肤时,可发生表皮剥脱、糜烂;牵拉已破裂的疱壁时,可将疱壁剥离到外观正常的皮肤上。以上均为棘层细胞松懈现象,也称尼氏征阳性,是鉴别诊断大疱性皮肤病的重要依据。

6. 出汗试验 在正常皮肤与怀疑不出汗的皮肤上各选一处做试验。经常规消毒后涂以 2％碘酊,表面干燥后分别于皮内注射 1:1000 毛果芸香碱 0.1ml,吸去针孔处溢液,立即均匀撒上一薄层干淀粉。3～5 分钟观察结果。正常皮肤表面因有汗液排出,淀粉受潮后遇碘出现蓝黑色小点;如患处不出现或出现的蓝黑色小点明显少于正常皮肤处,则表示有出汗功能障碍,用此试验协助诊断麻风或无汗症等。

7. 刚果红皮内试验 皮损处经常规消毒后,皮内注射 1.5％刚果红溶液 0.1ml 或皮下注射 1ml,24 小时后观察结果。有淀粉样蛋白沉着的皮损变成明显的深红色,皮损之间正常的皮肤呈轻度的淡红色,可诊断皮肤淀粉样变。

8. 滤过紫外线检查 用紫外线灯(Wood 灯)附有一种含有氧化镍的紫色石英玻璃,通过这种石英玻璃滤过的紫外线光柱,在暗室中此光照射在正常皮肤上可产生微弱的蓝色荧光,照射一些特殊的皮损或病菌,可发出不同的荧光,协助诊断。

主要有以下几种用途。

(1)头癣:白癣呈亮绿色荧光;黄癣呈暗绿色荧光;黑点癣无荧光。

(2)其他真菌、细菌性皮肤病:花斑癣呈棕黄色荧光;红癣呈珊瑚红色荧光;腋毛癣呈暗绿色荧光;铜绿假单胞菌感染呈黄绿色荧光。

(3)皮肤肿瘤:鳞状细胞癌呈鲜红色荧光;基底细胞癌无荧光。

(4)卟啉病:先天性红细胞生成性卟啉病的牙齿呈粉红色荧光;迟发性皮肤卟啉病的尿呈珊瑚红色荧光;红细胞生成性原卟啉病的血呈橘红色荧光(一过性)。

五、显微镜检查

1. 真菌

(1)取标本:①鳞屑,用钝刀轻刮皮损边缘的鳞屑;②毛发,用拔毛镊子拔取病发;③病甲,先将病甲表面的污物刮掉,再刮取病甲的碎屑;④痰,最好于清晨时清洁口腔后咳出的痰;⑤尿、便、脓液等物的采取与细菌检查相同。标本量一定要适当,不能太少。

(2)标本制作:将标本置于载玻片上,加一滴 10%～20%氢氧化钠溶液(或生理盐水、墨汁),盖上盖玻片。轻压盖玻片,吸去多余溶液。标本如为鳞屑、毛发、甲屑要在乙醇灯上稍加热(不要起泡),溶解角质,并排出气泡,再次吸去多余溶液。

(3)显微镜检查:先在低倍镜下检查(光线稍暗),查找真菌的菌丝或孢子。然后在高倍镜下(光线稍强)证实。

2. 疥虫

(1)取标本:①刮片法。在指间或腕部,查找有无隧道或新鲜的小水疱,于上述部位经乙醇消毒后,在消毒的刀片上滴上一滴液状石蜡,平刮皮损数下,将油和刮取物放置玻片上,盖上盖玻片。②针挑法(取标本部位同上)。用一注射针头刺进隧道的近端,沿隧道平行进针,到末端后将白点挑出,并轻剥此处。将挑出物置放在玻片上,加一滴 10%氢氧化钠溶液,盖上盖玻片。

(2)显微镜检查:在低倍镜下查找有无疥螨的成虫或卵。如能查到疥螨的成虫或卵,可诊断疥疮。阴性时应根据临床症状诊断。

3. 淋球菌

(1)取标本:①男性。如尿道口有明显分泌物时,用生理盐水擦去尿道口的分泌物,轻轻挤压尿道,用棉签蘸取少许新鲜分泌物或脓液涂在玻片上;如尿道口分泌物少,可用细棉拭子插入尿道内部 1～3cm,轻轻转动取材,然后涂在玻片上。②女性。用窥器扩张阴道后,用棉拭子擦拭宫颈口,然后用女性专用棉拭子插入宫颈口内约 1cm 处,轻轻转动棉拭子取材,涂片。

(2)染色:涂片自然干燥或在乙醇灯火焰上干燥、固定后,用革兰氏染色(或用单纯复红染色),干燥后镜检。

(3)镜检:在油镜下可见大量白细胞,并在白细胞内有革兰氏阴性肾型双球菌。

4. 毛囊虫

(1)取材:在鼻翼及周围用乙醇擦拭后,挤压毛囊口,使皮脂从毛囊口排出,用刮刀刮取皮脂,涂在玻片上;也可将小脓疱刺破后取出疱液,涂在玻片上。

(2)标本制作:在玻片上加一滴植物油或 10%氢氧化钠溶液,盖上盖玻片,轻压盖玻片,吸去盖玻片周围多余的液体。

(3)镜检:在低倍镜下可见毛囊虫,在植物油中,毛囊虫可以活动。因其形状、大小不同,分为毛囊蠕型螨和脂螨型螨。

六、皮肤组织病理检查

组织活检有助于多种皮肤病的诊断、治疗及判断预后。下面介绍关于取材的适应证和具体方法。

1. 适应证

(1)皮肤肿瘤和癌前皮肤病,特别是恶性肿瘤,不仅可以明确诊断,并有助于判断恶性程度、范围和深度等。

(2)某些感染性皮肤病,如麻风、皮肤结核、深部真菌病、皮肤黑热病、猪囊尾蚴病等,通过病理检查可找到病原菌或呈现特殊的肉芽肿性病变。

(3)大疱性皮肤病及皮肤血管炎类疾病,有助于诊断及分类。

(4)具有重要病理诊断价值的皮肤病,如结缔组织病、扁平苔藓、皮肤淀粉样变、慢性萎缩性肢端皮炎等。

(5)其他需进一步确诊的皮肤病。

2. 切取的损害选择 选取充分发展的典型损害,应尽量取原发性损害。

(1)对水疱、脓疱性损害选择早期损害,切取时应保持疱的完整性;环形损害应在边缘环上取材。

(2)如在面部,应尽量选择相对隐蔽部,如耳后、发际或颌下,使形成的瘢痕不易查见。

(3)如为观察疗效,疗后的标本应在疗前取材的同一部位取材。

3. 取标本的方法

(1)手术切除法:适应于取材较深、较大的组织。

①常规消毒皮肤,用1%～2%盐酸普鲁卡因注射液或0.5%～2%盐酸利多卡因注射液局部浸润麻醉,局部麻醉后数分钟取材。

②切取皮损时应尽量带一部分正常皮肤,以便与病变组织相比较。用利刀做梭形切口,刀刃与皮面垂直,切口的方向与皮纹一致。

③切口应深达皮下组织,取材大小应根据需要而定,一般多为长1～2cm,宽0.2～0.5cm。

④应尽量不损伤组织块,以免影响标本质量造成诊断困难。切忌用镊子夹取组织块,可用针头挑起组织块,再剪断或切断尚未离断的部分。

⑤标本取下后,平放在吸水纸上或用大头针固定在硬纸片上,然后放入10%福尔马林固定液小瓶中。

⑥缝合切口:先缝合真皮或皮下组织,最后再进行表面皮肤缝合。

⑦5～7日后拆线。

(2)钻孔法:适应于皮损较小或切除有困难的部位。

①常规消毒皮肤,局部麻醉数分钟后取材。

②根据皮损的大小选择合适孔径的钻孔器,通常多选用直径 0.4cm 的环钻。左手固定皮肤,右手用钻孔器在取材部位一面旋转,一面向下用力,钻到相当深度时,取出钻孔器,用注射器针头挑起标本,用小剪刀将标本底部剪断。

③标本立即放入固定液中。

④创面压迫止血,面部应缝合伤口。

第三节　皮肤病的中医四诊与辨证

中医学认为人是一个整体。人的皮、毛、筋、骨、肉,通过经络和脏腑息息相关。皮肤病可以影响内脏,内脏病又可以在皮肤上有所表现,因为皮肤病的皮疹,发生在体表,有形可见,故在中医古代医书中,皮肤病被列入外科范畴,在临床上辨证用药虽然有其独特之处,但其基本原则与其他科均有类似之处,因而不可忽略。

中医辨证是以四诊为手段,八纲为基础。四诊(望、闻、问、切)是中医诊疗疾病的重要方法和步骤。八纲是中医辨证的总纲领,皮肤病亦不例外,分述于后。

一、四诊概要

(一)问诊

除一般询问如年龄、籍贯、婚姻、职业、家属病史、既往病史、生活及工作环境外,主要询问发病经过、病史、主要症状及治疗经过、用药情况及效果等。中医有十问歌诀,"一问寒热二问汗,三问饮食四问便,五问头身六胸腹,七聋八渴俱当辨,九问旧病十问因";后人又增加几句,"再兼服药参机变,妇人尤问经带产,再添片语告儿科,天花麻疹全当验。"这说明中医对问诊特别重视。皮肤病患者应当询问皮疹的发生情况;如急性一次性发疹,还是陆续出现;持续不退还是时隐时现;剧烈瘙痒还是时痒时休;痒痛相兼还是针刺样疼痛等;大便燥结或数日不行,还是便溏日次数不定;妇女月经涩少还是经期后错或淋漓不止,这些对诊断都有意义。如月经涩少、经期后错,皮肤又可见紫红色斑块结节,则首先应考虑血瘀证或血虚致气血瘀滞。

(二)望诊

望诊是对人体各有关部位包括分泌物的观察。除了中医所说的望神色、望步态、望舌外,对皮肤病来说更重要的是望皮损。如皮疹发生的部位,皮疹的形态、大小、颜色、排列、境界等对诊断都有意义。如红色属热,紫色属瘀等;另外,舌诊对中医辨证很有意义。舌诊主要分为两大部分,即舌质和舌苔。观察脏腑气血的寒热虚实着重看舌质,观察病邪的深浅、寒热燥湿等主要看舌苔,但是二者是不能截然分开的。健康人的舌质一般是略红而润,不胖不瘦,活动自如;舌苔是薄白的,不厚不腻,不滑不燥。

1. 舌质 舌质又分舌色和舌体两部分。病态的舌质可分为红、绛、紫、蓝4种。

(1)红色:舌淡红色表示心脾素虚;淡红而无苔是气阴两亏;红色是表示热证、实证;红干是胃津已伤;红而干又无苔是津伤更甚;舌鲜红是急性热证;鲜红无苔是阴虚火旺;鲜红而起芒刺是营分热盛。

(2)绛色:色深红便是绛。热病传入营血则舌为绛色,初期舌绛苔黄白是邪气在气分,未进入营血;全舌鲜绛是心包络受邪;舌绛而中心干是胃火伤津;舌尖独绛是心火盛,舌绛而有大红点,是热毒乘心;绛而光亮是胃阴已绝,若绛色不鲜而干润,是肾阴已涸;若绛色舌表面似干而摸之觉有津液的,是津亏而湿热上蒸或有痰浊;若绛舌上有黏腻苔,是中焦挟有秽浊的证象。

(3)紫色:舌质紫有寒、热之分,色深干枯属热,色浅湿润属寒,舌色紫暗而湿润是有瘀血。

(4)蓝色:舌蓝色多见于气血两亏的重证。

舌体可分为肥大、胖嫩、瘦瘪。肥大而肿胀者,病多属血分或为痰饮或湿热内蕴。舌色紫暗而肿胀,是酒毒上壅,或心火上炎,也有因中药毒(药物过敏或中毒)而舌肿、青紫而暗的;胖嫩的舌体,浮肿娇嫩,舌边有齿痕,不论何种苔色,其病都属于虚;瘦瘪舌是指舌薄而瘦者,此多属虚证。

2. 舌苔 舌苔在中医辨证中占很重要的位置,舌苔的生成,可分为3个方面:一是胃气而生;二是邪气上升;三是饮食积滞所成。正常舌苔由胃气形成,其状薄白而清净,干湿适中,不滑不燥,夏季舌苔稍厚。病态的舌苔一般分为白苔、黄苔、灰苔、黑苔。

(1)白苔:是最常见的舌苔,多主风寒湿邪之表证,薄白而滑是外感风寒;苔白而腻是脾湿不运;苔白而厚,是浊气不泛。

(2)黄苔:是里证,是阳明热盛,热在中焦气分;薄黄苔是风邪化热,尚未化津;黄厚苔是胃有湿热;黄腻苔是湿邪结于气分,湿热结于中焦。

(3)灰苔:是由黄苔转化而来,是热邪传里的表现。

(4)黑苔:由灰苔、黄苔转化而来,多主病情危重。

(三)闻诊

闻诊包括闻声音、闻气味,皮肤病患者常常有口臭、鼻臭等,皮肤疮疡的分泌物或排泄物的气味,都可以借助来判断寒热虚实。还有一些特殊皮肤病如黄癣痂就有鼠尿味。

(四)切诊

切诊分脉诊及触诊两部分,相对以皮肤病患者的脉诊来确定整体的变化,则触诊更为重要,如触摸皮损的大小、深浅、软硬度,按之有无疼痛等都对诊断有意义。

但中医的脉诊是历史悠久的。《素问·宣明五气篇》说"心主脉"脉与心息息相关，心又与整体有密切的关系，故身体任何疾病，必然影响于脉，脉运行于周身，在内营养脏腑，在外濡养皮毛筋骨，当机体发生病变时，脉就会受到影响，所以古人有"循寸口脉，便知寒热虚实表里"等病证变化。但是，脉与病证的关系十分复杂，根据古人的经验，脉证有相应的，也有不尽相应的，故有舍证从脉和舍脉从证的说法。因此，临床应用需要灵活掌握，一般讲正常人的脉象以不浮不沉，至数清楚，一息 4～5 至，节律一致，力量柔和。古代医书记载 28 种脉，实际上常见而有意义的仅 12 种（表 2-1）。四诊是中医辨证的重要手段，但要切记四诊合参，不可单纯强调某一方面，这样识症才能客观，辨证才能准确。

表 2-1　常见而有意义的脉象

		脉象	主证
表	浮脉	轻取即得，按动减而不空	有力为表实，无力为表虚
	洪脉	脉来如波涛汹涌，来盛去衰	热盛
里	沉脉	轻取不应，重按始得	有力为里实，无力为里虚
	伏脉	重按推筋着骨始得，甚则伏而不见	邪气闭塞，正气不通，气机郁伏
寒	迟脉	脉来迟慢，一息不足四至	主寒证，血脉不通
	缓脉	一息四至，来去怠慢	湿证，气机为湿所用
热	数脉	脉率增快，一息五至以上	热证，有力为实热，无力为虚热
虚	细脉	脉细如线，但应指明显	气血两虚，元气不足，诸虚劳损
	芤脉	浮大而中空	失血伤阴，气血不足
实	滑脉	往来流利，应指圆滑，如盘中滚珠	热、痰、饮、食滞、邪盛
	弦脉	端直而长，如按琴弦	诸痛、风痰、肝病
寒	涩脉	往来艰涩不畅，与滑脉相反	气滞血瘀，精伤血少

二、病因辨证

皮肤病是整体疾病的一部分，虽然发于体表，但和内脏有密切关系，外病可以影响内脏，内病又可以表现在肌表。如中医古籍《灵枢·刺节真邪篇》记载："虚邪之中人也，起毫毛而发腠理，其入深于骨侧为骨痹……搏于脉中则血闭不通，则为痛。"另《灵枢·玉版篇》有记载："病之生时，有喜怒不测，饮食不节，阴气不足，阳气有余，荣气不行，乃发为痈疽。"又如隋朝著《中藏经》论痈疽疮肿篇记载："夫痈疽疮肿之作也，皆五脏六腑，蓄毒不流则有矣。"

又如隋巢元方所著《诸病源候论》记载："头面生疮系内热外虚，风湿所乘，肺主气，候于皮毛，气虚则肤腠开，为风湿所乘，脾主肌肉，内热则脾气温，脾气温则肌肉生热也,温热相搏,遍体皆生疮"等,都说明皮肤病和整体的关系。另外,古人对一些单纯外因如细菌、真菌感染和皮肤寄生虫病等亦早有认识,如《诸病源候论》记载:"癣之病状,皮内瘾疹如钱文,渐渐增长,或圆或斜,痒疼有匡廓,里生虫⋯⋯癣内实有虫也。"所以,皮肤病的病因总的来讲可分为内因和外因。

(一)内因

1. 七情内伤 喜、怒、忧、思、悲、恐、惊等情志变化,过盛或不及都能影响脏腑功能失调,如喜过伤心,怒过伤肝,思过伤脾,忧过伤肺,恐则伤肾,都能使脏腑功能失调,产生心神不安,疲乏无力,四肢沉重,倦怠少食,咳嗽少气,惊惕不安,口舌生疮,皮肤湿肿,痛痒无度等一系列的临床表现。如心火上炎,肝郁气滞,脾湿不运等都与皮肤病的湿疹、神经性皮炎、脱发、银屑病等有密切关系。

2. 饮食不节 饮食是营养的源泉,如果没有节制,暴饮暴食或肥甘厚味或过于偏食等,都会引起疾病。《素问·五脏生成篇》记载:"多食苦则皮槁毛拔,多食辛则筋急爪枯,多食甘则骨痛发落,此五味之所伤也。"一般来讲,过食肥甘厚味,容易生热、生痰、生湿造成致病因素,暴饮暴食可使脾胃运化功能失常,过饮醇酒可使湿热内蕴、醇酒中毒等,这些都可引起急性皮炎、湿疹等。过于偏食,可致肌肤失养,皮肤皲竭,引起维生素缺乏类的皮肤病,古书记载之"藜藿之亏""膏粱厚味,足生大疔"即属于此。这些都是饮食不节的致病因素。

3. 劳倦所伤 劳动是人的本能,是改造客观世界、创造物质财富的必要手段,但过度疲劳,不注意劳逸结合或贪图安逸,不爱劳动,都可以使气血壅滞,肌肉脏腑失去其正常的生理功能,而形成致病因素。另外,过度纵欲,房劳过度,造成肾气不足而产生疾病,如肾气游风(小腿丹毒的一种)多生于肾虚之人,或由肾火内蕴、外受风邪、膀胱气滞而成也。其他如肾气虚可生色素障碍性皮肤病如黑变病、黄褐斑等。

4. 体内脏腑功能失调 可产生内在的风、寒、暑、湿、燥、火等病理因素,如肾阳虚衰,阳气不足,寒从内生,则可产生寒凝气滞,皮肤则可表现为青紫斑块或溃烂,久不收口;脾阳虚可使内部水湿不运,生湿疹类皮肤病;心火过盛,内热蕴结,可生皮肤瘙痒、急性皮炎类皮肤病;心血不足,血虚风燥,也可引起皮肤瘙痒、神经性皮炎、血燥型银屑病等疾病。

(二)外因

1. 六淫致病 风、寒、暑、湿、燥、火,本是自然界四季正常气候的变化,亦称作六气:春风、夏暑(火)、秋燥、冬寒、长夏湿。由于六气的不断运动变化,而决定了一年四季的气候不同。人类在长期和自然做斗争的过程中,逐渐摸索到自然界四时六气的变化规律,并对它有一定的适应能力。当人体由于某种原因而致机体抵抗力下降,不能适应气候的变化或气候的急剧异常变化,超过人体的适应能力时,六气就成了致病的条件,侵犯人体而引起疾病的发生。这种情况下的六气,就称为六淫邪气,也称六淫或六邪。因此,六淫实质上是指一种外感病的致病因素。六淫之致病,多与季节、气候、居住环境有密切关系。如春季多风病,冬季多寒病,夏季多热病,长夏多暑湿病,居住潮湿多患湿气病或湿热病。六淫犯人既可单独侵入发病,也可数种邪气互结而发病。如寒冷性荨麻疹常是风寒袭人,发为瘾疹、急性湿疹、皮炎等,常为湿热互结或湿热熏蒸皮肤而发病;硬皮病则为风、寒、湿三气杂至,合而发生的皮痹症。另外,六淫邪气致病,在发病过程中,不仅常互相影响,还可在一定条件下相互转化,如风寒入里,久而不解,可化热化火。如慢性湿疹在一定因素的影响下可急性发作,又如暑湿久羁,常致化燥伤阴,而发生阴虚血燥证,如血燥型银屑病、慢性角化性皮肤病等。现将六淫致病的特点分述于后。

(1)风:风为阳邪,其性开泄,为春季的主气,具有升发向上的特点,所以风邪侵入,多犯人体的上部(如头面)和肌表(常指暴露部),并使皮毛腠理开泄,出现汗出、恶风等症状。古人认为风善行而数变,善行是指风病的病位常无定处,或游走不定,数变是指病变变化无常。如荨麻疹中医称瘾疹,认为其病因主要是风邪所致,风胜则痒,所以风病的另一特点是瘙痒无度。概括来讲,风邪所致皮肤病,常具有发病急、消失快、症状发无定处,游走不定,剧烈瘙痒,病程短的特点。一切瘙痒性皮肤病都与风有关。

(2)寒:寒为阴邪,易伤人之阳气,如寒邪外束,卫阳受损,会出现恶寒,四肢发凉,寒邪入里,伤及脾胃致下利清谷,呕吐清水,伤及肺可鼻塞、咳嗽、痰涎稀薄等。寒凝气滞可致皮肤冷硬、疼痛、硬结,如硬皮病、硬红斑等。寒则气收,产生气机闭塞不通,寒客血脉,可使血脉收缩、凝涩,可见肢冷、疼痛,如脉管炎、血栓性静脉炎等。

(3)暑:暑为阳邪,其性炎热,感后常有发热、汗多、脉洪大等症。暑性升散,易耗气伤津,常口渴思饮,暑多挟湿,暑湿兼杂,常见四肢困倦、食欲不振、胸闷呕吐、大便溏泻、舌苔腻。皮肤病常见于湿疹、疮疖、臁疮、脓疱病等。

(4)湿:湿除与季节有关外,淋雨涉水,防护不周,久居湿地,水中作业等都易受湿邪。湿邪重浊黏滞,湿邪致病,喜侵人之下部,易缠绵不愈,反复发作,发病时常有肢体沉重,四肢困倦。若头部有湿,清阳不升,则头重如裹;若湿留关节,则疼痛滞着不移,肢体沉重难举;若侵犯皮肤则皮肤肿胀,水疱糜烂或有肥厚浸润,如天疱疮、湿疹等水疱湿烂性皮肤病均与湿有关。另外,湿热下注可见结节性红斑,顽湿聚结可见慢性湿疹肥厚型、结节性痒疹等。一些慢性顽固性瘙痒性反复发作的皮肤病多与湿有关。

(5)燥:燥邪其性干燥,易伤津液,燥邪伤人除见口干舌燥外,常有皮肤干枯皲裂,毛发不荣,大便燥结,皮肤脱屑裂口。若燥邪化热亦可出现红斑肿胀。燥邪常有温凉之分,如初秋尚热,秋阳暴烈,常见温燥,极易化热,皮肤病可见红斑、肿胀、脱屑。深秋寒冷,多见凉燥,皮肤病常见干燥、脱屑、皲裂等。一切干燥脱屑角化性皮肤病均与燥有关。

（6）火：火邪与热邪常互称，火与热常是程度上的不同，火为热之极。火热之邪，其性炎上，发病时常有发热、烦躁不安、面红目赤、口干、大渴喜冷饮、舌红苔黄、大便干、小便赤短等征象。火热之邪在皮肤常见潮红肿胀，灼热疼痛，出血斑、紫斑。一切急性发炎性皮肤病，都与火热之邪有关。如急性湿疹、急性皮炎、过敏性皮肤病等。急性荨麻疹为风热合邪，急性丹毒为毒热之邪等。

2. 疫疠　是外来的致病因素之一，它不同于六淫，常是指一种有传染性的致病原因。中医学文献很早就有疫疠的记载，如"异气""戾气""疠气""毒气"等，《黄帝内经·素问》中记载"五疫之至皆相染易，无问大小，病状相似。"皮肤病中亦有很多传染性皮肤病，可属此类。病毒性皮肤病亦属此类。

3. 虫　虫的概念，据古书记载，特殊的气候变化，污秽湿池之气，可以生虫，广义上讲，一些细菌、真菌，都应属虫的范畴，当然疥虫、寄生虫更不例外。

4. 触犯禁忌（过敏体质）　古书早有记载，如《诸病源候论·漆疮候》："漆有毒，人有禀性畏漆，但见漆，便中其毒。喜面痒，然后胸、臂、胫、腨，皆悉瘙痒，而内起肿，绕眼微赤。诸所痒处，以手搔之，随手辇展，起赤痦瘰，痦瘰消已，生细粟疮甚微。有中毒轻者，证候如此，其有重者，遍身作痒，小者麻实，大者如枣杏，脓焮疼痛，摘破小定，或小瘥，随次更生。若火烧漆，其毒气则厉，著人急重，亦有性自耐者，终日烧煮，竟不为害也。"这说明触犯禁忌所指即过敏所致，一些变态反应性皮肤病均应属此范围。

5. 其他　金刃、毒虫野兽、水火烫伤等外伤致病因素，不难理解。

三、八纲辨证

八纲就是阴、阳、表、里、寒、热、虚、实，是中医辨证的理论基础。八纲对病理、证候、诊断、治疗等都有重要的作用。辨证就是把全面了解的复杂病情进行归纳分析，找出疾病的关键，而全面了解要靠四诊合参，找出关键并且掌握要领必须依靠八纲。因此，对正确辨证来说，四诊八纲是联系在一起的。任何一种病、一个证候，从疾病的类别上来看不属于阴，便属于阳；从疾病的性质上来看，不属于热，便属于寒；从正邪的盛衰上来看，不属于虚，便属于实。所以，八纲是辨证施治的总纲领。实际上八纲是4个不同的对立面，运用矛盾对立统一的辩证唯物法则来分析疾病，以求明确其病因病机和病理复杂的规律，是非常科学的。在八纲中阴阳为总纲，也就把疾病分为两大类，其中表热实为阳证，里虚寒为阴证，任何疾病都跑不出这两个范畴，这对治疗上有着重要的意义。以上是中医辨证的总原则，具体到皮肤病，还应结合皮肤科的特点进行分析。

皮肤病的任何一个病证，都可用八纲来概括，一般急性病、泛发性、自觉瘙痒明显或剧烈的病、变化快的病，多同时伴有口干口渴、大便秘、小便黄、烦躁、发热、面红等不同的症状,脉象多浮洪滑数有力,舌质多红或舌尖红,舌苔多薄黄或黄腻,此多属阳证、表证、热证、实证的范畴。相反,一般慢性、局限性、肥厚性、湿润性、自觉症状不明显或轻微的皮肤病,多同时伴有不同程度的口黏、口淡、不思饮食或膨闷胀满、大便不干或溏、泻,或先干后稀,脉象多见沉缓、沉细或迟,舌质多淡、舌体肥胖或边有齿痕,舌苔白滑或白腻等,此多属阴证、里证、虚证、寒证的范畴。不过,从中医理论来看,阴与阳不能截然分开,常出现"阳中有阴,阴中有阳。"一般人体有形物质为阴,气化功能为阳,人体阴阳的根本在于肾,肾气受损或疾病发展到一定严重的阶段,常常会出现真阴不足,真阳也亏,或亡阴亡阳的危象。阴阳是相互依存的,如果阴阳离决,则致死亡。另外,阴阳又可以互相转化,在疾病的不同阶段,常可出现阴证转阳,阳证转阴的现象,如果阴证转阳是疾病好转,如果阳证转阴则是疾病恶化。

四、卫气营血辨证

卫气营血辨证在中医临床上,常用于温热病,相当于现代医学的急性热性病或急性传染病,这种辨证方法一方面代表着疾病变化、进展的深浅,另一方面代表着卫、气、营、血四者病理损害的程度,在皮肤病中,一些全身症状明显或发热性皮肤病也常采用此种辨证方法。

(一)卫分病证

卫在生理上是指具有护卫肌表、抵御外邪的卫气而言,卫气《灵枢·本藏篇》记载"卫气者,所以温分肉,充皮肤,肥腠理,司开阖者也"。卫气充足则皮肤润泽,腠理致密,外邪不易侵入,故卫气有保护体表抵抗外邪的作用,所以卫分病也就是外感温热病的最初阶段,在临床上常表现有发热恶寒、头痛倦怠、口微渴、脉浮数、舌苔薄白,或发生皮疹等。在一些常见的发热性皮肤病中,早期常有发热恶寒,关节痛、咽痛、周身不适等症状即属于此,如药疹、恶性大疱性多形红斑、发热性嗜中性皮肤病等。

(二)气分病证

卫分病不解,邪入气分,里热渐盛,临床主要表现为发热不恶寒、反恶热,汗出气粗、口渴引饮、小便黄赤、大便燥结,或下利灼肛,脉象弦滑有力,或沉数实而有力或洪大,舌质红、舌苔黄燥或灰黑起刺。皮肤病急性暴发时,皮肤大面积潮红肿胀、灼热痒痛或有津液渗出、起水疱等,常伴有体温升高、周身不适,如急性泛发性湿疹、大疱病红皮症、疱疹样脓疱病等均属此范畴。

(三)营分病证

营分受热则血液受劫,心神不安,发热夜甚、烦躁不眠,甚或神昏谵语,斑疹隐隐,自觉口干反不甚渴,舌质红绛,脉象细数,皮肤病可见潮红、水肿、紫斑、起水疱,甚或血疱,兼有发热肢痛等症,如系统性红斑狼疮、重型红皮病、脓疱型银屑病、药疹、重症血管炎等均属此类。

(四)血分病证

营分病不解或治疗不及时,则可进一步深入血分,血分受热,舌色必深绛。若紫而干晦,则病已危重,热入血分,常迫血妄行,所以外显红斑、紫斑或瘀血斑,内则常有吐血便血,发热则昼轻夜重,有时有谵语,甚则发狂,热极生风,常可出现血虚风动而发生抽搐、痉挛、昏厥等情况,脉象数,舌深绛。出血性皮肤病或重症皮肤病后期亦常出现此种现象。

总之,卫气营血辨证在皮肤科常用于一些严重的、全身症状明显的或发热的皮肤病,在理论上卫、气、营、血是 4 个不同阶段层次,但在临床实际应用时卫气和营血之间易于辨别,主证亦很清楚;而卫与气或营与血之间,则往往是难以区分的,而常混杂在一起移行过度,所以习惯上常按两大类即卫气和营血进行论治。

五、脏腑辨证

脏腑辨证是根据脏腑的功能失常和病理变化所表现的特殊指征,来判断皮肤病病证与脏腑的关系。

1. 急性泛发性、带有热象的皮肤病如急性湿疹、带状疱疹、急性皮炎、中毒性红斑、脓皮病等,多见于心肝火盛或肝胆湿热。

2. 慢性角化性、肥厚性、浸润性、顽固结节性皮肤病如慢性湿疹、痒疹、天疱疮、静止期银屑病、神经性皮炎、毛囊角化症等,多见于脾虚湿滞、肝肾阴虚,或心脾两虚。

3. 色素性皮肤病如黑变病、黄褐斑,多见于肝肾阴虚、肾水上泛、肝郁气滞、气血不调。

4. 神经性瘙痒性皮肤病如皮肤瘙痒症、神经性皮炎、扁平苔藓等,多见于心火过盛、心肾不交,或心脾两虚。

5. 颜面红斑丘疹类皮肤病如痤疮、玫瑰痤疮、酒渣鼻、日光疹等,多见于肺胃湿热上蒸、脾湿肺胃蕴热,或大肠有热。

6. 发生在下肢的皮肤病如下肢溃疡、结节性红斑、下肢慢性湿疹等,多见于肝胆湿热下注、脾虚蕴湿不化,或脾湿不运、肺气不宣、湿热下注。

7. 出血性皮肤病如过敏性紫癜、紫癜性皮炎,多见于心肝火热、迫血妄行或脾虚不能统血。

8. 营养障碍性及维生素缺乏性皮肤病多见于先天肝肾不足、后天脾胃虚弱,或见于后天肝肾阴虚、脾胃不和、失其调养。

9. 先天性皮肤病多见于先天肾精亏损、后天肝血不足。

10. 急性瘙痒性皮肤病如荨麻疹、湿疹、急性皮炎等,多为肝与大肠有热、脾运湿不化、湿热蕴结而发,或见心火上炎、心肝火盛。

六、气血辨证

气血辨证是以气血的虚实、通畅与瘀滞,来判断疾病的性质。中医学认为气是一切生命活动的动力,人体各种功能活动,无不是气作用的结果。血本源于先天之精,再源于后天水谷精微,经过气的转化而成,以维持人体各器官的生理功能,所以《黄帝内经》有记载:"人之所有者,气与血耳"。气血之间有密切联系,是人体维持正常生理功能、不断发育生长的必要条件,气血的变化盛衰与皮肤病很有关系。

1. 气滞　指气机运行不畅,受到阻滞,常表现在某一局部或脏腑,临床表现有胸满胸闷、疼痛、皮肤色素变化。如面部黄褐斑可由肝郁气滞、气血失和引起;白癜风亦可由阴阳不调、气血失和引起;慢性荨麻疹有部分患者是由于肝失条达、气机不畅引起;带状疱疹后遗神经痛常是毒热之邪使气滞血瘀所致。

2. 气虚　是指脏腑功能不足,常因久病、年老体虚、饮食失调或消耗性疾病所致,如慢性湿疹多由于脾气虚、运化失职、体内蕴湿不化;慢性荨麻疹是因肺气虚,腠理不密,卫外不固,致风邪所乘;脱发有部分是因肾气虚皮毛不固,兼感风邪者,系统性红斑狼疮、硬皮病、天疱疮等病后期多有气虚表现。

3. 血虚　是指生血不足或失血过多所致者,其主要表现是面色苍白或萎黄,唇甲舌色淡而无华,心悸失眠,手足发麻,女子月经涩少或闭经,脉细弱。如慢性荨麻疹,有属血虚受风者,静止期银屑病,有属血虚风燥者,硬皮病后期血虚肌肤失养,脱发有血虚不能濡养毛发者等。

4. 血瘀　是指由各种原因使血脉发生瘀滞或不通,其主要表现有定点疼痛、麻木不仁、皮肤增厚,有形斑块、紫斑、肌肤甲错等,舌质暗淡,或有瘀斑,脉象沉缓而涩。如斑块型银屑病、扁平苔藓、皮肤肿瘤、紫癜、盘状红斑狼疮、血栓性静脉炎、脉管炎等。

5. 血燥　多由血虚化燥,亦可由热性病后期或久病伤阴血而化燥,常表现为口干舌燥,皮肤干燥脱屑、皲裂、肥厚等。如慢性皮炎湿疹、角化性皮肤病。

6. 血热　由外感邪热或脏腑积热,或由风寒暑湿诸邪郁久化热,热郁于血分所致。临床表现为口干、便干、舌质红绛、苔黄脉数,烦躁不安,重者可有出血和发热、女子经血前错或淋漓不断,皮肤多表现为潮红肿胀,或可见出血斑,或大面积潮红脱屑。如红皮症、过敏性紫癜、重症多形红斑、药疹等。

总之,气血辨证在皮肤科常见以上 6 种,可以单一出现,但亦常混合存在,如气滞血瘀血虚血燥等、气血两虚等,临床上不可不辨。

七、皮肤病的特殊辨证方法

(一)根据局部皮损辨证

1. 斑疹色泽　红斑多属热,压之褪色,多属气分有热;压之不褪色,多属血分有热;斑色紫暗者属血瘀;白斑属气滞或气血不调;潮红漫肿属湿热;黑斑、褐斑属肝肾虚或肝郁气滞。

2. 丘疹 红色丘疹自觉灼热、瘙痒,多属心火过盛而外感风邪;慢性苔藓样丘疹,多属脾虚湿盛,湿气蕴结肌肤;血痂性丘疹多属血热或血虚阴亏;红色丘疹表面鳞屑多者,多属血热受风。

3. 水疱 多属湿,基底潮红多属湿热,大水疱多属于湿毒或毒热;深在性水疱,多属脾虚蕴湿不化或受寒湿所致。脓疱属毒热所致。

4. 风团 游走不定,时隐时现属风邪,色红属风热,色深红或有血疱属血热,色紫暗属血瘀,色白者属风寒或血虚受风。

5. 结节 红色结节属血热;红色结节基底肿硬属湿热;紫色硬结属血瘀;皮色不变的结节属气滞血瘀或寒湿凝聚;皮色不变,陷没皮下活动的结节属痰核流注;表面光滑或粗糙高出皮面的硬结为顽湿聚结。

6. 鳞屑 干性鳞屑属血虚风燥或血燥肌肤失养;慢性油腻性鳞屑属湿热蕴结。

7. 糜烂、渗出 多为湿盛,渗出结脓痂为湿毒,慢性湿润性皮损为脾虚湿滞或为寒湿蕴结。

8. 痂皮 浆痂为湿热,脓痂为毒热,血痂为血热。

9. 溃疡 急性溃疡红、肿、热、痛属毒热,慢性溃疡平塌不起、疮面肉芽晦暗属血虚或寒湿,疮面肉芽水肿为湿盛。

10. 分泌物 脓性分泌物黏稠,略带腥味,为气血充实,邪毒较盛;脓质稀淡如水,其色不鲜,味不臭,为气血虚衰;若脓质稀如粉浆污水,夹有腐败絮状物,腥秽恶臭为气血衰败,有伤筋蚀骨之兆;脓由稀转稠为正气渐复,由稠转稀为正气已伤。

11. 抓痕 为风盛血热。

12. 皲裂 为血虚风燥,肌肤失养。

(二)根据自觉症状辨证

1. 痒 由风、湿、热、虫等不同原因所致,由于人的耐受性不同,临床表现不一。可从下列几个方面辨证。

(1)风痒:风邪客于皮肤,可遍身作痒,常发病急,痒无定处,游走性强,而且变化快,时作时休。舌苔属白,脉象浮缓或浮数。

(2)湿痒:常慢性缠绵不断,时轻时重,有水疱、糜烂,渗出或见肥厚等现象。舌苔多腻,脉象多缓或沉滑。

(3)热痒:皮肤多潮红,肿胀,灼热,痒痛相兼,舌苔黄,舌质红,脉象弦滑或数。

(4)虫痒:痒痛有匡廓,痒若虫行,痒有定处,遇热更甚,外用杀虫药可明显止痒。

(5)血虚痒:常泛发全身,无定处作痒,皮肤干燥、脱屑或肌肤甲错,舌质多淡或有齿痕、脉象细缓,多见于老年人。

2．痛　因气血壅滞,阻塞不通所致。痛有定处为血瘀;痛无定处为气滞;痛呈游走性多为风湿之邪,多见酸痛;热痛皮色多红肿,局部发热;寒痛多皮色不变;虚痛喜按喜温;实痛拒按喜冷。

3．麻木　麻为血不运,木为气不行,故麻木乃气血运行不畅,经络阻隔,闭塞不通。

第 3 章

皮肤病的治疗与护理

第一节 西医治疗方法简介

一、内治药物疗法

(一)抗组胺药

1. **药理作用** 此类药物与组胺有相同的化学结构——乙胺基团。其药理作用主要是与组胺竞争靶器官细胞上的受体,从而阻断组胺的作用,致使组胺失活,达到收缩血管、减少渗出、减轻炎症、解除平滑肌痉挛的目的。第一代抗组胺药物尚有中枢神经系统的镇静作用,抗晕动、镇吐作用,抗震颤、麻痹作用及抗胆碱作用。第二代抗组胺药半衰期较长,不易透过血-脑屏障,中枢镇静作用较轻。除抗组胺外,尚可作用在过敏反应中的某些环节,目前应用较多。

2. **适应证**

(1)H_1 受体拮抗药:①各种变态反应性疾病如荨麻疹、人工性荨麻疹、湿疹等。②各种瘙痒性皮肤病。③晕动症。

(2)H_2 受体拮抗药 除与 H_1 受体拮抗药联合治疗慢性荨麻疹、人工性荨麻疹外,西咪替丁还可用于扁平疣、带状疱疹、严重的女性多毛症、慢性皮肤黏膜假丝酵母菌病等的治疗。

3. **禁忌证**

(1)驾驶员、高空作业者,在工作中不宜使用。

(2)青光眼、狭窄性胃溃疡、幽门及十二指肠梗阻者禁用。

(3)对抗组胺药过敏者忌用。

(4)肝病、肾病及脑病(癫痫)患者忌用。

(5)孕妇及哺乳期妇女慎用。

4. **常用药物及用法**

(1)苯海拉明:口服,25~50mg,每日 3 次;肌内注射 20mg,每日 1 次。小儿服用 0.2%苯海拉明糖浆 1~3mg/(kg•d),分 3~4 次服用。

(2)马来酸氯苯那敏:口服,4mg,每日 3~4 次;肌内注射 10mg,每日 1 次。

(3)赛庚啶:口服,2~4mg,每日 3~4 次。

(4)酮替芬:口服,1mg,每日 2 次。

(5)咪唑斯汀:成年人及 12 岁以上儿童 10mg,每日 1 次。

(6)西替利嗪:成年人及 12 岁以上儿童 10mg,每日 1 次。

(7)西咪替丁(H_2 受体拮抗药):口服,0.2~0.4g,每日 3~4 次。

(8)多塞平(H_1、H_2 受体拮抗药):口服,25mg,每日 2~3 次。

5. 不良反应

(1)中枢抑制作用:嗜睡、疲乏、头晕,大量服药可致中毒,中枢先抑制后兴奋、惊厥。

(2)类阿托品样作用:口干、心悸、视物模糊。

(3)胃肠道反应:厌食、恶心、呕吐、便秘或腹泻等。

(4)粒细胞减少及溶血性贫血(偶见)。

(5)致敏作用:苯海拉明、异丙嗪、马来酸氯苯那敏可引起光感性药疹。

(6)H_2 受体拮抗药可致头痛、腹泻、肝功能和(或)肾功能异常、男性乳房发育、白细胞减少症等。

(7)少数抗组胺药如特非那定偶可引起严重心律失常。

(8)长期服用可致肥胖。

(二)激素类药

1. 糖皮质激素 皮质激素按其作用,一般分为糖皮质激素和盐皮质激素。糖皮质激素在皮肤病的治疗中发挥了重大作用,改变了某些皮肤病的治疗和预后,挽救和延长了患者的生命,对某些皮肤病控制病情、减轻痛苦也起了很大的作用,但它亦有许多不良反应,如不注意,甚至可危及患者生命。因此,应正确掌握其适应证和使用方法,切勿滥用,以达到既很好地发挥其治疗效能,又尽可能避免其不良反应的目的。

(1)药理作用:糖皮质激素具有抗炎、抗过敏和免疫抑制、抗毒素和抗休克作用,亦可抑制细胞的 DNA 合成和有丝分裂,提高机体的应激性,它还可影响机体的蛋白质、糖和脂肪代谢,影响水、电解质代谢,增加胃酸的分泌。

(2)适应证:①变态反应性皮肤病,如过敏性休克、重症多形红斑、萎缩性大疱性表皮松懈症型药疹、剥脱性皮炎、重症药疹、变应性血管炎、表皮坏死松懈症等。②自身免疫性疾病和结缔组织病,如系统性红斑狼疮、天疱疮、大疱性类天疱疮、皮肌炎、干燥综合征、重叠综合征、混合性结缔组织病、白塞综合征、坏疽性脓皮病等。③其他一些炎症性皮肤病,用其他药物治疗无效或欠佳时,可采用或联合应用皮质激素。如脓疱型银屑病或红皮症型银屑病或关节型银屑病、泛发性白癜风、全秃、普秃、急性泛发性扁平苔藓、重症接触性皮炎、血清病、麻风反应、变应性亚败血症、环状肉芽肿、硬皮病水肿期或病变进展较快时等。

（3）禁忌证：①肾上腺皮质功能亢进症患者。②水痘病毒、单纯疱疹病毒感染、活动性结核病及抗菌药物不能控制的细菌和真菌感染者。③妊娠早期、重症高血压、糖尿病、骨质疏松等患者。④活动性胃、十二指肠球部溃疡患者。⑤骨折、手术后伤口不愈合患者。由于糖皮质激素独特的药理作用，在遇到上述禁忌证而又必须使用该类药时，可在积极控制禁忌证的同时使用，但应密切观察病情变化，且宜尽早减量或撤停糖皮质激素。

（4）用药方法

①全身用药：糖皮质激素仅是皮肤病的治疗药物之一，既非病因治疗又非万能药物，因此治疗中必须充分注意综合治疗方法的应用，注意掌握用药指征，防止盲目滥用。在使用时，应根据疾病的性质、病情的轻重、治疗效果及个体差异选用适宜的制剂和给药途径，特别应注意合适的剂量和疗程，并积极防治不良反应和并发症。全身用药可分为短程用药、中程递减用药、长程递减用药和冲击疗法。

短程：适用于急性皮肤病、危及患者生命时，如过敏性休克、急性荨麻疹及血管性水肿伴喉头水肿时。可使用氢化可的松（每天 200～500mg），或地塞米松（每日 5～20mg）静脉滴注，连用 1～5 日，病情缓解后即可停药。

中程递减：适用于急性重症性皮肤病或病程较长，皮损广泛而严重的皮肤病，如重症多形红斑、剥脱性皮炎、中毒性表皮坏死松懈症和应用其他药物不能控制的脓疱型、红皮病型、关节型银屑病等。可给予氢化可的松每日 200～500mg 或地塞米松每日 10～15mg 静脉滴注，或泼尼松每日 45～80mg 口服，病情控制后逐步减量，一般疗程不超过 3 个月。

长程递减：适用于需长期依赖糖皮质激素治疗来控制病情的皮肤病，如系统性红斑狼疮、天疱疮、大疱性类天疱疮、皮肌炎等。此时用药原则是早期使用、足量控制、逐渐减量、长期维持。

临床上可分为治疗、减量和维持 3 个阶段。开始给予中等至大剂量糖皮质激素静脉或分次口服，待病情控制后逐渐减量。可 1 周减量 1 次，开始时减量幅度可大一些，此后应逐渐减少，一般泼尼松至每日 30mg 后，减量间隔时间应延长，每次减量亦应相应减少，最后减至能控制疾病的最小药量（即维持量）。一般认为，当病情控制，泼尼松量减至每日 30～40mg 后，即可改为早晨 8 时一次将全日药量服下（即顿服法），以减少糖皮质激素的不良反应。

冲击疗法：适应于抢救危重病例，如弥漫性增殖性狼疮肾炎；系统性红斑狼疮（SLE）累及中枢神经系统所致的狼疮脑病；病情严重、常规治疗不能控制的天疱疮、皮肌炎、重症多形红斑、中毒性表皮坏死松懈症等。一般用甲泼尼龙琥珀酸钠

0.5～1.0g 或地塞米松 80～100mg 加入 5％葡萄糖注射液中静脉滴注,每日 1 次,连用 2～3 日为 1 个疗程,必要时 2～4 周后可重复 1 次。冲击治疗过程中应停用其他皮质激素,冲击治疗结束后可恢复冲击治疗前的皮质激素用量或续用中等剂量的皮质激素。冲击治疗可发生突发性胃肠道出血、电解质急剧变动、严重感染、致死性心律失常或原因不明的突然死亡等,应密切观察病情变化,注意电解质平衡,有条件时可行心电监护,治疗期间不得服用利尿药,电解质代谢紊乱及低钾血症者不得使用冲击疗法。

②局部用药:糖皮质激素可做皮损处局部注射,适应证包括囊肿性痤疮、局限性神经性皮炎、瘢痕疙瘩、类脂质渐进性坏死、环状肉芽肿、硬斑病、疥疮结节等。通常使用糖皮质激素混悬剂如氢化可的松醋酸酯混悬剂、醋酸泼尼松龙混悬剂、醋酸曲安奈德注射剂等加适量 0.5％～1％的普鲁卡因或利多卡因溶液混匀后做局部封闭,每 5～7 日 1 次。糖皮质激素局部应用除做封闭外,常可配成外用药局部涂抹。

(5)不良反应:①类肾上腺皮质功能亢进症,可表现为向心性肥胖、满月脸、痤疮等。②胃、十二指肠溃疡及出血、穿孔。③继发细菌、真菌、病毒感染。④骨质疏松、病理性骨折、股骨头无菌性坏死。

2. 雄激素

(1)药理作用:促进男性性器官的生长及男性副性征的发育,促进组织蛋白合成,影响大脑皮质及皮脂腺的活动,影响黑色素形成。

(2)适应证:皮肌炎、系统性红斑狼疮、围绝经期角化病、老年男性瘙痒症、硬化萎缩性苔藓。

(3)禁忌证:孕妇、小儿及恶性肿瘤、内分泌功能紊乱者禁用。

(4)剂型及用法用量

①甲睾酮:每日 5～20mg,分 2～3 次口服。

②丙酸睾酮:25～50mg,肌内注射,每日 1～2 次。

③苯丙酸诺龙:25mg,肌内注射,每周 1～2 次。

④美雄酮:每日 10～30mg,分 2～3 次口服。

⑤司坦唑醇:2mg,每日 2～3 次,口服。

(5)不良反应:①男性化改变;②月经紊乱;③皮脂腺分泌亢进;④可引起水、钠潴留及肝功能、肾功能损害。

3. 雌激素

(1)药理作用:促进女性性器官生长及女性副性征发育,对皮脂腺活动有抑制作用,对雄激素有拮抗作用。

(2)适应证:寻常痤疮、脂溢性皮炎、酒渣鼻、女阴瘙痒症、老年皮肤瘙痒症、女阴干枯症、更年期角化病、妊娠期瘙痒性皮疹、遗传性出血性毛细血管扩张症等。

（3）禁忌证：肝病、子宫肌瘤、乳房肿瘤、内分泌功能紊乱等。

（4）剂型及用法用量

①己烯雌酚：1mg，每日 1 次；女性患者月经最后 1 日开始，共服 3 周为 1 个疗程。或 1mg，每日 1 次，肌内注射。

②炔雌醇：每日 0.05mg，每日 1 次，女性患者服法同上。

（5）不良反应：①早孕反应；②月经紊乱；③黄褐斑；④男性乳房女性化。

4. 抗雄激素

（1）药理作用：干扰皮肤雄激素受体，抗男性激素，使皮脂腺分泌明显降低。

（2）适应证：寻常痤疮、多毛症。

（3）禁忌证：肝功能不全者、妊娠期妇女禁用。

（4）剂型及用法用量。①环丙孕酮：25～100mg，每日 1 次，口服。②西咪替丁：20mg，每日 4 次，口服。③螺内酯：20～60mg，每日 3 次，口服。④非那雄胺：1mg，每日 1 次，口服。

（5）不良反应：偶见恶心、呕吐或男性乳房女性化。

5. 绒毛膜促性腺激素

（1）药理作用：促进睾丸及卵巢的性激素分泌，抑制皮脂腺活动。

（2）适应证：痤疮、皮脂溢出症、疱疹样脓疱病、硬皮病、硬化萎缩性苔藓。

（3）禁忌证：孕妇，恶性肿瘤患者，心、肝、肾疾病患者，内分泌功能紊乱者。

（4）剂型及用法用量：绒促性素，每次 500～1000U，每周 1 次，肌内注射。女性患者避免月经前 5～10 日使用。

（5）不良反应：月经紊乱或偶有过敏反应。

（三）维生素类药

1. 维生素 A

（1）药效：调节人体皮肤的角化过程，参与视紫红质合成，增强视网膜感光功能。

（2）适应证：维生素 A 缺乏症、角化过度及鳞屑性皮肤病，如鱼鳞病、银屑病、毛发红糠疹、掌跖角化症、毛囊角化病、痤疮。

（3）用法用量：维生素 A 丸，2.5 万～5 万 U，每日 3 次，口服。

（4）不良反应：过量可致维生素 A 增多症，表现为头痛、恶心、疲乏、毛发脱落、皮肤干燥及脱屑症状加重，情绪不稳定，肌痛、骨痛、肝大和转氨酶增高等。

2. 维生素 D

（1）药效：调节钙、磷代谢促进钙的吸收，维持骨骼正常钙化，对胆碱酯酶和组胺有拮抗作用，使血管扩张，促进毛发生长。具有皮质激素样作用。

（2）适应证：异位性皮炎等过敏性疾病、银屑病、聚合性痤疮、斑秃、皮肤结核、着色芽生菌病及某些皮肤病并发关节炎等。

（3）禁忌证：高血压、动脉硬化、心功能不全、肝肾疾病、活动性肺结核、胃肠疾病及消化性溃疡患者禁用。

（4）用法用量：①维生素 D_2，1 万 U，每日 3 次，口服；或 30 万 U，每 2～4 周 1 次，口服，连用 2～3 次。②维生素 D_3，1 万 U，每日 3 次，口服；或 30 万～60 万 U，每 2～4 周 1 次，口服，连用 2～3 次。

（5）不良反应：长期大量服用可引起高钙血症、心动过速、高血压及胃肠道反应，如食欲缺乏、呕吐、腹泻及肾功能受损。

3. 维生素 AD

（1）药效：与维生素 A 及维生素 D 相同。

（2）适应证：维生素 A 缺乏症、维生素 D 缺乏症。

（3）禁忌证：同"维生素 A、维生素 D"。

（4）用法用量：①浓鱼肝油丸：2 丸，每日 3 次，口服。②精白鱼肝油：10～30ml，每日 3 次，口服。③清鱼肝油：3～10ml，每日 3 次，口服。④乳白鱼肝油：1.0～30ml，每日 3 次，口服。

（5）不良反应：极少。长期服用同维生素 A、维生素 D。

4. 维生素 K

（1）药效：肝内合成凝血酶原的必需物质，具有止血的作用，延缓皮质激素在肝内的分解。

（2）适应证：维生素 K 缺乏症、各种出血性疾病、紫癜、血管炎、荨麻疹。

（3）用法用量：维生素 K_1 10mg，肌内注射，每日 1～3 次。维生素 K_3 4mg，肌内注射，每日 2～3 次。维生素 K_4 4mg，每日 2～3 次。

（4）不良反应：极少，可出现面色潮红、出汗、胸闷或溶血反应、高胆红素血症等。

5. 维生素 E

（1）药效：①抗氧化作用，从而增加维生素 A 的效能。增强毛细血管抵抗力，维持其正常通透性，改善血供，增强对寒冷的防御能力。②对生殖功能、肌代谢有影响。③参与糖、脂肪、蛋白质代谢，对细胞膜与细胞内器官有保护作用。

（2）适应证：各种血管炎症，如冻疮、雷诺现象、营养性溃疡。角化性皮肤病、黄褐斑、红斑狼疮、皮肌炎、硬皮病。先天性大疱表皮松懈症、带状疱疹性神经痛。

（3）用法用量：维生素 E 0.1～0.2g，每日 3 次，口服。

（4）不良反应：偶有疲乏、恶心、头痛、眩晕、口腔炎等。

6. 维生素 C

（1）药效：参与氧化还原反应，降低毛细血管的通透性及脆性，促进肉芽组织生长和伤口愈合，有拮抗组胺与缓激肽的作用，抑制多巴氧化。

（2）适应证：各种过敏性皮肤病、紫癜、色素沉着性皮肤病、胶原病、银屑病、伤口不愈等。

（3）用法用量：维生素 C 0.2g，每日 3 次，口服；或 0.5～1g，静脉推注，每日 1 次；亦可用 3～5g，静脉滴注，每日 1 次。

（4）不良反应：极少，可引起恶心、呕吐、腹痛、腹泻，长期服用可引起草酸盐尿结石。

7. 维生素 B_1

（1）药效：参与糖代谢，抑制胆碱酶的活性，减轻皮肤炎症反应，增强机体对细菌的吞噬能力。维持心脏、神经、消化系统的正常功能。

（2）适应证：带状疱疹、多发性神经炎、各种瘙痒症、光感性皮炎、烟酸缺乏病。

（3）用法用量：维生素 B_1 10～20mg，每日 3 次，口服；或 50～100mg，肌内注射，每日 1 次。

（4）不良反应：极少，少数患者可发生荨麻疹和过敏性休克。

8. 维生素 B_2

（1）药效：参与糖、脂肪、蛋白质代谢，有抗组胺的作用。

（2）适应证：维生素 B_2 缺乏症、脂溢性皮炎、痤疮、酒渣鼻、脱屑性红皮病、日光性皮炎等。

（3）用法用量：维生素 B_2 5～10mg，每日 3 次，口服；或 5～10mg，肌内注射，每日 1 次。

（4）不良反应：极少，服后尿呈黄绿色。

9. 维生素 B_6

（1）药效：参与氨基酸合成与分解，影响脂肪代谢，增强表皮细胞的功能，改善皮肤与黏膜的代谢。

（2）适应证：脂溢性皮炎及脂溢性脱发、痤疮、酒渣鼻、湿疹、周围神经炎、烟酸缺乏症等。

（3）用法用量：维生素 B_6 10～20mg，每日 3 次，口服；或 50～100mg，肌内注射或静脉滴注，每日 1 次。

（4）不良反应：极少，偶可引起过敏性休克。

10. 维生素 B_{12}

（1）药效：参与核酸、胆酸、氨基酸的合成及脂肪、糖的代谢，是体内多种代谢过程中的辅酶。

（2）适应证：慢性荨麻疹、初发银屑病、扁平疣、带状疱疹、扁平苔藓、盘状红斑狼疮、疱疹样皮炎、脱屑性红皮病、脂溢性皮炎、光感性皮炎、黄色瘤、多发性神经炎。

（3）用法用量：维生素 B_{12} 0.5～1mg，肌内注射，每 2 日 1 次。

（4）不良反应：偶尔引起荨麻疹。

11. 烟酸

(1)药效:在体内转变为烟酰胺,与核糖、磷酸、腺嘌呤形成辅酶Ⅰ和辅酶Ⅱ,参与细胞新陈代谢,扩张血管,改善皮肤营养,是 5-羟色胺拮抗药,亦有抗过敏及止痒作用,降低皮肤对光线的敏感作用及降低血胆固醇含量。

(2)适应证:烟酸缺乏症、伴有瘙痒的过敏性疾病、多形红斑性冻疮、雷诺现象、血栓闭塞性脉管炎、慢性溃疡、硬皮病、黄色瘤、光敏性皮炎。

(3)用法用量:①烟酸 50~100mg,每日 3 次,口服。②烟酰胺 50~200mg,每日 3 次,口服。

(4)不良反应:皮肤潮红、瘙痒、灼热感、荨麻疹、呕吐、心悸等。烟酰胺无血管扩张作用,故不良反应少见。

12. 芦丁

(1)药效:维持血管抵抗力。降低其通透性和脆性,增强维生素 C 的活性。

(2)适应证:紫癜性皮肤病、过敏性皮肤病、血管炎。

(3)用法用量:芦丁 20~40mg,每日 3 次,口服。复方芦丁 1~2 片,每日 3 次,口服。

(4)不良反应:极少。

13. 辅酶 A

(1)药效:辅酶 A 的组成部分,参与糖、蛋白质、脂肪代谢。

(2)适应证:早年白发、斑秃、脂溢性脱发、红斑狼疮、B 族维生素缺乏症、周围神经炎。

(3)用法用量:泛酸钙 20mg,每日 3 次,口服。

(4)不良反应:极少。

14. 叶酸(维生素 M)

(1)药效:参与氨基酸及核酸合成,促进红细胞生成。

(2)适应证:适用于甲氨蝶呤治疗银屑病出现的不良反应、剥脱性皮炎。

(3)用法用量:叶酸 5~10mg,每日 3 次,口服。

(四)抗生素类药

1. 青霉素 G 钾(钠)盐

(1)药效:对革兰氏阳性球菌及革兰氏阴性球菌的抗菌作用较强,对革兰氏阳性杆菌、螺旋体、气性坏疽梭菌、放线菌等也有作用。

(2)适应证:猩红热、敏感细菌引起的脓疱疮、丹毒、蜂窝织炎、疖痈和梅毒、淋病、类丹毒、炭疽、放线菌病等。

(3)禁忌证:该药皮试阳性或有青霉素过敏史者禁用。

(4)用法用量:肌内注射 80 万 U,每日 2 次;或静脉滴注 400 万~1000 万 U,每日 2~3 次。

(5)不良反应:肌内注射部位疼痛、硬结,有时发生过敏性休克、药疹、血清病样反应等。

2. 普鲁卡因青霉素 G

(1)药效:同青霉素 G 钾(钠)盐。但作用缓慢而持久。

(2)适应证:同青霉素 G 钾(钠)盐,但用于轻度、慢性感染。

(3)禁忌证:同青霉素 G 钾(钠)盐。

(4)用法用量:淋病,480 万 U 分两侧臀部各 240 万 U,1 次肌内注射;梅毒,80万 U,每日 1 次,连用 10～20 日。

(5)不良反应:同青霉素 G 钾(钠)盐。

3. 苄星青霉素 G

(1)药效:同青霉素 G 钾(钠)盐。

(2)适应证:同青霉素 G 钾(钠)盐。

(3)禁忌证:同青霉素 G 钾(钠)盐。

(4)用法用量:梅毒,240 万 U 分两侧臀部肌内注射,每周 1 次,连用 3～4 周;其他:120 万 U,每周 1 次。

(5)不良反应:同青霉素 G 钾(钠)盐。

4. 羧苄西林

(1)药效:对铜绿假单胞菌及吲哚阳性的变形杆菌抗菌作用强。

(2)适应证:主要用于铜绿假单胞菌、变形杆菌及大肠埃希菌引起的感染。

(3)禁忌证:同青霉素 G 钾(钠)盐。

(4)用法用量:每日 4g,分 4 次静脉滴注。严重感染时每日用量为 10～40g。

(5)不良反应:本品毒性较低。

5. 派拉西林

(1)药效:对铜绿假单胞菌、变形杆菌和肺炎杆菌作用较强。

(2)适应证:主要用于敏感菌株所致的皮肤软组织感染、败血症及胆道、尿路的感染。

(3)禁忌证:同青霉素 G 钾(钠)盐。

(4)用法用量:轻度感染,每日 4～8g,分 4 次静脉滴注;重度感染,每日 8～16g,分 4 次肌内注射或静脉滴注。

(5)不良反应:能引起药物热、药疹、白细胞减少、腹泻、谷丙转氨酶升高、血清胆红素升高。

6. 头孢氨苄

(1)药效:对革兰氏阳性的金黄色葡萄球菌、耐青霉素金黄色葡萄球菌、溶血性链球菌及一些革兰氏阴性细菌有抗菌作用。

(2)适应证:用于耐青霉素金黄色葡萄球菌及一些革兰氏阴性杆菌引起的感

染。

（3）禁忌证：青霉素皮试阳性者应慎用，部分交叉过敏。对头孢菌素类过敏者禁用。

（4）用法用量：空腹口服 0.25～0.5g，每日 4 次；儿童，每日 25～50mg/kg。

（5）不良反应：偶见恶心、腹泻、食欲缺乏。

7. 头孢唑啉

（1）药效：对革兰氏阳性细菌有较好的作用，但对革兰氏阴性细菌的作用较强。

（2）适应证：用于敏感细菌所致的感染。

（3）禁忌证：同头孢氨苄。

（4）用法用量：每日 4～6g，分 2 次静脉滴注。儿童，每日 20～40mg/kg。

（5）不良反应：肝肾功能异常，白细胞或血小板减少。

8. 头孢曲松

（1）药效：对革兰氏阳性细菌有中度的抗菌作用，对革兰氏阴性细菌的作用强。

（2）适应证：同头孢唑啉。

（3）禁忌证：同头孢氨苄。

（4）用法用量：深部肌内注射或静脉推注，1g，每日 1 次；静脉滴注，每日 2g，溶于 40ml 生理盐水中，15 分钟滴入。

9. 链霉素

（1）药效：对某些革兰氏阳性球菌、革兰氏阴性杆菌有抗菌作用，特别是对结核杆菌有效。

（2）适应证：皮肤结核、放线菌病、兔热病。

（3）禁忌证：对该药有过敏史者、皮试阳性者禁用，年老、听力及肾功能差者慎用。

（4）用法用量：每日 0.75～1g，分 1～2 次肌内注射，总量为 30～60g。

（5）不良反应：口麻、四肢麻木、眩晕、耳鸣、耳聋及过敏反应。

10. 四环素类

（1）药效：四环素类是一类碱性广谱抗生素。其抗菌谱包括革兰氏阳性细菌和革兰氏阴性细菌、化脓性链球菌、肺炎球菌、金黄色葡萄球菌、炭疽杆菌、大肠埃希菌、立克次体、支原体、衣原体、放线菌、阿米巴原虫、螺旋体、淋病奈瑟菌、沙门菌、脑膜炎奈瑟菌等。

（2）适应证：主要应用于立克次体、衣原体、支原体及回归热螺旋体等非细菌性感染和布氏杆菌病，以及敏感菌所致的呼吸道、胆道、尿路及皮肤的感染，如梅毒、淋病、性病性淋巴肉芽肿、酒渣鼻、放线菌病、支原体性疾病、痤疮、掌跖脓疱病等。

（3）禁忌证：孕妇、儿童禁用，肝功能、肾功能差者慎用，对四环素过敏者禁用。

（4）用法用量：四环素，口服，每日 0.25～0.5g，每日 3～4 次。多西环素，口服，每次 0.1g,每日 2 次。米诺环素,口服,每日 0.1～0.2g,分 2 次服(饭前 1 小时或饭后 2 小时服)。

(5)不良反应:胃肠道反应,孕妇及小儿应用可引起儿童"四环素牙"。过敏反应主要是皮疹、荨麻疹、药物热、光感性皮炎。浓度过高可引起局部剧痛、炎症和坏死,故不可肌内注射。静脉给药可引起静脉炎和血栓以及急性重型肝炎的致命性不良反应。

11. 红霉素

(1)药效:对革兰氏阳性细菌有较强的抑制作用,对革兰氏阴性细菌、某些分枝杆菌、放线菌、支原体、立克次体、螺旋体等有一定的抑制作用。对青霉素产生耐药的菌株亦可能有效。

(2)适应证:敏感菌所致的呼吸道、胆道、尿路及皮肤的感染。如梅毒、淋病、性病性淋巴肉芽肿、酒渣鼻、放线菌病、支原体性疾病、痤疮、掌跖脓疱病等。

(3)禁忌证:肝病患者慎用。

(4)用法用量:口服,每日 2～4g,分 3～4 次服;静脉滴注,每日 1～4g。

(5)不良反应:胃肠道症状、药物热、皮疹、血管神经性水肿、静脉炎。

12. 阿奇霉素

(1)药效:广谱抗生素,抗菌谱同"红霉素",对厌氧菌亦有一定的抑制作用。对支原体、衣原体有较强的抑制作用。

(2)适应证:非淋病性尿道炎、单纯性急性淋病、敏感菌所致的皮肤感染。

(3)禁忌证:肝病及肝功能不全者、孕妇、哺乳者禁用。

(4)用法用量:单纯性急性淋病,第 1 日 1g,顿服,第 2 日 0.5g,顿服。非淋病性尿道炎,每次 0.25g,每日 2 次,服 3 日、停 4 日,再服 3 日。其他感染,每次 0.25g,每日 1 次,首次加倍。

(5)不良反应:同红霉素。

13. 克拉霉素

(1)药效:抗菌谱同红霉素,对支原体、衣原体有较强的抑制作用。

(2)适应证:同阿奇霉素。

(3)禁忌证:同阿奇霉素。

(4)用法用量:每次 250～500mg,每日 2 次;儿童,每日 10～15mg/kg。

(5)不良反应:少见,偶有胃肠道反应。

14. 诺氟沙星

(1)药效:广谱抗菌,对革兰氏阳性细菌和革兰氏阴性细菌均有作用,尤其对革兰氏阴性细菌作用强。

(2)适应证:用于各种敏感菌引起的感染。

(3)禁忌证:孕妇及肝功能、肾功能障碍者忌用。

(4)用法用量:淋病,每次 800mg,每日 1 次,口服;其他感染,每次 200mg,每日 3 次。

(5)不良反应:少见,仅少数人有轻、中度恶心、呕吐、腹痛、焦虑、失眠和关节痛等,停药后可消退。

(五)抗病毒药

1. 利巴韦林

(1)药效:为广谱抗病毒药,主要通过干扰病毒 DNA 合成而阻止病毒复制。

(2)适应证:疱疹病毒感染,如带状疱疹、单纯疱疹、疱疹性口腔炎、眼结膜炎、角膜炎、病毒性呼吸道感染、小儿腺病毒性肺炎。

(3)禁忌证:妊娠早期妇女禁用。

(4)用法用量:10～15mg/kg,肌内注射,每日 2 次;或加入 5％葡萄糖注射液 250～500ml 中,静脉滴注,每日 2 次。口含片,200mg,含服,每 2 小时 1 次。

(5)不良反应:口干,白细胞减少。

2. 吗啉胍

(1)药效:为广谱抗病毒药。

(2)适应证:流行性感冒、腮腺炎、滤泡性结膜炎、水痘、麻疹等。

(3)用法:0.1～0.2g,每日 3 次,口服。

(4)不良反应:可引起出汗和食欲缺乏。

3. 阿昔洛韦

(1)药效:抑制病毒 DNA 聚合酶,主要抑制疱疹病毒 DNA 合成。

(2)适应证:带状疱疹、单纯疱疹、生殖器疱疹等。

(3)禁忌证:肾功能不全患者和妊娠期、哺乳期妇女,以及对本药过敏者禁用。

(4)用法用量:每次 200mg,每日 4～5 次;或每次 5～10mg/kg,先用注射用水配制成 2％溶液,然后用生理盐水稀释至 60～120ml 溶液,恒速静脉滴注 1～2 小时,每 8 小时 1 次,共用 7 日。

(5)不良反应:外用局部轻度刺激皮肤、注射处静脉炎、暂时性血清肌酐值升高。

4. 伐昔洛韦、泛昔洛韦

(1)药效:对 DNA 病毒有显著抑制作用,对 RNA 病毒无作用,但生物利用度高。

(2)适应证:同阿昔洛韦。

(3)禁忌证:同阿昔洛韦。

(4)用法用量:每次 300mg,每日 2 次。餐前空腹服用。

(5)不良反应:同阿昔洛韦。

5. 阿糖腺苷

(1)药效:对 DNA 病毒有显著抑制作用,对 RNA 病毒无作用。

(2)适应证:带状疱疹、疱疹性角膜炎、单纯疱疹、病毒性脑炎、流行性出血热。

(3)禁忌证:孕妇、哺乳期妇女、肝肾功能不全者及婴幼儿造血功能不全者禁用。

(4)用法用量:静脉滴注,每天 10~15mg/kg。

(5)不良反应:可出现消化道症状,骨髓抑制,大量应用可致免疫抑制、肝肾功能损害等。

6. 干扰素

(1)药效:是病毒或其他诱导剂进入细胞内并诱导该细胞产生的一种糖蛋白,具有抗病毒作用,对 DNA 病毒和 RNA 病毒均有抑制作用;此外,还有抗肿瘤及免疫调节作用。

(2)适应证:病毒性疾病,如单纯疱疹、带状疱疹、疱疹性角膜炎、病毒性乙型肝炎及肿瘤辅助治疗。

(3)禁忌证:严重心、肝、肾功能不全,骨髓抑制患者忌用,孕妇、哺乳期妇女,白细胞及血小板减少者慎用。

(4)用法用量:白细胞干扰素(a-干扰素)100 万~300 万 U,肌内注射,隔日 1次。

(5)不良反应:可有发热、肌痛等感冒症状和肾功能损害。

7. 聚肌胞

(1)药效:是干扰素诱导药,为人工合成的双链多聚肌苷酸多聚胞苷酸聚合物。和病毒聚合酶相结合而阻止病毒复制,具有广谱抗病毒及抗肿瘤、免疫调节作用。

(2)适应证:单纯疱疹、带状疱疹、扁平疣、寻常疣、玫瑰糠疹及扁平苔藓等。

(3)禁忌证:孕妇忌用。

(4)用法用量:2mg,肌内注射,每周 2~3 次。

(5)不良反应:轻度发热。

(六)抗真菌药

1. 两性霉素 B

(1)药效:与真菌细胞膜的麦角固醇结合,改变了细胞膜通透性,细胞内容物外渗,从而抑制真菌生长,为抗深部真菌感染药。

(2)适应证:假丝酵母菌病、隐球菌病、毛霉病、曲霉病、组织胞浆菌病及其他深部真菌病。

(3)禁忌证:肾功能不全,严重心、肝疾病对本药过敏及伴衰竭、高热者。

(4)用法用量:从每日 0.1mg/kg 开始,增至每日 1mg/kg,先以注射用水溶解后加入 5% 葡萄糖注射液中,静脉缓慢滴入,滴注时间不少于 6 小时,静脉滴注时避光。本品可鞘内注射(除隐球菌脑膜炎外),单次量从 0.1mg 开始,逐渐增至

0.5mg,最大量不能超过 1mg,浓度不超过 0.3mg/mU 并同时注意加注地塞米松或氢化可的松,注射宜缓慢,每周 2～3 次。皮损处局部注射须加普鲁卡因,每周 1～2 次。雾化吸入 5mg;还可做成 1%药膏、0.1%药水。

(5)不良反应:毒性较大,可见高热、寒战、头痛、胃肠道反应、肝肾功能损害、贫血、低钾血证、药疹等。

(6)注意事项:静脉滴注前半小时应加用阿司匹林、抗组胺药或皮质激素来减轻不良反应。发生反应后应减缓滴速,并加氢化可的松 25～50mg,辅以支持疗法。

2. 灰黄霉素

(1)药效:对真菌的菌丝体、细胞质和细胞壁起损害作用,对皮肤癣菌和真菌有抑制作用。

(2)适应证:头癣、广泛性体股癣、叠瓦癣、甲癣。

(3)禁忌证:肝肾功能不良、癌症、妊娠、卟啉症、红斑狼疮患者和对光敏感者及对本药过敏者。

(4)用法用量:每次 0.2g,每日 3 次,口服;儿童量可按每日 10～20mg/kg 计算,分 2～3 次口服。疗程因病而异,头癣、体股癣 2～4 周;叠瓦癣 4～6 周;孢子丝菌病 1～2 个月;甲癣 3 个月以上。

(5)不良反应:偶可引起胃肠道症状及精神症状、药疹、光过敏反应、白细胞减少、蛋白尿、肝酶异常等。

(6)注意事项:对白假丝酵母菌病、花斑癣及红癣无效。用药期间禁酒。勿与巴比妥、秋水仙碱、甲丙氨酯、哌替啶同用。进食高脂饮食。

3. 氟胞嘧啶

(1)药效:干扰真菌核酸合成,对酵母菌、酵母样菌及双相菌有抑制作用。

(2)适应证:同两性霉素 B。

(3)禁忌证:肝肾功能不全、白细胞降低者及孕妇。

(4)用法用量:每日 50～150mg/kg,分 3 次服用,疗程因病而异。

(5)不良反应:胃肠道反应、白细胞减少、肝肾功能异常。

(6)注意事项:常与两性霉素 B 同用,以减少真菌耐药性。

4. 酮康唑

(1)药效:阻滞真菌细胞色素 P450 介导的麦角固醇的脱甲基作用,而干扰麦角固醇的生物合成,抑制其生长。是一广谱抗真菌药。

(2)适应证:各种皮肤癣菌、白假丝酵母菌、新生隐球菌、曲霉菌、孢子丝菌、着色真菌病等的浅部、深部感染及免疫抑制患者的预防真菌感染。

(3)禁忌证:急、慢性肝病及对本药过敏者、孕妇禁用。

(4)用法用量:①深部真菌感染,每次 0.2g,每日 1 次,口服。②皮肤真菌感染,每次 0.2～4g,每日 1 次,口服。③阴道假丝酵母菌病,每次 0.2g,每日 2 次,口服。

（5）不良反应：肝损害、胃肠道不适、男性乳房女性化、精液缺乏、性欲减退，秃发。

（6）注意事项：用药期间须定期检查肝功能。与利福平、红霉素等合用，增加肝功能损害。与饭同服。

5. 伊曲康唑

（1）药效：同酮康唑。但对真菌细胞色素 P450 酶系统有高效选择性，从而不良反应小，并可抗细菌和某些原虫。

（2）适应证：浅部与深部的真菌病，免疫抑制患者的预防真菌感染。

（3）禁忌证：孕妇、哺乳期妇女及肝、肾功能异常者。

（4）用法用量：①浅部真菌病，每次 100～200mg，每日 1 次，口服；②甲癣，每次 200mg，每日 2 次，每月服药 1 周，连续 2～3 个月；③深部真菌病，每次 100～200mg，每日 1 次，口服，连服 3 个月以上。

（5）不良反应：偶有头痛、恶心、胃痛并灼热，暂时性肝酶升高，白细胞下降或排尿困难、脱发等。

（6）注意事项：与饭同服。定期检查肝功能。

6. 氟康唑

（1）药效：抑制真菌细胞色素 P450 酶，干扰麦角固醇的生物合成，并具有高效选择性。

（2）适应证：皮肤、深部假丝酵母菌病、浅部真菌病、隐球菌病，为免疫抑制患者的预防用药。

（3）禁忌证：肝、肾疾病患者禁用。

（4）用法用量：①咽部及食管假丝酵母菌病，每次 50～100mg，每日 1 次，共服 1～4 周；②急性阴道假丝酵母菌病，每次 150mg，用 1 次；③皮肤癣菌病，每日 50mg 或每周 150mg，连续 3～4 周；④严重假丝酵母菌病及隐球菌脑膜炎，开始时每天 400mg，以后每天 200mg，前者疗程不少于 4 周，后者在脑脊液转阴后再治疗 10～12 周。

（5）不良反应：可有恶心、头痛、腹痛、腹泻、一过性肝酶异常。

（6）注意事项：对肾功能差的患者，当肌酐清除率＜50ml/min，用全剂量；肌酐清除率 21～50ml/min，用 1/2 剂量；肌酐清除率 11～20ml/min，用 1/4 剂量。

7. 特比萘芬

（1）药效：高选择性抑制真菌鲨烯环氧化酶，抑制羊毛固醇的形成，从而干扰麦角固醇的生物合成。系一杀真菌药，对假丝酵母菌疗效稍差。

（2）适应证：皮肤浅部、深部真菌病、甲癣。

（3）用法用量：①甲癣，每次 250mg，每日 1 次。9～12 周为 1 个疗程。②其他严重真菌病，每日 250～500mg，分 2 次服用。

（4）不良反应：轻、中度胃肠道不适、皮疹、荨麻疹、乏力。

（5）注意事项：餐后服药吸收好。

8. 大蒜新素

（1）药效：对白假丝酵母菌、隐珠菌、曲霉菌、串珠镰刀菌等均有抑制作用。

（2）适应证：白假丝酵母菌、隐球菌、曲霉菌引起的深部真菌感染。

（3）禁忌证：对本药过敏者。

（4）用法用量：60～100ml，溶于 5％葡萄糖注射液 500ml 中，静脉滴注，每日 1 次。

（5）不良反应：口有大蒜味。

（6）注意事项：深部真菌感染常与两性霉素 B 等联合应用。

9. 碘化钾

（1）药效：尚不明了，可能与其在体内可抑制孢子丝菌及使深部真菌病肉芽肿消散有关。

（2）适应证：孢子丝菌病、着色真菌病的辅助治疗。

（3）禁忌证：碘过敏及结核病患者禁用。

（4）用法用量：从小剂量开始，逐渐增加，成年人最大量可达每日 6g，一般为每日 2～3g，需连服 1 个月以上或皮损消退后再服 2 周。

（5）不良反应：流泪、流涕、眼睑水肿及消化道症状。

（6）注意事项：餐后服用以减轻消化道症状。

（七）抗麻风药

1. 氨苯砜（DDS）

（1）药效：对麻风杆菌有抑制作用，并能抑制白细胞的趋化。

（2）适应证：各型麻风、疱疹样皮炎。也可用于一些其他的红斑类、水疱脓疱类和小血管炎类疾病。

（3）禁忌证：肝肾功能不全、严重贫血、胃及十二指肠溃疡、妊娠及有精神病史者禁用。

（4）用法用量

①氨苯砜：a. 麻风病，每日 100mg，少菌型疗程为 6 个月，多菌型疗程至少 2 年。b. 治疗其他皮肤病每日 50～150mg。

②二乙酰氨苯砜（DADDS）：225～300mg，肌内注射，每隔 60～75 日 1 次，疗程达 2 年。

③二甲酰氨苯砜（DFDDS）：开始剂量为每日 25mg。连服 6 日，2 周后增至每日 50mg，4 周后增至每日 75mg，维持量为每日 75mg，以上均分 3 次服用。

（5）不良反应：溶血性贫血、药物性皮炎及胃肠道反应，头痛、眩晕、失眠等神经系统不良反应及麻风反应、中毒性肝炎、白细胞减少等。

(6)注意事项:常与利福平、磺胺药联用。与丙磺舒同服可提高疗效,但应适当减量,定期检查血常规及肝功能。

2. 氯法齐明

(1)药效:抑制麻风杆菌,有抗炎作用。

(2)适应证:各型麻风及麻风反应,对氨苯砜产生耐药的麻风患者。

(3)禁忌证:肾病患者慎用。

(4)用法用量:①麻风病,每日 100mg,每周服 6 日,停药 1 日。②麻风反应,每日 200～400mg,反应控制后逐渐减量,较长时间维持。

(5)不良反应:恶心、头晕、皮肤红染或皮肤瘙痒等。

3. 沙利度胺

(1)药效:抑制麻风反应,具有镇静、安神、止痒、抑制免疫等作用。

(2)适应证:Ⅰ型麻风反应,尤其是瘤型麻风反应引起的发热、结节红斑、神经痛、关节痛、淋巴结肿大及盘状红斑狼疮、掌跖脓疱病、系统性红斑狼疮等皮肤病及口腔溃疡等。

(3)禁忌证:孕妇及育龄妇女禁用。

(4)用法用量:①麻风反应,开始剂量为每日 200～400mg,分 4 次服用,反应得到控制后逐渐减量,以每日 50～100mg 维持。②其他皮肤病,每日 50～100mg,分 2～3 次服用。

(5)不良反应:致畸、嗜睡、头痛、恶心、腹痛、面部水肿。

4. 利福平

(1)药效:阻抑菌体内核糖核酸和去氧核糖核酸依赖的核糖核酸聚合酶,从而阻抑菌体内蛋白质合成,对麻风杆菌、结核杆菌有杀灭作用,对病毒、衣原体及其他革兰氏阳性球菌有一定的抑制作用。

(2)适应证:结核、麻风、耐药金黄色葡萄球菌感染及革兰氏阳性细菌所致的严重感染。

(3)禁忌证:孕妇、婴儿肝功能不全者禁用。

(4)用法用量:①麻风病,每次 450～600mg,每日 1 次;②结核病,每次 450～600mg,每日 1 次;③其他感染,每次 300～400mg,每日 2～3 次,餐前 1 小时服下。

(5)不良反应:胃肠道反应,肝功能、血常规异常,多种过敏反应,麻风反应或流感综合征。服后尿液等分泌物带红色。

(6)注意事项:常与其他抗麻风药联合使用。

(八)免疫调节药

1. 左旋咪唑

(1)药效:是一种广谱驱虫药,但能调节免疫功能,提高机体的免疫力。

(2)适应证:复发性单纯疱疹、寻常疣、扁平疣、麻风、慢性皮肤黏膜假丝酵母菌病、Behcet 综合征、黑色素瘤等。

（3）禁忌证：孕妇、肝肾功能不良者禁用。

（4）用法：每次 50mg，每日 3 次，口服，每 2 周连服 3 日，或服 3 日停 7 日再服 3 日。

（5）不良反应：头晕、胃肠道不适或瘙痒、皮疹，白细胞和血小板减少。

（6）注意事项：每日服药可发生免疫抑制。

2. 转移因子

（1）药效：提高细胞免疫功能。

（2）适应证：先天性免疫缺陷病、带状疱疹、寻常疣、复发性单纯疱疹、Behcet 综合征、结节病、恶性黑色素瘤。

（3）禁忌证：禁止静脉给药。

（4）用法用量：3U，上臂内侧皮下注射，每周 2 次，1 个月后改为每 2 周 1 次。

（5）不良反应：注射处胀痛，全身不适，眩晕，短暂性肝、肾功能不全及皮疹等。

3. 胸腺素

（1）药效：增强细胞免疫功能。

（2）适应证：儿童免疫缺陷、系统性红斑狼疮、干燥综合征、Behcet 综合征、复发性口腔溃疡、恶性肿瘤。

（3）用法用量：5～10mg，肌内注射，每 1～2 日 1 次。对于胸腺发育不良的儿童可做长期替代治疗。

（4）不良反应：注射部位红肿、硬节和瘙痒，偶有全身发热、头痛、肌痛等。

4. 丙种球蛋白

（1）药效：增强机体抵抗力，预防感染。

（2）适应证：免疫缺陷和各种病毒感染及细菌感染的防治，亦可用于川崎病和重症药疹、结缔组织病、天疱疮等。

（3）用法用量：3ml，肌内注射，每 3 周 1 次；或每日 0.4g/kg 静脉注射，连用 3 日，数周后可重复使用。

（4）不良反应：注射部位疼痛，暂时性体温升高。

5. 卡介苗、卡介菌多糖核酸

（1）药效：增强巨噬细胞杀灭肿瘤细胞的能力和吞噬能力，活化淋巴细胞，增强细胞免疫功能。

（2）适应证：黑色素瘤、肺癌术后、急性淋巴性白血病、异位性皮炎、慢性湿疹、哮喘、过敏性鼻炎。

（3）用法用量：120mg，服 1 次；或皮内注射 0.5ml（50 万个菌体）；或将 2ml（含 75mg 菌体）针剂离心后取沉淀物涂布局部，划痕纵横各 10 条，每条长 5cm。

（4）不良反应：局部红斑、硬化、化脓或溃疡，或见寒战、发热、全身不适，偶见休克样反应或肝功能损害。

6. 短棒菌苗

(1)药效:促进网状内皮系统增生,激活巨噬细胞,提高其吞噬活性及其溶酶体活性,增强非特异性免疫力。

(2)适应证:晚期肿瘤治疗,如恶性黑色素瘤、乳腺癌、肺小细胞型未分化癌、银屑病。

(3)用法用量:3.5~4mg,皮下注射或肌内注射,每周1次。

(4)不良反应:局部疼痛、肿胀,全身寒战、发热,偶见有胃肠道反应或转氨酶升高。

(九)免疫抑制药

1. 环磷酰胺

(1)药效:为细胞周期非特异性药物,对增殖细胞和非增殖细胞均有作用。其免疫抑制作用不仅源于对免疫活性细胞的抑制,也与其抗炎活性有关,可抑制细胞免疫和体液免疫,对体液免疫抑制更显著。

(2)适应证:各种自身免疫性疾病、蕈样肉芽肿、器官移植的排斥反应、皮肤恶性肿瘤、银屑病。

(3)禁忌证:年老体弱、孕妇、哺乳期妇女及有感染病灶、白细胞偏低、肝肾功能不良者。

(4)用法用量:每日1.5~3mg/kg,一般成年人为每日100mg,分2次服用;或200mg,加入生理盐水20ml中静脉注射,每2日1次,连用40~60日。或600~1000mg,静脉滴注,每3~4周1次,总量不超过8~12g。

(5)不良反应:脱发、出血性膀胱炎是其特有毒性反应,胃肠道反应、骨髓抑制、肝损伤等。

2. 硫唑嘌呤

(1)药效:具有嘌呤拮抗作用,抑制DNA合成,从而抑制淋巴细胞的增殖,对T淋巴细胞作用较强。

(2)适应证:同环磷酰胺,可用于狼疮肾炎的治疗。

(3)禁忌证:同环磷酰胺。

(4)用法用量:每日1~4mg/kg或每日100mg,分2次服用。

(5)不良反应:骨髓抑制、中毒性肝炎、胰腺炎、脱发、黏膜溃疡及胃肠道不适。

3. 硫嘌呤

(1)药效:对T淋巴细胞的抑制作用明显,能用于对抗移植物的排斥反应及全身免疫性疾病,也能抑制体液性免疫及细胞性免疫。

(2)适应证:同硫唑嘌呤。

(3)禁忌证:同环磷酰胺。

（4）用法用量：每日 1～3mg/kg，分 3 次服用。

（5）不良反应：白细胞或血小板减少、出血、骨髓抑制、溃疡病，偶见黄疸和肝毒性。

4. 甲氨蝶呤

（1）药效：为叶酸拮抗药，可阻止免疫母细胞的分裂、增殖，抑制小淋巴细胞与浆细胞继续增殖，从而发挥免疫抑制功能。

（2）适应证：骨髓移植排斥反应、蕈样肉芽肿、银屑病、毛发红糠疹、皮肌炎、红斑狼疮类风湿性关节炎、银屑病关节炎。

（3）禁忌证：同环磷酰胺。

（4）用法用量：2.5mg，每 12 小时 1 次，每周连服 3 次；或 5～15mg，肌内注射，每周 1 次；或 25mg，每日 2 次，每周服 5 日，停 2 日。

（5）不良反应：胃肠道反应、骨髓抑制、肝肾功能损伤、脱发、皮炎、色素沉着。

5. 秋水仙碱

（1）药效：为有丝分裂毒素，抑制细胞分裂中期有丝分裂，并有抗炎作用。

（2）适应证：Behcet 病、硬皮病、掌跖脓疱病、痛风等。

（3）禁忌证：同环磷酰胺。

（4）用法用量：0.5mg，每日 2 次，口服。

（5）不良反应：胃肠道不适、骨髓抑制。

6. 昆明山海棠

（1）药效：有免疫抑制和免疫调节作用，不引起胸腺、脾等免疫器官的萎缩，有良好的抗炎作用，但不具有糖皮质激素的不良反应。

（2）适应证：系统性红斑狼疮、硬皮病、皮肌炎、银屑病、血管炎、各种变应性皮肤病等。

（3）禁忌证：孕妇禁用。

（4）用法用量：2～3 片，每日 3 次，口服。

（5）不良反应：胃痛、闭经、心悸、面部色素沉着等。

7. 雷公藤多苷

（1）药效：对细胞免疫及体液免疫均有抑制作用，并具有显著的抗炎作用。

（2）适应证：结缔组织病、血管炎、各种变态反应性皮肤病、银屑病等。

（3）禁忌证：孕妇，肝、肾功能不良者禁用。

（4）用法用量：每日 30～60mg，分 3 次服用。

（5）不良反应：月经紊乱，精子活力降低、数目减少，胃肠道反应，白细胞及血小板减少，肝酶异常。

（6）注意事项：与激素合用，增加疗效，降低其用量。

8. 环孢素 A

（1）药效：环孢素 A 是一种非细胞毒性的高效免疫抑制药，作用机制尚未完全清楚,主要抑制机体细胞免疫功能,包括抑制 T 淋巴细胞及其产生的一些细胞因子的生成。这种抑制作用是可逆的,无骨髓抑制。

(2)适应证:器官移植后的排斥反应、狼疮肾炎、大疱性皮肤病、Behcet 病、银屑病等。

(3)禁忌证:肾、肝功能障碍者及孕妇禁用。

(4)用法用量:治疗皮肤病的常用剂量为每日 5~12mg/kg,分 2 次口服,常从小剂量开始,逐渐增大口服剂量。

(5)不良反应:肾毒性致血肌酐升高,高血压,神经系统症状如头痛、感觉异常和胃肠道症状,如恶心、厌食、腹泻等。

9. 霉酚酸酯

(1)药效:抑制 DNA 合成从而抑制 T 淋巴细胞和 B 淋巴细胞增殖,抑制抗体形成和 T 淋巴细胞分化,毒性作用较强。

(2)适应证:抗排斥反应,可用于系统性红斑狼疮、大疱性皮肤病、肾小球肾炎、重症银屑病等。

(3)禁忌证:对本品过敏的患者及孕妇、哺乳期妇女禁用。

(4)用法:250~500mg,每日 3 次,口服。

(5)不良反应:胃肠道反应、呼吸道反应、血液系统反应、发热、皮疹等。

(十)维 A 酸类药物

1. 药效 维 A 酸类药是维生素 A 的衍生物,该类药有较广泛的作用。参与表皮细胞的增殖分化和凋亡;调节免疫功能;抑制皮脂腺分泌;具有抗炎和抗增殖、抗肿瘤作用等。

2. 适应证 角化性皮肤病如鱼鳞病、掌跖角化病、毛周角化症;炎症性皮肤病如银屑病、痤疮、扁平苔藓;皮脂腺病如痤疮、脂溢性皮炎,皮肤肿瘤如鲍温病、光线性角化病等。

3. 禁忌证 本药可致畸,孕妇及哺乳期妇女禁用。肝肾功能不良、糖尿病、血脂异常者和儿童慎用。

4. 不良反应 皮肤干燥、脱屑,口唇脱屑、皲裂。三酰甘油、转氨酶升高,部分患者还可引起头痛、肌痛、关节及消化道不适、眼部干涩等症状。

5. 用法用量

(1)维 A 酸:10mg,每日 3 次,口服;外用 0.025%~0.5%乳膏治疗银屑病、痤疮、扁平苔藓、鱼鳞病,外用治疗光老化等。

(2)异维 A 酸:开始剂量为每日 0.5mg/kg,逐渐增加至每日 1mg/kg,常用来治疗痤疮、脂溢性皮炎等。

(3)维胺脂:25~50mg,每日 3 次,口服。常用来治疗痤疮、脂溢性皮炎等。

(4)阿维 A(依曲替酸):是阿维 A 替酯在体内的代谢产物,其半衰期大为缩短,不良反应减轻。开始剂量为每日 0.5mg/kg,依疾病不同逐渐调整相应剂量,以达到临床疗效满意而减轻其不良反应的目的。治疗泛发性银屑病、脓疱型和红皮病型银屑病、毛发红糠疹、毛发角化病等。

二、外治药物疗法

(一)外用药的剂型

1. 溶液　是药物的水溶液。具有清洁、收敛作用,主要用于湿敷。湿敷有减轻充血、水肿和清除分泌物及痂等作用,如溶液中含有抗菌药物还可发挥抗菌、消炎作用,主要用于急性皮炎、湿疹类疾病。常用的有 3% 硼酸溶液、0.05%~0.1% 小檗碱溶液、1:8000 高锰酸钾溶液、0.2%~0.5% 醋酸铝溶液、0.1% 硫酸铜溶液等。

2. 酊剂和醑剂　是药物的乙醇溶液或浸液,酊剂是非挥发性药物的乙醇溶液,醑剂是挥发性药物的乙醇溶液。酊剂和醑剂外用于皮肤后,乙醇迅速挥发,将其中所溶解的药物均匀地分布于皮肤表面,发挥其作用。常用的有 2.5% 碘酊、复方樟脑醑等。

3. 粉剂　有干燥、保护和散热作用。主要用于急性皮炎无糜烂和渗出的皮损,特别适用于间擦部位。常用的有滑石粉、氧化锌粉、炉甘石粉等。

4. 洗剂　也称振荡剂,是粉剂(30%~50%)与水的混合物,两者互不相溶。有止痒、散热、干燥及保护作用。常用的有炉甘石洗剂、复方硫黄洗剂等。

5. 油剂　用植物油溶解药物或与药物混合。有清洁、保护和润滑作用,主要用于亚急性皮炎和湿疹。常用的有 25%~40% 氧化锌油、10% 樟脑油等。

6. 乳剂　是油和水经乳化而成的剂型。有两种类型,一种为油包水,油为连续相,有轻度油腻感,主要用于干燥皮肤或在寒冷季节使用;另一种为水包油,水是连续相,也称为霜剂,由于水是连续相,因而容易洗去,适用于油性皮肤。水溶性药物和脂溶性药物均可配成乳剂,具有保护、润泽作用,渗透性较好,主要用于亚急性、慢性皮炎。

7. 软膏　是用凡士林、单软膏(植物油加蜂蜡)或动物脂肪等作为基质的剂型。具有保护创面、防止干裂的作用,软膏渗透性较乳剂更好,其中加入不同药物可发挥不同的治疗作用,主要用于慢性湿疹、慢性单纯性苔藓等疾病,由于软膏可阻止水分蒸发,不利于散热,因此不宜用于急性皮炎、湿疹的渗出期等。

8. 糊剂　是含有 25%~50% 固体粉末成分的软膏。作用与软膏类似,因其含有较多粉剂,因此有一定吸水和收敛作用,多用于有轻度渗出的亚急性皮炎、湿疹等,毛发部位不宜用糊剂。

9. 硬膏　由脂肪酸盐、橡胶、树脂等组成的半固体基质贴附于裱褙材料上(如布料、纸料或有孔塑料薄膜)。硬膏可牢固地黏着于皮肤表面,作用持久,可阻止水分散失、软化皮肤和增强药物渗透性的作用。常用的有氧化锌硬膏、肤疾宁硬膏、剥甲硬膏等。

10. 涂膜剂 将药物和成膜材料(如羧甲基纤维素钠、羧丙基纤维素钠等)溶于挥发性溶剂(如丙酮、乙醚、乙醇等)中制成。外用后溶剂迅速蒸发,在皮肤上形成一均匀薄膜,常用于治疗慢性皮炎,也可以用于职业病防护。

11. 凝胶 是以高分子化合物和有机溶剂如丙二醇、聚乙二醇为基质配成的外用药物。凝胶外用后可形成一薄层,凉爽润滑,无刺激性,急、慢性皮炎均可使用。常用的有过氧化苯甲酰凝胶、阿达帕林凝胶等。

12. 气雾剂 又称为喷雾剂,由药物与高分子成膜材料(如聚乙烯醇、缩丁醛)和液化气体(如氟利昂)混合制成。喷涂后药物均匀分布于皮肤表面,可用于治疗急、慢性皮炎或感染性皮肤病。

13. 其他 二甲基亚砜,可溶解多种水溶性药物和脂溶性药物,也称为二甲亚砜,药物的 DMS0 剂型往往具有良好的透皮吸收性。1%～5%氮酮溶液也具有良好的透皮吸收性,且无刺激性。

(二)临床应用原则

1. 正确选用外用药的种类 应根据皮肤病的病因与发病机制等进行选择,如细菌性皮肤病宜选抗菌药物,真菌性皮肤病可选抗真菌药物,超敏反应性疾病选择糖皮质激素或抗组胺药,瘙痒者选用止痒药,角化不全者选用角质促成药,角化过度者选用角质剥脱药等。

2. 正确选用外用药的剂型 应根据皮肤病的皮损特点进行选择,原则为:①急性皮炎仅有红斑、丘疹而无渗液时可选用粉剂或洗剂,炎症较重、糜烂、渗出较多时宜用溶液湿敷,有糜烂但渗出不多时则用糊剂;②亚急性皮炎渗出不多者宜用糊剂或油剂,如无糜烂宜用乳剂或糊剂;③慢性皮炎可选用乳剂、软膏、硬膏、酊剂、涂膜剂等;④单纯瘙痒无皮损者可选用乳剂、酊剂等。

3. 向患者详细说明用法和注意事项 应当针对患者的个体情况如年龄、性别、既往用药反应等向患者详细解释使用方法、使用时间、部位、次数和可能出现的不良反应及其处理方法等。需要说明的是,市面上的各种美容护肤用品也往往由生产厂家冠以"乳液、霜、膏"等剂型名称,但有些和医学命名的内涵不完全相同。

(三)外用药物的注意事项

1. 青霉素类 主要用于革兰氏阳性细菌感染(如疖、痈、丹毒、蜂窝织炎)和梅毒等,耐酶青霉素(如苯唑西林钠等)主要用于耐药性金黄色葡萄球菌感染,广谱青霉素(如氨苄西林、阿莫西林等)除用于革兰氏阳性细菌感染外,尚可用于革兰氏阴性杆菌的感染。剂量视病种和具体情况而定。使用前需询问有无过敏史并进行常规皮试。

2. 头孢菌素类与碳青霉烯类抗生素 包括第一、第二、第三、第四代头孢菌素

（如头孢氨苄、头孢呋辛、头孢曲松、头孢吡肟等）和碳青霉烯类抗生素，目前临床应用较多的如亚胺培南、西司他丁钠、美洛培南等。主要用于耐青霉素的金黄色葡萄球菌和某些革兰氏阴性杆菌的感染。对青霉素过敏者应注意与本类药物的交叉过敏。

3. 氨基糖苷类　为广谱抗生素，包括链霉素、庆大霉素、阿米卡星等。主要用于革兰氏阴性杆菌和耐酸杆菌的感染。此类药物有耳毒性、肾毒性，临床应用需加以注意。

4. 糖肽类　包括万古霉素和替考拉宁。万古霉素是目前唯一肯定有效的治疗甲氧西林耐药金黄色葡萄球菌（MRSA）的药物。主要用于多重耐药的 MRSA，具有肾毒性。

5. 四环素类　包括四环素、米诺环素等。主要用于痤疮，对淋病、生殖道衣原体感染也有效。儿童长期应用四环素可使牙齿黄染，米诺环素可引起眩晕。

6. 大环内酯类　包括红霉素、罗红霉素、克拉霉素、阿奇霉素等。主要用于淋病、生殖道衣原体感染等。

7. 喹诺酮类　包括环丙沙星、氧氟沙星等。主要用于细菌性皮肤病、支原体或衣原体感染。

8. 磺胺类　包括复方磺胺甲噁唑等。对细菌、衣原体、奴卡菌有效。

9. 抗结核药　包括异烟肼、利福平、乙胺丁醇等。除对结核杆菌有效外，也用于治疗某些非结核分枝杆菌感染。此类药物往往需联合用药和较长疗程。

10. 抗麻风药　包括氨苯砜、利福平、氯法齐明、沙利度胺等。氨苯砜也可用于疱疹样皮炎、皮肤变应性血管炎、结节性红斑、扁平苔藓等，不良反应有贫血、粒细胞减少、高铁血红蛋白血症等。沙利度胺对麻风反应有治疗作用，还可用于治疗红斑狼疮、结节性痒疹、皮肤变应性血管炎等，主要不良反应为致畸和周围神经炎。

11. 其他　甲硝唑、替硝唑除治疗滴虫病外，还可治疗蠕形螨、淋菌性盆腔炎和厌氧菌感染。此外，克林霉素、磷霉素、多黏菌素等均可根据病情选用。

三、物理疗法

（一）电疗法

1. 电解术　用电解针对较小的皮损进行破坏，一般用 6V、1.5mA 的直流电。适用于毛细血管扩张和脱毛。

2. 电干燥术　也称为电灼术，一般用较高电压、较小电流强度的高频电源对病变组织进行烧灼破坏。适用于较小的表浅性损害如寻常疣、化脓性肉芽肿等。

3. 电凝固术　一般用比电干燥术电压低、电流强度大的高频电源，可使较大、较深的病变组织发生凝固性坏死。适用于稍大的良性肿瘤或增生物。

4. 电烙术　是用电热丝对皮损进行烧灼破坏。适用于各种疣和较小的良性肿瘤。

(二)光疗法

1. 红外线 其能量较低,组织吸收后主要产生热效应,有扩张血管、改善局部血液循环和营养、促进炎症消退、加速组织修复等作用。适用于皮肤感染、慢性皮肤溃疡、冻疮、多形红斑、硬皮病等。

2. 紫外线 分为短波紫外线(UVC,波长 180～280nm)、中波紫外线(UVB,波长 280～320nm)和长波紫外线(UVA,波长 320～400nm)。UVB 和 UVA 应用较多,具有加速血液循环、促进合成维生素 D、抑制细胞过度生长、镇痛、止痒、促进色素生成、促进上皮再生、免疫抑制等作用。适用于玫瑰糠疹、银屑病、斑秃、慢性溃疡、痤疮、毛囊炎、疖病等。照射时应注意对眼睛的防护,光敏感者禁用。

(1)光化学疗法:是内服或外用光敏剂后照射 UVA 的疗法,原理为光敏剂在 UVA 照射下与 DNA 中胸腺嘧啶形成光化合物,抑制 DNA 的复制,从而抑制细胞增生和炎症。一般方法为口服 8-甲氧沙林(8-methoxypsoralen,8-MOP)0.6mg/kg 2 小时后或外用 0.1%～0.5% 8-MOP 酊剂 0.5～1 小时后进行 UVA 照射,一般先由 0.3～0.5 倍的最小光毒量开始,一般为 0.5～1J/cm^2,以后逐渐增加,每周 3 次,大部分皮损消退后照射次数逐渐减少,部分患者需维持治疗。适用于银屑病、白癜风、原发性皮肤 T 细胞淋巴瘤、斑秃、特应性皮炎等。不良反应包括白内障、光毒性反应、皮肤光老化、光敏性皮损等,长期应用有致皮肤肿瘤的可能,禁忌证包括白内障、肝病、卟啉病、着色性干皮病、红斑狼疮、恶性黑素瘤、儿童及孕妇等;治疗期间禁食酸橙、香菜、芥末、胡萝卜、芹菜、无花果等,禁用其他光敏性药物或与噻嗪类药物同服。

(2)窄谱 UVB:波长为 311nm 左右的 UVB,由于波长范围较窄,从而防止了紫外线的许多不良反应,治疗作用相对增强。窄谱 UVB 是治疗银屑病、白癜风、特应性皮炎、早期原发性皮肤 T 细胞淋巴瘤等的最佳疗法之一,治疗白癜风有效率达 75% 以上,比 PUVA 疗法更有效,不良反应很少。

(3)UVA1 疗法:340～400nm 的 UVA 称为 UVA1,主要用于治疗特应性皮炎,对硬皮病亦有效。

3. 光动力疗法 原理是光敏剂进入体内并在肿瘤组织中聚集,在特定波长的光或激光照射下被激发,产生单态氧或其他自由基,造成肿瘤组织坏死,而对正常组织损伤降至最低。皮肤科应用最多的光敏剂是 5-氨基酮戊酸,是一种卟啉前体,一般外用后 3～4 小时照射;常用光源有氦氖激光、氩离子染料激光(630mn)、非连续性激光(可用 505nm、580nm、630nm)、脉冲激光(金蒸气激光)等。适应证有 Bowen 病、基底细胞癌、鳞状细胞癌等皮肤肿瘤。不良反应为局部灼热感、红斑、疼痛。

(三)微波疗法

微波疗法可使组织中电解质偶极子、离子随微波的频率变化而发生趋向运动,在高速振动中互相摩擦产生热效应和非热效应。适用于各种疣、皮赘、血管瘤、淋巴管瘤、汗管瘤等的治疗。

(四)冷冻疗法

冷冻疗法是利用制冷剂产生低温使病变组织坏死达到治疗目的,细胞内冰晶形成、细胞脱水、脂蛋白复合物变性及局部血液循环障碍等是冷冻的效应机制。冷冻剂主要有液氮($-196℃$)、二氧化碳雪($-70℃$)等,以前者最为常用。可选择不同形状、大小的冷冻头进行接触式冷冻,亦可用喷射式冷冻,冻后可见局部组织发白、肿胀,$1\sim2$ 天内可发生水疱,然后干燥结痂,$1\sim2$ 周脱痂。适用于各种疣、化脓性肉芽肿、结节性痒疹、瘢痕疙瘩、表浅良性肿瘤等。不良反应有疼痛、继发感染、色素变化等。

(五)激光

激光的特点是单色性、方向性好、相干性强和功率高。近年来皮肤科激光治疗进展迅速,不断有新型激光开发成功,用于治疗太田痣、文身、除皱和嫩肤等。皮肤科常用的激光主要有以下几类。

1. 激光手术　用二氧化碳激光器等发生高功率激光破坏组织。适用于治疗寻常疣、尖锐湿疣、跖疣、鸡眼、化脓性肉芽肿及良性肿瘤等。

2. 激光理疗　氦氖激光和砷化镓半导体激光可促进炎症吸收和创伤修复。适用于治疗毛囊炎、疖肿、甲沟炎、带状疱疹、斑秃、皮肤溃疡等。

3. 选择性激光　近年来根据"选择性光热解"理论,激光治疗的选择作用得到明显提高。如果脉冲时间短于靶组织的热弛豫时间(即靶组织吸收光能后所产生的热能释放 50% 所需要的时间),可使热能仅作用于靶组织,而不引起相邻组织的损伤,从而提高治疗的选择作用。

4. 光子嫩肤技术　是一种使用连续的强脉冲光子技术的非剥脱性疗法,可消除细小皱纹、去除毛细血管扩张和色素斑。适应证可分为Ⅰ型和ⅱ型:Ⅰ型光子嫩肤技术适用于治疗光损伤(如日光损伤、色素沉着、雀斑)、良性血管性病变、皮肤异色症及其他治疗术产生的红斑等;ⅱ型光子嫩肤技术适合于治疗涉及真皮变化的皮肤损伤(如毛孔粗大、弹性组织变性和皱纹)。

(六)水疗法

水疗法也称浴疗,是利用水的温热作用和清洁作用,结合药物药效治疗皮肤病。常见的有淀粉浴、温泉浴、人工海水浴、高锰酸钾浴、中药浴等。适用于治疗银屑病、慢性湿疹、瘙痒症、红皮病等。

(七)放射疗法

放射疗法是用射线照射治疗疾病的方法,皮肤科常用的放射源有浅层 X 线、电子束和核素,X 线疗法现已很少应用。浅层电子束结合局部手术等综合措施治疗瘢痕疙瘩有效。核素疗法主要用 32-磷和 90-锶做局部敷贴治疗,适应证包括各种增殖性皮肤病如血管瘤(特别是草莓状血管瘤和海绵状血管瘤)、瘢痕疙瘩、恶性肿瘤(如基底细胞上皮瘤、鳞状细胞癌、原发性皮肤 T 细胞淋巴瘤等),也可用于脱毛、止汗等。在阴囊、胸腺、甲状腺、乳腺等部位进行治疗时,一定要注意保护腺体。

四、外科手术疗法

可用于皮肤肿瘤切除、皮肤创伤清理、活体组织取材、改善或恢复皮肤异常功能及美容整形。常用的皮肤外科手术如下。

1. 切割术 局部切割可破坏局部增生的毛细血管及结缔组织。适用于酒渣鼻,尤其是毛细血管扩张明显和鼻赘期更佳。

2. 皮肤移植术 包括游离皮片移植术、皮瓣移植术和表皮移植术。游离皮片有刃厚皮片(厚度约 0.2mm,含少许真皮乳头)、中厚皮片(约为皮肤厚度的1/2,含表皮和部分真皮)和全层皮片(含真皮全层);适用于烧伤后皮肤修复、表浅性皮肤溃疡、皮肤瘢痕切除后修复等。皮瓣移植因为将相邻部位的皮肤和皮下脂肪同时转移至缺失部位,有血液供应,故易于成活,适用于创伤修复、较大皮肤肿瘤切除后修复等。自体表皮移植为用负压吸引法在供皮区和受皮区吸引形成水疱(表皮下水疱),再将供皮区疱壁移至受皮区并加压包扎,适用于白癜风、无色素痣的治疗。

3. 毛发移植术 包括钻孔法、自体移植法、头皮缩减术、条状头皮片、带蒂皮瓣和组织扩张术与头皮缩减术的联用等。适用于修复雄激素性秃发等。

4. 体表外科手术 用于活检、皮肤肿瘤及囊肿的切除、脓肿切开引流、拔甲等。

5. 腋臭手术疗法 适用于较严重腋臭。有 3 种手术方法。

(1)全切术:切除全部腋毛区的皮肤,适用于腋毛范围较小者。

(2)部分切除＋剥离术:切除大部分腋毛区皮肤,周围剩余腋毛区用刀沿真皮下分离,破坏顶泌汗腺导管和腺体,然后缝合皮肤。

(3)剥离术:沿腋窝的皮纹切开皮肤 3～4cm,用刀将腋毛区真皮与皮下组织分离,破坏所有的顶泌汗腺导管和腺体,然后缝合。此术后瘢痕小,对特殊工种患者较合适。

6. 皮肤磨削术 利用电动磨削器或微晶体磨削皮肤,达到消除皮肤凹凸性病变的目的。适用于痤疮和其他炎症性皮肤病遗留的小瘢痕、雀斑、粉尘爆炸着色等。瘢痕体质者禁用。

7. Mohs 外科切除术 将切除组织立即冷冻切片进行病理检查,以决定进一步切除的范围。适用于体表恶性肿瘤(如基底细胞上皮瘤、鳞状细胞癌)的切除,根治率可达 98％以上。

第二节　中医辨证治疗

皮肤病虽发于体表,但也是全身的一部分,内脏疾病可以影响体表,体表的病又可以波及内脏,因此治疗时就应该从整体出发,内外兼治。

一、常用治法简介

(一)止痒法

痒是皮肤病最突出的症状之一,也是最难解决的问题。中药没有专门的止痒药,因此只能从中医辨证来论治。一般痒最常见的是风痒与湿痒,如湿疹、荨麻疹、神经性皮炎、痒疹、皮肤淀粉样变等;老年及妇女多见血虚痒,如老年皮肤瘙痒症、泛发性神经皮炎、慢性湿疹等。所以,治疗可以从下述两个方面着手。

1. 祛风除湿止痒　多用于急性瘙痒性皮肤病及渗出性皮肤病。有风湿见证的特点:皮肤常红斑水肿、瘙痒无度,或见丘疹水疱、糜烂渗出、抓痕、血痂等。舌苔薄白,脉象浮数或浮缓。在临床上又区分为风热或风寒,故又有清热祛风除湿止痒,凉血祛风除湿止痒,对于顽固性瘙痒又有搜风除湿止痒之别,分述于后。

(1)清热祛风,除湿止痒:用于由风热、湿引起的皮肤病,脉浮数,常用方以荆防方加减。药用白鲜皮、浮萍、薄荷、蝉衣、苦参、桑叶、金银花、僵蚕、荆芥、防风等。

(2)凉血祛风,除湿止痒:风湿之邪入于血分,脉浮数,在前方的基础上加用生地黄、牡丹皮、紫草、赤芍等。脉浮缓,常用方以麻黄方加减。药用麻黄、荆芥、防风、干姜皮、陈皮、桂枝、浮萍、蝉衣、白鲜皮、苦参等。

(3)搜风除湿止痒:用于风湿蕴于肌肤,久治不愈的顽固性瘙痒,脉沉缓,可用全虫方加减。药用全蝎、皂角刺、猪牙皂角、僵蚕、苦参、刺蒺藜、威灵仙、白鲜皮、秦艽、乌蛇等。

2. 养血润肤止痒　多用于血虚风燥或血燥肌肤失养所引起的慢性瘙痒性皮肤病。临床上有血虚、血燥的特点,皮肤表现为干燥、脱屑、肥厚、角化、皲裂等,多见于老年体弱者或妇女,如慢性瘙痒性皮肤病、慢性湿疹、神经性皮炎、皮肤淀粉样变等。常用方以养血润肤饮加减,常用药物有何首乌藤、当归、黄芪、刺蒺藜、川芎、熟地黄、桃仁、红花、赤芍、白芍、天冬、麦冬、白鲜皮、苦参等。

(二)清热凉血泻火法

急性皮肤病多与火热之邪有关。此法用于急性热性皮肤病,临床上有火热的见证,皮肤常表现为潮红水肿、灼热瘙痒、红斑丘疹、水疱、出血斑等现象,如急性湿疹皮炎、接触性皮炎、过敏性皮炎、药疹、红皮症、系统性红斑狼疮、皮肌炎等。可分成下列几种。

1. 热在气分　常用于急性湿疹、皮炎类疾病。多见肝胆湿热,热重于湿者,可用石蓝草合剂。药用生石膏、板蓝根、龙胆草、黄芩、生地黄、车前草、牡丹皮、赤芍、马齿苋、六一散等。三焦热盛者可用黄连解毒汤加减,药用黄连、黄芩、黄柏、栀子、生地黄、牡丹皮;亦可用龙胆泻肝汤加减,药用龙胆草、黄芩、生栀子、泽泻、木通、车前子、生地黄、当归、苦参等。

2. **热入营血,气血两燔** 用于全身性重症发斑皮肤病,可用解毒凉血汤加减。药用生玳瑁、生地炭、牡丹皮、赤芍、金银花炭、白茅根、生栀子、生石膏、黄连、莲子芯、重楼等。

3. **血热发斑** 用于血热而引起的红斑、血斑等皮肤病,可用凉血活血汤加减。药用紫草根、茜草根、白茅根、赤芍、生地黄、生槐花、丹参、鸡血藤、板蓝根等。

4. **热在上焦** 用于颜面红斑皮肤病,可用凉血六花汤。药用凌霄花、玫瑰花、鸡冠花、生槐花、野菊花、红花。

5. **热在下焦** 用于下肢红斑结节性皮肤病,可用凉血六根汤。药用紫草根、板蓝根、瓜蒌根、茜草根、白茅根、苦参等。

(三)活血破瘀软坚内消法

此法用于经络阻隔,气血瘀滞所引起的皮肤病,临床上有血瘀气滞的特征,皮肤常见慢性肥厚角化、斑块、有形肿物等,常用于银屑病血瘀型、结节性硬化性皮肤病、瘢痕疙瘩、盘状红斑狼疮、结节病、淋巴结核、各种血管炎等,常用活血散瘀汤加减。药用桃仁、红花、三棱、莪术、鬼箭羽、丹参、赤芍、夏枯草、僵蚕、土贝母、苏木、大黄、牡蛎等。

(四)温经散寒养血通络法

本法用于阳气衰微,寒凝气滞引起的皮肤病,常见四肢厥冷,皮肤冷硬,或疮疡破溃久不收口,或形成窦道瘘管,舌质常淡,苔薄白脉象沉细,常用于治疗硬皮病、穿孔性溃疡、肢端静脉痉挛症、瘀血性红斑、慢性瘘管、小腿溃疡等,常以当归四逆汤及阳和汤加减。药用当归、桂枝、芍药、细辛、大枣、炙甘草、白芥子、麻黄、鹿角胶、干姜、黄芪、姜黄等。

(五)健脾除湿利水法

本法用于内湿或外湿引起的皮肤病,采用此法时须辨清湿在上下、内外的不同部位和寒热虚实的不同性质,湿邪在上宜微汗之;湿邪在下宜行水利之;湿从寒化宜温燥之;湿从热化宜清利之;实证逐攻,虚证扶正健脾或温阳。脾虚则运化失职,水湿停滞,肾虚则气化不利水湿泛滥,肺气不宣则膀胱不利,小便不通,皮肤病很多与湿密切相关。常表现为水疱、糜烂、水肿、渗出,亦可有皮肤增厚,病情常缠绵不愈,舌质淡,舌体胖大,边有齿痕,脉象多沉缓或弦滑。常见病有湿疹、天疱疮、带状疱疹(脾湿型)、女阴溃疡、脂溢性皮炎、小腿溃疡等。常用方药可分下列4型。

1. **脾虚湿盛** 宜健脾燥湿,方用健脾除湿汤加减。药用苍术、厚朴、山药、扁豆、猪苓、茯苓、泽泻、薏苡仁、白术、枳壳等。

2. 水湿壅盛,小便不利　宜利水化湿,方用五苓散、五皮饮加减。药用茯苓、猪苓、车前子、泽泻、冬瓜皮、大腹皮、桑白皮、白术等。

3. 湿从热化,湿重于热　宜利湿清热,方用八正散、茵陈蒿汤加减。药用茵陈、栀子、萹蓄、瞿麦、滑石、甘草、车前子、木通、黄芩、大黄等。

4. 湿从寒化,宜化水湿　方用苓桂术甘汤及实脾饮加减。药用茯苓、桂枝、白术、厚朴、木香、甘草、大枣、干姜、制附子等。

(六)清热解毒杀虫法

本法用于毒热过盛的皮肤病,主要包括感染性、化脓性皮肤病,常表现有皮肤潮红、肿胀、疼痛、脓疱,以及一些疾病继发感染,伴有发热恶寒,大便燥结,小便赤少,口干渴、思冷饮等全身症状。常用于治疗痈、疖、丹毒、蜂窝织炎、淋巴管炎、多发性毛囊炎、脓疱病及一些严重的继发感染等,常用消痈汤加减。药用金银花、连翘、蒲公英、赤芍、天花粉、贝母、陈皮、生地黄、重楼、龙葵及解毒清热汤加减,药用蒲公英、野菊花、大青叶、紫花地丁、天花粉、重楼等;病情严重高热者可加用牛黄粉、羚羊角粉,如中成药可用西黄丸、梅花点舌丹等。

(七)补益肝肾,强筋壮骨法

本法用于治疗肝肾不足,体弱羸瘦,面容憔悴,虚烦不眠,骨蒸潮热,低热缠绵,腰膝痿软,手足不温,舌红少苔或舌淡体胖,脉细无力等症。肝肾阴虚或阴阳两虚,有两种情况,一是素体虚,另一是严重的全身性疾病或全身性、发热性皮肤病后期,有肝肾阴虚或阴阳两虚见证者。常用于治疗系统性红斑狼疮、天疱疮、白塞综合征、剥脱性皮炎、重症药疹的后期;亦常用于色素性及内分泌紊乱引起的皮肤病如黑变病、黄褐斑。一般肝肾阴虚常用方为左归饮、六味地黄汤加减,药用熟地黄、山药、山茱萸、沙参、麦冬、女贞子、枸杞子、牡丹皮、茯苓、泽泻等;肝肾阳虚常用方为左归饮、金匮肾气汤加减,药用制附子、肉桂、桂枝、熟地黄、杜仲、枸杞子、菟丝子、山茱萸、仙茅、淫羊藿等;阴阳两虚者常以上诸药合并加减使用。

(八)调和阴阳,补益气血扶正法

本法适用于气血虚衰或久病耗伤气血者,临床常见严重皮肤病后期或慢性皮肤病久治不愈,或见于感染性皮肤病恢复期。常出现阴阳不调,气血失和,上热下寒,上实下虚,水火不济,心肾不交,头痛头晕等不调和症状,常用方如气血两虚者用八珍丸、十全大补丸加减;阴阳不调者可用冲和汤、八珍益母丸加减。常用药有黄芪、党参、白术、茯苓、当归、熟地黄、川芎、白芍、何首乌藤、鸡血藤、钩藤、黄精、丹参、太子参、益母草等,选择使用。气虚重者可用人参,血虚重者可用阿胶,阳虚重者可用肉桂。

以上 8 个法则,不是孤立的,它们之间存在着密切的关系,有时一个病可以几个法则合用,亦有时前一阶段用一个法则,到后期又用另一个法则,也有同时几个法则交替用,总之,在临床上要根据辨证灵活使用,才能取得满意的疗效。

(九)针灸疗法

针灸疗法是一项很重要的治疗手段。早在晋代《针灸甲乙经》一书,就有针灸治疗皮肤病的记载。近年来采用针灸治疗皮肤病有很大的进展。此疗法见效快,费用低廉、安全,工具简便,易于推广。根据现有资料,应用针灸疗法有确切疗效的病种可达200余种。特别是针灸可以调节机体免疫功能,已引起国内外学者的重视。针和灸是两种不同的治疗方法,针法是应用金属毫针,刺入人体一定的穴位,采用不同的手法,通过经络的感传,发挥治疗作用;灸法是使用艾绒制成的艾条,点燃后在穴位上灸烤,通过温热刺激和药物作用于穴位上,再通过经络感传而发挥治疗作用。在治疗不同疾病时,应根据不同疾病的辨证特点,选择不同的穴位,采取不同的方法(针或灸)进行治疗。

1. 取穴原则　取穴,常是根据病变的不同性质,皮损的部位,与脏腑、经络的关系选用不同的穴位,特介绍如下。

(1)辨证取穴:以脏腑作为病位,结合病因、病机来辨明证候,选取相应的穴位,如疏肝取太冲;宣肺取列缺、合谷;化痰取丰隆;利湿取阳陵泉;止痒取曲池等。

(2)循经取穴:按经络循行的区域,选取相应的穴位,如少商治汗,尺泽治咳嗽,大迎治颈痛,面部口鼻周围病选肺胃经穴,侧面部耳周围病选胆经穴,下肢躯屈侧选膀胱经穴,下肢内侧选肾经穴等。

(3)视病配穴:根据疾病的部位,选用相应的配穴。如面口部病取曲池、合谷、足三里;躯干部病取血海、曲池、三阴交;腹部、阴部病,取公孙、三阴交、会阴等。

(4)俞募配穴:募穴在前,俞穴在后,两者互相配合,也称前后配穴。一般主张与五脏有关的病以俞穴为主,配以募穴,如与肾经有关的以肾俞为主穴;与六腑有关的取募穴为主穴,与大肠经有关的病,取天枢为主穴等。

(5)远近配穴:是采用病变周围的穴位,配以远部的穴位,以达到调节整体功能,缓解局部病灶的作用。如肛门湿疹取长强配百会;酒渣鼻取迎香配足三里;小腿病变取阳陵泉配曲池等。

(6)表里经取穴:根据病变与脏腑经络的关系,选用表里经穴位,如肺经病选用大肠经穴位和肺经穴位同用;肾经病选用膀胱经穴位和肾经穴位同用。

(7)局部选穴:取病变部位或周围的穴位进行治疗。

2. 针刺手法　根据"虚者补之""实者泻之"的原则,分别施于补泻手法,一般急性病、实证、痛痒剧烈、发展快的病多采用泻法;一般虚证、慢性病、自觉症轻微的病多采用补法。在临床上常用的补泻手法有提插、捻转及开合3种。

此外,还可以采用穴位注射及穴位氦氖激光照射等方法,也可以治疗很多皮肤病。

二、中医分型辨治

整体观念和辨证论治是中医的精华,也是皮肤病治疗的基本指导思想。皮肤病虽发于外,但与人体内部气血阴阳的变化有密切关系,因此,中医治疗皮肤病以"外治必本诸于内"为原则,充分发挥辨证论治的优势,通过调理体内气血阴阳的失衡,来达到治疗的目的。当然,强调内治的重要性并不等于忽视外治疗法,正确的内、外治配合应用能起到相辅相成的功效。两者都继承了中医学的理、法、方、药的理论和成就,但与其他临床学科相比,又有其自身特点。

皮肤病的中医治疗原则,主要是八法,已在前面介绍过,这八法是中医治疗皮肤病的基本法则,但在临床上一定要灵活辨证施治,才能取得满意的效果。这里分中医内治法、中医外治法进行说明。

1. 风热型　皮肤损害以全身瘙痒性丘疹或风团性皮疹为主,遇热皮疹加重且瘙痒加重,伴口渴心烦,痒重则心烦不安,脉濡或浮滑,舌尖红黄白苔。多见于泛发性急性皮炎或风团皮肤病,包括丘疹状湿疹、屈侧湿疹、下肢湿疹、瘙痒症、泛发性神经性皮炎、急性荨麻疹、丘疹状荨麻疹、婴儿湿疹、玫瑰糠疹及多形性红斑等。

(1)治法方药:祛风清热,利湿解毒。荆防汤主之。

(2)组成:荆芥、防风、白鲜皮、黄芩、黄柏、苦参各 9g,连翘 12g,生石膏 30g,升麻 3g,蝉衣、甘草各 6g。

(3)加减:便秘,舌苔黄燥加大黄 9g;舌质绛红或脉弦滑或皮疹潮红明显者加生地黄 30g。

2. 气血两燔兼风型　表现为全身性红斑、丘疹性皮疹、口干,发热,遇热则痒重、烦躁不安、尿赤、便秘,脉洪滑或弦滑有力,舌质绛红,舌体充盈苔黄燥或黄腻。多见于泛发性红斑皮炎类皮肤病,如自身敏感性皮炎、传染性湿疹性皮炎、泛发性湿疹、婴儿湿疹、玫瑰糠疹、药物性皮炎、严重急性荨麻疹等,其他如银屑病(进行期)、全身性红斑狼疮、重症多形性红斑、丹毒、败血症或严重酒渣鼻等。

(1)治法方药:凉血清热,解毒祛风。凉血消风汤主之。

(2)组成:生地黄、茅根、生石膏各 30g,金银花 15g,白芍 12g,知母、玄参、牛蒡子、荆芥、防风各 9g,升麻 3g,甘草 6g。加减:重症加水牛角粉 1g 冲;毒热重加五味消毒饮或三黄汤;舌苔黄燥带刺,便秘者加大黄 10g。

3. 风寒型　一般都怕冷,全身起鸡皮疙瘩或全身有紧束感,全身性丘疹或风团性皮疹,腹痛,口不渴,无汗或有汗,发热等。脉浮紧或浮滑,舌苔薄白。多见于急性荨麻疹,瘙痒症与痒疹等。

(1)治法:调和营卫,祛风散寒。麻桂各半汤。

(2)组成:麻黄 5g,桂枝、甘草各 6g,赤芍、杏仁各 9g,生姜 3 片,大枣 5 枚。加减:口渴、苔白干者,加生石膏 30g;黄苔便秘者,加大黄 9g。

4. 湿热内蕴型　临床表现为皮肤红肿、渗出、糜烂,口干不欲饮,痛痒,迁延日久不愈,好发于外阴与下肢部位,脉濡或滑数,舌苔黄腻,舌质红。

(1)治法:清热利湿,解毒止痒。土茯苓汤主之。

（2）组成：土茯苓、白鲜皮各 30g,茵陈 24g,金银花、薏苡仁各 15g,黄芪、黄柏、栀子、苦参各 9g。加减：便秘加大黄 9g;外阴或胸腹侧皮损加柴胡;皮疹潮红明显、舌质绛红者加生地黄 30g,元参 9g。

5. **脾胃寒湿型**　临床表现为全身慢性渗出或水肿性皮疹,色暗紫,怕冷,口干不欲饮,腹胀便溏,喜热饮,脉濡缓或滑而有力,舌质胖淡,苔白腻。

（1）治法：温胃健脾,祛湿止痒。加减胃苓汤主之。

（2）组成：黄芩 15g,桂枝、苍术、白术、半夏、陈皮、泽泻、茯苓、猪苓、栀子各 9g,甘草 6g。加减：畏寒重,手足厥冷者加附子 9g。

6. **血虚生风型**　多见于慢性全身瘙痒性皮肤病,有丘疹、干血痂皮损,面色苍白、头晕、五心烦热、咽干,脉细,舌质淡红。

（1）治法：养血润燥,祛风利湿。

（2）组成：生地黄 15g,当归、川芎、白芍、荆芥、防风、苍术、黄柏各 9g,甘草 6g。

7. **气血瘀滞型**　常见于慢性红斑皮炎类皮肤病,特别是紫斑、色素沉着,色素减退、疼痛,盘状或局限性皮疹,皮肤肥厚、硬化与苔藓样变,结节,顽固难治的红斑皮炎类疾病。常用方剂有以下几种。

（1）祛风活血汤：用于血瘀兼风。由气血瘀滞肌表,卫气不固,感受风邪所致。

①主证：怕冷、瘙痒无度,皮肤有色素沉着性皮损,久治不愈。脉浮滑或浮滑少力。舌质淡,苔薄白。

②治法：祛风理湿,活血化瘀。

③组成：苍术、赤芍、当归、桃仁、红花各 10g,麻黄、荆芥、薄荷、僵蚕、防风、甘草各 6g。

（2）血府逐瘀汤：用于气血瘀滞。

①主证：胸腹满闷,胸痛如压重物,心胸闷热,急躁多梦,口干,口苦,皮肤瘙痒,风团色素沉着或紫红色皮损。脉弦滑有力或沉滑,舌质紫红或见瘀斑,舌苔薄黄。

②治法：活血化瘀,理气宽胸。

③组成：当归、赤芍、生地黄、牛膝、红花、枳壳、柴胡各 10g,桃仁、桔梗、川芎、甘草各 6g。

（3）清热活血汤

①主证：结节性丘疹性渗出皮疹,有苔藓样变,色素沉着,奇痒,口干,遇热则痒重,迁延难愈,心烦,失眠。脉沉滑或弦滑有力。舌质红,苔黄腻或黄薄苔。

②治法：清热解毒,活血化瘀,祛风止痒。

③组成：生地黄、土茯苓、刺蒺藜各 30g;金银花、赤芍、荆芥、防风、三棱、莪术各 10g。

（4）疏肝活血汤

①主证：口苦胁满,易怒,月经不调,色黑或有块,皮损可以是红斑、风团、紫斑、

结节等瘙痒性皮肤病或是粉刺、酒渣等皮损,皮疹遇日光加重或在月经期加重。脉弦或弦滑有力,舌质紫红或薄黄苔。

②治法:疏肝清热,活血化瘀。

③组成:柴胡、莪术、陈皮、薄荷、归尾、黄芩、赤芍、栀子、红花各 10g,甘草 6g。

第三节　几种特殊治法在皮肤科的应用

一、活血化瘀法在皮肤科的应用

近些年来,血瘀证和活血化瘀法越来越受到皮肤科的重视,且有重要的治疗意义。

(一)中医对血瘀的认识

1. 中医学认为,人体的一切形体与各种功能都与气血有关,正常情况下气血不断通过经络系统运行全身,内与五脏六腑相通,外与皮肤肌肉、筋骨相联。脏腑的生化功能,全由气血运行全身而完成。在病理条件下,可由各种原因(外伤、寒邪、热邪、气郁、湿痰、气虚、脾肾阳虚等),造成气血停滞壅塞、瘀结不散的"瘀血证",致使脏腑功能失常,从而导致各种疾病。皮肤是机体的重要器官之一,它的生理功能与气血密切相关,若气血运行失常,或脏腑功能不足,或皮肤本身的气血运行失常,均可造成各种皮肤病,所以很多皮肤病的发生与发展与瘀血有关。

2. 现代医学对血瘀证的认识:①血液循环和微循环障碍理论。②代谢失调理论。③血栓形成理论。④血液流变异常理论。⑤免疫功能障碍理论。⑥体液调节功能和内分泌紊乱理论等。大量的临床报道表明,应用活血化瘀法治疗银屑病、过敏性紫癜、血小板减少性紫癜、硬皮病、红斑狼疮、雷诺症、结节性红斑、荨麻疹、斑秃等均取得了明显的效果。

3. 血瘀证的皮肤表现和舌脉特征:尽管许多疾病的发病原因不同,但当它们发展到某种程度时往往会导致气血运行不畅,从而转变出"血瘀"的共同脉症来。中西医结合学会活血化瘀专业委员会制定的血瘀诊断标准如下:①固定性疼痛。②病理肿块、组织增生及新生物。③血管异常、出血、静脉曲张、毛细血管扩张、血管痉挛、肢端发绀、血栓形成、血管阻塞。④舌质紫暗或舌体瘀斑、瘀点,舌下静脉曲张瘀血及脉涩或结代。⑤月经紊乱,经期腹痛,色黑有血块,少腹急结。⑥肌肤甲错。

4. 皮肤病瘀血证的辨证方法:必须根据整体观念,从望、闻、问、切四诊中得来的资料中做出明确的诊断。如许多皮肤病与女子月经有密切关系。当肝郁气滞时,患者表现有下腹胀痛,月经不调,血色发黑,有血块等症状,用疏肝活血化瘀的药物予以调整月经,皮肤可随之改善或痊愈。又如,有的患者有胸腹饱满,胸不任物,失眠口干,上热下寒,气短,唇紫舌青,脉涩等。有"上焦瘀血证"时采用血府逐瘀汤治疗,不但内科病得到改善,且皮肤病也往往迎刃而解。这些例子说明皮肤病的血瘀证,必须与整体观念相结合。另外,皮肤病的表现主要在皮肤,这往往是提供辨证的有力根据,常见血瘀证皮肤表现有以下几点:①紫斑、瘀斑。由于各种原因造成的血不归经,瘀积于肌肤之间,浅表者为紫斑,深在的为瘀斑。毛细血管扩张与静脉曲张的青筋等均属于瘀血证的表现。②色素沉着斑。皮肤色素沉着可以是局部的或全身的。局部的如黄褐斑、雀斑、黑变病等与许多皮肤病发生的色素沉着;全身的如艾迪生病等。中医辨证认为,色素斑的病因主要可分为两大类,局部的多属肝郁气滞,瘀血凝滞所致;而全身往往是肾阳不足,肾水泛滥而致。③色素减退斑。皮肤色素减退的原因很多,有的患者属于气血受阻于经络,使皮肤失去荣养所致。这些患者也可用活血化瘀法收到一定效果。④疼痛。"通则不痛,痛则不通",也可由瘀血造成疼痛。皮肤病中带状疱疹的神经痛、血管炎的疼痛等,往往采用活血化瘀药治疗有效。瘀血引起的疼痛的特点为痛处固定,久痛不愈,且疼痛性质多为电击、锥刺感。⑤盘状或部位固定性皮疹如钱币状湿疹、盘状红斑狼疮或大片肥厚鳞屑性银屑病的皮疹等都是边缘明显,通常是固定于一处的慢性炎症性皮疹,也可由气血郁结于肌肤,化燥生风或瘀热成毒所致。很多患者采用活血化瘀药治疗或结合活血化瘀法治疗可收到较好疗效。⑥皮肤肥厚呈疣状,或肥厚发硬的硬皮病样皮损,也常因气血凝滞所致。如寻常疣、扁平疣、疣状扁平苔藓、硬皮病等采用活血化瘀药物治疗可收到一定疗效。⑦结节、斑片、肿瘤与瘢痕疙瘩性病变,中医学认为其主要是气血凝滞,瘀积成结节、斑块或肿瘤性损害,如结节性红斑、结节性血管炎、疖肿、痈疮、多发性神经纤维瘤、多发性皮脂瘤、瘢痕疙瘩等皮肤病,采用活血化瘀药物可收到一定疗效。⑧无名肿胀或皮肤慢性肿胀等疾病,中医学认为也是气血凝滞于肌肤的经络所致,适当采用活血化瘀药配合利水消肿法对某些血管炎、淋巴水肿等可收到一定疗效。⑨一切顽固性瘙痒性疾病或疑难的慢性复发性疾病,均可适当采用活血化瘀药物治疗。因中医在临床上往往认为一切疑难杂症或久治不愈之症多为痰、瘀所致。所以,瘀血往往是它们的病因。如慢性荨麻疹、固定性药疹、瘙痒症、慢性口腔溃疡、白塞综合征等在正确辨证论治的同时适当采用活血化瘀药,也可收到一定疗效。⑩皮肤功能性障碍,如肢端周围血液循环不良、局部血管痉挛性雷诺征;两侧或左、右冷热不同,汗出不同或感觉不同等。均可由瘀血阻塞经络血脉所致。适当用活血化瘀药物,可收到一定疗效。

　　5.脉诊:瘀血证的脉搏可为涩脉、牢脉或沉取有力之脉。瘀血阻于经络影响气血通畅行走,故可表现为脉搏来往不畅,时有时无之涩脉(犹如轻刀刮竹之感)。牢脉是推筋着骨,沉按才有之脉,代表内有气血凝滞。瘀血为实邪之证,一般表现为沉取有力之脉,才可用活血破瘀之方,不然易伤气耗血,造成不良后果。有瘀血证而脉沉取无力者,或沉细无力者都代表气虚或气血两亏之证。应在活血化瘀药中加补气健脾或气血双补之药,才能达到治疗作用。

6. 舌诊:瘀血证之舌诊主要表现在舌质。一般舌体充盈,饱含血液,为淡红色。若其色紫红者为血瘀化热兼有毒热者。其色青紫或暗紫色者是寒邪作祟或脾肾虚寒,致使气血凝滞而成血瘀证。舌体瘦小、苔薄者其色虽有紫绛或青紫者,多为气血两亏之证兼有瘀血。另外,舌质有瘀斑、紫点或慢性溃疡者,也往往是瘀血证的表现。

(二)常用的活血化瘀药物

由于中药活血化瘀的作用不同,轻重的程度有别,一般把活血化瘀药物分成 3 类。

1. **养血活血药**　不但有活血化瘀的作用,且有养血、补血作用,所以这类药物比较柔和,即使是气血亏损的患者也可以应用,就是妊娠或其他禁忌破血的情况,特别是有血亏的情况也可使用,如四物汤的归芎芍地可改用当归、生地黄、赤芍、川芎,益母草、藏红花、丹参等也属于此类药物。

2. **活血化瘀药**　有活血祛瘀的作用,常用的有桃仁、红花、蒲黄、五灵脂、乳香、没药、鸡血藤、刘寄奴、牛膝、王不留行、姜黄、郁金、延胡索、花蕊石、三七等。

3. **破瘀散积药**　有较强的活血化瘀作用,适用于散积消块、久瘀留血之证。常用药有三棱、莪术、穿山甲、皂角刺、大黄、水蛭、虻虫、土鳖虫(䗪虫)、干漆等。

(三)活血化瘀法在皮肤病中的辨证应用

瘀血证是中医许多辨证中的一种,很少单独发生,往往与其发生瘀血的原因与瘀血造成的后果并存,所以治疗皮肤病的瘀血证也一样要进行整体的辨证论治,才能收到较好的疗效。根据阴阳表里虚实寒热八纲辨证来应用活血化瘀法,具体叙述如下。

1. **表证**　血瘀兼风证:由气血瘀滞于肌表,卫气不固,受风邪所致。主证:怕冷、瘙痒无度、皮肤有色素沉着性皮疹,久治不愈。脉浮滑或浮滑沉取少力。舌质淡,或有瘀斑,薄白苔。治宜祛风理湿,活血化瘀。代表方有祛风活血汤。药用麻黄 6g,苍术 10g,僵蚕 6g,防风 6g,荆芥 6g,薄荷 6g,桃仁 10g,当归 10g,赤芍 10g,红花 10g,甘草 6g。方中麻黄宣肺祛风;荆防辛温解表;苍术辛燥健脾祛风;僵蚕平肝祛风;薄荷辛凉解表,以上诸药祛各脏之风。桃仁、当归、赤芍、红花活血化瘀,甘草和中。所以,此方可以治疗全身风邪兼有血瘀之证。

主治慢性荨麻疹、瘙痒症、神经性皮炎、湿疹、痒疹等各种顽固性瘙痒性皮肤病。

2. **里证**　胸中血瘀证:胸中乃是人体气血阴阳交会生化之处,其气血由肺运输于经络,达身体之内外表里,如肝气不舒,心阳闭塞等,均可造成胸中气滞血瘀而影响各脏腑之功能。主证为胸腹满闷,胸痛如胸任重物;心里闷热、急躁、梦多、口干、口苦,皮肤瘙痒、荨麻疹与各种色素沉着或紫红颜色的皮损。脉弦滑有力或沉滑有力。舌苔薄黄,舌质紫红,或有瘀斑。治宜疏肝散结,活血化瘀,祛胸中瘀血。药用当归10g,生地黄10g,桃仁12g,红花10g,赤芍10g,川芎6g,柴胡10g,枳壳10g,桔梗6g,牛膝10g,甘草6g。代表方为血府逐瘀汤,方中桃红四物是活血化瘀之药。已活动之瘀血由柴胡从肝胁处引散,桔梗则向上,牛膝向下,枳壳向胃脘部。这样使瘀血向四面八方散开,从而达到化胸中瘀血之功。主治慢性荨麻疹、痒疹、瘙痒症,与各种湿疹皮炎类疾病,兼有冠心病、高血压或神经官能症者则更为合适。

3. **实证** 毒热血瘀证:由于肌肤受血热、毒热与湿热之邪,气血运行受阻而成血瘀证。或肌肤气血凝滞,久而化热化湿,从而发生血瘀毒热之证。主证为结节性丘疹性孤立皮疹与盘状苔藓化皮损,色素沉着,奇痒,口干,遇热则痒重,迁延难愈,心烦、失眠。脉沉滑,或弦滑有力。舌质红,黄腻苔或黄薄苔。治宜清热解毒,活血化瘀。代表方有清热活血汤。药用生地黄30g,金银花15g,土茯苓30g,荆芥10g,防风10g,红花10g,赤芍10g,三棱10g,莪术10g,刺蒺藜30g。方中生地黄养阴清热;土茯苓清利湿热;金银花清热解毒;荆防祛风胜湿。生地黄、红花、赤芍、三棱、莪术均为活血化瘀药物,刺蒺藜祛血中之风。故该方有清热解毒,活血化瘀,祛风止痒之功。治一切血热血瘀证。

主治结节性痒疹及各种痒疹(孕妇忌用)、钱币状湿疹、扁平苔藓、银屑病与皮肤淀粉样变等。

4. **虚证**

(1)气虚血瘀证:"气为血帅""气行则血行",气滞则血凝。或血瘀之邪阻碍气血运行,久之则脏腑受损;脾胃之气机虚弱推动无力,也可导致气血瘀滞。主证为面色苍白、食少、腹胀、四肢无力,下肢水肿。下肢反复发生瘀斑或紫斑,或结节红斑等皮损,口腔、外阴反复发生溃疡等。脉沉细无力,或滑而无力。舌质淡红或胖淡,薄白苔。治宜益气活血,化瘀通络。药用黄芪15g,党参10g,白术10g,茯苓10g,当归10g,赤芍10g,红花10g,牛膝10g,鸡血藤15g,升麻10g,甘草6g。方中黄芪、党参、白术、茯苓、甘草健脾益气;当归、赤芍、红花、鸡血藤养血活血;牛膝引药下行;升麻提升中气。故治一切中气下陷,脾不统血之血瘀气滞证。主治过敏性紫癜、慢性口腔溃疡、白塞综合征、结节性血管炎、结节性红斑等。

(2)血虚血瘀证:人体经络,乃行气血之道,阴血受损,则脉络不得充盈,气血运行不畅,从而使经络发生瘀血。血者体也、形也,形体之不足,七窍不利。肢体运动失常均与血有关,表现于肌肤,则为皮肤枯干,鳞屑层叠、疣状皮损等症状。主证为皮肤干燥、皲裂、红肿不明显,或厚鳞屑性皮损、疣状增生性损害等。脉滑或滑细无力。舌紫红或有瘀斑。治宜养血活血化瘀。方中熟地黄12g,赤芍10g,白芍12g,牡丹皮10g,桃仁10g,红花10g,牛膝6g,何首乌6g,杜仲6g,赤小豆10g,白术10g,穿山甲6g。方中熟地黄、白芍、何首乌养血润燥;赤芍、牡丹皮、桃仁、红花活血化瘀;牛膝引药下行;杜仲入肾,白术居中焦;赤小豆健脾利湿;穿山甲通络化瘀;

白酒引药上行于一身之表。故该方可治皮肤肌表一切血虚之证。主治多发性寻常疣、扁平疣、银屑病与瘢痕疙瘩等。

(3)气血两虚兼瘀：由于气血亏损，致气血通行困难，造成气滞血凝之症。主证为全身无力，面色苍白，下肢水肿，手足发凉，头晕，气短，下肢有红斑结节性皮疹等。脉沉细无力。舌体瘦小，质淡或胖淡。治宜补气养血，活血化瘀。药用黄芪15g，桂枝10g，生地黄15g，当归10g，半夏10g，陈皮10g，红花10g，苍术10g，鸡血藤15g，茯苓10g，升麻3g，甘草6g。方中黄芪、桂枝补气温阳通络；半夏、陈皮、苍术、茯苓、甘草健脾燥湿；当归、生地黄、红花、鸡血藤补血活血；升麻解毒透疹，有提升中气之功。主治慢性结节性红斑、结节性血管炎、冻疮、硬红斑等。

5. 寒证 不论外寒或内寒均可造成肌肤气血通行不畅，气滞血瘀。《黄帝内经》中"寒邪客于经脉之中，则血气不通"。故寒邪是血瘀证中常见的原因之一。寒凝血瘀证：寒邪阻于经络，气血阻碍而致瘀血。主证为肢端青紫、发凉，无名肿痛、结节、淡红斑、怕冷，遇冷则发病，冬季为重。脉沉细或沉滑。舌质暗紫，薄白苔。治宜温通祛寒，活血化瘀。药用桂枝10g，牛膝10g，干姜6g，细辛3g，威灵仙10g，当归10g，赤芍10g，红花10g，鸡血藤15g，甘草6g。可加麻黄以宣肺祛风，加川乌或附子以加强温寒之力。方中桂枝、干姜、细辛均为辛温通络之品；当归、赤芍、红花、鸡血藤活血化瘀；牛膝引药下行；威灵仙祛风理湿；甘草和中。故治下肢寒凝血瘀之症。加麻黄宣肺祛风，可通一身之阳。主治结节性血管炎、脂膜炎、痒疹、冻疮、雷诺病等。

6. 脾肾虚寒血瘀证 由脾胃虚寒，肾阳不足导致血瘀证。主证：面色苍白，食少无力，畏寒，四肢厥冷，腹胀腹泻，恶心呕吐，吐白泡沫痰涎。下肢可出现红斑结节等。脉沉细、滑少力。舌质紫暗红，或有瘀斑。治宜温补脾肾，活血化瘀。药用附子6g，肉桂6g，半夏10g，陈皮10g，干姜6g，归尾10g，赤芍10g，红花10g，三棱10g，莪术10g，茯苓10g，甘草10g。方中附子、肉桂温补肾阳；干姜、半夏、陈皮、茯苓、甘草温脾健胃；归尾、赤芍、红花、三棱、莪术活血破瘀。故有温补脾肾，活血破瘀之功。主治白塞综合征、阿弗他口炎、系统性红斑狼疮、硬皮病、痒疹等。

7. 热证血瘀证 往往与热邪同病，由于热症有营气、营血、脏腑之热不同，故其情况比较复杂，要具体分析。最常见的是气血两燔兼瘀证。主证为口干、唇燥、发热、烦躁，大便干，小便黄少。临床上肌肤急性红斑结节、紫斑、疼痛等。脉滑数或弦滑。舌质绛红或红而少苔。治宜凉血化瘀解毒。药用水牛角、生地黄各15g，赤芍、紫草、元参各10g，金银花15g，连翘10g，丹参10g，鸡血藤15g，甘草15g。方中水牛角、生地黄、赤芍清热凉血；紫草凉血活血，元参、金银花、连翘清热解毒；丹参、鸡血藤活血化瘀通络；甘草重用以建中，助诸药清热解毒活血之功。重症者可加大剂量，如阴虚血热重者，可加大生地黄、元参剂量；毒热盛者可加大金银花、连翘剂量；血瘀疼痛重者，可加大鸡血藤、当归剂量；脾虚气弱者，可重用甘草或加桂枝、黄芪等补气健脾温通之药。主治过敏性紫癜、结节性红斑、结节性血管炎、变应性血管炎、色素性血管炎、结节性多动脉炎、栓塞性静脉炎等。

总之,活血化瘀法是中医的一个重要治法,辨证大致以寒凝血瘀、气滞血瘀为主,但必须根据中医辨证论治,才能在临床上收到较好疗效。要正确掌握疾病的表里阴阳,寒热虚实,很好地将活血化瘀药物灵活应用。另一方面,指出活血化瘀药也不应滥用,如某些药有兴奋子宫作用,故孕妇慎用。血虚者加用养血药,气虚者加用党参、白术等益气健脾药。血压过低者慎用。久用可伤气阴等。

另外,自身免疫性疾病的某些临床见症与实验指标和"血瘀证"的证候表现相符合。临床需要注意的问题是每种疾病有其辨证的个性,如 SLE 与干燥综合征多阴虚、混合结缔组织病多阳虚。故在用活血化瘀药时,前者加养阴药,后者加壮阳药。活血化瘀药与补法联合应用,如皮肌炎多脾虚,SLE 多肾虚,硬皮病多阳虚等。重视与免疫作用有关的活血化瘀药的发掘与研究,如"雷公藤、昆明山海棠"等。进行综合治疗疗效好,如内外合用、中西结合等,均应重视免疫作用与活血化瘀药的关系。

二、补气养血法在皮肤科的应用

气血是维持人体生命的基本物质。气为阳,主一切机体的功能活动。血为阴,主机体的形体生长。从广义上说,气血即人体的阴阳,两者相互协作,共同维持生命功能与机体的生长。所谓"气为血之帅,血为气之母"概括了两者的相互关系。阴阳气血互相依存,阴中有阳,阳中有阴,气中有血,血中有气,气血与机体内外、脏腑、经脉的功能密切有关。气血不但充实机体的形体和脏腑,且周行于经脉、肌肤、脏腑而维持机体的生命功能。

皮肤是机体的重要器官,它的生长营养有赖于气血的功能。皮肤疾病的发生也与其有密切的关系。从临床上看,气血的虚亏、运行障碍与受邪等均与皮肤病的发生与治疗有密切关系。"补气养血法"在皮肤病的治疗上有重要意义,现将其临床的皮损表现及治疗方法介绍如下。

(一)气虚血亏证的皮损表现

气虚血亏证整体表现为心跳气短,面色苍白,头晕,动则汗出,怕冷,目眩,脉细弱或沉细无力,舌质淡或淡红等,这些是气虚血亏证的辨证要点,皮肤病在诊治中应以此为主要依据进行论治。但皮肤病的症状表现于体表,可以直接辨认其有无气虚血亏证的情况,所以对皮损的辨证也有十分重要的意义。有时,全身气虚血亏证的表现不明显,而皮损表现已出现气虚血亏证的情况,按气虚血亏证治疗可收到较好的疗效。

1. 红斑、皮炎与风团性皮损 有气虚血亏时往往表现为阴证、寒证的疹色晦暗,无光泽,慢性过程,痛痒无度,渗出物清稀,红肿不明显;或晚上发痒,遇冷则痒重等。急性发疹也有气虚血亏者,可以出现透疹不爽,皮疹稀疏或隐约可见、欲出不能等。

2. 结节性红斑类与紫斑性皮疹　当气虚血亏时,常是慢性过程,反复发作,疹色暗紫,无光泽,怕冷,下午腿肿,肢体发凉,或沉重疼痛,常有关节痛等。急性发病者,脉沉细无力,舌质淡或淡红者,代表气虚血亏之象。

3. 慢性皮肤感染　如毛囊炎、疖病、结核皮损、溃疡、丹毒、静脉炎与传染性湿疹状皮炎的表现,常常预示机体"气虚血亏"之象。其临床特点也是慢性反复发生过程,炎症的红肿、疼痛较轻,但毛囊炎往往有剧烈瘙痒。

4. 皮肤萎缩与硬化性改变　临床表现为红肿炎症不明显,无疼痛,慢性过程,皮肤变薄,肌肉萎缩,活动艰难,怕冷,脉细,舌淡,常是气虚血亏证之象。

5. 鳞屑性与疣状增生性皮肤病　有的患者表现为鳞屑层叠肥厚或疣状增生,而红肿炎性症状不显;慢性过程,皮损肥厚皲裂,常是血燥生风,或气虚血亏所致。

6. 严重神经性疼痛　特别是带状疱疹后遗神经痛,患者多为年老体弱者,与气虚血亏有关。

(二)常见气虚血亏证的分型与治疗

皮肤病中西医结合诊治中,中医的虚证在皮肤病中占有重要地位。特别是某些疑难疾病与慢性顽固性皮肤病应用治疗虚证的药物,可以收到较好的疗效。临床上,患者单独出现气虚血亏证的比较少见,如果发生也多在慢性或严重皮肤病的后期。由于机体受到长期的消耗所致,如硬皮病、红斑狼疮、皮肌炎、变应性血管炎等,大多数患者为虚中夹实之证;六淫之邪、血瘀、热毒之邪等均可并发气虚血亏证。

1. 气虚血亏证

(1)偏于气虚者:气虚血亏证偏于气虚者,着重表现为脾胃虚寒,有怕冷、腹胀、腹泻、中气下陷、水肿、气短,舌质淡或胖淡,脉沉细无力者,宜重用补气健脾之药。可见于上述各类皮损的皮肤病,如白塞综合征、结缔组织病、下肢结节红斑皮肤病等。

(2)偏于血虚者:该类患者主要表现为头晕、失眠、脉细,舌淡红,皮损为鳞屑剥脱,或疣状皮损、皲裂、皮肤干燥等症。如银屑病、寻常疣、扁平疣、增生性瘢痕等。

(3)实证兼有气血两亏证:在临床上最常见的还是实证兼有气血两亏证,如能及时发现虚象,采用补气养血法,可收到较好疗效。临床上的虚证通常表现为脉浮滑无力或脉沉细,舌诊为嫩腻或淡红。多见于血管炎性皮肤病、慢性感染性皮肤病、严重带状疱疹后遗神经痛、严重神经症状的白塞综合征及其他自身免疫性疾病的后期。在应用清热解毒、疏肝理气、活血化瘀的基础上,加益气活血药。

总的来说,不论何种皮肤病,特别是慢性迁延难愈的皮肤病,由于久耗气血,都有发生气虚血亏的可能。所以,必须掌握中医整体的辨证与皮损等辨证相结合,认识气虚血亏证,灵活应用补气养血法,在临床上可收到较好的疗效。

2. 阳虚证 一般指脾阳虚、肺胃虚寒、肾阳虚。

(1)脾阳虚:多表现为脾虚停湿之寒湿证。脾主水谷运化,脾阳虚则使水湿停留于肌肤而形成寒湿证。寒湿证是皮肤病中常见证型,以慢性皮肤病较常见,但急性皮肤病也可见到,如红斑皮炎类皮肤病、慢性水疱性疾病(慢性良性家族性天疱疮),长期服用皮质激素患者,久服寒凉药物患者,其临床多表现为瘙痒性红斑、皮炎、水疱、渗出性皮疹、慢性迁延,怕冷,喜暖,腹胀,腹泻,食冷或遇冷则皮损与瘙痒加重,脉滑,舌胖淡等。常用方药为加减胃苓汤。脾阳虚还可表现中气下陷,下肢出现红斑结节类疾病,也可脾不统血而发生过敏性紫斑等,或脾虚寒湿的慢性湿疹等皮肤病。脾阳虚寒还可造成肌肤经络瘀血凝滞,使肢体气血流通不畅而发生冻疮、多形红斑性冻疮、掌指角化症、手指背湿疹等皮肤病。采用温脾阳、通经络、活血化瘀的药物,可收到较好的疗效。常用方药为桂枝红花汤。该方以桂枝、干姜、细辛、甘草温补脾阳,通经络;用当归尾、赤芍、红花、莪术活血化瘀,使气血流通无阻,从而达到治疗目的。

(2)肺胃虚寒证:肺气虚寒往往由脾胃阳虚或气虚所致,故称其为肺胃虚寒证。皮肤病也可由肺胃虚寒发生。小儿湿疹(异位性皮炎)、瘙痒症、痒疹等红斑皮炎类皮肤病可由肺胃虚寒引起,特别是小儿湿疹,已不同于婴儿湿疹,泛发性红色肿胀性皮炎的症状已消失,而是局限性、干性神经性皮炎样皮损。患儿可有哮喘发作,吐白痰,脉滑,舌淡,苔白。故同一疾病,已由婴儿湿疹的风热湿证转变为小儿湿疹的风寒湿证(即阳证转为阴证)。此时治疗,应从肺胃虚寒,内有停饮来治疗,可收到一定疗效。

(3)肾阳虚:肾乃先天之本,又分为肾阴与肾阳。阳虚则生内寒,阴虚则生内热。临床除肾阳虚寒证、肾阴虚证外,往往表现为阳损及阴,阴虚及阳,即阴阳俱虚之证。另一方面,五脏之阳均与肾阳密切有关。肺气虚、脾气虚、胃气虚、心气虚等证,其病情进一步发展,均可累及肾阳,而发生肺肾虚寒证、脾肾阳虚证、心肾虚寒证等。

临床上另一种现象是发热的温热证,合并肾阳虚的情况在皮肤病中也屡可见到,是临床上值得注意的问题。现将临床上常见的几个类型举例说明如下。

①肾阳虚寒证:临床上可表现为四肢厥冷,形寒怕冷,腰痛,阳痿等。皮肤中最为明显的是雷诺病、全身性硬皮病、冻疮等慢性疾病。其中尤以全身硬皮病患者,在病程治疗中需用肉桂、附子、川乌、草乌、鹿角胶、桂枝等温补肾阳的药物才能收到较好疗效。

②脾肾阳虚证:除肾阳虚寒症状外,还可见有脾阳虚的腹胀、腹痛、便溏、肌体无力、水肿等症状,常见于系统性红斑狼疮、白塞综合征、慢性皮肌炎、全身性硬皮病、某些慢性溃疡等皮肤病。常用方药有脾肾阳虚方、附子胃苓汤、白塞氏方等。

③阴阳俱虚证:该证不但有阳虚症状,也可有阴虚的口干、五心烦热、舌质光红等症状。在全身性红斑狼疮,特别是有脑神经系统与肾严重损害时或全身性硬皮病等,可用温补肾阴肾阳之地黄饮子、金匮肾气丸等方。

④发热兼阳虚证:急性严重高热的皮肤病如中毒性表皮坏死性松懈症、恶性大疱性多形性红斑等疾病,在某些病例中可有高热。由于热极生寒,早期阳虚症状出现时,可加用附子、人参等温阳补气药物,使患者热病病情好转。这是用温阳药治发热病的一个方面。内科中的败血症等也可有此种情况出现。

慢性皮肤病中,长期应用激素的患者,均可发生"发热兼阳虚证",如白塞综合征、红斑狼疮、变应性血管炎、口腔慢性溃疡、皮肌炎等患者。

以上患者均可采用清热解毒药中加温阳之药或主要采用温补脾肾之药,收到较好疗效。

3. 阴虚证　阴液有津、液之分,清者为津,浊者为液。肺阴、胃阴一般指津而言,常用石斛、麦冬、花粉、沙参等药物。心、肝、肾之阴,一般指液而言,常用熟地黄、生地黄、元参、天冬、山茱萸、肉苁蓉、女贞子、菟丝子、枸杞子、阿胶等药物。皮肤病中该型常见于红斑狼疮及各类血管炎、肢端红痛症、药物性皮炎、干燥综合征等。一般采用养阴清热之药,主要方剂有六味地黄丸、右归饮、养阴清肺汤等。

4. 气阴两虚证　该证在结缔组织病及各类血管炎中常见,特别是长期应用激素治疗的红斑狼疮、严重血管炎,在长期应用激素后,发生阴虚有热与气虚脉弱的气虚症状,可用补气养阴之药物治疗。如狼疮方,主要用黄芪、党参以补气,用生地黄、元参、沙参、麦冬以养阴清热来治疗,可收到一定的治疗效果。

三、清热解毒药在皮肤病中的应用

(一)"热与毒"

"热"是中医病因学中的重要病因,且是辨证论治中八纲之一。热邪不仅有实证的伤寒,温病的三阳经与卫气营血之热证,金匮杂病与五脏六腑的热证,还有气血阴阳、五脏虚损之虚热证。所以在临床上明辨热证"采用不同清热药物的性味、归经"等给予处方治疗是十分重要的。不然,会动则便错。如太阳经清热之药,误用凉血之品,不但临床疗效不佳,有时还会有引邪入内之误。总的来说,清热药可分为清太阳经热、少阳经热、阳明经热、血分热、营分热、肺热、肝热、心热、脾胃热、肾热、大小肠热、胆热、膀胱热、气虚热、血虚热、阴虚极生热(真寒假热)、风热、燥热、暑热、湿热、火热、毒热、瘀热、痰火等药物。这样已达20余种,如果它们交叉致病,则可致数十、数百种不同证型,但在皮肤病的诊治中,常见之热证是卫气营血中的卫分热、气分热、营血热、肝胆热、阴虚热、血虚热、皮肤湿热、毒热与气虚热等证型,且临床上几个证型往往同时出现,我们认为皮肤的热证基本上分成风热证、气血两燔证、湿热证、血燥证、毒热证等,以便临床灵活掌握。

"毒"在中医的病因并不着重提出,但往往代表病邪盛极时的疾病,即热极为毒、寒极为毒、湿重为毒、瘀甚为毒等。对这些疾病称为"毒"。古代医书把很多疾病名之为毒,如皮肤病中的"疔毒""时毒""缠腰火丹""青蛇毒""湿毒""无名肿毒""杨梅疮毒"等。称其为"毒"的理由可以是"突然发生肿痛性疾病",或是"严重的疮疡",或是"严重瘙痒、疼痛,或渗出流脓的迁延难愈的皮肤病"等。这些疾病有的是热证,有的是寒证,有的是阳证,有的是阴证。同时,从病因上说也可有风寒暑湿燥火、血瘀、痰凝等不同病因并发,所以中医的"毒"的含义比较广泛,即以毒热证内容来说,可以是毒热证及毒热证与各种风、寒、暑、湿、燥、火、瘀、痰等相并发的疾病。它固然包括了一部分细菌感染的疾病,特别是化脓性细菌所致的疮、疡、痈、疽等疾病,还包括一些其他细菌、病毒、螺旋体等所致的疾病,或过敏性与其他原因所产生的疾病。所以,清热解毒药的作用有抗菌、抗病毒、抗微生物、抗过敏、解热、调整机体免疫状态,增强机体防御功能和解毒消炎、抗休克等各种作用。

(二)清热解毒药的临床应用

清热解毒药物一般指金银花、连翘、蒲公英、地丁、野菊花、大青叶、板蓝根、马齿苋、败酱草、重楼(七叶一枝花)等。但清热泻火、清热燥湿、清热凉血、滋阴清热、补血润燥、益气活血、清热化瘀等许多方面的中药,也有重要的清热解毒作用。所以从中医的理论来说,清热解毒药是十分广泛的,应根据中医的辨证论治来应用不同药物以达到"清热解毒"的作用。临床上清热解毒药应用情况如下。

1. 一般感染性皮肤病 如脓疱疮、毛囊炎、痱子感染等皮肤病,虽有红肿、起脓疱,但对全身气血功能影响不大,脉、舌改变不明显,可采用消毒饮治疗,用金银花、连翘、蒲公英、地丁与野菊花治之。

如渗出较重或舌苔黄腻者,宜用黄连解毒汤治疗,用黄芩、黄柏、黄连、栀子。

2. 较重的感染性皮肤病与过敏性皮肤病 感染性皮肤病,如各种丹毒、蜂窝织炎、足癣继发感染、疥疮继发感染等皮肤病,可有突然发病,皮损红肿、疼痛、发热、脓液渗出、糜烂等症状,脉象浮滑或滑数,舌有黄苔等,可用普济消毒饮为代表方剂治疗。组成为黄芩、黄连、连翘、玄参、板蓝根、马勃、牛蒡子、僵蚕、升麻、柴胡、陈皮、桔梗、薄荷、甘草。该方主要是毒热之邪尚在卫表,故用清热解毒、祛风解表之品治之。

较重的过敏性皮肤病如药物性皮炎、急性荨麻疹、玫瑰糠疹、各种湿疹、泛发性神经性皮炎、多形性红斑、丘疹状荨麻疹与单纯疱疹等,一般均有泛发全身的皮损或有全身的发热等症状,有红斑、丘疹、风团、大疱、渗出、结痂,有瘙痒,脉浮滑少力或濡,舌尖发红薄黄苔。采用荆防清热汤(荆防汤)治疗,组成为荆芥、防风、蝉衣、黄芩、黄柏、连翘、生石膏、苦参、白鲜皮、升麻、甘草。该方主治毒热之邪尚在卫分、气分,故用清解内热、解毒理湿之品。

3. 严重的感染性皮肤病与过敏性皮肤病等 如严重丹毒、蜂窝织炎、败血症、剥脱性皮炎、药物性皮炎、泛发性湿疹、玫瑰糠疹、恶性大疱性多形性红斑、系统性红斑狼疮等严重皮肤病，其病邪已深入营血、三焦，毒热炽盛，可有严重的高热，全身不适，心烦不安，口渴喜饮。全身可有大片或弥漫性红斑、丘疹或潮红剥脱、鳞屑、渗出糜烂等皮损。脉象洪滑、滑数或弦滑，舌质绛红、黄苔。这是气血毒热证，宜清气凉血、解毒透表之方药治疗，可采用清瘟败毒饮、凉血消风汤等治之。清瘟败毒饮组成为生石膏、生地黄、犀牛角（代）、黄连、栀子、黄芩、桔梗、知母、赤芍、元参、连翘、牡丹皮、鲜竹叶、甘草（余师愚方）。

凉血消风汤组成为生地黄、元参、白芍、生石膏、知母、金银花、茅根、牛蒡子、荆芥、防风、升麻、甘草。重症加水牛角。该方在临床应用甚广，特别是对过敏性与原因不明等皮肤病有较好的疗效。

4. 感染性结节肿块性皮肤病 如疖子、痈、皮下脓肿、淋巴结炎等。其毒热之邪阻于经络，气血凝聚而成红肿硬块。治疗时除用清热解毒之药物外，必须加用通经活血的药物。常用代表方剂为仙方活命饮，组成为金银花、陈皮、当归、防风、白芷、甘草、贝母、天花粉、乳香、没药、皂角刺、穿山甲（代）。

5. 过敏性血管炎性皮肤病 如结节性红斑、结节性血管炎、变应性血管炎、过敏性紫癜、结节性多动脉炎与结节性脂膜炎等，其为毒热所致之气血凝滞之证，宜清热解毒药物加用活血通络、散结消肿之品。常用代表方剂为加减四妙勇安汤：组成为生地黄、元参、金银花、连翘、当归、鸡血藤与紫草。以加减四妙勇安汤为主。

6. 大疱类皮肤病 如寻常型天疱疮，落叶型天疱疮与大疱型类天疱疮等，其临床往往为"湿毒热证"，表现为全身散发红斑、大疱、糜烂、结痂性皮损，可有发热，全身不适，脉象弦滑，舌质红舌苔黄腻。宜采用清热解毒，利湿和血药物治疗。常用药物为地肤子、白鲜皮、防风、桔梗、金银花、连翘、蒲公英、地丁、黄芩、栀子、牡丹皮、当归、生地黄、赤芍、甘草。该方对某些天疱疮患者有一定疗效，少数患者可于类固醇皮质激素治疗后，逐渐停用激素而缓解。

7. 慢性化脓性皮肤病 如慢性毛囊炎、慢性丹毒、慢性疖病、慢性囊肿性痤疮、传染性湿疹样皮炎与面部粟粒性狼疮等均可由正虚毒热证所致，除用清热解毒之消毒饮、黄连解毒汤等药物外，宜加大补气血的黄芪、党参、当归、丹参等药物，以达到消炎杀菌、扶植正气、防止反复发作的作用。

其他如一切慢性而迁延病程，又难于治疗的皮肤病，如小儿湿疹、小腿湿疹、掌跖脓疱病、顽固银屑病、痒疹、皮肤淀粉样变等均可采用清热解毒药物治疗。

总之，清热解毒药物在皮肤病治疗中是常用的药物，如能辨证与辨病密切结合，不断实践，将能提高疗效，更好地为患者解除痛苦。

（三）"扶正清热解毒法"的治则用药

扶正清热解毒法是皮肤病的常用治则。对慢性反复发生的化脓性皮肤病，某些过敏性皮肤病和慢性皮肤血管炎等均收到较好的疗效，不但有近期疗效，且有预防其复发的作用。

1. 正虚毒热证的皮损表现　可以表现为化脓性皮肤病的毛囊炎、疖病、复发性丹毒或传染性湿疹样皮炎等红肿性渗出性皮炎损害，也可表现为与化脓性细菌有关的面部粟粒性狼疮、面部坏死性红色丘疹、囊肿性痤疮、酒渣样皮炎的红斑丘疹、掌跖脓疱病。其他如结节性红斑的红斑结节，变应性血管炎的紫斑、水疱、溃疡；色素性血管炎的毛细血管扩张性紫斑与色素沉着斑，血栓性静脉炎的紫红色条状结节或硬块或白塞综合征的口腔、外阴溃疡等。这类疾病都是慢性病程，反复发生，皮损的红肿炎症症状向紫红、色素沉着或苍白颜色改变，溃疡的疼痛症状也明显减轻。其脉象，一般为浮滑少力或沉细，舌淡红，薄黄腻苔。舌、脉说明气血不足热象仍存，不能托邪外出。另外，也可出现面色苍白，气短，动则心慌、头晕、四肢酸懒无力等症状。

2. 扶正清热解毒法具体应用

(1)慢性化脓性皮肤病如慢性毛囊炎、须疮、慢性复发性丹毒、慢性疖病、传染性湿疹样皮炎与脂溢性皮炎等病均是慢性过程，反复发作或加重。有红肿、发热、渗出、糜烂等毒热证症状。但脉象常是沉细或滑而无力，舌质胖淡或紫红、薄白或黄苔，是正虚邪实之证，治疗法则采用扶正清热解毒法，常用黄芪、党参、当归加五味消毒饮治疗。

(2)与化脓性感染可能有关的皮肤病如痤疮、囊肿性痤疮、面部粟粒性狼疮、激素性皮炎(口周皮炎)与毛囊虫病等，也是慢性病程，其发病与化脓性细菌可能有关。脉沉细或滑而无力，舌质淡红，薄黄苔，也可用扶正清热解毒法治疗，常用方药同上。

(3)慢性疖病、痈、慢性溃疡等有化脓性的红肿硬块或溃疡，一般均属毒热证，可用仙方活命饮(金银花、花粉、贝母、当归、乳香、没药、皂角刺、陈皮、防风、白芷，以酒为引)。但病情反复发生或病期迁延不愈者，往往由于正气受耗，出现脉沉细，舌质淡红，宜在仙方活命饮中加用生黄芪、党参等补气药，以助清热解毒，破痰散结之功，达托邪外出，使病情早日痊愈。

(4)皮肤血管炎性疾病如过敏性紫癜、变应性血管炎、结节性脉管炎、结节性红斑、结节性多动脉炎、血栓性静脉炎、色素性血管炎(进行性色素性皮病、色素性紫癜性苔藓样皮炎、毛细血管扩张性环状紫斑)等，在急性期，往往是皮疹紫红，疹色鲜艳。脉弦滑有力，舌质绛红，属于营血毒热证，用加减四妙勇安汤(金银花、连翘、当归、鸡血藤、生地黄、元参、甘草)凉血清热，解毒活血法治之。患者迁延不愈或反复发作，往往因正气不足，呈现皮疹颜色晦暗，脉沉细无力或浮滑无力，舌淡红，宜加用黄芪、桂枝、党参等补气通阳药，可收到较满意疗效。

(5)带状疱疹后遗神经痛与白塞综合征，实热型的用清热解毒药治疗，如带状疱疹的肝胆湿热证，采用龙胆泻肝汤治疗；白塞综合征的阴虚毒瘀证，可用加减四妙勇安汤治疗。中、老年带状疱疹患者,常并发气血亏虚,自觉疼痛严重,红斑水疱性皮损常是严重的脓疱性或坏疽性皮损,病程迁延难愈,尤其是有严重的后遗神经疼痛,阵发性剧烈疼痛,使患者日夜不安,十分痛苦。这类患者表现为虚中挟实之证,气血两亏,肝郁血滞证,用疏肝活血汤加黄芪、桂枝等治疗,疗效较好。白塞综合征患者表现为肝郁血滞的口、外阴溃疡,久治不愈,胁满,脾气急躁,月经提前,血色暗紫有血块,脉弦少力,舌苔黄。可用疏肝活血汤加黄芪、桂枝等治疗,疗效满意。

第四节　中医外治法

外治法在皮肤科的治疗中占有很重要的地位,治疗方法也很多。现将主要的外治疗法简介如下。

药物外用疗法

在皮肤科治疗中,正确地使用外用药物是取得良好疗效的关键,但外用药物的效果是否显著,不仅取决于药物的性质、浓度和剂型,而且还取决于皮肤损害的具体情况和患者的整体情况。

(一)药物外用疗法需要考虑的因素

1. 皮肤病的发生和发展规律　包括病因、性质。判断疾病处于急性、亚急性、慢性是决定选方用药的重要因素。急性期用药宜缓和、避免刺激,慢性期用药要加强。

2. 患者机体的反映性　用药时应注意患者是否对药物过敏,还要注意性别、年龄和病变部位的皮肤特性等,如颜面、颈部、生殖器及四肢屈侧的皮肤对药物比较敏感,幼儿皮肤柔嫩,药物吸收较快;男性比女性的皮肤吸收能力要弱等。因此,临床用药时应从低浓度开始,然后逐渐增加浓度。

3. 药物的药性和浓度　皮肤科外用药物的种类有清洁剂、止痒药、收敛药、润滑保护药、角质促成药、角质溶解药、消毒杀菌药、腐蚀药,临床上应根据症状和皮肤损害程度酌情选用,浓度不同,作用也不同。

4. 药物的剂型　常用的剂型有粉剂、水剂、洗剂、酊剂(醋剂)、擦剂、软膏、硬膏、熏药等。不同的剂型,制作方法不同,适应证和禁忌证不同。

(二)外用药种类

皮肤科常用的外用药有植物药、动物药和矿物药,临床上应正确使用才能收到良好的效果。

1. 止痒药　薄荷、樟脑、冰片、绿铜、金钱草、蛇床子、香附、威灵仙、地肤子、苍耳子、花椒、羌活、丁香、皂角刺、西月石、吴茱萸等。

2. 散寒药 乌头、艾叶、干姜、南星、花椒、吴茱萸、白芷、姜黄、陈皮、肉桂等。

3. 燥湿药 熟石膏、炉甘石、五倍子、滑石、枯矾、海螵蛸、花蕊石、儿茶、苍术、赤石脂、煅龙骨、煅牡蛎、蛤粉、官粉等。

4. 润肤药 胡麻、蓖麻、核桃、生地黄、当归、猪脂、蜂蜜、酸枣仁、羊脂、大风子、狗脂、芦荟等。

5. 解毒药 黄连、黄芩、黄柏、马齿苋、大黄、栀子、青黛、芙蓉叶、地丁、大青叶、人中黄、犀牛角、寒水石、麝香等。

6. 生肌药 乳香、没药、血竭、象皮、花蕊石、血余、琥珀、珍珠、凤凰衣、生赭石、钟乳石等。

7. 杀虫药 轻粉、砒霜、水银、硫黄、雄黄、铅丹、蟾酥、土槿皮、百部、大风子、苦参、芫花、路路通、鹤虱、槟榔等。

8. 腐蚀药 鸦胆子、乌梅、石灰、硇砂、木鳖子等。

9. 发疱药 斑蝥、巴豆等。

10. 止血药 三七、地榆、紫草、侧柏炭、蒲黄、血余炭、仙鹤草、白及等。

(三)基质

1. 动物类 猪脂、猪苦胆、羊脂、牛脂、牛髓、鱼脂、鱼胆、鸡蛋清、蛋黄油、蜂蜜、黄蜡等。

2. 植物类

(1)菜类:丝瓜叶、冬瓜、西红柿、茄子、马铃薯、苦瓜、萝卜、大白菜、韭菜、青葱、马齿苋等。

(2)水果类:荸荠、菱角等。

(3)药物植物:鲜青蒿、仙人掌、鲜芦荟、鲜蒲公英等榨出的鲜汁。

(4)植物油类:麻油、菜籽油、蓖麻油、橄榄油、薄荷油、桉叶油等。

(5)药露类:银花露、菊花露、薄荷露、玫瑰露、茉莉露、蔷薇露等。

(6)饮料类:食醋、酒类、乳汁、茶叶汁、红糖水、米泔水等。

(四)常用外用药的剂型和代表方剂

外用药通常包括两部分,即主药和基础剂型。由于基础剂型的不同,在临床上的治疗作用会有明显的差异。基础剂型即外用药基本形态,如水剂、油剂、软膏剂等均属之。主药是指有积极治疗作用的药物,如具有收敛、消炎、止痒、杀菌作用的药物均属之。主药决定它的药理性能,但也与浓度有关系,主药的作用强度与浓度成正比。现将常用外用药的剂型及临床代表方剂介绍如下。

1. 水剂(洗方) 是中医学中常用的一种重要的外治法。即用中药煎后滤过成水溶液,可以做湿敷、涂搽、浸浴、洗涤用。古代称为"渍溃法"。

(1)湿敷:湿敷可分为冷湿敷和热湿敷,每种湿敷又可分为开放性湿敷和闭锁性湿敷两种。一般来说,开放性湿敷多用于冷湿敷,闭锁性湿敷多用于热湿敷。主要适用于皮肤潮红、肿胀、糜烂、渗出等急性皮肤炎症过程。其作用主要是通过皮肤血管的收缩或血管扩张后,反射性收缩而达到消炎和抑制渗出的作用;又可以通过冷、热减少末梢神经的冲动而达止痒作用,还可以清除患部表面的污垢或刺激物。一般以安抚止痒作用为主的,多用辛温、辛热、发散类的中药;清热解毒抑菌、杀菌作用为主的,多用苦寒泻火类的中草药;抑制渗出为主的,多用苦寒、酸涩类的中草药。

具体操作:用纱布 6～8 层(或相等厚度的布或小毛巾等均可)在药液中浸透,然后取出后稍加拧挤至不滴水为度,覆盖于患处,大小宜与病损相当。开放性湿敷每隔数分钟更换 1 次(冬季可稍长一些),持续 1～2 小时,每日如此 3～4 次,每次间隔期间可涂油类药物。闭锁性湿敷将药垫敷患处后可用油纸或塑料薄膜(塑料过敏者禁用)(上面扎上小孔)盖在敷料上进行包扎,每隔 2～3 小时更换 1 次,每日 3～4 次,间隔期间亦可涂油类药物。每日湿敷的次数和每次更换间隔的时间应根据病变的情况而定,一般来讲,炎症明显、渗出多时,更换的次数应多一些,反之,则可相应减少。

湿敷的温度:冷湿敷以 10℃ 左右为宜,热湿敷可达 40～60℃,应注意避免发生烫伤。

湿敷的注意事项:应注意湿敷垫与患处皮肤紧密接触,特别是头面部、腋窝、阴囊等处。应保持一定的湿度及温度,按时更换,天气热、炎症渗出多时,应勤换一些。开放性湿敷每次更换时应将敷料取下后重新浸入药液浸泡,不可直接往敷料上滴水,每次湿敷完毕后应将敷料洗净,煮沸消毒后方可再用。湿敷的药液最好具有杀菌或收敛作用。闭锁性湿敷,如果湿敷垫干燥在疮面上不易取下时,应用药液浸湿后慢慢取下,不可强行取下,以防损伤上皮。药汁要新鲜,最好要随煎随用。冬季要注意保暖,注意不要感冒。

(2)涂搽:即用中药浓煎后直接在皮肤损害处涂搽,多用于亚急性或慢性损害。

(3)浸浴:对全身性泛发性皮肤病,可用中药 0.5kg 加水 5kg 煮后倾入浴盆内,进行药浴,每日或隔日 2 次,每次以 30 分钟为宜,注意温度不宜过高。潮红、渗出性皮肤病应禁用此法。

(4)洗涤:对于慢性或亚急性湿疹类皮肤病可用中药煎水洗涤皮肤,既可清洁皮肤,又可达到治疗作用,但水温不宜高。

2. 常用中药水剂代表方剂

(1)马齿苋水剂:马齿苋 30g,水 1000ml。具有清热解毒作用,用于治疗急性湿疹、皮炎。

(2)苍肤水剂:苍耳子 15g,地肤子 15g,土槿皮 15g,蛇床子 15g,苦参 15g,百部 15g,枯矾 6g,水 3000ml。具有搜风解毒、杀虫止痒作用,用于治疗真菌、细菌感染性疾病。

（3）解毒洗药：蒲公英 30g，苦参、黄柏、木鳖子各 12g，金银花、白芷、赤芍、牡丹皮各 9g。有清热解毒、活血消肿、祛腐排脓作用。用于治疗各种急性感染性皮肤病。

3. 粉剂（散） 是一种或多种药物制成的混合均匀的干燥粉末，一般具有吸收水分、干燥皮肤、减少外界对皮肤摩擦的特点，随各种不同的主药可有干燥、消炎、清凉、止痒、收敛等作用，适用于急性过敏性皮肤病的早期，局部扑粉亦可作爽身粉或在涂搽药膏后上面加扑粉剂，可加强药物的吸收和附着。也可以用鲜丝瓜汁、鲜马齿苋汁、鲜大白菜汁或蜂蜜、植物油、鸡蛋清等调药外涂。粉剂因其作用表浅与分泌物混合易结成痂皮，故不适用于深在性或渗出多的皮肤病，有水疱、脓疱的地方不宜直接涂搽粉剂，毛发丛生处不宜用粉剂。常用代表方剂如下。

（1）祛湿散：大黄末 30g，黄芩末 30g，寒水石末 30g，青黛 3g。有解毒祛湿作用，用于治疗湿疹、皮炎类疾病。

（2）如意金黄散、颠倒散也分别用于治疗毛囊炎、痤疮等。

4. 洗剂（混合振荡剂） 即用水和不溶性粉剂混合而成。一般含粉量 30%～50%，用时须振荡均匀，所以又称为混合振荡剂。在洗剂中往往加入少量甘油（约 5%），可减缓液体蒸发的速度，亦可增强粉剂吸附在皮肤上。如果再加入少量乙醇就可加强水分蒸发速度而增加凉爽皮肤的作用。此剂型本身即有干燥、清凉、止痒、保护皮肤的作用，常用于急性和亚急性皮肤病，适合于大面积涂搽。不适宜用在毛发部位或湿润糜烂的皮损面。常用代表方剂为雄黄解毒散洗剂：雄黄解毒散 10g，炉甘石末 10g，滑石末 10g，甘油 5ml，加水到 100ml。

5. 酊剂 此剂系以生药用白酒或 75%乙醇浸泡，浸出其有效成分滤过去渣而成。一般冬季浸泡 7 天，夏季浸泡 5 天，酊剂深入性较水剂强，使用方便，无明显刺激性，因主要成分不同分别有止痒、杀虫、活血、通络、消肿、镇痛的效果。多用于治疗皮肤瘙痒症、色素性皮肤病、脱发、足癣等。常用代表方剂有以下几种。

（1）百部酒：百部 20g，75%乙醇（或白酒）100ml。

（2）补骨脂酊：补骨脂 20g，75%乙醇（或白酒）100ml。

（3）土槿皮酊：土槿皮 15g，百部、乌梅各 6g，樟脑 4g，75%乙醇 100ml。可杀虫、止痒。适用于手足癣、股癣及其他真菌性皮肤病。

6. 油剂 通常可分为：矿物脂，如液状石蜡；动物油，如鱼肝油；植物油，如樟脑油、花生油等。油剂作用缓和、表浅，一般无刺激性，可清除鳞屑，软化痂皮，清洁皮肤上的药垢，并对粗糙的皮肤有润泽作用。中医常用的油剂有两种：一种是用中药经过提炼而制成的，如大风子油、蛋黄油；另一种是将中药置植物油中在文火上煎熬后滤过而成。临床上除了直接外涂外，还常用油剂调药粉外用，常用代表方剂甘草油，甘草 10g，植物油 100ml。油调剂是用植物油或药油调和粉剂而成，一般浓度以 30%～50%为宜。临床使用时可随调随用，本剂型作用表浅，有清凉、消炎、止痒、收敛、保护创面等作用,适用于浅在性急性炎症或有轻度糜烂渗出性皮肤病,常用代表方剂为祛毒油膏:祛湿散 15g,化毒散 1g,甘草油 30ml。

7. 软膏剂 粉剂和固体油类混合制成的一种均匀、细腻、半固体的外用制剂,深入作用较强,可保护皮肤防止外界物理化学因素对皮肤的刺激,可以润泽皮肤,使角质柔软富有弹性,亦可软化痂皮、保护疮面,如果加入各种有积极治疗作用的药物,可治疗多种皮肤病,为外用药中重要的剂型之一。因其能阻碍皮肤水分的蒸发,故在急性皮肤炎症或渗出性皮肤病时不宜应用。此外,软膏内含的有效成分如京红粉、水杨酸等可经局部皮肤吸收进入体内,通过肝、肾排泄,故若大面积使用时应注意体内蓄积过多而引起的肝、肾损害等不良反应。软膏的基础药有下列几种。

(1)凡士林:系矿物脂肪,性质稳定,不能由皮肤吸收,也没有吸水性,有一定的硬度,为最普通的软膏基质。一般常用黄凡士林、白凡士林,白凡士林是由黄凡士林漂白而来。

(2)蜂蜡:是一种由蜂窝中取得的不易皂化的蜡质(硬蜡,又称黄蜡),经漂白即成白蜡。性质也很稳定,但必须与油类混合才能成为软膏,我国古代多数软膏是用蜂蜡为基质,一般没有刺激性,现在用的单软膏即由蜂蜡 1 份、麻油(植物油)2～3份混合而成。

(3)羊毛脂:是从羊毛中提出的脂肪,无水羊毛脂中含 30％ 水分时,称为含水羊毛脂,无须加入防腐剂,容易渗入皮肤,可与水混合而成油中水型的乳剂,因其很黏,故单独使用较少,与其他油剂混合配制软膏,不但可以增加对皮肤的渗透性,而且可以增加软膏的硬度。

(4)猪脂(猪油):亦属动物脂肪基质,较凡士林容易渗入皮肤;但其性质不稳定,易腐败分解,遇热易融化,目前已不常用,若用时应加入防腐剂。

(5)蜂蜜:是一种无色或淡黄色透明黏稠液,亦属微软膏基质,其特点为黏着性强,有一定的深入性。

常用的代表方剂有黄连软膏(黄连面 10g,凡士林 90g)和清凉膏(当归 30g,紫草 6g,大黄末 4.5g,黄蜡 120～180g,香油 480ml)。

8. 硬膏剂(膏药) 是用脂肪(植物油)、蜡、树胶(桐油)加入粉剂,经高温熬炼而成,是我国传统中药的外用药剂型之一。贴在皮肤上可借皮肤的温度而变软,但不熔化,其深入作用较强,可完全阻碍皮肤表面水分蒸发。一般具有软化角质、剥脱上皮、保持局部温度、促进炎症吸收等作用。常可随其所含之主要药物性质而有消炎、活血、镇痛、祛风止痒、促进硬块吸收等作用;临床上广泛用于治疗慢性、局限性、肥厚性、角化性、结节性皮肤病,如神经性皮炎、局限性硬皮病、结节性痒疹等。此外,对一些非炎症引起的增殖性皮肤病亦有疗效,如疣、胼胝、鸡眼、瘢痕疙瘩等。硬膏有一定的刺激性,对一些急性炎症和糜烂渗出性皮肤病禁用。

9. 拔膏(黑色拔膏棍、脱色拔膏棍、稀释拔膏) 药物组成如下。

（1）群药类：鲜羊蹄根梗叶（土大黄）、大风子、百部、皂角刺各 60g，鲜凤仙花、透骨草、羊踯躅花、马前子、苦杏仁、银杏、蜂房、苦参子各 30g，穿山甲（代）、川乌、草乌、全蝎、斑蝥各 15g，金头蜈蚣 15 条。

（2）药面类：白及末 30g，藤黄末、轻粉末各 15g。

10. 药捻 又称药线，是用绵纸、棉花、丝线等裹药或蘸药制成线状，或直接用药粉加水搓成细条而成。药捻因其形状细长，适合把药直接用到疮口上或疮面深的部位，使其引流通畅，又不损伤新鲜疮面，防止疮口假愈合。随所含药物的不同而有化腐提毒、生肌长肉、收敛伤口、回阳生肌等作用。多用于窦道、瘘管、疮疡溃后而不收口者。常用代表方剂有甲字提毒药捻：净轻粉 30g，京红粉 30g，血竭 12g，冰片 6g，麝香 0.9g，朱砂 9g，琥珀 9g。

11. 熏剂 是用中药压碾成粗末，可制成纸卷或药香，亦可直接撒在炭火上，点燃后用烟熏，是中医独特疗法之一。多用于慢性肥厚性皮损，有消炎止痒、软化浸润、促进炎症吸收之效。用温热药物组成熏药有回阳生肌、促进溃疡愈合的作用，多用于慢性溃疡、久不收口的阴疮寒证及久不愈合的手术后窦道等。常用代表方剂有癣症熏剂：苍术、黄柏、苦参、防风各 9g，大风子、白鲜皮各 30g，松香、鹤虱草各 12g，五倍子 15g。

使用熏剂注意事项：因治疗多系慢性顽固性病损，故需要有信心，坚持治疗。皮损粗糙肥厚者，熏时宜浓烟高温，一般 50～70℃ 为宜，但应注意勿引起烧烫伤。熏完后皮损表面往往有一层油脂（烟油），不要立即擦掉，保持时间越久，疗效越好。一般无不良反应，但对严重高血压、孕妇或体质衰弱者及不习惯闻烟味者，宜慎用或禁用。对于急性或亚急性皮损一般禁用。

第五节 中医特色疗法

一、挑刺疗法

挑刺是民间常用的疗法，一般用于中暑、急性胃肠炎等疾病。采用此法治疗慢性颈背毛囊炎、颈背疖肿、头皮毛囊炎、痤疮等病，有较好的疗效。急性荨麻疹在急性发作时，用挑刺疗法或检挤疗法可暂时缓解。

消毒后，用三棱针挑刺脊柱两侧旁开二指线，与脊突平行点上，由肩至腰部，每侧 10～12 针，挑刺毕，用力挤出 1～2 滴血液为度。用干棉球擦去血液。另一种方法是挑刺背部毛囊炎或红点上，每次挑 15～20 针，以用力挤出 1～2 滴血液为度。

每隔 1 日挑刺 1 次，8～10 次为 1 个疗程，有效可继续挑刺，直至痊愈。无效则停用该疗法。

检挤疗法是用两手的拇指与示指挤压背部挑刺部位的皮肤，使局部发生紫红斑,可用于怕挑刺与紧急情况。以急性荨麻疹有腹痛病人疗效最快、最好。

二、鸡蛋清疗法

1. **方法**　备 1 个鲜鸡蛋,用稀碘将鸡蛋的钝端蛋壳消毒,用消毒镊子打破蛋壳约 1cm 直径的孔洞,用消毒 7 号针头拨开蛋衣,抽取蛋清(清亮半透明)备用。

2. **剂量与疗程**　取 0.5～2ml 的蛋清,做肌内注射,开始用小剂量,以后可逐渐增加至 2ml,隔日注射 1 次,10 次为 1 个疗程,一般不超过 2～3 个疗程。

3. **适应证**　银屑病、瘙痒症、慢性荨麻疹、日光性皮炎。

4. **注射后的不良反应**

(1)局部风团反应,一般在注射 3～4 次鸡蛋清以后,注射局部可有红肿的风团反应,1～2 日自然消退,不影响继续治疗。

(2)局部淋巴结肿大(腹股沟):在发生局部反应时,局部淋巴结可肿大,一般不疼痛,不影响继续治疗,局部反应与蛋清的新鲜程度有关,如是新鲜蛋清,局部反应就轻。

(3)发热反应:少数患者注射后有发热反应,1～2 天可自然消退,应减少注射剂量或停止注射。

(4)亚硝酸样反应:长期应用鸡蛋清疗法的患者(一般注射 20～30 次或以上),少数患者在注射鸡蛋清后,立即出现面部潮红、心慌、头晕、胸闷的感觉,心率变慢,血压不降低,可持续 10 分钟左右自愈。但仍可有 1～2 日的全身无力,为了避免这种反应,最好不超过 3 个疗程;鸡蛋清剂量不超过 2ml;鸡蛋品种 2～3 个月调换 1 次;但鸡蛋必须新鲜,鸡蛋清清亮、半透明为好。

(5)休克反应,注射鸡蛋清后突然头晕、面色苍白、血压降低,须及时抢救治疗,用肾上腺素肌内注射,与泼尼松龙、地塞米松肌内注射,无效时宜静脉滴注升压药和地塞米松、氢化可的松等。

三、委中针刺放血疗法

1. **方法**　先在委中穴按摩 10 余次,消毒皮肤,用 2～3cm 的毫针刺委中穴位,以有强烈的酸、麻、胀痛感为度。行针 10～15 分钟,再拔出毫针,用力挤其针眼,以出血 1～2 滴皮下青紫为度。

2. **疗程**　隔日 1 次,8～10 次为 1 个疗程,有效可继续治疗至痊愈,无效者可停用。

3. **适应证**　疖子与慢性疖病(以臀部、下肢的疗效较好)、慢性丹毒(下腿)、臀部毛囊炎等。

四、划耳疗法

1. **方法**　用乙醇消毒皮肤,在对耳轮下脚部,用锋利的瓷片(打破的瓷碗、茶杯的碎片),划一个 2～3cm 长的切口,以出血为度,盖以消毒棉球。对侧也划一相同切口。划耳时,术者用一手的中指顶住耳翼切口的背面,用示指、拇指提起耳尖部,以便划耳,切口深度均匀。

2. 疗程　每周划耳 1 次,5～8 次为 1 个疗程,有效者继续治疗,直至痊愈,无效者可停止治疗。

3. 适应证　白癜风(以面部头部的疗效较好)、斑秃、小儿湿疹、银屑病、顽固性瘙痒症、神经性皮炎等。

五、耳针疗法

耳针疗法是用短的毫针或皮内针扎在耳壳上治疗疾病的一种简易方法,其特点是简易、经济,对某些患者确有疗效。

耳针的穴位分布与全身的经络、脏腑有密切关系,人体许多疾病可在耳壳相应区域产生压痛点,这些相应的区域及压痛点,就是治疗时针刺的穴位,称为耳穴。

操作方法与步骤

(1)准备:使患者对针刺耳穴的疼痛有思想准备,因为耳针正是刺在较敏感的穴位,较为疼痛。

(2)探查压痛点:为了提高疗效,必须探查压痛点,在相应区域与穴位用短毫针轻刺,找出压痛点。

(3)操作:消毒皮肤,刺入压痛点,深度以不穿透耳壳(即背侧皮肤)为度,留针30～60 分钟。为了加强疗效,每隔 10～20 分钟捻转 2 次,以加强刺激。3～6 次为1 个疗程,每日或隔日 1 次,有效者可继续治疗至痊愈。

(4)皮肤病常用穴位:肺、神门(交感神经系)、内分泌、皮质下与相应局部穴位。

(5)适应证:部分银屑病患者有较好疗效(以进行期全身性银屑病患者为主),冻疮的疗效较好,有的患者治疗数次即有效。其他如荨麻疹、瘙痒症、泛发性湿疹与雷诺病等均可酌情应用。虚弱患者与妊娠期妇女不宜用耳针疗法。

六、梅花针疗法

梅花针疗法是用"梅花针"叩刺皮肤浅表的一种简易有效的疗法。

梅花针是将一根筷子或 7～8 寸长而有弹性的钢条的一端钻成一个孔眼。纳入 7 根缝衣小钢针(5～6 号),并将针尖在一个平面上对齐。在针束纳入孔眼约2/3 时,用丝线固定,即可应用。

1. 操作方法与步骤

(1)叩刺方法:基本的手法是弹刺法,即用手腕灵活弹动,待针尖刺入皮肤后立即弹出,这样虽重而不出血。按用力大小,弹刺分重刺、中刺、轻刺。

（2）叩刺部位：一般分为 3 种。

①常规部位叩刺：常规部位叩刺有增强机体功能的作用，一般用轻刺或中刺手法。由背部第 7 颈椎开始，沿脊柱旁开二指，顺序由上而下叩刺，每针间距离 1cm，直至尾骶部。每日 1 次，8～10 次为 1 个疗程。

②皮损部位局部叩刺：一般采用强刺激方法，可每日 1 次。

③重点部位叩刺：不少患者脊椎与其两侧呈异常现象，当医师用拇指由尾骶部向上推挤皮肤时，可发现某些部位有皮下结节性或囊状硬块，患者有酸麻、胀痛的感觉，于是在这些部位来回反复叩刺 2～3 遍（重刺激）。

（3）治疗皮肤病：一般采用皮损局部叩刺法，如治疗局限性神经性皮炎、慢性湿疹、白癜风、斑秃、痒疹等。

常规部位叩刺与重点部位叩刺可应用于慢性荨麻疹、湿疹、神经性皮炎、瘙痒症、银屑病、痒疹、玫瑰糠疹、慢性毛囊炎、痤疮与斑秃等。

七、针刺疗法

针刺治病快，疗效较好，操作简易，是易于推广的疗法。特点是取穴少（1～3穴），透穴多（在四肢穴位常用透穴方法，如阳陵泉透阴陵泉，内关透外关等）。另外，进针深、出针快，捻转角度大。刺激强度大，较传统的针刺感应强，奏效明显。一般不留针，剧痛或痉挛时可酌情留针。

进针的手法有以下 3 种：①强刺激进行深或大弧度捻转，或用力提插，或在进针后，手持针柄做震颤动作。这些都是强刺激，也叫泻法。它使患者有强烈的针感。此法多用于四肢肌肉丰满的部位，适用于体质强壮、疼痛较重的患者。②中刺激轻于强刺激，即中等手法或平补平泻，全身都可应用，适用于体质敏感（对针感反应较强）的患者。③轻刺激患者有轻度针感即可，叫作补法，多用于面部肌肉较薄的部位和体质虚弱的患者。

1. 取穴方法　一般根据皮损附近的经络分布取穴或在皮损局部取穴，有广泛全身性皮肤病时可根据病因、性质、病损的部位（经络分布）等全身取穴。

2. 针刺穿皮　是在局限性皮损的局部，毫针沿皮下刺入，用交叉或多根针平行方向刺入，以刺透皮损为度。

3. 适应证　荨麻疹、泛发性湿疹、瘙痒症、神经性皮炎、局限性硬皮病侧面萎缩、白癜风、银屑病等。早期局限性硬皮病和侧面萎缩用针刺穿皮方法疗效较好。

八、针刺拔罐疗法

1. 方法　循经取穴或病损部位针刺，行针起针后在针眼处拔罐出血。

2. 适应证　带状疱疹、痤疮，尤其是结节性痤疮和囊肿性痤疮、急性荨麻疹等。

九、灸法

灸法是用纸卷艾绒制成艾卷,点燃后,放在穴位上熏烤或在皮损部位熏烤产生温热感而起到活血通络、祛风散寒、止痒消炎的作用。一般适用于虚证、寒证和慢性苔藓化改变的皮肤病;如局限性神经性皮炎、湿疹、扁平苔藓与慢性荨麻疹等。

灸的方法:根据病情选择穴位。让患者取合适体位,医师持点燃的艾卷在穴位上或皮损上回旋熏烤,按患者感觉来调整艾卷的高低或几个穴位轮换熏烤,每穴灸10~15分钟。

十、穴位注射法

穴位注射法亦有人称为水针疗法。其是根据经络学说的原理,在选择一定经穴注射小剂量的药物,通过针刺和药物的作用,调整机体功能,达到治疗目的。

适用于穴位注射的药物有:丹参注射液、川芎注射液、当归注射液、柴胡注射液等。通常采用常规剂量的1/5~1/2较为稳定,即头面部、关节处、皮损处可注入0.3~1.0ml,其他部位可注入1.0~5.0ml,个别穴位(如环跳)则可注入5~10ml。

荨麻疹、湿疹、皮肤瘙痒症主要选择大椎、肺俞、曲池等穴,神经性皮炎、银屑病可选大椎、曲池、血海等穴,脱发可选用督俞、肺俞、肾俞等穴。

十一、埋线疗法

埋线疗法就是将医用羊肠线埋植于身体的一定部位或穴位而达到治病作用的一种方法。

取腰椎穿刺针,将针芯前端磨平,使用前消毒。取医用羊肠线0-0号或1-0号,剪成2~2.5cm长的小节,用前浸泡于75%乙醇中消毒备用。

选定埋线部位,用甲紫标记,常规消毒皮肤、局部麻醉,将备好的羊肠线插入穿刺针头,线头不能外漏,再将针芯从后端穿入。

操作者用左手拇、示指绷紧或捏起进针部位皮肤,右手持针,快速刺入选穴皮下,缓慢退针,边退针边推进针芯,将羊肠线留置于选穴的皮下,针头不要外漏。拔针后针孔涂碘伏,用干棉球压迫片刻,胶布固定。一般每2周1次,可连续8~10次。

适用于局限性硬皮病、萎缩性皮肤病、银屑病、神经性皮炎等。

第六节　皮肤病护理与换药

良好的护理对促进皮肤病患者有较快的治愈作用。因此,在治疗上应掌握正确的护理原则和方法,使疾病尽早康复。

一、护理

(一)一般护理

1. 关心体贴患者,针对患者不同的思想情况,做耐心细致的解释工作,使患者能正确地对待疾病,树立信心,积极配合治疗。

2. 观察患者的病情及变化,注意询问患者的瘙痒部位、程度、时间、性质及诱因,尽可能除去一切致病因素,避免外界刺激(搔抓、烫洗)。

3. 防止搔抓而致皮肤破损引起感染,应经常修剪指甲,勤洗手,保持患者手部清洁卫生,婴儿应包裹双手,避免搔抓。

4. 注意皮肤的清洁,防止感染,衣被要清洁、柔软、宽大,内衣不宜用毛、丝、化纤制品,勤换床单、被套。严重皮损者,直接接触皮肤的床单、被套等,应经消毒、灭菌后方可使用。

5. 传染性皮肤病和性病患者,应根据不同的情况采取不同的隔离措施,所用敷料应焚烧,器械、用具等应严格消毒处理。

6. 认真做好卫生宣教,实行保护性医疗制度。

(二)饮食护理

饮食对于皮肤病的发生、发展、变化起着重要作用。因此,相宜的饮食能强身治病,后世谓之食养或食疗;而不相宜的饮食则可加重病情,俗称口忌。临床上应根据不同性质和不同阶段的疾病合理地调理饮食,同时应注意饮食与药物及食物之间的相互配伍,结合患者的身体素质、年龄及地域习俗等多种因素,合理运用饮食宜忌。

1. 一般原则　寒证宜温热饮食,忌寒凉生冷;热证宜寒凉性平饮食,忌温燥辛辣炙烤;虚证宜补益饮食,忌耗气伤阴或黏滞难化饮食;阳虚者,宜温补,慎寒凉;阴虚者,需清补,忌温热;实证宜予祛邪饮食,因病施食,忌用补益。

2. 疾病禁忌　①鱼腥海鲜发物,如虾、蟹、海鱼、无鳞鱼、海味(干贝、淡菜)、公鸡、鹅肉、苔菜、笋、豆芽、香菇、黄花菜、芫荽等对发疹、瘙痒、过敏性疾病如银屑病、神经性皮炎、荨麻疹、湿疹等患者忌食。②辛辣炙煿醇酒,如辣椒、花椒、生姜、葱、蒜、韭、薤等辛辣之品;煎、炒、炸、烤、爆等炙煿之品及烈酒等物,发疹性疾病、痤疮、酒渣鼻、脂溢性皮炎患者忌食。③膏粱厚味如羊肉、牛肉、狗肉、肥甘厚味,化脓性、发热性皮肤病患者不宜食用。④光敏感食物,如油菜、苋菜、甜菜、泥螺、干木耳、灰菜等。

(三)重症患者的护理

1. 室内应保持适宜的温度,定时开窗通风,每日用紫外线照射消毒 1 次,保持室内清洁、干燥。

2. 对天疱疮、重症药疹、重症多形红斑患者,其衣、被应进行消毒处理,工作人员需穿隔离衣、戴口罩和帽子后对患者进行护理。

3. 严格遵守消毒隔离操作规程,患者的床褥要柔软。

4. 给予高蛋白、高热量、高维生素的饮食。

5. 必要时记出、入液量,定时测量体温、脉搏、呼吸。

6. 对长期卧床的患者应勤翻身,床褥应保持清洁、干燥、平整、无皱褶,以防(褥疮)压疮和坠积性肺炎的发生。

7. 眼睛护理:用细玻璃棒将眼睑轻轻分开,用 3‰硼酸水清洗后,再用硼酸眼膏挤入眼内,保持眼睑清洁,防止睑球粘连。

8. 鼻腔护理:每日用 3‰硼酸溶液清洁鼻腔 2 次。

9. 口腔护理:对重症患者特别应注意口腔的护理。因口腔是病原微生物侵入人体的途径之一。由于患者抵抗力减弱,饮水、进食减少,常可使口腔内微生物大量繁殖,而引发口腔炎症、口臭,影响食欲和消化功能,甚至因感染而导致并发症的发生,所以口腔卫生对人体的健康,尤其对高热、昏迷、口腔疾病及某些重症患者是很重要的。同时,还可通过口腔护理观察患者舌苔和口腔黏膜有无异常,便于了解病情变化。

10. 漱口液的选择

(1)口腔溃疡局部疼痛明显者用 2%普鲁卡因液含漱。

(2)心火上炎所致溃疡黏膜有糜烂的用珍珠冰硼散、锡类散搽患处,每日 3~5 次;或用黄连青黛散外搽。

(3)脾胃热盛所致溃疡,用硼砂、薄荷泡水漱口,或将口腔溃疡散吹敷于口腔溃疡面(一般餐前半小时或餐后应用为宜)或用冰硼散搽患处。

(4)如口唇糜烂,可给予消毒后再涂上 4%硼酸眼膏;如发现口腔黏膜上有白色斑点,可送真菌检查,并涂制霉菌素甘油。

(5)如有脓肿破溃,可用 3%过氧化氢溶液搽洗或玉匙散外搽。亦可将六神丸 1~2 粒填入脓腔内。

11. 外阴部护理:用 1:5000 高锰酸钾溶液或 3%硼酸溶液清洗,每日 1 次,如有黏膜糜烂,可用 0.5%新霉素软膏外涂。

二、皮肤病的换药

换药是观察伤口变化,保持引流通畅,控制局部感染,保护并促进新生上皮和肉芽组织生长,使伤口顺利愈合。它是皮肤病治疗中的一个重要环节。常用的药物有水剂、乳剂、油剂、软膏等剂型,搽于皮肤患处以达到治疗目的。

(一)皮肤换药注意事项

1. 换药时室内应保持清洁、干燥,注意保暖,防止受凉。

2. 严格遵守操作规程,掌握熟练的操作技术,疮面及周围皮肤均需清洗干净,动作应轻柔,避免损伤新鲜的肉芽组织。胶布痕迹用汽油擦净,再用 75％乙醇擦去汽油。

3. 特殊伤口须隔离换药。大面积皮损换药时应用不同药物外用,以防药物过量吸收而发生中毒反应。

4. 做好消毒隔离工作,防止交叉感染。

(二)皮肤的清洁处理

1. 根据不同的病种和部位,选择不同的药物进行换药,向患者做好解释,并协助其取合适的体位,充分暴露疮口,注意保暖。对患处分泌物和薄痂,用清洁剂湿敷或浸泡即可除去,如痂皮较厚不易去除者,可用 10％尿素软膏或凡士林外涂,或用黄连油膏包扎 24 小时,等痂皮软化后用镊子去除。

2. 皮肤上出现无感染的大疱,常规消毒后用无菌注射器抽吸疱液,尽量保护疱壁,避免剥离,预防继发感染。若疱壁已破、感染成脓疱,应剪除疱壁,用棉球吸净脓液后换药。毛发处的皮损,应剪去毛发,并洗净患处。对患处及周围残留的软膏或糊剂可用植物油或液状石蜡轻轻揩去;粉剂并已干燥、硬结者,应用温水浸泡后再揩去。

3. 如会阴、肛门周围的皮损,可用 1:5000 高锰酸钾溶液冲洗或坐浴,口腔、眼睑、鼻孔周围充血炎症时,可用 2％～3％硼酸溶液清洁冲洗,外用含抗菌药的软膏,注意预防结膜粘连,防止角膜的感染及穿孔。外耳道分泌物多时,可用 1％～3％过氧化氢溶液清洗。

(三)各类剂型外用药换药方法

1. 粉剂、洗剂:根据皮疹情况,前者用纱布或粉扑撒布,每日 1～3 次,后者用棉签蘸消毒药液(如小檗碱液)涂于患处,每日多次,用前应充分摇匀,但应注意一般不用于表皮糜烂及渗液过多处,亦不宜于口腔附近及毛发长的部位。对皮肤炎症在亚急性阶段,渗液与糜烂很少,红肿减轻,有脱屑、皲裂和干燥的皮损部位可涂布消毒植物油油剂、糊剂。皮肤炎症在慢性阶段有浸润、肥厚、角化过度时,则可用软膏、乳剂涂布。

2. 水溶剂:一般除清洁创面外,主要还用于皮肤科开放性疾病冷湿敷。闭合性疾病用热湿敷。先用湿敷液或植物油将患处洗净,用 4～6 层纱布或用 2 层小毛巾浸于药液中。取出拧至半干,以不滴液为度,然后敷贴于皮损处,轻轻压迫,使其紧贴于皮损上,特殊部位可用绷带固定,以免滑脱。根据湿敷垫药液的蒸发情况,定时加浸药液,保持一定湿度。一般病变,每日敷 2～4 次,每次 30 分钟。重症渗液较多者可持续采用湿敷法。湿敷液的温度,夏季以室温或稍低于室温为宜,有一定的止痒效果。冬季应稍高于室温,以患者感到不冷为宜。湿敷时上面不要加盖塑料布、油纸类,以防阻碍水分的蒸发,造成局部温度的增加,而使皮肤浸渍变软乃至加重病情。冷湿敷时面积不宜过大,一般不应超过体积的 1/3。天气冷时还应注意保暖,防止着凉和某些药物吸收而发生中毒现象。面部湿敷时,两耳内应塞以棉球,以防药液进入耳内而引发中耳炎。

3. 对手足、外阴、肛门部位有化脓或分泌物过多者,可用浸浴代替湿敷。其浸浴的药液可选用抗菌药物。对不能做湿敷的小儿,可用药液清洗。

4. 乳剂:软膏类可用压舌板包上纱布或用棉签涂药,每日 2～3 次,也可酌情用手将药物轻轻涂于患处,稍加用力揉搓,以便药物渗入。为防止发生继发感染,不要长时间包扎。

5. 糊剂:换药时先用油类将患部上原有的糊剂擦去,切忌不可用水洗。然后用软膏刀(或压舌板)均匀地将糊剂涂于纱布上再敷于病变部位,外用绷带包扎,毛发过长的部位,应先剪去毛发,再涂药。

6. 酊剂:凡皮肤破损或损害面积较广的部位,以及口腔黏膜等部位不宜使用。

(四)护理注意事项

1. 换药的次数根据病情而定,一般每日 1 次,酊剂、水剂需每日 3～4 次,混悬液需摇匀。

2. 搽药须厚薄均匀,不宜过多,以防毛孔闭塞;刺激性较强的药物,不可用于面部;面部涂药时应防误入口中。

3. 皮肤科用药根据局部情况取用不同剂型,如仅有红斑、丘疹、小水疱而无渗液用溶液、粉剂外涂,也可用溶液湿敷;如大面积渗液或剧烈红肿,则用溶液湿敷为宜;表皮糜烂、渗液较多的皮损处一般不用搽药,用后反使渗液不能流出,易导致自身敏感性皮炎;也不宜用于毛发生长的部位,因药粉不能直接撒在皮损处,同时粉末与毛发结成团;皮肤炎症在亚急性阶段,渗液与糜烂很少,红肿减轻,有鳞屑和结痂,则用油剂为宜;皮肤炎症在慢性阶段有浸润、肥厚、角化过度时,则软膏为主。

4. 眼、耳、面部有皮肤疾病一般用 3‰黄连溶液湿敷。

5. 外阴或肛门周围皮肤疾病,常用皮炎洗剂或止痒洗剂湿敷或坐浴。

6. 皮肤上出现无感染的大疱,常规消毒后用无菌注射器抽吸疱液,保护疱壁,避免剥离,预防继发感染。若水疱感染成脓疱。应剪破疱壁,用棉球吸干后换药。

7. 患者沐浴宜用中性肥皂,沐浴时间不宜过长,以免刺激皮肤失去润滑造成干燥或皲裂。

8. 换药后需密切观察局部皮肤,如出现红肿、丘疹、奇痒等过敏现象,应立即停用此药,并将药物拭净,必要时使用抗过敏的药物。

第 4 章

皮肤的保健与美容

第一节　皮肤的保健

一、皮肤保健基本知识

(一)健康皮肤的要素

皮肤的健康指标主要包括色泽(肤色)、光洁度、纹理、湿润度及弹性等,它们与遗传、性别、年龄、内分泌变化、营养及健康状况等因素都有密切关系。

1. 肤色　主要由皮肤内各种色素的含量与分布、皮肤血液内氧合血红蛋白与还原血红蛋白的含量、皮肤的厚度及光线在皮肤表面的散射三大要素决定。黑色素和胡萝卜素是皮肤主要的色素,黑色素是决定肤色的主要因素,黄种人的肤色还与皮肤内胡萝卜素含量有关。对我国人群而言,健康的肤色应该是在黄色基调上的白里透红。

2. 细腻度　主要由皮肤纹理和毛孔大小决定。健康的皮肤应表现为纹理细腻、毛孔细小。

3. 弹性度　主要由皮下脂肪厚度、皮肤含水量、真皮胶原纤维及弹性纤维质量与功能所决定。健康的皮肤应表现为外观丰满、湿润和有弹性。

4. 润泽度　是指皮肤的湿润和光泽程度。当表皮含水量维持在 $10\%\sim20\%$,且皮肤表面皮脂膜正常时,皮肤才有良好的润泽度。

5. 敏感度　健康的皮肤能够抵御日常外界物质的侵袭,不出现皮肤过度敏感的状况。

6. 功能状况　健康的皮肤有赖于皮肤各种生理功能的完整与正常。正常的皮肤功能不仅使皮肤具有健康的外观,还能有效地保持皮肤内、外环境的平衡,维持皮肤的灵敏性和协调性,避免机体受到外界的各种有害刺激。

(二)影响皮肤健康的因素

1. 遗传因素 皮肤的肤色及质地受遗传因素的影响,许多影响皮肤健康的皮肤病(如痤疮、白癜风、雄激素性脱发、银屑病等)也受遗传因素的影响。

2. 皮肤疾病 各种皮肤病与性病都会影响皮肤的健康和外观,如痤疮、黄褐斑、扁平疣等皮肤病可影响皮肤的容貌,湿疹、皮炎类疾病破坏皮肤的屏障功能等。

3. 身体健康状况 皮肤是人体内部环境及外部环境的一个重要效应器官,机体的许多疾病都会在皮肤上有所表现,从而影响皮肤健康。如贫血患者的皮肤会变得苍白,病毒性肝炎患者的皮肤会黄染等。

4. 光辐射 皮肤的老化分为内源性老化和外源性老化。内源性老化是指随年龄增长而发生的皮肤生理性衰老,老化程度受遗传、内分泌、营养、卫生状况、免疫等因素的影响;外源性老化是指皮肤受外界因素的影响而出现的老化状态,其中约80%的外源性老化是由光辐射造成的,即所谓的光老化。光老化是指皮肤长期受到光照而引起的老化,主要由 UVA、UVB 照射引起皮肤基质金属蛋白酶表达异常,氧自由基产生过多,胶原纤维、弹性纤维变性、断裂和减少,黑色素合成增加,从而使皮肤松弛、皱纹增多、皮肤增厚粗糙、色素沉着、毛细血管扩张,并易发生皮肤肿瘤。近年来发现,红外线辐射也能导致皮肤光老化。

5. 吸烟 可以造成手指皮肤的黄染。此外,研究表明,吸烟还可促进皮肤皱纹的产生(特别是女性),还与皮肤外观灰白、头发灰白等密切相关。

6. 环境因素、理化因素及生物学因素 季节气候、温度、风、湿度、环境污染等因素均可影响皮肤性状;药物、化妆品也可引起皮肤质地的改变,如长期使用糖皮质激素可引起皮肤萎缩、毛细血管扩张;某些化妆品可影响皮脂排泄而发生痤疮样皮损;各种微生物(如病毒、细菌、真菌等)可引起皮肤感染,从而影响皮肤健康。

7. 其他 除以上因素外,营养状况、精神状态、睡眠状况、生活习惯、工作性质等对皮肤性状也有较大影响。

(三)皮肤的分型

不同种族和个体的皮肤存在很大差异,对皮肤类型的分类方法亦有多种。目前多根据皮肤含水量、皮脂分泌状况、皮肤 pH 以及皮肤对外界刺激反应性的不同,将皮肤分为 5 种类型。

1. 干性皮肤 又称干燥型皮肤。角质层含水量低于 10%,pH>6.5,皮脂分泌量少,皮肤干燥,缺少油脂,皮纹细,毛孔不明显,洗脸后有紧绷感,对外界刺激(如气候、温度变化)敏感,易出现皮肤皲裂、脱屑和皱纹。干性皮肤既与先天性因素有关,也与经常风吹日晒及过度使用碱性洗涤剂有关。

2. 中性皮肤 也称普通型皮肤,为理想的皮肤类型。角质层含水量为 20%左右,pH 为 4.5~6.5,皮脂分泌量适中,皮肤表面光滑细嫩,不干燥,不油腻,有弹性,对外界刺激适应性较强。

3. 油性皮肤　也称多脂型皮肤,多见于中、青年及肥胖者。角质层含水量为20%左右,pH<1.5,皮脂分泌旺盛,皮肤外观油腻发亮,毛孔粗大,易黏附灰尘,肤色往往较深,但弹性好,不易起皱,对外界刺激一般不敏感。油性皮肤多与雄激素分泌旺盛、偏食高脂食物及香浓调味品有关,易患痤疮、脂溢性皮炎等皮肤病。

4. 混合性皮肤　是干性皮肤、中性皮肤或油性皮肤混合存在的一种皮肤类型。多表现为面中央部位(即前额、鼻部、鼻唇沟及下颌部)呈油性,而双面颊、双颞部等表现为中性或干性皮肤。躯干部皮肤和毛发性状一般与头面部一致,油性皮肤者毛发亦多油光亮,干性皮肤者毛发亦显干燥。

5. 敏感性皮肤　也称过敏性皮肤,多见于过敏体质者。皮肤对外界刺激的反应性强,对冷、热、风吹、紫外线、化妆品等均较敏感,易出现红斑、丘疹和瘙痒等表现。

二、皮肤保健具体方法

(一)加强皮肤保健

1. 保持皮肤的清洁　皮肤表面会有灰尘、污垢、皮肤排泄物、微生物等黏附,后者可堵塞毛囊孔、汗腺口,因此,经常清洗皮肤非常重要。此外,清洗还可促进皮肤血液循环、增进皮肤健康。清洗皮肤应选择自来水、河水、湖水等软质水,对皮肤、无刺激性;山区的水中含较多钙盐、镁盐,对皮肤、毛发有一定刺激性,应先煮沸或加入适量硼砂或碳酸氢钠,使其变为软水后再使用。洗涤剂的选择应根据皮肤类型,如油性皮肤可选用硬皂,中性皮肤可选用软皂,干性皮肤可选用过脂皂等。洗澡次数及时间应根据季节、环境的不同而异,早、晚洗澡均可,水温以 35～38℃为宜,夏天可每天洗澡 1 次,而冬天以每 3～6 天洗澡 1 次为宜,清洗过多反而会使皮脂膜含量减少,丧失对皮肤的保护和滋润作用,促进皮肤老化。

2. 皮肤老化的预防　尽量避免强烈日光照射,外出时应打伞、穿浅色衣服或外用遮光防晒剂。坚持自我面部保健按摩可改善皮肤血液循环、加速新陈代谢、增加皮肤细胞活力、防止真皮乳头层的萎缩、增加弹性纤维的活性,从而延缓皮肤衰老。可根据气候、年龄和个体皮肤类型选择合适的抗衰老、保湿、抗氧化化妆品,应注意切勿选用含激素、汞、砷等成分的化妆品。

3. 做好头发的保健　毛发的健康与否直接影响皮肤健康,而且头发本身也是人(尤其女性)外在美的一个重要标志,因此保持头发健康非常重要。应保持头发清洁,每周洗头 1～2 次为宜,洗发剂的选择应根据头发的油腻程度,干性头发选用含蛋白的洗发剂,油性头发选用弱酸性洗发剂,头屑较多时可选用含去屑成分(如吡啶硫酮锌)的洗发剂等,同时根据发质选用适宜的护发素。

(二)预防皮肤病常识

1. 择饮食　皮肤病患者应忌食鱼、虾、蟹之类的海鲜品,禁食辣椒、生姜、大蒜、大葱、浓茶、咖啡、酒等刺激性食物或饮料,少吃动物脂肪。需增加营养者可吃动物肝脏、瘦肉、豆制品及新鲜蔬菜、水果等。如不注意选择食物,导致瘙痒加剧,反复发作,就会出现久治难愈的现象。

2. 避免摩擦 如果衣裤过小、过紧、布质过硬,经常摩擦刺激患处皮肤,会使疾病不易治愈,还会引起色素痣恶变。

3. 适当洗浴 皮肤干燥、不耐刺激的患者,最好少用水洗,不要用碱性大的洗衣皂。而皮脂较多的患者或银屑病患者则可适当多洗浴。

4. 忌搔抓 不断地搔抓会使皮肤变厚增粗。皮肤变厚又可加重瘙痒,结果愈抓愈痒,愈痒愈抓,使疾病久治不愈。抓破的皮肤还会继发感染。传染性软疣、脓疱疮等常因手的搔抓而向全身蔓延扩展。

5. 勿烫洗 有流水渗液的皮肤损害处,忌用热水烫洗。热水虽可暂时止痒,但过后却会因皮肤毛细血管受热扩张,渗液增加,瘙痒加剧。

6. 勤换衣 皮肤病常有渗液、流水,加上外用药物,常会弄脏衣服和床单,故应及时更换内衣和床单,使皮肤有清洁的环境,利于治疗。

7. 防传染 有些皮肤病如脓疱疮、头癣、传染性软疣等传染性极强,患者应自觉遵守消毒隔离制度,避免自身蔓延和交叉感染。

8. 忌受潮 潮湿、多汗有利于皮肤上真菌、细菌等生长繁殖,而且受潮还是诱发许多皮肤病发病的重要原因。所以,病情处于急性期时不宜睡湿地、涉水、浸泡,否则可使急性转为慢性,症状加重或合并感染。

(三)使用护肤品清洁皮肤的注意事项

1. 洁面产品的好坏,主要决定于"清洁成分"本身,而不是那些添加物。例如,某洗面奶成分写的是"高效保湿因子,维生素 E",工程师的判断是,基本上这支洗面奶的好坏,无法从这两种成分得到信息。

2. 表面活性剂决定整支洗面奶的好坏。氨基酸表面活性剂为天然成分,为原料制造,成分本身可调为弱酸性,所以对皮肤的刺激性很小,亲肤性又特别好。表面活性剂是目前高级洗面奶清洁成分的主流,价格也较为昂贵。长期使用,可以不需要顾虑对皮肤有伤害。

3. 不少洗面奶都伤皮肤,抗衰老必须用氨基酸洗面奶。最关键是温和、无刺激,不但对皮肤没有刺激,对眼睛甚至沙眼也没有刺激。另外,洁面产品需要清洁能力强且容易清洗干净,残留极少;残留物对皮肤没有伤害。

4. 高级的洁面产品除了肤感出色,涂抹轻柔,泡沫细软,不能有拉丝和啫喱状的感觉;还要有营养和保湿的功效,清洗后皮肤清爽而不紧绷。

5. 年轻态出品的洁面凝露和洗面奶主要成分都是用氨基酸表面活性剂,因此可以达到高级洁面产品的指标。通常洗面奶适合痤疮性皮肤和油脂分泌特旺盛的皮肤,其余一般都建议选用洁面凝露。

6. 使用洗面奶或洁面凝露一般建议用温水洗脸,水温 37℃左右。因为当皮肤有一定温度和湿度时,护肤品的吸收最好,冷水清洁皮肤后,护肤品吸收会慢,而热水清洁皮肤会造成一定的损伤。

7. 自来水含氯气伤害皮肤。清洁时建议用纯净水或蒸馏水。油性皮肤、黑头皮肤、痤疮皮肤建议用洗面奶按摩 1 分钟左右。有红血丝的皮肤洗脸时注意水温不要过高,否则会加重。

8. 选择纯净水或蒸馏水清洁皮肤费用不菲,简易方法是将水静放 8 小时以上效果更好或将自来水烧开 5 分钟后再放凉也行,这样也可以有效消除水中的氯气。

9. 不要频繁地更换所用的洗面奶品牌,除非觉得使用中的洗面奶并不适合你。因为各种品牌的洗面奶的酸碱值不同,每换一次皮肤就必须经历一个适应期,如果酸碱度反差太大,甚至会出现皮肤疼痛或脱皮现象。

(四)饮食与皮肤健康的关系

人的皮肤对营养失调最敏感。体内如果缺乏蛋白质和脂肪酸,皮肤就变得粗糙,灰暗无光;缺乏维生素 A,皮肤就发干,起鳞屑、长疹刺;缺乏维生素 B_2,会发生脂溢性皮炎、口角炎、睑缘炎、口唇炎(唇干裂);缺乏维生素 C,皮肤血管的脆性增加,稍有磕碰,就发生瘀点、瘀斑;缺乏烟酰胺,则易患癞皮病(脸、手、足背部位对称性皮炎等)。因此,欲使皮肤光洁、红润、富有弹性,首先必须注意摄取必需的蛋白质(成年人,每日 1.5g/kg,孕妇、乳母及 20 岁以下的青少年为 2~2.5g;豆类和动物蛋白最好占全部蛋白质供给量的1/3)。脂肪,成年人每天50g 左右。其次,就是要十分注意摄取各种维生素。富含维生素 A 的食品,前面已详述。B 族维生素和烟酸则以糙米、粗面、花生、葵花子、黄豆、绿豆、芝麻、蛋黄、动物内脏和乳品等含量最为丰富。绿叶蔬菜及鲜枣、柑橘类水果富含维生素 C。特别值得一提的是被誉为肌肤"美容剂"的植物油,其中所含的脂肪酸——亚油酸有绝佳的滋润肌肤的作用。具有"美容素"之称的谷维素(含在米糠油中),能改善皮肤微血管的循环功能,增加表皮的血流量,使皮肤色泽红润,不致皲裂。植物油中富含的维生素 E,既能预防皮肤干燥,减少色素沉积,又能延缓细胞的衰老,保持机体的青春活力。近来医学研究还发现,用维生素 A 治疗粉刺是一种"治本"的方法。皮肤是人体的组成部分。只有身体健康、情绪饱满、精神愉快,才能使皮肤健美。身体瘦弱、精神萎靡、疾病缠身的人,是不会有好看的皮肤。因此,首先要注意整个身心健康。在这个前提下,为了保持皮肤的健康,应该懂得一点有关的营养卫生。

1. 肥胖的人易患疖、痈,这就要求人们(特别是青、中年人)要控制进食量,少吃富含脂肪的食物,多吃蔬菜,多运动,避免发胖。

2. 如果身体里缺少维生素 A,皮肤就会发干、脱屑,长毛囊性小角刺,容易患化脓性皮肤病,还易患干眼症、夜盲症等疾病。所以要多吃蔬菜,尤其是富含胡萝卜素的带颜色的蔬菜,因为人体能将胡萝卜素转变成维生素 A。动物肝脏是储藏维生素 A 的仓库,奶油、蛋黄中维生素 A 的含量也很多,鱼肝油含量更多,都是获得维生素 A 的好食品。

3. 如果缺乏维生素 B_2,就会发生脂溢性皮炎、阴囊炎、口角炎、舌炎等,不仅损伤了皮肤健美,而且很不舒服。缺乏维生素 C,皮肤血管容易脆裂,一旦受压受碰,就会发生内出血,皮肤表现为瘀点、瘀斑,很不美观。若是缺乏烟酸,皮肤耐受日光的能力就会大大降低,暴晒部位很容易患皮炎。那么,哪些食物富含这些营养素呢?豆类、绿叶蔬菜、动物内脏、蛋黄富含维生素 B_2 和烟酸,柑橘、山楂、新鲜蔬菜富含维生素 C,可以适当多吃一些,既能防止又能治疗因缺少某种营养素所致的病症。

4. 钙能降低血管的渗透性和神经的敏感性,能增强皮肤对各种刺激的耐受力。硫对毛发和指甲的生长大有好处。这两种元素在牛奶、肉类、蛋类、豆类食品中含量丰富,应经常摄取。

第二节　皮肤美容简介

随着科学的发展及科技的进步,目前已经有多种手段可以去除皮肤瑕疵、改善人类皮肤外观、延缓皮肤衰老,其中包括各种物理、化学和手术等治疗方法。本文着重介绍临床常用及新近的皮肤美容技术。美容皮肤科学是在皮肤科学的基础理论、基本技术和方法的基础上,融合了医学美学、美容心理学、激光医学、皮肤外科学、化妆品学等内容后形成的新学科领域,是现代皮肤科学中不可缺少的重要组成部分。皮肤的保健与美容是美容皮肤病学的重要内容之一。人的审美观因种族、国家和文化背景等的不同而存在差异,故国际上对健康皮肤没有统一的标准。对大多数中国人来说,健康皮肤的性状包括:①皮肤颜色均匀,白里透红;②皮肤含水量充足,水、油分泌平衡;③肤质细腻、有光泽,光滑有弹性;④面部皱纹程度与年龄相当;⑤皮肤对外界刺激(包括日光)反应正常;⑥无皮肤病。

一、注重日常性的皮肤养护

(一)日常生活中保护皮肤的方法

1. 补充水分　进入秋季后,由于空气开始变得非常干燥,加之早、晚温差大,天气逐渐变冷,引起皮肤毛孔收缩,皮肤表面的皮脂腺与汗腺分泌减少,从而使皮肤表面很容易丧失水分。而皮肤衰老的最大原因正是水分不足,加之秋季皮肤新陈代谢缓慢,所以秋风一起,许多人的脸上便起了皱纹或色斑、粉刺,原有的花斑、褐斑也会加深,皮肤变得干燥,皮下脂肪增厚,皮肤紧绷,甚至起皮脱屑。因此,秋季护养肌肤要注意合理饮水,弥补夏季丧失的水分,并防秋燥对体液的消耗。每天都要饮用足够的水,使之渗透于组织细胞间,维护人体的酸碱平衡。保证机体新陈代谢的正常运行,并有效地将人体废物排出体外,从而保持皮肤的清洁与活力。饮水可饮白开水、果汁、矿泉水等。其中白开水是最好的"天然饮料",应首选。中国人喜饮的绿茶有清热泻火的作用,经常饮用,能够预防某些皮肤疾病,如青春痘、粉刺等的发生。一般来说,每天饮 6～8 杯水,即能满足皮肤内部的需要。

2. 均衡营养　营养不良会使人的皮肤干、粗、皱、硬。若过多地摄取动物脂肪,则皮肤表现油亮或脱屑,这样易发生痤疮等皮肤病。因此,平时应注意饮食的多样性、营养的合理性,多食能转化皮肤角质层、使皮肤光滑的维生素 A(动物的肝、肾、心、瘦肉等),多吃新鲜的蔬菜、水果,少吃含饱和脂肪酸较高的动物性食物。此外,天气干燥,口唇易裂,既影响美观又增加不适感。要解决这个问题,除了用温水洗唇、涂护唇油外,平时应多吃富含维生素的食物,如动物肝、牛奶、鸡蛋、红萝卜、白萝卜、苹果、香蕉和梨等。

3. 注重洁肤　秋季空气中的污染物极易阻塞毛孔,从而引起皮肤疾病。另外,入秋后,角质层大量脱落,不及时清洁皮肤也会造成严重干燥、粗糙。所以,不论化妆与否,每天早、晚用洗面奶仔细清除污垢,应是一项必做的工作。洁肤应选用杀菌力强、清洁效果好的洗面奶(弱酸性产品);可适当在洗脸、洗浴水中加入少量食醋,也能达到清洁效果。

4. 睡前护肤　睡前护肤十分重要,因为面部细胞的分裂次数比白天高得多(10 倍以上),新生的细胞需要倍加呵护。针对秋天干燥的气候,还应经常用滋润乳液搽抹面部,同时用化妆水擦拭额头、鼻翼、下颌等皮脂分泌旺盛的部位。有时间的话,隔 1～2 天敷一下水膜,保证肌肤水润!

5. 情绪　保持乐观愉快的情绪,避免过度焦虑和紧张,规律作息,保证充足的睡眠和良好的睡眠质量,尽量减少连续工作、开夜车的次数。

6. 通便　调整消化道功能,保持大便通畅。养成每日大便的习惯,多吃粗粮和富含纤维素的食物,如芹菜、豆角、丝瓜、白菜等,还可通过喝酸奶改善肠道菌群。如果长期便秘的话,应向医师咨询。

7. 运动　在脂肪的快速代谢方法中,运动起着尤为重要的作用,其中,跳绳、仰卧起坐分别是促进全身及局部脂肪分解的首选,而且操作简单易行,不占用大块时间,比较容易坚持。

8. 防晒　在紫外线剧烈的时段出门,最好备遮阳伞或戴遮阳帽。改变长时间面对电脑、电视等辐射源的生活习惯,减少对皮肤的辐射刺激和炎症反应。

9. 短发　不要为了遮盖痘痘而把刘海修剪得过长,在头发的遮挡下,多余的油脂不容易排泄;而大多数痤疮患者在油性皮肤的同时也是油性头皮,油性头发与额头交界处更容易促进痤疮生成。

(二)养成良好的生活习惯

1. 情绪稳定舒畅　精神状态与皮肤性状关系密切,情绪乐观、稳定可使副交感神经始终处于正常兴奋状态,后者使皮肤血管扩张、血流量增加、代谢旺盛,皮肤表现为肤色红润、容光焕发;而抑郁、忧愁、焦虑或紧张均可加速皮肤衰老,使面色黯淡、灰黄,缺乏生气。

2. 充足的睡眠　生物钟因人而异,但基底细胞代谢最旺盛的时间一般在晚上10时至凌晨2时,良好的睡眠习惯和充足睡眠对于维持皮肤更新和功能非常重要,同时睡眠时大脑皮质处于抑制状态,有利于消除疲劳、恢复活力,使皮肤出现光泽、红润。成年人应保持每天6~8小时的睡眠,过劳或失眠者往往因皮肤不能正常更新而肤色黯淡。

3. 合理饮食和戒烟　蛋白质、脂肪、糖、维生素和微量元素均是维持皮肤正常代谢、保持皮肤健康所必需的物质,新鲜蔬菜和水果不仅提供各种维生素及微量元素,还能保持大便通畅,及时清除肠道有毒分解物,起到养颜作用,因此饮食结构必须合理。维生素和微量元素一旦缺乏,则会出现皮肤干燥、脱屑、红斑、色素沉着;吸烟及过量饮酒可加速皮肤衰老,应戒烟及避免酗酒。

4. 加强体育锻炼　经常进行体育锻炼(如跑步、登山、游泳等)可增加皮肤对氧、负离子的吸收,加速废物排泄,增加血流携氧量,并增强皮肤对外界环境的适应能力,使皮肤持久保持健康。

(三)皮肤洁净方法

爱美之心,人皆有之。要美容,首先要洁肤。只有清洁的皮肤,才能保证皮肤正常的新陈代谢。皮肤的新陈代谢要通过毛孔来实现,如皮肤上有灰尘、残妆等污垢,不仅影响毛孔的分泌作用,而且影响毛孔吸收养分,包括所用的化妆品中所含有的营养成分。更可怕的是,这些营养成分有时会成为细菌的培养剂。由此可见,清洁皮肤乃是保养皮肤的第一步。

洁肤前,要学会判断自己皮肤的性状是属于混合性、油性、干性还是其他性状。根据皮肤的性状,正确选择适用于自己皮肤的洁肤产品,然后再根据季节决定每天洁肤的次数、时间、水温。只有恰到好处的保养,才能收效无穷。禁忌用过高水温的水,以免烫伤皮肤。皮肤上的污垢有水性污垢和油性污垢两种,与其相对应的洁肤产品也有两种,即洗面奶和清洁霜。对于油性皮肤与用过彩妆的肌肤,就必须采用"双重洁面法"彻底清洁皮肤,这也是洁肤最有效的方法。"双重洁面法"即是先用清洁霜与肌肤充分接触,洗去油性污垢,再用洗面奶清洗,这样肌肤会备感清爽,不留任何污垢与残妆。

需要注意的是,用"双重洁面法"洗脸有时会出现紧绷感,这是无法避免的。因为彻底洗净脸上污垢的同时,将油脂也洗去了,脸上没有一点油脂,就会有一种紧绷感。如果这种紧绷感维持的时间较长,就要考虑是否清洁程度过于强烈或清洗时水温过高。解决的办法是,洗完脸后及时施用化妆水及其他护肤品,并适当按摩面部,帮助皮肤尽快形成皮脂膜,增加面部皮肤的保护作用。

二、皮肤的四季养护

一年四季,春、夏、秋、冬,生长收藏,自然界万物都随四季的变化而变化。皮肤是人体的篱笆,它也随季节发生微妙的变化,以适应各季节的气温和湿度。不同的季节,护肤有不同的重点。

春季,万物复苏,皮肤毛孔开始疏泄,新陈代谢逐渐加快,皮肤显得舒展、有生气。对皮肤起滋润作用的皮脂旺盛地分泌,且无寒风和干燥空气夺走皮肤的水分,故皮肤显得滑润、光洁,所以春天的皮肤最美。但春天也可以说是最容易引起皮肤疾病的季节。春季由于受风吹及长、短紫外线照射,皮肤容易发生红斑及光线性皮炎;春季里还由于鲜花盛开,空气中飘浮了大量的花粉,常会引起接触性皮炎、荨麻疹等过敏性皮肤病,甚至暖风所夹带的灰尘也是皮肤的大敌,这些灰尘与分泌旺盛的皮肤相混合,造成皮肤粗糙。故春季皮肤的防护重点是禁忌紫外线照射和风吹,保持皮肤清洁。

夏季,烈日炎炎,毛孔扩张,皮肤血流加快,面部皮肤易于充血。夏季由于日光暴晒,容易造成皮肤灼伤、刺痛,雀斑和色斑的产生更加明显。同时,由于夏季汗孔容易堵塞,常引发痱子、夏季皮炎等皮肤损害,故在夏季应特别注意皮肤防护,禁忌暴晒皮肤。夏季,每天需进行 2～3 次的皮肤清洁。可选用温和的适合自己皮肤的香皂洗面后,再使用洁肤水。清洗后可涂滋润霜以补充失去的水分和油脂,也可涂雪花膏。为了更好地使皮肤保持清新,每周可使用 1 次按摩洁面霜。多喝水,多吃新鲜的水果、蔬菜,少吃油腻、辛辣之物。夏季化妆品保留的时间不宜过长,3～6小时应及时卸妆。防止日光对皮肤的损害,外出要涂防晒霜,戴遮阳帽。

秋季,秋风燥烈,此时毛孔、汗腺收敛,皮脂的分泌也变得缓慢,皮肤逐渐显得干燥,甚至出现粗糙、脱屑、皲裂等损害。秋季皮肤防护的重点是预防皮肤干燥。

冬季,寒风凛冽,毛孔、汗腺闭塞,皮肤血流缓慢,新陈代谢减慢,皮肤常发生干燥、瘙痒,甚至生冻疮,故冬季皮肤的防护重点是防寒护肤。减少用热水洗脸的次数,每天 2 次即可,少用碱性重的香皂洗脸。经常按摩面部皮肤,以促进血液循环。每周可使用 1～2 次面膜。洗脸后,涂上油脂护肤化妆品,如手、足皮肤出现裂口,可以涂一些防裂油膏。多喝水,多吃新鲜水果、蔬菜,适量吃些鸡肉、鱼肉、肉类,以补充体内水分及营养。要防止冷空气、冷风对皮肤的过度刺激,外出戴好防寒用具。

三、不同类型皮肤的养护方法

(一)干性皮肤的养护方法

干性皮肤,由于皮肤缺少水分及油分,因而皮肤缺少光泽,手感粗糙,如长期不加以护理会产生皱纹,所以干性皮肤必须通过适当的皮肤护理促使其恢复正常生理功能,以防未老先衰。在选用洁肤品时,宜用不含碱性物质的膏霜型洁肤品,不要使用粗劣的肥皂洗脸。用温水洗脸,有时也可不用香皂,只用清水洗脸。可选用干性皮肤的面膜敷脸,一般情况下,敷脸 15～30 分钟即可。可用蒸面疗法加快面部血液循环,补充必需的水分和油分。具体方法如下:用电热杯或脸盆加水,并加入适量的甘油等护肤品,待蒸汽上升时,将面部置于蒸器上方熏蒸,以面部潮红为度,每次 5～10 分钟,一般每周可进行 1～2 次。早晨,宜用冷霜或乳液润泽皮肤,再用收敛性化妆水调整皮肤,涂足量的营养霜。晚上,要用足量的乳液、营养化妆水及营养霜。夏季,干性皮肤的女性烦恼较少,本来显得较干燥的肌肤因气温较高,使皮脂分泌量增多,因此肌肤就不再表现出过于干燥,许多女性会因此而放松保养,甚至认为可以不用任何护肤品了。其实,夏季里干性皮肤的女性应在这种有利条件下注重防晒,把紫外线的伤害降到最低程度,到了秋季脸上就不会增添幼小细纹。冬季,干性皮肤的女性烦恼较多,表现为幼小的细纹增多,死皮增多,脸上常有紧绷感,特别在眼睛周围尤为明显。许多女性往往会在脸上涂抹大量油脂类护肤品,想达到滋润肌肤的目的。其实,在感到肌肤干燥时,说明已经到了严重缺水的状态,应在充分补充水分的基础上再用保湿霜,以达到保湿、滋润肌肤的目的。如果一味地涂抹油脂,只会有油腻感而无滋润感。冬季,除了早晨与晚间的护理外,中午可再进行简单护理,其目的是补充水分。方法为:用温水洗净脸,稍后多用些滋润水拍打两颊,在水分未完全干时,再用少许保湿霜即可。

(二)油性皮肤的养护方法

油性皮肤的女性应适当增加洗脸次数,每天的洗脸次数可多于 2 次。洁肤时,应选择适合油性肌肤的洁肤产品,洗脸的手势也应轻柔,以避免对皮肤产生刺激。同时,水温不宜过高,以温水为好。清洗完毕可用冷水敷脸,然后在脸上拍一些收敛水,用以收敛毛孔、减少油脂分泌,使皮肤滑爽、光洁。

平时,油性皮肤护肤的重点在于去除多余的油脂,以预防因毛孔堵塞而生长粉刺等面部疾病。清洁面部的次数可每天 2 次,也可按照个人的具体情况而定,但是洁肤的手势要柔和,水温也不宜太高。采用过于强烈的手势和过烫的水,在刚洗完脸时确实有不油腻和爽快的感觉,但不多久,面部皮肤因受刺激,反而使皮脂腺分泌更旺盛,这在护肤中是要特别注意的问题。平时应准备一包吸油纸,及时吸去脸上刚溢出的油脂,这也是非常有效的方法。洁肤后,在脸上拍打少许收敛水,目的是收敛毛孔、减少皮脂腺分泌,质量上乘的收敛水还会带来丝丝凉意。选择润肤霜时,应选用少油脂、多水分的乳液。平时,在脸上使用少量乳液即可。

夏季,油性皮肤的女性,会因为油脂分泌太多而感到不舒服。为了减少油脂的过多分泌,除了在饮食、休息上调整得当,还可在洁肤后用毛巾包裹冰块进行冷敷,每天 1～2 次。这对于减少油脂分泌有明显效果。冬季,油性皮肤的女性,往往因没有明显的干燥感觉而忽视补充水分,长此以往,很容易形成油性缺水性皮肤,一旦皱纹出现就难以修复,因此油性皮肤的女性不要忽视防皱工作。其实,任何肤质与季节都要保证肌肤含有足够的水分。请注意,水分对肌肤的保养具有至关重要的作用。

油性皮肤的女性要禁食过量油腻之品和辛辣之品。虽然夏季面庞都显得油腻,但进入秋季,油性的皮肤同样也会干燥、起皮。因为,低气温和低湿度会令油脂分泌恢复正常,但油分多不等于水分够,皮脂与水分失调后的肌肤即使仍然油光满面,但也可能会有脱皮现象。千万不要过度清洁肌肤,因为保湿在这个季节里是最重要的。特别护理要点:①即使面部的其他部位都显得很油腻,但眼部还是同其他肤质者一样,细薄而脆弱。将沾上非油性卸妆乳的化妆棉片按在眼部几秒,让它吸收,清洁眼妆,然后轻轻拂去眼部周围的睫毛膏、眼影等化妆品的残留物。②用温水湿面,选用柔和的皂性洁面液,用指尖轻柔地按摩,然后再用温水清洁。③不妨使用紧肤水,它既可以收缩毛孔,又可以给皮肤补充水分,同时对于油脂分泌过剩、毛孔粗大易堵的油性皮肤者来说,还有抑制油脂分泌、消炎等作用。④油性皮肤此时也需要保湿。水分除了能让肤色柔和,脸上如果不涂一层保护膜,毛孔粗的皮肤就更易沾灰尘。油性皮肤选择水乳状或乳状的润肤露补充水分已足够。⑤待保湿乳在面部停留几分钟后,可以用面巾纸轻按面部,吸去多余乳液,改善油腻现象。⑥深层洁肤面膜与水分面膜交替使用。深层清洁面膜通常有去污及控油作用,最好隔天再敷纯水分面膜以补充水分。

(三)混合性皮肤的养护方法

对于混合性皮肤的女性,可以仿效上述洁肤方法在相应的部位洁肤,即在"T"形区域采用油性皮肤的洁肤方法,而两颊采用干性皮肤的洁肤方法。油性皮肤的洁肤重点是"T"形区域。洁肤次数视皮肤的具体情况而定,至于油腻重的皮肤,可适当增加 1～2 次。两颊可适当减少洁肤次数,有时也可以在"T"形区域使用洁肤品,两颊只用温水清洗。洁肤产品的选择也是如此。

平时,混合性皮肤的女性由于面部"T"形区域皮肤与两颊皮肤的性质不一样,保养的侧重点也不一样。"T"形区域皮肤应遵循油性皮肤的保养规则,两颊皮肤应遵循干性皮肤的保养规则。这是否太麻烦了呢? 其实,这只是一个习惯问题。例如,每天早晨洁肤的重点在"T"形区域,两颊用温水清洗;晚上应一视同仁,都使用洁肤品清洗。每天保养皮肤的重点是两颊皮肤,应侧重保湿和滋润。

夏季,混合性皮肤的女性,应以防止"T"形区域的皮肤过分油腻为重点,可选用收敛水,两颊一带而过。此外,夏季防晒也同样重要,可挑选一些具有防晒作用的保湿乳液使用,这样既能保养皮肤,又能防晒,省时省力。

冬季,混合性皮肤的女性可选用油脂量略多的霜类润肤品,以两颊的皮肤为重点,"T"形区域的皮肤可一带而过。

混合性皮肤禁用干性皮肤护肤剂和湿性皮肤护肤剂,否则,不利于皮肤保养。

(四)过敏性皮肤的养护方法

过敏性皮肤,由于皮肤对外界多种因素非常敏感,特别是对一些化妆品,极易产生过敏反应,所以需要很好地保养。

初次使用化妆品应事先进行适应性试验,其方法是在手背处或耳坠处涂少量化妆品,如无不良反应,方可使用,否则不能使用。不要频繁更换化妆品,并且含香料过多及过酸或过碱的护肤品均不能使用。

过敏性皮肤护肤时要注意以下几点:①用温和的洗面奶洗脸,洗脸水不可过热或过冷。②早晨,可选用防晒霜,以避免日光伤害皮肤。③晚上,可用营养化妆水增加皮肤的水分。适当外用氧化锌软膏、维生素软霜,以改善皮肤过敏情况。④多吃新鲜的蔬菜、水果,禁吃虾、蟹等易引起过敏的食物。

四、定期做面膜

面膜是一种清洁、健美和保护面部的化妆品。主要是通过短时间封闭毛孔,保温、保湿,加速皮下血液循环,达到使表皮细胞充分吸收养料,促进新陈代谢的目的。如能正确使用面膜,可彻底清除皮肤毛孔污垢,使面部洁白、柔软,有清新、舒爽之感。其次,具有抗皱作用。随着面膜的干燥,使皮肤紧张,产生一股张力,从而减轻或消除皱纹。再者可以营养皮肤,面膜膏体内加入了水解蛋白等营养物质,当其粘贴在皮肤上时,营养物质就被表皮细胞慢慢吸收。使用面膜还具有漂白皮肤的作用,对治疗粉刺也有一定效果。

面膜制品有许多种,如清洁面膜、保湿面膜、紧肤面膜、再生面膜和美白面膜等。清洁面膜的主要作用是将皮肤毛孔内的污垢、多余的油脂、老化的角质细胞彻底清除,使用后肌肤会有爽快感,而且光滑、清洁。保湿面膜的配方中含有保湿剂,通过做面膜滋润肌肤的角质层,同时让角质层含有更多的保湿成分,使肌肤柔嫩、顺滑。保湿面膜不同于其他面膜之处,是要在沐浴时使用,此时肌肤较柔软、滋润,效果也较好。紧肤面膜能帮助肌肤淡化皱纹、收紧毛孔、保持弹性,对刚产生浅皱纹的女性较适宜。但是不能依赖紧肤面膜来改善皱纹,只能作为辅助性的保护方法。美白面膜具有洁肤与美白双重功能,能彻底消除死皮细胞,淡化色素。优质的美白面膜还兼有防晒功能。再生面膜对肌肤有迅速修护的作用。它含有较强的生物活性成分,例如植物精华、维生素 A、果酸等,能促进肌肤细胞的新陈代谢,使肌肤焕然一新。

从面膜的基质成分来划分,一类是黏土(或陶土)面膜,也称水洗面膜;另一类为薄膜面膜,也称撕拉型面膜。陶土作为面膜的一种基质,应用较为广泛。陶土有天然的清洁作用,如需增加面膜的功能,可在陶土内加入相应的成分,使陶土面膜具有多重功能。海底泥面膜里全是天然产品,内含多种矿物元素。不同区域的海底泥成分和功效不尽相同,但清洁作用是共有的,而且都较温和,对肌肤也无不良刺激。深受女性青睐的自制面膜,可以以牛奶、鸡蛋为基质,添加果蔬而制成。但要记住的一点是,并非对皮肤有营养的都可以制成面膜。有营养的物品虽然很多,但必须考虑到制成后的面膜能否被肌肤所吸收,对皮肤有无不良刺激。面膜只是一种外敷的营养品,保养肌肤还必须重视饮食,多食一些对肌肤有营养的食物。

五、坚持做祛皱操防治面部皱纹

脸上出现皱纹是人体老化的现象,是岁月在面部皮肤留下的痕迹。皱纹的发生是在不同肌肉牵拉而形成角度的部位,人最易起皱的部位是颜面和眼部周围及额部,尤其是干性皮肤者更为明显。随着年龄的增长,机体的新陈代谢减弱,皮肤变得干燥,失去弹性,肌肉组织失去收缩力而形成。年龄越大,皱纹越多。但有些人由于精神创伤、生活艰辛或不良习惯(如皱眉大笑、做鬼脸等)在精力旺盛的青壮年时期就提早地爬上面庞而影响面容。究其原因,可能与遗传因素、慢性疾病、内分泌功能障碍、雌激素水平下降以及毛细血管循环不良、皮肤血供欠佳等有关。中医学认为,脾胃虚弱,或劳倦伤脾,或饮食偏嗜,使营养摄入不足,不能化生气血;或纵欲伤肾,精血亏乏,不能上承于面;也有情志不畅,肝郁气滞,血行不畅,肌肤失于滋润等均可导致面部出现皱纹。

1. 前额操　睁大眼睛,高高地抬起眼眉,然后恢复自然状态,重复练习 12 次,逐渐加快速度,双手的示指、中指、环指相并,平放在前额上,六指指腹由前额逐下推移至眉弓,同时抑制向上高抬眼眉的企图,重复 12 次。可消除前额皱纹。

2. 眼皮操　慢慢地闭上眼睛,把下睑上抬,下上睑间形成细缝,然后将双手的示指或中指指腹固定在形成皱纹的眼角上,持续 10～20 秒,闭上眼睛,松弛休息几秒。重复练习 5～6 次。再大大地睁开双眼,不眨眼地瞧着镜子里的自己 10～15 秒,然后闭上双眼再放松几秒,重复练习 5～6 次。可消除鱼尾纹。

3. 腮帮操　用气鼓起腮部 10～20 次,对着镜子面露微笑,把双手的示指、中指按放在笑纹上,持续 5 秒,然后松弛一下,重复练习 5～6 次。再鼓起腮部运气,把气先移上唇,然后再后移至右腮部、下唇,最后至左腮部。这样重复练习 10 次,再反向将气由下唇运至右腮、上唇、左腮,这样重复练习 10 次,最后用舌代替"气",顺、逆时针方向各按摩牙龈、牙、腮部 10 次。在闭口状态下,咬紧。松开牙齿 15～20 次。健齿,祛除笑纹。

4. 口唇操　向前伸出口唇,稍微张开口,像刚抛到岸上的鱼嘴似的,重复练习 10～20 次。闭上口,把口角上抬,仿佛从心里想笑一样,使它处于这种状态保持 5 秒,示指紧紧地按住外眼角附近的鱼尾纹处,而拇指紧紧按住口角,重复练习 5～6 次。紧紧闭上双唇,以右手的拇、示指指腹分按于口角的笑纹处,重复练习 5～10 次。使上颌骨同时连同口唇向左右连续不断地移动 10～20 次,速度由慢到快。可消除鱼尾纹和笑纹,同时有预防面瘫的作用。

5. 下颌操　想象着下颌上悬挂着必须提起的重物,把下颌慢慢地稍微抬起一点,同时把头向后仰,绷紧颈部的全部肌肉,做 5～6 次。下颌尽量上抬,舌向外伸出,舌尖向上尽量触及鼻尖,然后松弛一下,重复练习5～6次。再将下颌内收,舌向外伸出,舌尖向下,然后松弛一下,重复练习5～6次。可消除双下颌。

六、男性皮肤的保养方法

男性的皮肤油脂分泌多,油多的皮肤易使污物,尤其是脂溶性有机物质和许多微生物蓄积,从而诱发炎症和感染。男性毛发多,毛孔大,细菌、真菌、病毒等可以长驱直入,引发感染,所以更需要认真保养。

去油最重要,要选择男士专用的泡沫型洁面液,每天都要使用磨砂膏,1～2天要敷一次男士专用深层洁面液。

男生不良的生活习惯会给皮肤带来很大的伤害,例如很多男士爱吃肉,频繁应酬,过多饮酒、进食油腻食物,会给皮肤增加负担。所以要及时纠正不良的作息和饮食习惯,多吃清淡的食物和新鲜的蔬菜、水果,多饮水,少吸烟。

香皂并不是最佳的洁面选择,因为经常使用香皂会影响皮肤的酸碱度。当皮肤感到干燥或紧绷时,皮脂腺便会分泌大量的油脂,使面部油腻更严重。

不要用手挤去粉刺或是听之任之,因为这样会使暗疮越藏越深,甚至留下凹凸不平的瘢痕。所以,平时洁面使用磨砂膏进行基本护理不容忽视。

男生也需要防晒。防晒并不等于怕被晒黑,臭氧层裂开的黑洞越来越大,对皮肤的杀伤力也越来越厉害。所以,防晒不分男女,应该是每个人都关心的事。

注重洗脸,若皮肤为干性,可用冷水和温水交替洗脸,以刺激局部皮肤的血液循环,增强面部肌肤的弹性。油性皮肤者洗脸时最好先用毛巾热敷3～5分钟,再用香皂洗脸,洗后按摩一会儿,可促进局部皮肤的血液循环,改善其营养状况,有利皮脂的排出,使面部光润、柔滑,减少皱纹和松弛现象。中性皮肤的男士,冷、热水洗脸均可。

男人事务多,有的经常熬夜加班,睡眠不足,致使面容憔悴、晦暗,眼圈发黑、眼袋显露,生出更多的皱纹。男人要保证优质睡眠,每天睡足8小时。但睡眠时间也不宜过长。

从事野外作业或高温工作的男士,上班时要戴好草帽、防风罩等防护用品,适当涂些皮肤保护剂,防止紫外线过度照射和尘埃侵染。

眼霜通常有高浓缩精华,能强化眼周微循环和舒缓疲倦双眼。一些明星产品还能加速黑色素新陈代谢,减轻黑眼圈,并有效改善压力、疲劳等引起的水肿、眼袋。男性可能还不太习惯像女性那样使用眼霜和精华,但要慢慢习惯。

洗脸时要将洗面奶倒在掌心内,并将洗面奶充分起泡,并以画圆方式轻轻搓揉T形区域,鼻尖与下颌最后再用清水洗净。

很多男性常误以为出油的肌肤就是油性肌肤,因此拒绝涂抹乳液,殊不知,反而会造成更严重的缺水性出油现象。因此,洗脸后使用具有保湿成分的乳液或精华液,帮助肌肤保湿,才能改善出油状况,避免继续恶化。

有很多男性口唇很干,涂一些无色的唇膏,也是很有必要的。

男士由于皮肤多油性、毛孔粗大,一般选用泡沫丰富的洁面品,彻底洗净面部。剃须膏首先要清洁肌肤,把髯须淋湿,尽量用毛巾热敷使肌肤柔软,然后再抹剃须膏进行剃须。剃须后宜用冷水冲洗以收敛肌肤毛孔。

选择具有杀菌、消毒、止痒的养发水,兼有养发、护发作用。摩丝赋予头发光泽和造型感,或用自然整发摩丝,用摩丝时注意在头发干燥时使用。

男士化妆品或男士香水的香型都应以木香、清香、烟香为主,这些香型给人一种庄重的感觉,体现男子汉的魅力,男士使用香水的部位与女性有所不同,应搽在手腕、胸部、手肘内侧等体温较高的部位。

刚开始使用面膜时要集中护理,每周 1～2 次最好,每次敷 15～30 分钟。经过一段时间的调养,可改为每 2 周甚至每个月 1 次。

有些男士的皮肤看似粗糙,但实际上属于敏感类型,如果选择了不适合自己肤质的面膜,便会引起皮肤过敏。这样的男性最好在医师的指导下,选用天然产品,如酸牛奶、蜂蜜等做面膜。

男士不需要太繁复的彩妆用品,一瓶适合肤色的哑光粉底霜、透明干粉、一支黑色眉笔和无色润唇膏就可以满足基本需要,考究一点的还可再加上黑色眼线笔和睫毛膏。

在各种社交场合中,应随身携带吸油面纸,随时一吸,即能使面部恢复清爽。

要坚持养成天天修面的习惯,给人精致、清爽的感觉。

七、新生儿的皮肤保健

皮肤健美要从幼时开始,所谓新生儿,是指出生后 1 个月内的孩子。新生儿全身有一层灰白色的胎脂,有保护皮肤作用。但此期孩子的皮肤娇嫩,角质层较薄,所以皮肤抵抗力差。加上新生儿皮肤易脱屑,皮肤屏障功能不全,容易擦伤而被细菌感染,严重者可发展成败血症。因此,对新生儿的皮肤保健,应注意以下几点。

1. 对刚出生的孩子,只要以湿棉球(勿用纱布)轻将血迹揩去,即裹以细软棉布。不可用肥皂水洗其分娩之污物,以免刺激嫩弱的皮肤。胎脂有保护新生儿的健美作用,不可揩去。但在颈部、耳后、大腿根部的胎脂可用花生油轻轻擦去。胎脂存留过久,可以分解为脂肪酸刺激皮肤,引起糜烂,故应在第一次洗澡时用蘸清洁植物油的纱布揩去。

2. 待新生儿脐带脱落后(3～5 天)可用浴盆洗澡。不仅可促进新生儿血液循环,促使发育生长,还可以清洁皮肤。夏天每日洗 1 次。室温 23～26℃,水温可在 37～38℃。冬天至少每周洗 1 次。室温 20℃,水温保持在 40～45℃(不烫手为宜)。实在没有洗澡条件,也要经常用热水擦洗颈部、腋下及大腿根部皮肤。洗澡时应注意:①速把小儿全身浸没在温水中,只露出头部,动作轻快,防止受凉。②洗前把衣服、尿布、包布等准备好。洗后在颈部、腋下、大腿根部扑些单纯扑粉,以滑石粉为最好(任何加药物之香料以及硼酸粉、淀粉等均不宜用于新生儿)。③每次洗澡后,用软毛巾揾干,不可摩擦。④小儿头部的皮脂和灰尘形成的黑色乳痂,既不卫生,又易感染,要用婴儿皂洗净。⑤新生儿不必用任何化妆品,因一般化妆品不仅会堵塞皮脂腺、毛孔和汗孔使分泌物不易排出,积菌感染,同时也妨碍皮肤的呼吸作用。

3. 新生儿的衣服要根据季节多准备几件,便于替换,以宽大、舒适、清洁、便于穿脱的为好。要选择质地柔软、耐洗、无颜色的棉布。衣服每次洗涤后,要把余皂冲洗净,晒干备用。衣服不用纽扣,防止压伤。小儿每次大便后,最好用温开水冲洗臀部,防止大便中的酸性物质刺激皮肤。冲洗女婴的阴部,要由前向后冲洗,以避免污染尿道。应注意经常保持小儿腹股沟及臀部皮肤的清洁干燥。

4. 由于新生儿的皮肤易脱屑,血管丰富,外用药物吸收速度和吸收面积比成年人为大。如婴儿湿疹,即使用2%硼酸溶液湿敷,作用时间长,面积大,也容易引起吸收中毒。婴儿期的许多皮肤病如小儿丘疹性荨麻疹、过敏性紫癜等都是变态反应性疾病。如局部外用抗生素会产生过敏,以后全身用同类药物,也有可能导致不良后果,如发生过敏性休克等。新生儿皮肤的各种感觉也欠完善。因此,小儿的痛觉、冷觉不灵敏,护理时要引起注意。

八、皮肤医学美容技术简介

(一)激光美容术

激光美容是近几年兴起的一种新的美容法。此法可以消除面部皱纹,用适量的激光照射使皮肤变得细嫩、光滑。如治疗痤疮、黑痣、老年斑等。由于激光美容无痛苦且安全可靠,受到人们的欢迎。激光美容是将特定波长的激光光束透过表皮和真皮层,破坏色素细胞和色素颗粒,碎片经由体内的巨噬细胞处理吸收,安全不留瘢痕,高效地实现美白的目的。

激光美容产品的主要原理是采用对人体有益、透过能力较强、人体组织吸收率高的光波波段,利用弱激光对生物组织的刺激作用,同时对面部多个美容穴位照射。通过对面部穴位和局部皮肤照射,有效地刺激面部经络穴位,加速血液循环,改善皮肤的供给状态,增加肌肤组织营养,促进皮肤的新陈代谢,去除衰老、萎缩的上皮细胞,增强面部皮肤骨胶原蛋白活力,促进细胞再生能力和皮脂腺、汗腺的分泌功能,刺激表皮末梢神经,促进肌体的合成代谢及组织修复,从而改善面部肤色晦暗、色素沉着、皮肤松弛、皱纹、眼袋下垂、黑眼圈、毛孔粗大、皮肤粗糙等,使面部皮肤红润光泽、弹性增强,延缓皮肤的衰老,起到养颜美容的效果。

1. 激光美容特点和使用范围

(1)激光在美容界的用途越来越广泛:激光是通过产生高能量、聚焦精确、具有一定穿透力的单色光,作用于人体组织而在局部产生高热量,从而达到去除或破坏目标组织的目的。各种不同波长的脉冲激光可治疗各种血管性皮肤病及色素沉着,如太田痣、鲜红斑痣、雀斑、老年斑、毛细血管扩张等,以及去文身、洗眼线、洗眉、治疗瘢痕等,高能超脉冲 CO_2 激光,铒激光进行除皱、磨皮换肤、治疗打鼾、美白牙齿等,取得了良好的疗效,为激光外科开辟越来越广阔的领域。

(2)激光手术有传统手术无法比拟的优越性:首先激光手术不需要住院治疗,手术切口小,术中不出血,创伤轻,无瘢痕。例如,眼袋的治疗传统手术存在着由于剥离范围广、术中出血多、术后愈合慢、易形成瘢痕等缺点,而应用高能超脉冲 CO_2 激光仪治疗眼袋,则以它术中不出血、无须缝合、不影响正常工作、手术部位水肿轻、恢复快、无瘢痕等优点,令传统手术无法比拟。一些由于出血多而无法进行的内镜手术,则可由激光切割代替完成(注:有一定的适应范围)。

(3)激光在血管性皮肤病的治疗中成效卓越。使用脉冲染料激光治疗鲜红斑痣,疗效显著,对周围组织损伤小,几乎不留瘢痕。它的出现,成为鲜红斑痣治疗史上的一次革命,因为鲜红斑痣治疗史上,放射、冷冻、电灼、手术等方法,其瘢痕发生率均高,并常出现色素脱失或沉着。而导致血管组织的高度破坏,其具有高度精确性与安全性,不会影响周围邻近组织。因此,激光治疗毛细血管扩张也是疗效显著。由于可变脉冲激光等相继问世,使得不满意文身的去除,以及各类色素性皮肤病如太田痣、老年斑等的治疗得到了重大突破。这类激光根据选择性光热效应理论(即不同波长的激光可选择性地作用于不同颜色的皮肤损害),利用其强大的瞬间功率,高度集中的辐射能量及色素选择性,极短的脉宽,使激光能量集中作用于色素颗粒,将其直接汽化、击碎,通过淋巴组织排出体外,而不影响周围正常组织,并且以其疗效确切、安全可靠、无瘢痕、痛苦小而深入人心。

(4)激光外科开创了医学美容的新纪元:高能超脉冲 CO_2 激光磨皮换肤术开拓了美容外科的新技术。它通过改变激光器的聚焦特性,使激光点变成一个光斑,利用图形发生器,驱动扫描振镜使光斑按照一定的图形进行扫描,并在瞬间产生高热,从而在皮肤上产生由浅入深的效应分别是汽化、不可逆热损伤、加热区域。利用这些效应可以将扫描范围内的目标组织去除。图形的扫描方式分为顺序扫描和随机扫描(对皮肤局部区域的热损伤不同)两种,每个光斑的强度、密度、扫描图的形状及大小均由计算机进行控制,从而精确地控制去除目标组织的深度,达到治疗的目的。激光换肤的作用包括表皮汽化(可以祛除雀斑样痣、去除脂溢性角化、去除光线性角化)以及刺激新的胶原的合成(祛除皱纹)。

(5)激光换肤不仅克服了传统方法易出血、深度不易控制等缺点,还有刺激皮肤弹性纤维,使其收缩的作用。弹性纤维的收缩可使皮肤收紧,进一步促进表浅皱纹消失,除皱效果更加明显。除皱效果还与使用的光斑大小有关,1.3mm 光斑的治疗快速,覆盖均匀;0.12mm 光斑的穿透更深,因此恢复时间更短。在进行激光换肤术前后应避光,适当服用维生素类药物,术后面部用药或换药防止感染等。换肤术偶尔会出现的皮肤色素沉着,在黄种人比较常见。术后 3 个月内一过性色素沉着发生率较高,这种色素沉着多在半年内消失,不再复发。出现这种情况,不必进行特殊处理,应避光,并在医师的指导下使用一些防晒护肤品。为了避免发生永久性色素沉着,在选择手术适应证时应注意,尽量选择肤色浅或肤色深的患者,对于肤色介于两者之间者应当慎用换肤术。以其安全精确的疗效、简便快捷的治疗在医学美容界创造了一个又一个奇迹。激光美容使得医学美容向前迈进了一大步,并且赋予医学美容更新的内涵。

2. 激光美容的注意事项

(1)激光治疗后,因为皮肤比较细嫩要预防日晒,外出要涂防晒霜,严禁使用阿司匹林和乙醇(包括含有乙醇的化妆品),切不可挤、压、碰、摩擦治疗。

(2)治疗期间禁食感光性食品(如芹菜、韭菜、香菜等)和感光性药品。敏感性皮肤者禁食可引起皮肤过敏的食品。

(3)治疗后因为皮肤的吸收能力增强,新陈代谢加快,部分患者可能出现皮肤干燥、缺水的情况,所以术后须进行皮肤护理来补充足够的水分和营养。

(4)部分患者在接受治疗后要保持创面的干燥、清洁。

(5)每个疗程分 1~5 次进行,根据患者个体情况不同,有些患者需要 2~3 个疗程。病变区颜色逐渐消退,每次治疗后间隔 3~4 周可进行下一次治疗。

(6)治疗后请认真阅读并遵守治疗后须知及医师的医嘱,发现任何不放心的情况请及时与治疗医师取得联系,医师将会进行正确的护理和治疗指导。

(二)注射美容技术

通过在皮肤内注射肉毒毒素、填充剂等物质以减轻或消除皱纹、抚平皮肤凹陷等皮肤问题,从而达到美容的目的。

1. 肉毒毒素注射 通过在特定部位注射肉毒毒素,不仅可减轻或消除额、眉间、眼角、颈部等部位的皱纹,而且还可通过面部咬肌内注射使其萎缩,达到瘦脸、修饰面形的效果。肉毒毒素的作用机制为阻断神经终末突触释放乙酰胆碱,使肌肉麻痹、萎缩。

2. 美容填充注射 通过局部注射胶原、透明质酸、硅酮、自体脂肪等填充剂,达到填补软组织缺陷、消除皱纹、隆鼻、修饰唇部等美容目的。填充剂按其在体内降解的难易快慢分为非永久性填充剂(胶原、透明质酸等)和永久性填充剂(硅胶、硅酮等)。

(三)射频美容技术

射频为无线电和微波等电磁辐射能量的统称。射频设备根据电极多少分为单极射频和双极射频两种,通过对靶组织的热学作用起到治疗作用。前几年还有将 RF 和 IPL/激光结合起来的技术,即所谓的"E 光"。近年来出现的点阵射频设备可用于紧肤、除皱等。

(四)化学剥脱美容术

化学剥脱美容术也称为化学换肤术,是利用各种酸、碱性化学物质先将表皮或真皮腐蚀,进而促进皮肤再生的一种美容方法。常用果酸、三氯醋酸、间苯二酚等酸性物质。根据所使用物质的种类、浓度及其作用深浅的不同,化学剥脱术可分为深度、中度、浅度 3 种,临床上用于不同病变深度皮肤病的治疗。

(五)遮盖美容术

遮盖美容术是用特定的粉底或彩妆类化妆品外用于有颜色改变或点状凹陷等瑕疵的皮损处(如白癜风、痤疮瘢痕等),使局部颜色或瑕疵被遮盖或减轻,从而获得美容效果的方法。

(六)文刺美容术

文刺美容术是利用针刺技术将外源性色素颗粒置于特定部位的表皮或真皮内,使局部出现一定形状的颜色改变,从而达到美容目的的一种方法。适应证为文眉线、眼线、唇线、唇红等。

(七)其他多种手术美容

皮肤磨削术、皮肤外科等技术也可用于皮肤美容。

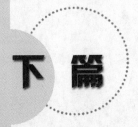

下 篇

各 论

第 5 章

病毒性皮肤病

第一节　带状疱疹

　　带状疱疹是由水痘-带状疱疹病毒引起的急性疱疹性皮肤病。可发生在任何部位,每多缠腰而生,常沿一定的神经部位分布,一般不过正中线。初起为成簇的红斑、水疱、几天之内增多成带状排列,痛如火燎。中医称为缠腰火丹、蛇串疮、串腰龙、蜘蛛疮等。其特点为皮肤出现簇集性红斑、水疱,带状单侧分布,疼痛剧烈。若皮损消退后疼痛仍不缓解,称为"后遗神经痛"。多发生于春、秋季节,成年、老年患者多见,愈后一般不复发。明《外科准绳·缠腰火丹》中记载:"或问绕腰生疮,累累如珠,何如,曰:是名火带疮,亦名缠腰火丹……"清《外科大成·缠腰火丹》称此症"俗名蛇串疮,初生于腰,紫赤如疹,或起水疱,痛如火燎"。

【病因病机】

　　1. 西医病因　本病是由水痘-带状疱疹病毒感染引起。初次或原发感染表现为水痘或隐性感染,多见于儿童。感染后,病毒可持久地潜伏在脊神经、脑神经的感觉神经节的神经元中,平时不发生症状。当机体受到感染、外伤、劳累、肿瘤等因素刺激,细胞免疫功能低下时,潜伏的病毒再次被激活,生长繁殖,引起神经节炎症,产生神经痛,病毒沿周围神经移动到皮肤,产生特殊的阶段性水疱,表现为带状疱疹。带状疱疹多发于春、秋季节,以成年患者居多。

　　2. 中医病机

　　(1)情志失调,肝气郁结,郁久化火,火盛蕴毒或兼感毒邪,循经外发。

　　(2)脾失健运,湿浊内生,湿蕴化热,兼感毒邪,湿热毒邪蕴阻肌肤而发。

　　(3)年老体弱者,常因气虚、血虚肝旺,湿热毒蕴而壅滞经脉,致气血瘀滞而疼痛剧烈。

【诊断要点】

　　1. 可突然发病,或先有局部皮肤麻木、疼痛等敏感症状;或疼痛与皮损同时出现。部分患者发病前可有轻度发热、全身不适等前驱症状。

2. 皮损特点:皮肤突然出现红斑,其上有簇集性小水疱,疱液清亮,数日可转为浑浊,严重者可出现血疱、坏死。数群水疱沿周围神经呈单侧分布,常排列成带状,各群疱疹之间为正常皮肤。

3. 部位:发于身体一侧,一般不超过中线,多见于胸背、腰肋部,其次为前额、下肢。

4. 疼痛剧烈,痛如火燎,老年人尤甚。

5. 病程 2 周左右,愈后一般不再复发。部分老年患者后遗神经疼痛可持续数月,甚至数年。

6. 发于眼部、耳部的严重病例,可影响视力和听力。若发生在面神经部位,常可出现面神经麻痹。

【鉴别诊断】

1. 单纯疱疹皮损亦为簇集性水疱,但瘙痒、灼热而不疼痛,好发于皮肤、黏膜交界处,病程 1 周左右,易反复发作。

2. 带状疱疹皮损尚未出现时,局部疼痛易被误诊为心绞痛、肋软骨炎、胆囊炎、坐骨神经痛等,须注意观察皮肤状况。

【治疗】

1. 西医治疗

(1)抗病毒药物

①阿昔洛韦:口服,每次 0.2~0.8g,每日 5 次;静脉滴注,每次 2.5~7.5mg/kg,加入 5% 葡萄糖注射液 500ml 中,每 8 小时 1 次。

②伐昔洛韦:口服,每次 300mg,每日 2 次,10 天为 1 个疗程。

③利巴韦林:静脉滴注,每次 10~15mg/kg,加入 5% 葡萄糖注射液 500ml 中,每日 1 次,7~10 天为 1 个疗程。

④干扰素:100 万 U 肌内注射,每日 1 次,连用 6 天。

⑤聚肌胞:4mg,肌内注射,隔日 1 次,3 次为 1 个疗程。

(2)维生素 B_1 100mg、维生素 B_{12} 500g,肌内注射,每日 1 次,可帮助神经损害恢复。

(3)镇痛:索米痛片、布洛芬,疼痛剧烈时服用。

(4)类固醇皮质激素用于疼痛严重及颜面带状疱疹严重肿胀,侵及眼、耳,无激素应用禁忌证者。早期短程给药,每日泼尼松 30~40mg,分次口服,3 天后递减,疗程不超过 10 天。

(5)局部治疗

①3% 阿昔洛韦霜外用,每日 3 次。

②1% 阿昔洛韦软膏外用,每日 3~4 次。

③40％碘苷二甲基亚砜溶液外涂。

（6）物理疗法：氦氖激光照射、二氧化碳激光散焦光头照射、音频电疗、波谱治疗等均有一定的疗效。

2. 中医治疗

（1）辨证施治

①肝火湿热证：皮损鲜红，疱壁紧张，灼热刺痛，夜不能寐，烦躁易怒，口苦口干，小便短赤，大便干燥。舌质红，苔黄，脉弦数。治宜清肝泻火，除湿解毒，龙胆泻肝汤加减。龙胆10g，黄芩10g，栀子10g，柴胡10g，板蓝根30g，茵陈15g，车前子15g，赤芍10g，川楝子10g，延胡索10g，生甘草6g。每日1剂，水煎服。

②脾经湿热证：皮损淡红，水疱多，疱壁松弛，自觉疼痛，口不渴，食少腹胀，或腹痛便溏。舌胖淡红，边有齿痕，苔白或白腻，脉濡缓。治宜清脾除湿解毒，除湿胃苓汤加减。苍术10g，黄柏10g，厚朴10g，猪苓15g，泽泻10g，茯苓15g，白术10g，金银花10g，薏苡仁30g，车前子15g，甘草6g。每日1剂，水煎服。

③气滞血瘀证：红斑消退，水疱干涸结痂，但疼痛不缓解，局部刺痛窜痛，夜寐不安，精神不振。舌质暗，苔白，脉细涩。治宜理气活血止痛，血府逐瘀汤加减。柴胡10g，当归10g，赤芍、白芍各10g，川芎10g，桃仁10g，红花10g，枳壳10g，制乳香6g，制没药6g。老年患者，乏力倦怠，加生黄芪15～30g。每日1剂，水煎服。

（2）局部治疗

①疱疹初起用三黄洗剂或青黛炉甘石洗剂外涂，每天3次；或鲜马齿苋、玉簪叶捣烂外敷。

②水疱破后，用马齿苋、黄柏各30g，煎水待凉后湿敷。

（3）针灸疗法

①体针：取皮损部位相应的夹脊穴。热盛皮损鲜红、疱壁紧张、灼热刺痛，加阳陵泉、曲池、行间、侠溪、血海。湿盛皮损淡红、疱壁松弛、渗水糜烂，加阴陵泉、三阴交、足三里、内庭。

②皮损局部围刺：沿皮损周围平刺，间距1～2寸，留针30分钟。

③耳针：取神门、肺、肝、皮质下及皮损相应部位。以0.5寸毫针刺入，用中强刺激，留针30分钟，每天1～2次。

④艾灸：用点燃的艾条在皮损周围皮肤或附近的穴位行温和灸，每日1次。

【验案举例】

1. 王某，女，45岁。左侧肩背部大面积疱疹，连及头颈部7日，加重2日。1个月前因起居不慎感冒而致肩背灼痛如刀割。即到某卫校中医专家门诊求治。医嘱给予清热解毒中药治疗，并同时静脉滴注环丙沙星。1周来治疗无效，病情反而加重，近3日来尤甚，故邀出诊。症见患者侧卧在床，痛苦呻吟，疼痛不堪忍受。左侧肩背部大面积成群簇集的菜豆大血疱疹及大水疱，疱液清亮，部分浑浊、带血色，皮疹连及左侧项、耳、头等处,疼痛剧烈如灼割难忍,彻夜难眠,查舌质边尖红、苔黄腻,脉弥漫而数,颜面通红,心胸烦闷,小溲黄赤,大便稍干。证属外染邪毒,肝胆湿热。治宜清热解毒,泻肝利湿。药用龙胆草、车前子、紫花地丁、蒲公英、大青叶、板蓝根、忍冬藤各 30g,半边莲、黄芩各 25g,醋延胡索、柴胡、姜黄各 20g,生地黄 15g,枳壳、生甘草、穿山甲各 10g。每日 1 剂,水煎服。同时外用雄黄 2 份,蜈蚣 1 份,加入 75％乙醇 50ml 中,另加入 2％利多卡因 20ml 后敷患处,每日敷 2 次。服药 2 剂,当天晚上疼痛已明显减轻,睡眠好。复诊时症见左侧肩背部大面积疱疹已全部干枯,部分已脱痂,唯左耳后神经痛时作,但已能忍受。舌质偏红,苔稍黄腻,脉弦滑。原方去枳壳、柴胡、延胡索、姜黄、大青叶、半边莲等,加葛根 30g,桑叶、生石膏各 25g,羌活 15g,细辛 3g。并嘱其病灶处保持干燥,潮湿处用甲紫处理。共服药 12 剂,痊愈(河南中医,2004,3)。

按:本病好发于春季,多因肝火妄动、湿热内蕴所致。方用龙胆草、黄芩清肝胆实火,泻肝胆湿热;柴胡、枳壳疏肝理气;大青叶、板蓝根、紫花地丁、蒲公英、半边莲等清热解毒;生地黄、穿山甲、延胡索活血凉血,化斑镇痛;车前子渗湿泄热,导湿热下行;甘草调和诸药。共奏清肝胆湿热、凉血解毒之功(河南中医,2004,3)。

2. 康某,女,68 岁。3 个月前因生气后上肢疼痛起水疱,在某医院诊断为带状疱疹,经口服阿昔洛韦、外用炉甘石洗剂治疗 3 周后,皮损基本消退,但仍疼痛难忍,又服用中药汤剂 2 周,效果不明显,现局部仍有麻木感、疼痛,夜间明显,乃至夜寐欠安,同时伴有出汗、乏力、口干、食欲可,二便调。查上肢外侧可见条状成片的色素沉着,因局部皮肤触觉敏感,故防止衣袖摩擦后疼痛而呈被动姿态。舌质暗红苔薄白,脉沉缓。诊断为带状疱疹后遗神经痛。证属气阴两伤,血脉瘀阻。治宜益气养阴,行气活血,通络镇痛。药用黄芪、太子参、丹参、生地黄各 15g,当归、川芎、赤芍、延胡索、川楝子、枳壳、木香、片姜黄各 10g,制乳香、制没药各 5g。每日 1 剂,水煎服。服用上方 14 剂,自述衣袖摩擦而产生的疼痛明显减轻,已可用手轻揉局部。但仍觉睡眠欠安。继服前方加首乌藤 30g,继服 14 剂。局部外用红花油。共服汤剂 28 剂,疼痛基本控制,现已活动自如,夜间睡眠好。乏力减轻,继服 7 剂,症状基本消失,临床治愈。

按:本案病程迁延日久,加之患者年岁较高,因此,气阴两伤表现较为突出,故在方中用了大量的益气养阴药如黄芪、太子参、生地黄、当归、川芎、丹参、赤芍养血活血,延胡索、川楝子、制乳香、制没药、枳壳、木香、片姜黄理气镇痛之品,使患者很快临床治愈(名中医治疗难治性皮肤病性病奇方妙法,科学技术文献出版社,2006)。

【注意事项】

1. 1-14 岁儿童和某些成年人,皆应建议接种水痘减毒活疫苗。多数成年人(包括病史阳性者)对水痘皆已免疫,接触儿童的医护和教学人员、出国旅游者、军人和产后妇女,都应做免疫处理。

2. 增强体质,提高抗病能力。老年人应坚持适当的户外活动或参加体育运动,以增强体质,提高机体抗病能力。

3. 预防感染。感染是诱发本病的原因之一。老年患者应预防各种疾病的感染,尤其是在秋、冬季节,寒暖交替,要适时增减衣服,避免受寒引起上呼吸道感染。此外,口腔、鼻腔的炎症应积极给予治疗。

4. 防止外伤。外伤易降低机体的抗病能力,容易导致本病的发生。因此,老年患者应注意避免发生外伤。

5. 避免接触毒性物质。尽量避免接触化学品及毒性药物,以防伤害皮肤,影响身体健康,降低机体抵抗力。

6. 增进营养。老年人应注意饮食的营养,多食豆制品、鱼类、蛋类、瘦肉等富含蛋白质的食物及新鲜的瓜果、蔬菜,使体格健壮,预防发生与本病有直接或间接关系的各种疾病。

第二节　水　痘

水痘是由水痘-带状疱疹病毒所引起的急性传染病,临床以发热、皮肤黏膜分批出现丘疹、疱疹、结痂为特征。四季皆可发病,但好发于冬、春两季,发病年龄则以 1—6 岁小儿为多见。本病传染性强,容易造成流行。尤其在幼儿园、小学校内流行。本病的预后一般良好,愈后皮肤不留瘢痕。发病后可获得终身免疫。发病过程,初起与感冒相似,发热较轻,发病 1~2 日后,于头面发际出现米粒大小红丘疹,接着躯干、四肢逐渐出现,以头面、躯干为多。继而皮疹中心水疱扩大,成为豌豆状大小不等的水疱,基底红晕,疱疹 3 天左右开始结痂,有的皮肤可同时有皮疹、疱疹、疱痂存在,2~3 周痂盖脱落而痊愈。但若在治疗中误用皮质激素或因患某些疾病(肾病、风湿病、血液病等)正在使用激素治疗而患水痘者,则往往导致出血性水痘,病情凶险,应严密注意,积极救治。

【病因病机】

1. 西医病因　本病是由水痘-带状疱疹病毒感染引起。该病毒存在于患者的呼吸道分泌物、疱液和血液中,通过飞沫或直接接触疱液而传染。

2. 中医病机　外感风热时邪,邪自口鼻肌肤而入,蕴于肺卫而致外感证候;病邪深入,郁于脾肺,与内湿相搏,发于肌肤而出现水疱。

【诊断要点】

1. 潜伏期 9~23 天,一般 2 周左右。

2. 初起先有发热、倦怠、鼻塞、流涕等前驱症状。

3. 发病 24 小时内出现皮疹。以头面、躯干部为多,初起为红色丘疹,数小时后变成米粒至绿豆大小水疱,周围有红晕,疱液先清后浊,疱壁薄易破,2～3 天后干燥结痂,以后痂脱而愈。

4. 在发病的 3～5 天,皮疹分批发生,常同时可见丘疹、水疱、结痂三期皮损。

5. 常有瘙痒感。

6. 口腔、咽、眼、外阴黏膜也可发生皮损,早期为红色小丘疹,迅速变成小水疱,随之破溃而形成浅表性小溃疡。

7. 严重者可出现大疱、血疱或合并肺炎、脑炎、败血症、血小板减少性紫癜、肾炎等。

8. 病程 2 周左右,痂脱后可留点状浅表萎缩性瘢痕。

【鉴别诊断】

1. 脓疱疮 好发于面部、四肢等暴露部位,初为红斑基础上表浅性水疱,迅速变为脓疱,疱破糜烂渗液,结蜜黄色厚痂。黄脓水流到处可发生新的皮疹,又称"黄水疮"。

2. 丘疹性荨麻疹 皮损为坚实的水肿性红色丘疹或红色风团样斑块,皮损中心有丘疱疹或水疱,剧痒,无全身症状,无传染性。

【治疗】

1. 西医治疗

(1)阿昔洛韦:抗疱疹病毒药。儿童剂量为每日 10～15mg/kg,青少年剂量为每日 800mg,分 5 次口服。疗程为 5 天。

(2)利巴韦林:广谱抗病毒药。剂量为每日 15～20mg/kg,分 2 次肌内注射,疗程为 3～7 天。

(3)对症处理:高热时给予解热药,瘙痒可给予抗组胺药止痒。

(4)局部治疗:外涂甲紫液、阿昔洛韦软膏或喷昔洛韦软膏。

2. 中医治疗

(1)风热夹湿证:发病初期,证见发热、倦怠、鼻塞、流涕、咳嗽、食欲差,水疱清亮,丘疹红润,分布稀疏散在,轻度瘙痒。舌质红苔白,脉浮数。治宜清热疏风,利湿解毒。方用银翘散加减。金银花 10g,连翘 10g,竹叶 10g,牛蒡子 10g,荆芥 6g,薄荷 5g,鲜芦根 30g,板蓝根 30g,薏苡仁 30g,滑石 10g,生甘草 6g。高热加生石膏 30g。每日 1 剂,水煎服。小儿减量。

(2)血热湿毒证:病情严重,证见壮热,面赤,口渴唇燥,神疲萎靡,痘疹稠密,颜色暗红,痘浆浑浊,食欲差,溲赤,便干。舌质红绛,苔黄,脉洪数。治宜清热凉血,利湿解毒。方用清营汤加减。水牛角片 30g,生地黄 30g,牡丹皮 15g,赤芍 15g,金银花 10g,连翘 10g,黄连 10g,黄芩 10g,白茅根 30g,生石膏 30g。每日 1 剂,水煎服。小儿减量。局部治疗外涂三黄洗剂或青黛散水调涂于患处。

【验案举例】

1. 王某,男,6 岁。患儿发热 1 天,体温 39.2℃,壮热口渴,面红目赤,头面、四肢可见散在性丘疹、疱疹,躯干部痘疹分布较密,疹色紫暗,基底红晕明显,舌质红、苔薄黄,脉洪数。证属毒热外透,发为水痘。治宜清热凉营,佐以渗湿。方选腊梅解毒汤。药用腊梅花、金银花、菊花、连翘、板蓝根、紫花地丁各9g,赤芍、甘草各6g,黄连、蝉蜕、木通各3g。每日1剂,共煎2次,取汁100ml,分2次服用。服完2剂,体温降至37.8℃,疹色暗红,基底红晕减轻,舌质红、苔薄黄而干,脉细带数。继用上方加芦根15g。连服5天,热退疹消而告愈。

按: 水痘的病情轻重悬殊颇大,此与邪之强弱、正气之充足与否有关。若毒盛、正气不足,则内犯气营,可见壮热口渴,疱疹稠密,疹色紫暗,发为毒热重证。此证因邪毒犯气营,热邪炽盛,病位较深,故治用清热凉营,佐以渗湿之法。验方腊梅解毒汤中有腊梅花、金银花、菊花、连翘、黄连等清热解毒之品。根据现代药理研究,这些药对多种病毒有较好的抑制作用;辅以紫花地丁、赤芍、板蓝根凉血解毒;木通利水渗湿;甘草解毒和中;蝉蜕一味,应用尤妙,不仅取其祛风止痒之效,盖水痘由风热时邪兼夹湿邪为患,风为阳邪,治宜宣散,然湿为阴邪,又不易过散,故用蝉蜕轻透风热,达邪外出。综观全方,用药丝丝入扣,令毒热透达,正气渐复,故毒祛痂成热解,而收桴鼓之效(江苏中医药,2003,3)。

2. 钱某,男,3岁。患儿2天前无明显诱因,背部出现红色丘疹,后渐蔓及四肢和足底。现患儿面部微红,神志清楚,背部及四肢有丘疹、水疱,其形如豆,色泽明净,少数周围有一圈淡红色红晕和抓痕。其父诉患儿平素喜食辛辣食物。舌质淡红,苔白腻微黄,脉濡数。诊断为水痘。证属风热外感,发为水痘。治宜健脾除湿,疏风清热。方选健脾除湿痘疹汤。药用板蓝根15g,连翘、茯苓、金银花、薏苡仁、赤小豆各10g,藿香、半夏、豆蔻、甘草、白术、黄芩、佩兰各6g,薄荷、陈皮各3g,每日1剂,水煎服。嘱忌辛辣油腻及生冷之物,适当摄取蔬菜、水果,避风调养。4天后,水疱、丘疹基本消退,舌苔变为薄舌苔,纳食好转,未出现并发症,基本痊愈。随访1个月无复发。

按: 水痘是因外感时行邪毒,由口鼻而入,蕴结肺脾,脾主肌肉,邪毒与内湿相搏,外发肌表,故引起水痘疹。治疗以疏风清热、解毒凉血为主。方中藿香、豆蔻、佩兰芳香化湿;白术、白扁豆健脾运湿;茯苓、薏苡仁健脾利湿;半夏、陈皮行气燥湿;佐金银花、黄芩、板蓝根、赤小豆清热除湿解毒。该方以除湿为中心,针对本地特殊病因,正本清源,能够起到增强机体抵抗力、缩短病程、减少并发症、减轻对脾胃损害的作用(四川中医,2005,6)。

【注意事项】

1. 水痘患者不要去公共场所,应隔离休息治疗,直至脱痂。
2. 患者饮食宜清淡,忌食辛辣、腥膻发物。
3. 禁止搔抓,防止抓破水疱继发感染。结痂后勿抠痂,令其自然脱落,防止留瘢。
4. 患者衣被要烫洗消毒。

第三节　疣　病

一、寻常疣

寻常疣是由病毒感染引起的皮肤良性赘生物。多发生于青少年。寻常疣初起为针尖大小丘疹，渐渐扩大到豌豆大小或更大，呈圆形或多角形，表面粗糙，角化明显，触之硬固，高出皮面，灰褐色或皮色丘疹，继续发育呈乳头样增殖。常好发于手指、手背、足缘等处。本病中医称为"千日疮""疣目""枯筋箭""刺瘊"。

【病因病机】

1. 西医病因　由人类乳头瘤病毒（HPV）感染引起。该病毒有很多这种类型，寻常疣、跖疣与 HPV-1、HPV-2、HPV-4 有关。

疣主要通过直接接触传染，也可通过被病毒污染的物品间接传染。皮肤外伤使皮肤的屏障防御功能破坏，是导致疣病毒感染的重要因素。

疣的发生和自行消退，与机体的免疫功能有关。目前研究认为细胞免疫对疣的防御起主要作用，免疫功能缺陷者易发生疣。

2. 中医病机　风热毒邪侵入，搏于肌肤，血燥不润，邪气外发所致。

【诊断要点】

1. 常发生于手指、手背及面部。

2. 初起为针尖大小的丘疹，渐渐增大至黄豆大小，表面角化粗糙，触之坚硬，皮色为灰黄色或灰褐色，继续发展呈乳头瘤状增生，状如菜花。初起多为 1 个，此后由于自身接种，数目增多。

3. 一般无自觉症状，疣体较大时有压痛。

4. 特殊类型的寻常疣

（1）丝状疣：好发于颈部、眼睑，皮损为细软的丝状突起，皮色为淡褐色，散在多发，一般无自觉症状。

（2）跖疣：系发生于足底的寻常疣。因压迫使疣体扁平，表面角化粗糙，灰褐色或灰黄色，周围有角质增生环，形成圆形的角质增生性斑块。削去表面角质，疣体与角质环之间境界明显。

【鉴别诊断】

鸡眼　应与跖疣相鉴别。鸡眼发生在足趾、足底受压、摩擦部位，皮损为圆锥形的角质增生，淡黄色，表面光滑，压痛明显。

【治疗】

1. 西医治疗

（1）冷冻治疗。

（2）二氧化碳激光局部消毒，局部麻醉下烧灼气化。

（3）电烧灼去疣。

（4）手术切除。

2. 中医治疗

（1）风热毒蕴证：疣结多发，坚硬粗糙，压痛。治宜清热疏风，解毒散结。板蓝根 30g，败酱草 30g，马齿苋 30g，紫草 30g，木贼 10g，薄荷 5g，金银花 10g，牡蛎 30g，蜂房 10g。每日 1 剂，水煎服。第 3 煎熏洗浸泡患处。

（2）点药：削去角质，将鸦胆子仁捣烂敷疣体上，或点水晶音、五妙水仙膏。

（3）针刺：在疣体表面选择 3 点（呈三角形），快速进针至疣根部，大捻转后快速出针，并挤压疣根部使之出血，每日 1 次，连做 3 次。

（4）艾灸：用艾条或艾炷灸疣体，以能忍受为度，每日 1 次，5 次为 1 个疗程。

【验案举例】

1. 某女，36 岁。患者右膝部赘生物已 2 年余，不痛不痒，无其他不适。就诊时，见右膝部有 20 多粒小如芝麻、绿豆样隆起丘疹，大如豌豆，表面干燥、粗糙，触之质硬，呈黄褐色，顶端呈花蕊状。诊断为寻常疣。属风热外感，发为赘疣。用 75％乙醇消毒疣体后，取灯笼草鲜叶适量在较大疣体上反复揉搓，每天 1 次，连用 3 天。疣体已经全部脱落而愈，未见新疣体出现，随访 6 年未见复发。

2. 陆某，女，24 岁。患者半月前因到某地出差，回家后发现面部和手背出现皮疹，即来门诊诊治。见皮肤表面粗糙的扁平丘疹，如米粒大小，呈淡红色，数目很多，呈串状，偶有瘙痒感。大便正常。脉沉弦，舌质红苔薄白。证属风热毒盛，气血凝滞。治宜祛风清热，理气活血。方选十味败毒汤。药用生薏苡仁 15g，桔梗 12g，荆芥、防风、板蓝根、生石膏、当归、白芍、滑石各 10g，麻黄 3g。每日 1 剂，水煎，分 2 次温服。同时药汁洗患处，每日 2 次，每次以皮肤微红为度。10 天为 1 个疗程，间隔 2 天再开始下一个疗程。服本方时，忌食辛辣、生猛海鲜之品。连服半月而愈。

按：本病多发生在手掌、足底或指（趾）间。皮损为角化性丘疹，中央稍凹，外周有稍带黄色高起的角质环、除去表面角质后，或见疏松的白色乳头状角质物，掐或挑破后易出血，数目多时可融合成片。有明显的压痛，用手挤压则疼痛加剧。常在外伤部位发生，足部多汗者易生本病。十味败毒汤中，荆芥、防风辛散温通，祛风消肿；当归、白芍养血活血；板蓝根、生石膏清热解毒；滑石、生薏苡仁、麻黄利水，使湿热毒邪从小便出。桔梗辛散苦泄，消肿托毒。本方清热解毒，活血祛风调其内，治其本。外洗加速局部血液循环，促进药物吸收并疏其表，治其标。标本同治，内邪已除，外患即消，故能取效（甘肃中医，1996，2）。

【注意事项】

1. 寻常疣的发病与某些食物有密切的关系。在寻常疣患者治疗期间和治愈后的一段时间，都要尽量避免鱼、虾、蟹等海鲜产品，以及大葱、大蒜、辣椒、烟酒等刺激性食物。这些食物对于寻常疣患者的病情是极为不利的。

2. 寻常疣是自身感染性疾病,预防应注意避免搔抓、摩擦疣体,以防自身接种传染。疣体上敷以胶布有防止播散作用。

3. 应注意个人及环境卫生,避免接触病毒。避免外伤、摩擦等表皮的损伤,积极治疗皮肤创口,减少病毒入侵的机会。防止带有 HPV 的渗出物污染公共环境,做好浴盆、浴巾、马桶的清洁、消毒。

4. 家庭内有人患了疣病,其毛巾、脸盆、拖鞋应隔离分开使用,并定期消毒,以免互相传染。

5. 同时也应避免各种物理、机械、化学因素导致皮损而引发疣体的扩展和蔓延。

6. 危害:不仅严重影响患者的容颜美观,皮肤大面积的传染寻常疣,在碰触、摩擦后极易出血,导致伤口溃烂、感染;通过长期研究还发现,患寻常疣过久还危害患者的免疫系统,引发寻常疣患者外伤口久治不愈、反复感染,当寻常疣患者机体免疫系统应答机制被抑制时,患者将对外界各种病毒入侵失去防御能力,如艾滋病、病毒性肝炎、过敏性疾病等病症将集中暴发,寻常疣其实预示着患者的身体出现综合性障碍。

7. 寻常疣一般发展缓慢,部分患者可在发病后 2 年内自行消退。疣消退预兆有:突然瘙痒,疣基底部发生红肿,损害突然变大,趋于不稳定状态,或个别疣有消退或有细小的新疣发生。寻常疣偶见恶变。

二、扁平疣

扁平疣是一种常见的病毒性皮肤病,多见于青年人,故又称青年扁平疣。本病好发于颜面、手背和前臂,是一种粟米至高粱粒大小的扁平丘疹,呈淡褐色、灰褐色或正常肤色,表面光滑,具有光泽,无炎症,皮疹往往多个,散在或密集分布。一般无自觉症状,偶有痒感,病程缓慢,往往可自行消退,但亦可复发。中医称本病为扁瘊,又名千日疮。

【病因病机】

1. 西医病因　由人类乳头瘤病毒(HPV)感染引起。该病毒有很多种类型,扁平疣与 PHV-3、PHV-5 有关。

2. 中医病机　肝旺血燥,筋气不荣,风热毒邪客于肌肤所致。

【诊断要点】

1. 部位　好发于颜面及手背部。

2. 皮损特点　为多数米粒至绿豆大小的扁平丘疹,表面光滑,呈浅褐色或正常皮色,质硬,边界清。

3. 分布　散在或密集分布,有的因搔抓病毒自身接种,皮损沿抓痕处发生,排列成串珠条状,称为"同形反应"。

4. 自觉症状 一般无自觉症状,成批发生时略有痒感。

5. 病程 数月至数年不等。消退前常皮损增多、色红、隆起,瘙痒加重。愈后不留瘢痕。

【鉴别诊断】

1. 汗管瘤 好发于下眼睑及面颊上部,其他常见部位为上眼睑、颈部、前胸上部。皮损为小米粒大小的半球形丘疹,坚实而硬固,皮色或淡褐色,无自觉症状,出汗多时皮损加重。

2. 毛发上皮瘤 有遗传史,皮疹以鼻根、颊部、前额为多,为针尖至绿豆大小半球形丘疹,坚固,呈淡黄色或淡红色。

3. 雀斑 可有遗传史,常见于鼻背、面颊部,为黄褐色或黑褐色小斑点,日晒加重。

【治疗】

1. 西医治疗

(1)左旋咪唑:每日 50～150mg,分次口服,服 3 天,停 11 天,6 周为 1 个疗程。

(2)乌洛托品:0.3～0.5g,每日 3 次,口服。

(3)A 型链球菌甘露聚糖:口服 10mg,每日 3 次;肌内注射 10mg,每日 1 次。

(4)聚肌胞注射液:2ml 肌内注射,每 3 天 1 次,4 次为 1 个疗程。

(5)西咪替丁:口服,每次 0.4g,每日 3 次,10 日为 1 个疗程。或西咪替丁 200mg＋双嘧达莫 50mg 口服,每日 3 次,30 日为 1 个疗程。

(6)局部治疗

①0.1％～0.3％维 A 酸乙醇溶液外涂,每日 1～2 次,或 0.05％维 A 酸软膏外涂,每日 1 次。

②0.1％苯扎溴铵溶液外涂,每日 2 次。

③2％～5％氟尿嘧啶二甲基亚砜溶液外涂,每日 2 次。

④3％肽丁胺软膏外涂,每日 3 次。

2. 中医治疗

(1)风热夹毒证:病程短,皮疹多发,淡褐色,微有瘙痒。舌质淡红,脉弦滑。治宜清热疏风,解毒平肝。金银花 15g,大青叶 15g,柴胡 10g,板蓝根 30g,败酱草 30g,生香附 10g,木贼 12g,生牡蛎 30g。每日 1 剂,水煎服。

(2)血燥毒蕴证:皮疹顽固不退,疹色暗褐,干燥无光泽。舌质暗红,脉弦。治宜润燥平肝,解毒活血。当归 15g,天花粉 15g,川芎 10g,生龙骨 30g,生牡蛎 30g,败酱草 30g,露蜂房 10g,莪术 12g。每日 1 剂,水煎服。

(3)单方成药

①生薏苡仁研细,加等量白糖拌匀,每服 1 勺,日服 2～3 次。或生薏苡仁 60g,

每日煎服。

②马齿苋 30g,苍术 9g,蜂房 9g,白芷 9g,细辛 6g,蛇床子 12g,苦参 15g,陈皮 15g。水煎趁热熏洗患处,每日 1～3 次。

③苍术 9g,细辛 6g,陈皮 12g,白芷 12g,板蓝根 30g,贯众 30g。水煎,趁热熏洗患处,每日 1～3 次。

④板蓝根注射液,每日肌内注射 4ml,10～15 日为 1 个疗程。

⑤土贝母皂苷注射液 2mg,肌内注射,每日 1～2 次,20 日为 1 个疗程。

(4)局部治疗

①局部熏洗:常用药有板蓝根、马齿苋、败酱草、紫草、露蜂房、红花等,或用内服汤药第 3 煎熏洗患处,每日 1～2 次,用于多发性皮损。

②鸦胆子油,用牙签蘸药点涂皮损,每日 1 次,用于皮损数目少者。

【验案举例】

1. 某学生,女,13 岁。去年面部出现几个小疙瘩,1 周来加重,遍及面颊部,手背部亦见少许,无明显自觉症状。未曾治疗过。现面部、颊部、眼睑、下颌部可见 50～60 个 0.1～0.3cm 大小扁平疣赘稍隆起皮面,呈正常肤色,手背部亦见少许同样皮疹。诊断为扁平疣。证属风热毒邪、凝聚肌肤。自拟马齿苋合剂治之。药用马齿苋 60g,紫草、败酱草、大青叶各 15g。每日 1 剂,水煎服。共服药 18 剂,疣赘全部脱落,不留痕迹而愈。

按:扁平疣好发于青少年,皮疹多见于颜面和手背部。多因感受风热毒邪、凝聚肌肤所致。治疗多采用清热解毒之法。该患者发病 1 年,无自觉症状。方中马齿苋、败酱草、大青叶、紫草均有清热解毒、凉血消瘀。故能获效(朱仁康临床经验集,人民卫生出版社,2007)。

2. 郭某,女,25 岁。患者两手起米粒大小丘疹,不痛不痒,近几个月来逐渐增多,曾多次用过水杨酸铋油剂、维生素 B_{12} 以及激光治疗,效果不明显。就诊时,除局部表现如上述外,全身无不适,惟平素性情急躁。舌边尖稍红,苔薄黄,脉弦。两手掌、手背部满布扁平褐色丘疹 10 多颗,稍隆起。证属肝气郁滞,热阻肌肤。治宜清热解毒,疏肝散结,并配合暗示疗法。药用板蓝根、磁石、代赭石各 30g,紫花地丁、石上柏各 18g,皂角刺、白头翁各 15g,白芍 12g,柴胡 9g,青皮 6g。每日 1 剂,水煎服。外用蟾酥散水调为糊,外涂患处,每日 1 次。服 3 剂及外搽蟾酥散后,局部痛痒,余无不适。原方再进 3 剂,疣开始从暗示疗法中笔尖点处脱落,继而渐次脱落。前后服药 12 剂,并做暗示疗法 4 次而痊愈。

按:患者平素性情急躁,脉象弦,证属肝气郁滞、热毒郁阻肌肤而发。治宜清热解毒、疏肝散结。方中板蓝根、紫花地丁、白头翁清热解毒;青皮、柴胡、白芍疏肝理气、养阴柔肝;磁石、代赭石镇肝潜阳为治扁平疣之要药;皂角刺活血通络;而板蓝根除具有明显抗病毒作用外,还可提高机体免疫功能。配合外搽蟾酥散、暗示疗法,以加速疣体脱落而愈(古今皮肤性病科医案赏析,人民军医出版社,2006)。

【注意事项】

1. 注意避免搔抓、摩擦疣体,以防自身接种感染。

2. 定期煮洗毛巾、浴巾,清洗、日晒生活用品,不用公共足盆、拖鞋、浴池等。

3. 不要误以为是"老茧""鸡眼"而到地摊处扦足,以免造成自身接种或再感染。

4. 端正认识,积极正确治疗,不可乱搽药或误认为"鸡眼"盲目治疗,结果给患者造成更大的伤害,轻者感染、色素沉着,重者毁容。

5. 防止皮肤损伤,发现少数扁平疣应及时治疗,不要自己搔抓皮损,防止播散增多。

三、传染性软疣

传染性软疣是由传染性软疣病毒引起的良性表皮增生性传染性皮肤病。临床以蜡样光泽的半球形丘疹,顶端有脐窝状凹陷,能挤出乳酪样软疣小体为皮损特征。本病属于中医学"鼠乳"范畴。《诸病源候论·鼠乳候》记载:"鼠乳者,身面忽生肉,如鼠乳之状,谓之鼠乳也"。皮肤间密切接触是主要的传播方式,亦可通过性接触、游泳池等公共设施传播。多发生于儿童和青年。多由外感风热毒邪,客于肌肤,搏结腠理致气血失和而发;或由脾虚中焦失运,后天化生之源不足,肌肤失养,腠理不密,复感外邪,邪毒聚结肌肤而生。

【病因病机】

1. 西医病因　本病由传染性软疣病毒所致,直接或性接触传染,并通过搓澡、衣服自体接种传播增多。

2. 中医病机　风热毒邪侵袭,蕴聚肌肤而致。

【诊断要点】

1. 好发于躯干、面部。

2. 皮损为粟粒到黄豆大小半球形丘疹,表面光滑有蜡样光泽,中央有小脐窝,挑破顶端可挤出白色奶酪状软疣小体,散在多发,互不融合。

3. 无自觉症状或轻度瘙痒。

【治疗】　以外治为主。

1. 消毒后用镊子夹住疣体迅速拔除,再用碘酊点涂患处,并压迫止血。

2. 液氮冷冻治疗。

【验案举例】

1. 李某,男,5 岁。其母代诉:胸背部发疹粒已 10 余天。在 10 余天前洗浴时,发现患儿胸背部位有几粒灰白色疹粒。尚未见其明显不适,未在意。这些天发现较原有部位疹粒增多。查胸部、腰背部散在性绿豆、豌豆大小呈大半圆形或扁平丘疹,表面有蜡样光泽,中央稍凹陷,呈脐窝状,色为灰白色或灰褐色,互不融合。证属风湿外遏,气滞毒瘀。治宜清热祛湿,疏风解毒。单用外治法。药用生薏苡仁25g,板蓝根、丝瓜络、大青叶各15g,漏芦10g,煎液外洗。局部常规消毒,将疣体挑破,挤出乳白色酪样物质,点涂少许红升丹。数日后,胸背部皮损结痂脱落,肤平,后遗相应色素沉着斑。

按:《诸病源候论·鼠乳瘊》说:"鼠乳者,身面忽生肉,如鼠乳之状,谓之鼠乳也。此亦是风邪搏于肌肉而变生也。"这些症状和体征的描述,相当于现代医学的传染性软疣,可发于身体的任何部位,一般在躯干部多见。临床所见,外治重于内治,除有继发性感染外,无须内服药。红升丹点涂为主要手段的外治方法,一般1周可愈(欧阳恒临床经验集,人民卫生出版社 2007)。

2. 杨某,女,23岁。患者3个月前颈部出现数个米粒大的半球形丘疹,中央呈脐凹,随后躯干、四肢陆续出现数10个,自觉微痒。诊断为传染性软疣。证属卫阳虚弱,腠理不密。方选参芪活血药酒。药用黄芪60g,丹参50g,党参30g,当归、延胡索、草乌各15g,川芎、桃仁各12g,红花、香附各9g,全蝎6g,甘草5g。上药加38°食用白酒1500ml,浸泡7天后过滤备用。成年人每次服5ml,每日3次,儿童酌减或每次0.1mg/kg,每日3次,饭后服用。15天为1个疗程。10天后复诊,皮损变平消退。随访半年未见复发。

按:传染性软疣,不外乎卫阳虚弱,腠理不密或肝失疏泄,气血运行不畅,复感风湿之邪,凝结肌肤所致。参芪活血药酒中,黄芪、党参等益气固卫,当归、桃仁、红花等活血化瘀,延胡索、香附等散结解凝、疏风祛湿,正符合传染性软疣的病机,故用之效佳(新中医,1997,12)。

【注意事项】

1. 勿共用浴巾,浴具应消毒。

2. 不要用搓澡巾用力搓澡。

3. 患者的衣服、毛巾要高温消毒。

第四节　手足口病

手足口病是一种儿童发疹性传染病,以手、足、口腔黏膜出现疱疹或溃破成溃疡为主要临床特征。大多数患儿症状轻微,少数患儿可并发无菌性脑膜炎、脑炎、急性弛缓性麻痹、呼吸道感染和心肌炎等,个别重症患儿病情进展快,易发生死亡。本病由多种肠道病毒引起,经空气飞沫由呼吸道传播,也可经消化道传播,传染性较强,易引起暴发或流行。夏、秋季节好发。

【病因病机】

1. **西医病因**　由柯萨奇A16、A2、A4、A5、A10病毒感染引起。在患者水疱疱液、咽部分泌物、粪便中皆可分离出此病毒。

2. 中医病机　外感风热时邪,邪郁肺胃二经,溢发肌肤所致。

【诊断要点】

1. 发疹前有轻微的全身症状,低热、食欲缺乏等。

2. 口腔的硬腭、颊部、齿龈、舌部出现疼痛性小水疱,很快破溃形成小溃疡,周围有红晕。手足部发生红色丘疱疹、小水疱,绕以红晕。偶可见于膝部、臀部。

3. 有灼热、疼痛感。

4. 病程 1 周左右,很少复发。

【辅助检查】　血常规检查淋巴细胞增加。

【鉴别诊断】

1. 疱疹性齿龈口腔炎　属原发性单纯疱疹,多发于 1—5 岁儿童,有高热,倦怠,咽喉疼痛,局部淋巴结肿大、压痛,口腔颊黏膜、舌及咽部发生水疱,易破溃形成溃疡,疼痛剧烈,影响进食,病程 2 周左右。手足部无皮疹。

2. 多形红斑　手、足发生水肿性红斑或扁平红丘疹,皮疹向外扩展,直径可达1～2cm,中央略凹陷或起水疱,自觉轻度瘙痒。口腔黏膜可发生充血、糜烂。皮损较手足口病为大。

【治疗】

1. 西医治疗

(1)可口服吗啉胍、利巴韦林等抗病毒药。

(2)口腔溃疡外用金霉素鱼肝油,手足皮疹外用炉甘石洗剂。

2. 中医治疗

(1)风热证:身微热、咽痛,口疮,手足散发小红疹、小水疱,有刺痛感。舌质红,苔薄白,脉浮数。治宜清热疏风,解毒利咽。方用银翘散加减。金银花 10g,连翘10g,牛蒡子 6g,荆芥 6g,薄荷 3g,赤芍 6g,板蓝根 10g,生甘草 3g。水煎服,每日 1剂。

(2)局部治疗:手足皮疹外用三黄洗剂。口腔黏膜损害喷撒锡类散、养阴生肌散或用吹口散;或用金银花 10g,大青叶 10g,生甘草 6g,煎汤,放凉后漱口。

【验案举例】

1. 梁某,女,3 岁。3 天前开始发热,流涕、轻咳,2 天后口腔黏膜糜烂,食欲差,大便干结,曾服头孢氨苄等未愈。查体温 39.5℃,咽充血,双扁桃体Ⅱ°,口腔黏膜多处溃疡,心、肺、腹正常。手足密集小疱疹,舌红苔白,脉滑数。血常规白细胞计数 $8.6×10^9$、中性粒细胞 0.46、淋巴细胞 0.54。证属风热湿毒,蒸腾上熏。方选导赤散合玉女煎加减。药用石膏 15g,生地黄、知母、牛膝、泽泻、金银花、蒲公英、夏枯草、地肤子、苦参各 10g,竹叶 6g。每日 1 剂,水煎服。忌辛辣、油腻食物。配合双黄连静脉滴注,用药次日热退,症状渐减,服药 3 天后,患儿症状消失告愈。继以养阴健脾之品调理。

按:本案选方中,生地黄清热凉血养阴;木通、竹叶、牛膝清心降火而利水;石膏、知母清脾胃之火。诸药共奏清心脾之火、利湿、解毒之功,既清热又不伤阴。小儿脏器清灵,治疗本病应中病即止,不可过用寒冷之品。初起加金银花、栀子辛凉透邪、清热,具有辟秽解毒之功,为疮家要药。热在气营加生石膏辛寒用以清热。气阴不足加生地黄凉血养阴,有助于口腔溃疡的修复(实用中医药杂志,1998,5)。

2. 全某,女,3 岁。就诊前某医院诊为湿疹,给予祛风、除湿、止痒治之无效。来诊时体温 37.8℃,手足、臀部、肛周见疱疹,微痒,口腔内有数个疱疹破溃后形成的小溃疡,口臭、口痛、涎多、食少、便干,舌质红苔黄厚腻。诊断为手足口病。证属湿热并重,邪毒炽盛。方拟甘露消毒丹加减。药用滑石 30g,薏苡仁 15g,石菖蒲、藿香、连翘、薄荷、野菊花各 10g,豆蔻、黄芩、射干、生甘草各 5g。每日 1 剂,水煎服。服 2 剂,热退,手足疱疹消退,然口腔内疱疹仍多,食少、口臭、便干、尿黄。改导赤散合清胃散加减。药用滑石 15g,生地黄、建曲各 12g,牡丹皮、苍术各 10g,升麻、当归、木通、甘草各 6g,黄连 3g。服 2 剂后口臭、便干、尿黄消失,口内疱疹明显减少。再以七味白术散调治而愈。

按:本案应用清热、除湿、解毒方治疗。但病入极期,湿热并重,邪毒炽盛,用甘露消毒丹既清热解毒,又利湿化浊。方中黄芩、连翘清热解毒,茵陈清热除湿,石菖蒲、豆蔻、藿香、薄荷芳香化湿,行气醒脾,射干、贝母清热利咽,木通、滑石清热除湿,同时再加清热解毒药物,诸药合用,使热毒得清,湿浊得化,病证可除(四川中医,2004,1)。

【注意事项】

1. 患儿应隔离休息、治疗,不要去幼儿园、托儿所。
2. 饮食宜清淡、柔软。
3. 患者衣被要烫洗消毒。

第6章

细菌性皮肤病

第一节 脓疱疮

脓疱疮是由金黄色葡萄球菌和（或）乙型溶血链球菌感染所致的一种急性化脓性炎症性皮肤病。临床以丘疹、水疱、脓疱、糜烂、渗液、结痂为皮损特征。本病多发于夏、秋季节，以2－6岁儿童多见，属中医黄水疮、滴脓疮范畴，多因暑夏炎热，湿热邪毒袭于肌表，气机失畅，疏泄障碍，熏蒸皮肤而成，或小儿机体娇嫩，汗出腠疏，暑湿侵袭，更易发病。若反复发作或毒邪久羁，以致脾虚湿蕴，病程迁延，可损及脏腑。发生淋巴管炎、淋巴结炎、败血症，还可诱发急性肾炎。本病与中医文献中的"黄水疮""滴脓疮""香瓣疮""烂皮野疮"等相似，如《外科启玄》记载："黄水疮方名滴脓疮，疮水到处即成疮"。

【病因病机】

1. 西医病因 本病致病菌多数是金黄色葡萄球菌，少数为乙型溶血性链球菌，亦可由二者混合感染。

夏、秋季天气炎热，湿度大，儿童容易出汗，被虫叮咬而搔抓导致发病。机体抵抗力低下或瘙痒性皮肤病可为本病的诱因。

2. 中医病机 中医学认为本病是内蕴湿热，外感湿热毒邪，脏腑定位在脾，涉及肌肤。儿童脾胃和肌肤娇嫩，脾失健运，内蕴湿热，达于体表，腠理不固，暑毒风热，外袭肌表而发病。

【诊断要点】 本病多见于儿童，好发于夏、秋季，以头面和小腿等暴露部位多见，尤其是口、鼻周围。根据临床表现和细菌学检查可分为两型。

1. 大疱性脓疱疮 由金黄色葡萄球菌所致。初起为散在水疱，迅速增大形成大疱，疱液很快浑浊，沉积于疱底部，形成特征性半月形积脓现象。疱壁薄而松弛，破后呈糜烂面，干燥后形成黄色脓痂，一般数日后脱落而愈。有时痂下脓液向四周溢出。形成新的水疱，排列成环状，称为环状脓疱疮。自觉瘙痒，一般无全身症状。

2. 表浅性脓疱疮 由溶血性链球菌所致或与金黄色葡萄球菌混合感染。在红斑基础上出现水疱,迅速转变为脓疱,周围有明显红晕,疱壁薄而易破,故不易见到脓疱。疱破后其脓液干燥形成黄色厚痂,并不断向周围扩散。因瘙痒而搔抓,使细菌不断接种到其他部位。结痂经过 6～10 天脱落而痊愈。严重者有发热、淋巴管炎、淋巴结炎,甚至败血症。链球菌所致脓疱可诱发急性肾炎。

【鉴别诊断】

1. 水痘 多见于冬、春季,有发热等全身症状,皮疹呈向心性分布,口腔黏膜也可受累,皮肤分批出现斑疹、丘疹、水疱和结痂,一般无脓疱和脓痂。

2. 单纯疱疹 好发于皮肤与黏膜交界处成群的针尖大小的水疱,破裂后结痂,局部灼热,常有诱发因素,一般无脓疱和脓痂。

【治疗】

1. 西医治疗

(1)全身治疗:大多数患者仅用局部治疗即可,重者可选用红霉素、复方磺胺甲噁唑、青霉素等药治疗,最好根据脓液细菌培养及药物敏感试验结果选用抗生素。

(2)局部治疗:以消炎、杀菌、止痒、收敛为原则。先刺破脓疱,抽出脓液,再用 1∶5000 高锰酸钾液,1∶5000 呋喃西林溶液或 1∶2000 小檗碱液等清洗创面,最后外涂 2％莫匹罗星软膏、0.5％新霉素软膏和 3％氧氟沙星乳膏。

2. 中医治疗

(1)风湿相搏证:多见于疾病初期,有较多的红色斑疹、水疱,局部瘙痒。脉浮数,舌红,苔薄黄。治宜疏风清热利湿法,方用升麻消毒饮加减。每日 1 剂,水煎服。

(2)湿热交结证:皮肤起大疱或脓疱,绕有红晕或疱破渗出,糜烂成片,自觉痒痛,或伴发热,近位淋巴结肿大。脉滑数,舌红,苔黄腻。治宜清利湿热,方用龙胆泻肝汤加减。每日 1 剂,水煎服。

(3)湿祛热散证:水疱糜烂由渗出变成干涸,疮面结有黄痂,痂脱则疮愈。治宜清热泻火,益气解毒法,方用四妙汤加减。每日 1 剂,水煎服。

(4)局部治疗

①蒲丁洗剂、马齿苋水剂和龙胆草水剂湿敷疮面。每日 2 次。

②龟甲散或化毒散用花椒油调成糊状,外用疮面,每日 2 次。

【验案举例】

1. 韩某,男,9 岁。患者 6 天前面部、上额有黄豆大脓疱,边缘潮红,皮损有糜烂、渗出,部分已结黄痂。脉弦数,舌苔薄白,舌质红。诊断为脓疱疮。证属肺胃蕴热,湿毒浸淫。治宜清肺胃热,解毒利湿。药用金银花、蒲公英各 20g,野菊花、黄芩、紫花地丁、紫背天葵、龙胆草、栀子、泽泻、当归各 10g,甘草 6g。每日 1 剂,水煎服。外用二妙散湿敷。服药 3 剂,皮损减轻,脓疱减少,基底仍潮红。再服药 3 剂,皮损基底潮红消退,未见新起脓疱,显露正常皮肤,共服 11 剂而愈(中医皮科临床经验集,人民卫生出版社,2008)。

按:本案为感受暑湿热毒以致气机不畅,疏泄失常,熏蒸皮肤而致。暑为阳邪,其性炎热,易伤津耗气,具有热微则痒,热甚则痛,热盛则肉腐等特征,表现为患部脓肿灼热、腐烂流滋。火热之邪易入血分,聚于局部,腐蚀血肉,发为痈肿疮疡。暑热之邪偏盛,可引起发热、口渴、便干溲赤等症状;暑多挟湿,湿性重浊黏腻,易致水疱糜烂,浸淫四窜,脓水淋漓。因此,治疗本病应把握病机,根据病情轻重及皮损发展特点,进行辨证施治。方中金银花、蒲公英、野菊花、紫花地丁、紫背天葵清热解毒;黄芩清热泻火燥湿;龙胆草、栀子清热泻火;当归活血,泽泻渗湿;再加甘草调和诸药兼能补气。药证相符,故疗效满意(中医皮科临床经验集,人民卫生出版社,2008)。

2. 王某,男,6 岁。5 天前在头面部发生水疱,继而在四肢、躯干相继出现,小如豌豆,大如樱桃,逐渐灌脓,而以两下肢为甚。今脓疱破碎,脓液淋漓,疼痛不已,两侧腹股沟淋巴结亦肿痛,发热夜重(体温 39.5℃),纳食减退,口干,小便黄,苔黄质红,脉来数疾。诊断为脓疱疮。暑热湿邪,郁于血分。治宜清热解毒。药用金银花 15g,六一散(包)12g,连翘、赤茯苓、车前子(包)、栀子、绿豆衣各 9g,牡丹皮 6g,黄芩 4.5g,川黄连 3g,竹叶 10 片。每日 1 剂,水煎服。外用黄灵丹、麻油调成糊状,涂于疱疹处,每日 2 次。青敷药,敷于两侧腹股沟淋巴结。内、外并治 2 天,局部与全身症状相继减退。原法续治 4 天,病即痊愈。

按:本案选方中,用金银花、连翘、栀子、川黄连、黄芩清热解毒;伍以赤茯苓、车前子、六一散利湿解毒,佐以绿豆衣、竹叶清暑利尿;牡丹皮凉血、活血。同时于脓疱处敷黄灵丹收湿敛疮,肿大淋巴结处贴青敷药以消肿软坚散结,内外并治,故收良效(许履和外科医案医话集,江苏科技出版社,1980)。

【注意事项】

1. 夏、秋季勤洗澡,保持皮肤清洁、干燥。

2. 患者应适当隔离,患者接触过的衣服、毛巾、用具等,应予消毒。

3. 患病后应避免搔抓,有脓液应立即蘸干以免流他处又发新的皮损。

4. 幼儿园、托儿所在夏季应对儿童定期检查,发现患儿应立即隔离治疗,患儿接触过的衣服、物品要进行消毒处理。

5. 适当调理患儿起居、饮食,增强体质。

第二节　毛囊炎

毛囊炎是毛囊发生急性或慢性化脓性炎症的皮肤病,炎症发生在毛囊口或稍下部位而形成毛囊口处红色小丘疹、脓疱,称为表浅性毛囊炎,如毛囊性脓疱疮。

整个毛囊发生炎症可由小脓疱发展成较大的脓肿,称为深部毛囊炎,如单纯性毛囊炎、须疮、秃发性毛囊夹和项部瘢痕疙瘩性毛囊炎。毛囊的炎症侵犯到毛囊周围组织则形成疖、痈,甚至蜂窝织炎。急性发作者称急性毛囊炎,慢性反复发作者称为慢性毛囊炎。中医古籍根据毛囊炎发生的部位和症状有不同的名称,如生于后项发际的称为"发际疮";生于左、右发际的称为"发际疮";生于下额处的称为"羊胡疮";生于臀部的称为"坐板疮";生于发中,愈后留有小片秃斑的称为"火珠疮";生于项后,并形成瘢痕疙瘩的称为"肉龟"。

【病因病机】

1. 西医病因　本病主要是由于葡萄球菌感染引起,在机体抵抗力下降等情况下,其他细菌也可致病。卫生状况差,搔抓及免疫功能低下、糖尿病等可为诱因。

2. 中医病机　中医学认为,本病是因湿热内蕴,复感风毒之邪,风热上壅或风湿热相互搏结而发病。若素体虚弱,正不胜邪者,则反复发作,缠绵难愈。

【诊断要点】　本病多见于青壮年,可发于全身有毛部位,但头皮多见。

初发皮疹为毛囊性红色小丘疹,很快形成小脓疱,继而干燥结痂,1周后痊愈,一般不留瘢痕。皮损分批出现,互不融合,自觉痒痛。本病倾向复发,病程常为数周至数年。

毛囊炎导致形成小片瘢痕,毛发不再生长者称为秃发性毛囊炎。毛囊炎发于胡须部,慢性经过者称为须疮,发于项部和枕部,互相融合,形成不规则瘢痕硬结和硬块者称为项部瘢痕疙瘩性毛囊炎。

【鉴别诊断】

1. 脓痱　为与汗孔一致的小脓疱及丘疹、丘疱疹,常见于高温湿热季节。

2. 疖　为毛囊性红色结节,可化脓坏死,形成脓栓,局部疼痛。

【治疗】

1. 西医治疗

(1)全身治疗:可服复方磺胺甲噁唑、四环素、头孢菌素等抗生素。

(2)局部治疗:外用3%硼酸酊、2.5%碘酊、5%氧化氨基汞软膏、2%莫匹罗星软膏或0.3%环丙沙星软膏,每日2次。外用软膏时,最好剪去毛发。

(3)物理疗法:选用紫外线、超短波治疗。

2. 中医治疗

(1)辨证施治

①湿热夹风证:发病急,可见红色小丘疹,顶端有小脓疱,周围红晕,自觉痒痛。脉滑数,舌质红,苔黄。治宜清热解毒,祛风利湿,方用普济消毒饮或五味消毒饮加减。每日1剂,水煎服。

②气虚邪恋证:多见于素体虚弱者,皮损为淡红色小丘疹及小脓疱,痒痛不显,反复发作,经年不愈。舌淡红,脉细数。治宜益气托毒,方用托里清毒散加减。每

日 1 剂,水煎服。

(2)单方成药:口服小败毒膏 15g,每日 2 次,温开水冲服;或口服连翘败毒丸 6g,每日 2 次;防风通圣丸 6g,每日 2 次;六神丸 5～10g,每日 2～3 次。

(3)局部治疗:如意金黄散和化毒散油调外敷,每日 2 次。六神丸研末醋调外用,或生南星醋磨外用,每日 2 次。

【验案举例】

1. 张某,女,60 岁。右手腕麻木、剧烈疼痛、伴有发冷、发热 5 天。5 天前右手腕内侧突然发麻,疼痛,伴有发冷发热。患处起一红线,向肘部蔓延。经某医院治疗,曾注射青霉素等未能控制。局部红肿逐渐加重,红线继续向上蔓延。患处麻痛难忍,彻夜不眠,纳食不佳,恶心欲吐,局部肿起脓样白疱,疼痛更加重。体温 39℃,右侧腕部内侧红肿,范围 2cm×3cm,中心发白有脓疱未破,并有红线一条向肘部蔓延。脉象滑数。舌苔黄腻,舌质红。诊断为手腕部疖肿合并急性淋巴管炎。

辨证治疗:证属火毒蕴结,毒热蔓延。治宜清热解毒,托里护心。药用金银花、蒲公英、野菊花各 30g,紫花地丁 15g,连翘、花粉、生草、炒皂角刺、归尾、川贝母各 9g,陈皮、姜黄各 6g,灯心草 1.5g。每日 1 剂,水煎服。另紫雪散 9g,分 3 次冲服。外用化毒散、如意金黄散,以鲜荷叶捣汁外敷。服上方 2 剂后,体温恢复正常,局部麻痛已减,恶心欲吐已解,纳食稍增。继服前方 4 剂,诸症见消,患处引流通畅,已无麻痛感觉。外搽化毒散软膏。患处红肿消失,伤口愈合,临床痊愈。

按:本案火毒蕴结,起病较急,已有毒邪内传之势,虽经治疗,未能控制。仍有高热、红肿、疼痛。在此情况下,急投清热解毒、托里护心之剂。方中重用金银花、连翘、野菊花、紫花地丁、蒲公英解其毒热;炒皂角刺、归尾、姜黄、川贝母活血化瘀,托毒外出;灯心草、紫雪散凉血、清宫、护心,以防毒热内陷;花粉清热生津,养阴护心;陈皮、甘草,和中助胃气。外敷解毒消肿止痛之剂。内治外治相结合,二剂后诸症平息。后用牛黄清心丸,以荡余邪而善其后。外用鲜荷叶捣汁调散剂,非但清热作用加强,而且疗效持久,是外用剂型中独特的经验之一(赵炳南临床经验集,人民卫生出版社,2007)。

2. 张某,男,26 岁。右口角潮红肿痛 6 天,伴恶寒发热。患者 6 天前,自觉右口角发痒而麻,肿硬隐痛,经手指搔抓,局部日渐肿胀。继之波及同侧颜面,张口绷急,心烦恶心,口苦纳呆,大便秘结 3 天未行,曾注射青霉素未能控制。恶寒、发热、口渴诸症存在。体温 37.8℃,脉搏 86 次/分,血压 120/80mmHg。右颊部肿胀,右口角红肿而硬,疮顶可见粟粒样脓头,形如钉状,张口限制。右颈部淋巴结肿胀,有压痛,白细胞计数 $7.2×10^9$/L,中性粒细胞 0.8,淋巴细胞 0.2。舌质红,苔黄腻,脉滑数。诊断为唇部疖肿。

辨证治疗:证属阳明热毒,蕴结肌肤。药用水牛角 50g,生地黄、金银花各 15g,赤芍、牡丹皮、连翘、黄芩、竹茹、枳实、生大黄各 10g,甘草 6g,黄连 5g。每日 1 剂,水煎服。服药 2 剂后,大便通泄,局部病情稳定。原方生大黄减为 5g,嘱再进 3 剂。右口角潮红、肿痛明显减轻,疮顶变软,中心溃小口,有少许脓液溢出,即扩创排出白色脓液 4ml,可张口进食,舌质淡红,舌苔黄,脉弦略数,继以解毒清余热、兼顾气血以助正。药用忍冬藤 30g,生地黄、蒲公英、黄芩各 15g,当归 12g,升麻、牡丹皮、金银花、紫花地丁、紫背天葵各 10g,甘草 6g,黄连 3g。服 5 剂后,右唇角外潮红肿块基本消失,创面愈合,继以养胃健脾之剂调摄之。药用生地黄、玄参、麦冬、玉竹各 15g,茯苓、白术各 10g,炙甘草 3g。服 5～7 剂善后(中医皮科临床经验集,2008,人民卫生出版社)。

按:本案发病部位在口角,足阳明胃经循行巨髎、地仓,故治以清阳明热毒为主,阳明热盛,局部表现相应部位皮损,发于全身表现为发热、口渴、口苦、纳呆。方选清营汤加减。水牛角咸寒,生地黄甘寒以清营凉血为君;牡丹皮、赤芍以清热凉血为臣;佐以金银花、连翘、黄连、竹叶清热解毒透邪热,使入营之邪促其透出气分而解。正如叶天士有谓"入营犹可透热转气"。加枳壳、大黄以行气通便。诸药合用使入营之热得解,阳明热毒得消。症状减轻之后继续清毒邪余热,后期用健脾养胃之药以恢复阳明正气。

【注意事项】

1. 有全身症状者,卧床休息;全身情况较差者,应予以支持疗法。

2. 疔疮初起切忌挤压、挑刺,患部不宜针刺,红肿发硬时忌手术切开,以免引起感染扩散。

3. 减少患部活动:手部疔疮忌持重物或剧烈活动,以三角巾悬吊固定;手掌疔疮,宜手背向上,减少脓液浸淫筋骨或使脓毒容易流出;足部疔疮宜抬高患肢,尽量少行走。

4. 饮食宜清淡,忌烟酒、肥甘厚味、鱼肉海鲜等发物,以免助长火毒之势。

5. 忌内服发散药,忌灸法,忌早期切开、针挑,忌挤脓,防止患部外伤;忌房事、愤怒、过度思虑、惊恐等。

第三节 丹 毒

丹毒是由 A 族 B 型溶血性链球菌,偶有 C 型或 G 型链球菌感染所致。多由皮肤或黏膜破坏而入侵机体,可随血行感染,临床上足癣和鼻炎是引起小腿丹毒和颜面丹毒的主要诱因。通常发病急剧,常先有恶寒、发热、头痛、恶心、呕吐等前驱症状。通常在患处出现水肿性红斑。境界清楚,表面紧张、灼热,迅速向四周扩大,有时可发生水疱。好发于小腿及头面部。中医亦称丹毒。多因素体血分有热,外受火毒,火侵脉络,热毒搏结,郁阻肌肤而发。或因皮肤、黏膜有伤,毒邪乘隙侵入而发。凡发于头面者多挟有风热,发于胸腹者多挟有肝火,发于下肢者多挟有湿热,发于新生儿者多由胎热火毒所致。

【病因病机】

1. 西医病因 致病菌为 A 族 B 型溶血性链球菌,鼻炎、足癣、足跟破裂以及抠鼻孔、掏耳朵、搔抓等造成皮肤或黏膜的微小损伤,导致致病菌侵入真皮网状淋巴管而发病。营养不良、糖尿病、慢性肾炎、全身抵抗力下降等为本病的促发因素。亦可由血行感染或通过污染物品的间接接触而感染。

2. 中医病机 中医学认为,本病是因心火内炽,复感风热,风火相煽,发为火毒,脾失健运,湿热内生,化火化毒而发病。

【诊断要点】 本病好发于小腿、头面部,婴儿常发于腹部。发病急骤,常先有畏寒、发热等全身不适,体温可高达 39～40℃,局部出现大片水肿性红斑,表面紧张、灼热,迅速向四周扩大,有时损害部出现水疱或血疱、脓疱,严重时可发生坏疽。自觉灼热、疼痛、局部淋巴结肿大。4～5 日后皮疹开始消退,体温逐渐恢复正常。痊愈后局部有轻微色素沉着和脱屑。老年人和婴儿可发生肾炎、心肌炎、败血症等并发症。在局部反复发作者,称为复发性丹毒,可继发象皮腿。

【辅助检查】 外周血白细胞总数和中性粒细胞升高。

1. 类丹毒 有接触动物和鱼类及外伤史,手部出现紫红色斑,无明显的全身症状。

2. 蜂窝织炎 红肿境界不清,中央红肿明显,边缘逐渐减轻,浸润深,化脓现象明显。

【治疗】

1. 西医治疗

(1)全身治疗:首选大剂量青霉素彻底治疗,给予 320 万～800 万 U 静脉滴注,每日 1 次,皮疹消退后应继续用药 1 周左右,以免复发。也可选用红霉素、复方磺胺甲噁唑或头孢菌素类药物治疗。

(2)局部治疗:卧床休息,抬高患肢,外用 50%硫酸镁溶液或 0.1%依沙吖啶溶液湿敷。

2. 中医治疗

(1)辨证施治

①风热火炽:常发于头面,局部焮肿灼红,重则双目不能睁开,大便干结,口渴引饮。舌红,苔薄黄,脉滑数。治宜清热解毒,消风散肿,方用普济消毒饮加减,重用板蓝根 30g,或与大青叶同用。每日 1 剂,水煎服。

②湿热火盛:主要发于下肢,局部红肿灼热,偶伴水疱或血疱,胃纳不思,渴不欲饮。舌红苔黄腻,脉滑数。治宜清热解毒,利湿消肿,方用清火利湿汤加减。每日 1 剂,水煎服。

(2)单方成药:口服连翘败毒丸 6g,每日 2 次;或小败毒膏 15g,每日 2 次,温开水冲服。小腿慢性丹毒可口服苍术膏 1 匙,每日冲服 3 次;或二妙丸 6g,每日 2 次,经常服用以减少复发。

(3)局部治疗:初期可用马齿苋、大青叶、生荷叶、白菜帮、绿豆芽中任何一种,捣烂外敷,干则换之,也可用前 3 种中药中的一种煎水冷湿敷。中期红肿消退可用玉露散以蜂蜜水调敷或如意金黄散以凉开水调敷。

【验案举例】

1. 王某,男,64 岁。10 余天前开始发冷、发热,前额、两侧眼睑及鼻梁部红肿,伴胸闷、心烦、咽痛、恶心、不欲进食,大便 2 天未解,小便短赤。曾在某医院诊为颜面丹毒,经服药、注射,体温稍降,但面部红肿、疼痛未消。体温 38℃,颜面、额、眼睑及鼻梁部皮肤红肿,边界清楚,颜色鲜红,有灼热感。鼻梁中央部有多数小水疱,有些水疱破裂、糜烂、结痂。脉洪数有力,舌质红绛,舌苔黄腻。白细胞计数增高。诊断为颜面丹毒。证属毒热炽盛,阴虚血热。治宜清热解毒,凉血护阴。药用紫花地丁 45g,金银花、蒲公英、大青叶、板蓝根、鲜茅根各 30g,赤芍、栀子仁、大黄、黄芩、竹茹、滑石各 10g,桔梗 5g。外用去毒药粉 60g,加冰片研匀,加水调敷。服药 1 剂,大便已通,胸闷已解,体温 38.8℃。去大黄、滑石,加玄参 20g,黄连 6g。又服上方 2 剂,体温 37.7℃,心烦、恶心已止,思饮食。面部红肿见消,水疱干燥、结痂。又服 3 剂,颜面红肿消退,惟两耳前后作痛,口渴思饮,舌苔白黄,舌质红,脉弦滑。再以清热解毒佐以养阴为主。药用生地黄 30g,金银花、赤芍、连翘、菊花、蒲公英、栀子、紫草、牡丹皮、紫花地丁各 10g,龙胆草、黄芩各 6g。服 3 剂后症状皆除,血白细胞计数恢复正常,临床治愈。

按:本案胸闷、心烦、咽痛,恶心、不欲进食,大便 2 天未解,小便短赤,脉象洪数,舌质红绛,舌苔黄腻。从诸多症状来看,证属风热火毒及太阳、阳明湿热火毒。用重剂清热解毒、凉血护阴之品,仅 1 剂即使肠腑通、毒热去,烦闷除。疾病转向平稳。嗣后化裁原方加入玄参、黄连,以养肺胃之阴,除心经虚火,而收心烦平、呕恶止、思饮食之效。此时面部红肿亦消,水疱亦干。最后仍以清热解毒佐以养阴善其后(张志礼皮肤病医案选萃,人民卫生出版社,1994)。

2. 王某,男,18 岁。前天晚上开始右侧足背外侧疼痛,未介意。昨天突然开始发冷、发热 38℃以上,头痛,局部红肿,疼痛,纳食不佳,大便不干,尿黄。过去无类似病史。现体温 38.7℃,右侧足背近外踝处有 8cm×6cm 皮肤鲜红色,边界清楚,中央有少量水疱,有明显触痛。脉象弦数,舌象苔薄白。诊断为足背部丹毒。证属湿热下注,邪阻经络。治宜凉血解毒,利湿清热。药用金银花、紫花地丁、大青叶、生石膏各 30g,蒲公英 24g,生地黄 15g,赤芍、黄柏、牛膝各 9g。每日 1 剂,水煎服。外用如意金黄散水调敷。服 3 剂后,体温恢复正常,局部红肿消退,疼痛已止,局部皮色已转暗,压痛减轻。仍感余热未清,拟以凉血活血,佐以清热解余毒。药用金银花、紫花地丁、生地黄各 15g,黄柏 12g,赤芍、紫草、茜草、牛膝各 9g。继服上方 3

剂后,症状消失而治愈。

按:本案皮色鲜红是为血热,肿胀触痛是为火毒,水疱是因湿热下注所致。方中金银花、蒲公英、紫花地丁、大青叶均为解毒之要药,均性平或寒,兼具清热凉血之效。黄柏清热利湿,生石膏性大寒,清热泻火,赤芍凉血活血,川牛膝下行散瘀。复诊见疼痛已止,肿痛已消,但仍余热未清,去石膏、大青叶大寒之物,加紫草、茜草清热凉血,兼以活血(赵炳南临床经验集,人民卫生出版社,2006)。

【注意事项】

1. 卧床休息,多饮开水。发于小腿者,宜抬高患肢 30°~40°,减轻水肿和疼痛。

2. 有皮肤黏膜破碎,应及时治疗,以免感染毒邪。为防止接触性传染,最好不要与家人共用洁具,宜用温水洗足,切忌用太热的水烫足。

3. 足癣、丹毒一起防治,有足湿气者,必须治疗彻底,以预防流火复发。

4. 高发季节服预防药,丹毒多发在春、秋季,可提前服用一些清热利湿药物。

5. 饮食方面应戒酒,补充营养,纠正贫血和低蛋白血症,增强体质,改善免疫功能。

6. 积极治疗足癣、鼻炎等疾病,避免搔抓、抠鼻孔和掏耳朵。

第7章

真菌性皮肤病

第一节 头 癣

头癣可分为白癣与黄癣两类。白癣多见于学龄儿童,男性多于女性。皮损特征是在头皮有圆形或不规则的覆盖灰白鳞屑的斑片。病损区毛发干枯无泽,常在距头皮0.3~0.8cm处折断而参差不齐。头发易于拔落且不疼痛,病发根部包绕有白色鳞屑形成的菌鞘。自觉瘙痒。发病部位以头顶、枕部居多,但发缘处一般不被累及。青春期可自愈,秃发也能再生,不遗留瘢痕。黄癣为头癣中最常见的一种,俗称"黄癞",多见于农村,好发于儿童。皮损多从头顶部开始,渐及四周,可累及全头部。初起红色丘疹或有脓疱,干后结痂。其特征是:有黄癣痂堆积,癣痂呈蜡黄色,肥厚,富黏性,边缘翘起,中心微凹,上有毛发贯穿,质脆、易粉碎,有特殊的鼠尿臭味。除去黄癣痂,其下为鲜红湿润的糜烂面,病变部位可相互融合,形成大片黄痂。病变区头发干燥,失去光泽。久之毛囊被破坏而成永久性脱发。当病变痊愈后,则在头皮留下广泛、光滑的萎缩性瘢痕。病变四周约1cm头皮不易受损。本病多由儿童期染病,延至成年始趋向愈,甚至终身不愈。少数糜烂化脓,常致附近出现瞽核肿痛。

【病因病机】

1. 西医病因 在我国引起头癣的致病真菌主要有许兰黄癣菌(Trichophyton-schoenleinii)、小孢子菌(Microsporum),常见为犬小孢子菌(M. canis)、石膏样小孢子菌(M. gypseum),在我国某些地区其他小孢子菌如铁锈色小孢子菌(M. fermgineum)、紫色毛癣菌(T. violaceum)、断发毛癣菌(T. tonsuraus)等也比较常见。当头皮感染真菌后,真菌孢子先在表皮角质层内发芽、繁殖,在毛囊口形成大量菌丝,进而深入毛囊,侵入毛根,在发内及发周分裂繁殖,引起头皮及毛发病变而产生临床症状。当毛发向外生长时,可把真菌带到头皮,受损的毛发本身干燥无泽、易断裂。

2. 中医病机　中医学认为,头癣多因剃发,腠理司开,外风袭入,结聚不散,致气血不和,皮肉干枯,发为白秃,久则发落,根无荣养,形成秃斑。也有因胃经积热,也有因里有虫所致。

【诊断要点】

1. 黄癣

(1)由黄癣菌引起。

(2)多发生于我国农村,大多数为儿童期发病。

(3)初起为毛根部发红,小脓疱,脓疱干后形成黄痂,单个黄痂样皮损可互相融合变厚,边缘稍高,中间凹似碟状,中心部有毛发穿过。

(4)黄癣菌可破坏毛囊形成萎缩性瘢痕,毛发不能再长出。

(5)黄痂处还易继发细菌感染,使局部带有鼠尿臭味,自觉痒感。重型患者可波及半个头皮,形成所谓"秃疮"。

2. 白癣

(1)大多数由羊毛状小孢子菌或铁锈色小孢子菌引起。

(2)多发生在托幼机构、小学校等儿童集体单位。目前由于城市养猫、犬人数增多,故白癣发病率也有增多倾向。

(3)初起为白色鳞屑性局限斑片,稍有痒感,边界清楚,病发根部有一白色套样菌鞘是本病的特点,且距头皮 0.5cm 左右有断发。一般预后不留瘢痕。

(4)本病在青春期可自愈,这可能与青春期皮脂腺发达,头皮游离脂肪酸对真菌有一定抑制作用有关。

3. 黑点癣

(1)主要由紫色毛癣菌和断发毛癣菌引起。

(2)儿童、成年人都可发病。在 3 种头癣中黑癣发病率最低。

(3)初起时为头皮小点状鳞屑斑片,酷似白癣,常散在分布而被忽视。病发无明显菌鞘,而且仅靠皮面断发,呈黑色小点,故名黑癣。

(4)本病病程长,进展慢,可至成年不愈,易于同白癣鉴别。

(5)白癣和黑癣均可伴发脓癣,表现为局部化脓、肿痛、隆起于皮肤,破溃愈后形成瘢痕。

【辅助检查】

1. 真菌镜检　真菌镜检的方法为:将病发放在载玻片上,然后滴上 10%氢氧化钾溶液,再加上盖玻片,病发经 10%氢氧化钾溶液处理后,放在显微镜下观察可见致病性真菌菌丝或孢子。

2. 真菌培养　真菌培养主要用于真菌菌种鉴定。通常使用的培养基是沙堡若培养基,放置 25～27℃小温箱中,4 周不生长为阴性。如果 4 周内生长出的菌落不能鉴定出菌种,可转种其他培养基进一步鉴定。

3. 滤过紫外线灯检查 又称 Wood 灯检查,黄癣和白癣的病发在滤过紫外线灯下可发生绿色荧光。

【鉴别诊断】

1. 3 类头癣的鉴别 主要根据以上各类头癣的临床特点、表现和化验检查鉴别。

2. 头癣主要应与以下疾病鉴别

(1)头皮糠疹:头皮糠疹为斑片状被覆糠状皮屑状损害,不伴有断发,真菌镜检阴性。

而头癣不仅头皮有皮屑而且有断发,通常白癣到成年后可自愈。然而,近年来发现了散发的成年人头癣(白癣),易误诊为单纯糠疹,应引起注意。

(2)银屑病:本病也可在头皮上出现较多皮屑,但同时有毛发成束,没有断,真菌检查阴性。一般来说,头皮上有银屑病的患者往往身体其他部位也可发现银屑病皮损。

(3)脓疱疮:由细菌引起。主要表现在头皮上出现炎性结痂,不伴有毛发脱落,愈后不留瘢痕。

【治疗】

1. 西医治疗

(1)患者衣帽、枕巾要晒、烫、煮等消毒处理;被污染的理发工具要刷、洗、泡;带菌的毛发、鳞屑、痂皮要焚毁;不要互戴帽子、互用毛巾等。

(2)全身治疗

①灰黄霉素综合疗法:灰黄霉素连服 4 周,成年人每日 0.6～0.8mg,分 3～4 次饭后服用;小儿每日 15～20mg/kg,分 3 次口服。同时局部外用抗真菌药物,白天用软膏,晚上用温水和肥皂洗头,洗后外搽 2％碘酊,连续 4～6 周。

②伊曲康唑:目前在我国尚未广泛应用于头癣。一些研究表明,此药用于儿童时,每日 5mg/kg 是安全剂量,连服 6 周。同时外用局部抗真菌药膏。

③特比萘芬:儿童体重在 20～40kg 者,每日 12.5mg;体重＞40kg 者,每日 50mg,疗程 4～8 周。服药同时也需外用局部抗真菌药物。

以上几种抗真菌药物在治疗头癣时,首选灰黄霉素,对灰黄霉素过敏者或治疗失败者可选用后两者,需在医师的指导下服用。

(3)局部治疗

①局部外用药很多,如 5％～10％硫黄软膏、1％特比萘芬软膏、1％联苯苄唑霜、2％咪康唑霜、环利软膏等。但单纯外用抗真菌药治疗头癣是不够的,必须口服抗真菌药,同时每晚洗头,定期剃头,消毒患者的衣物、用具等。

②人工拔发治疗:对于小面积头癣者可考虑此疗法,用镊子将病发拔除,之后外用 2％碘酊或其他抗真菌药物。

2. 中医治疗

(1)黄癣大多为湿热内蕴、兼感毒邪、上攻头皮所致,舌红苔黄腻,脉滑数。白癣为血虚生风化燥,毛发失于濡养则毛发干枯,易于折断,头皮起灰色斑片。舌淡苔薄白,脉濡细为血虚风燥之象。

(2)局部治疗

①将制豆腐时挤出的水洗头或用蛇床子水洗头,之后,外用癣药膏如硫黄20g,豚脂80g混匀成膏外用。

②外用药加拔发治疗:先用癣药膏如雄黄膏敷于病灶处直至病发变软,然后,用镊子将病发拔除,病发拔干净后再外用一段时间癣药膏至痊愈。

【验案举例】

1. 张某,女,4 岁。发现小儿头上长癣伴脱发,瘙痒 2 周。孩子喜逗猫玩。因猫患有癣,相传染而得。查头顶部及左颊侧部可见 1～5 分硬币大小 6 处皮损,有断发及白色鳞屑,断发根部有菌鞘围绕,滤过紫外线检查可见典型的亮绿色的荧光。诊断为头癣。证属外感毒邪,湿热蕴结。治宜清热解毒,燥湿止痒。方选复方土荆皮洗剂。药用土荆皮、苦参、野菊花、生百部、蛇床子各 30g,白矾、苍术各 20g,雄黄 10g。以每剂加水 2000ml,浸泡 5 分钟,然后煮沸 5～10 分钟,取液待温外洗,每日 2 次,每次 30 分钟,每剂药可以洗 2～3 次。洗后涂搽克霉唑癣药水,每日 3 次。同时剃光头发(女孩可以剪去皮损周围头发),枕巾、手帕、帽子等用具定期煮沸灭菌。10 天为 1 个疗程。连续用药 10 天明显好转,继续治疗 2 个疗程后皮损消失,毛发生长良好,滤过紫外线检查无亮绿色的荧光,随访至今 3 年未复发。

按:本案用大剂量的土荆皮、野菊花、生百部、蛇床子、雄黄清热解毒,杀虫止痒,白矾、苍术燥湿止痒。方中的土荆皮量大且必不可少,现代药理研究土荆皮、白矾具有抗真菌的作用,用中药水煎外洗既可以去痂除垢,清洁创面,发挥中药独特的治疗作用,有利于局部再涂搽克霉唑时药物附着吸收,发挥更大的治疗作用(古今专科专病医案,陕西科技出版社,2003)。

2. 吴某,男,7 岁。患儿 40 天前出现多发性头癣,因治疗、护理不当,卫生条件差,加之搔抓而使头癣面积加大,继发感染,形成多发性小疖肿。当地卫生院行脓肿切开引流,静脉滴注抗生素 2 周,仍未愈,并不断出现新的疖肿。现头部满布癣疖。诊断为头癣。证属肺胃湿热,循经上犯。药用蜂房 2 只,烧焦研末后用香油调敷,每日外敷 2～3 次。3 日后癣疖已停止扩散,疮口脓尽干燥。1 周后痊愈。

按:《本草纲目》记载“露蜂房阳明药也,外科、齿科及他病用之者,亦皆取其以毒攻毒兼杀虫之功耳”。现代药理研究证明,该药有去腐生肌、消炎止痛的作用,并能促进疮口愈合。《医宗金鉴·秃疮》:“此证头生白痂,小者如豆,大者如钱,俗名钱癣,又名肥疮,多生于小儿头上,瘙痒难堪,却不疼痛。日久蔓延成片,头发脱落,即成秃疮,又名癞头疮。"秃疮之症,病情顽固,不易治愈,传染性较大(中国民间疗法,1997,5)。

第二节 足癣、手癣、甲癣

足癣、手癣和甲癣,均由皮肤癣菌感染所致。某些公共场所如浴室、旅馆和家庭公用拖鞋、洗足盆和毛巾等易相互传染,通常手癣又是足癣的重要传播源。

【诊断要点】

1. 足癣 足癣主要发生在趾缝,也见于足底。以皮下水疱,趾间浸渍、糜烂,渗流滋水,角化过度,脱屑,瘙痒等为特征。分为水疱型、糜烂型、脱屑型,但常以1～2种皮肤损害为主。其中水疱型多发生在足弓及趾的两侧,为成群或分散的深在性皮下水疱,瘙痒,疱壁厚,内容物清澈,不易破裂。数天后干燥脱屑或融合成多房性水疱,撕去疱壁可显示蜂窝状基底及鲜红色糜烂面。糜烂型多发生于趾缝间,尤以第3、第4趾间多见。表现为趾间潮湿,皮肤浸渍、发白。如将白皮除去后,基底呈鲜红色。剧烈瘙痒,往往搓至皮烂、疼痛、渗流血水方止。此型易并发感染。脱屑型多发生于趾间、足跟两侧及足底。表现为角化过度、干燥、粗糙、脱屑、皲裂。常由水疱型发展而来,且老年患者居多。水疱型和糜烂型常因抓破而继发感染,致小腿丹毒。

足癣俗称"脚气""运动员足",根据其临床表现可分为4型。

(1)角化过度型:皮肤增厚、粗糙,冬季常发生皲裂,严重患者因疼痛影响行走。

(2)丘疹鳞屑型:以片状脱屑为主,当真菌繁殖活跃时可发生红斑、丘疹、痒感,此型为最常见的一型。

(3)水疱型:多发于足底或足缘,为群集或散发的水疱,痒感,小水疱可以吸收,也可以融合成大疱。继发感染时可形成脓疱。

(4)趾间糜烂型:此型好发于第3、第4趾之间,久之全部趾间均可受累。潮湿、浸渍发白,基底为红斑裂隙,常易继发细菌感染而恶臭,冬轻夏重。

上述几型的皮损均可延至足背,形成弧状或环状边缘,表面有丘疹、鳞屑,形态与体癣相似,伴剧痒。

2. 手癣 手癣以成年人多见。多数为单侧发病,也可波及双手。夏天起水疱病情加重,冬天则枯裂、疼痛明显。皮疹特点是初起为掌心或指缝水疱,或掌部皮肤角化脱屑,水疱多透明如晶,散在或簇集,瘙痒难忍。水疱破后干涸,叠起白屑,中心自愈,四周继发疱疹,并可延及手背、腕部。致病菌中以红色毛癣菌最为多见,须癣毛癣菌次之,白色念珠菌也较多见。手癣俗称"鹅掌风",表现与足癣很相似,也可分为4型(参见足癣分类),只是病损常局限一侧手,久之可波及对侧手,通常于手指某一部位发病,逐渐蔓延至整个手掌,若是念珠菌感染,常发生于第3、第4

指间,因第 3、第 4 指间通风不如第 1、第 2 指间好。

3.甲癣　俗称"灰指甲",多从手、足癣蔓延而来,亦可单独发生,表现为指甲板增厚呈灰白色或浅黄色,失去光泽,与甲床分离,甲变形,由白色念珠菌引起的甲癣多伴有甲沟炎、甲沟红肿、甲板凹凸不平,但色泽正常。

足癣、手癣、甲癣的诊断根据其临床表现容易诊断,如果将皮损的皮屑或甲癣的甲屑放在显微镜下检查,查到真菌即可确诊。

【鉴别诊断】

1.湿疹　发生在手上的湿疹往往容易和手癣混淆,其主要的鉴别点为:手湿疹多为对称发生,皮损为多形态,包括红斑、丘疹、干燥、龟裂、皮屑、水疱等,经脱敏治疗可减轻或治愈。而手癣由真菌引起,多单侧发生,经抗真菌治疗有效。

2.甲营养不良　本病也表现为甲板不平或增厚,但常为数个指甲同时发生,手掌皮肤多正常,真菌镜检为阴性。

【治疗】

1.常洗足、换袜,注意足部通风,勿与他人共用拖鞋、洗足盆、毛巾等。

2.局部治疗

(1)手癣、足癣、甲癣的治疗应以外用药为主,必要时在医师的指导下服用抗真菌药物。常用的外用癣药有克霉唑霜、咪康唑霜、魏氏软膏、联苯苄唑膏、脚气灵、复方水杨酸酒精、5%苯柳酸酒精等。根据手、足癣类型不同而用药不同,如糜烂、浸渍为主者,先用粉剂如明矾粉,局部干燥后再用霜剂;丘疹、鳞屑及角化过度型宜用膏或霜剂。

(2)当手、足癣继发细菌感染,引起淋巴管炎或丹毒、蜂窝织炎时,应先治细菌感染,再治真菌感染。待细菌感染控制后再治真菌感染。

(3)甲癣也以局部治疗为主,最好先用小刀片刮甲或用剥甲硬膏或 10%冰醋酸泡病甲,使甲变软、变薄,然后外用 5%碘酊或甲癣搽剂。还可行外科拔甲治疗,但拔甲后尚应防止复发问题。

3.全身治疗

(1)对重症者或久治不愈者,可口服抗真菌药物,一定要在医师的指导下服用。肝、肾功能不好的患者不要服用。

(2)口服抗真菌药除灰黄霉素外,目前新的抗真菌药如特比萘芬、伊曲康唑、氟康唑在治疗甲癣方面疗效较满意、较安全可靠。

【验案举例】

1.杨某,女,35 岁。患者双手皮肤粗糙,叠起白皮,皲裂、疼痛,手掌及手指失去弹性 2 年余,曾在多家医院求治,经服伊曲康唑(斯皮仁诺)、外搽派瑞松治疗无效来诊。诊见舌红润、苔薄白,脉沉细。诊断为手癣。证属感受风毒,凝聚皮肤。内服药用白鲜皮 30g,苦参、徐长卿各 20g,白芍 12g,当归、生地黄、何首乌、蝉蜕、地肤子各 10g,乌梢蛇 9g,甘草 6g,每天 1 剂,水煎分 3 次服。外洗药用苦参、蛇床子、鹤虱、花椒、明矾(后下)各 30g,五倍子 12g,防风 10g。水煎取汁,浸泡患掌 20～30 分钟,药液温度以不烫伤为宜。每天早、晚各 1 次,1 剂可用 2～3 天。治疗 3 周而愈。随访 1 年无复发。

按:本案多由感受风毒,凝聚皮肤,致气血不荣肌肤、皮肤失养所致。方中当归、白芍、生地黄、何首乌养血补血;蝉蜕、地肤子、乌梢蛇、徐长卿祛风止痒;苦参、白鲜皮清热杀虫,共奏养血杀虫之功治其本;苦参、蛇床子外洗解毒祛风止痒治其标,内外合治而收佳效(新中医,2002,6)。

2. 李某,男,23 岁。左足趾间水疱脱皮,自觉瘙痒,自行涂抹咪康唑(达克宁)有些好转,但每年足下烂、痒反复发作多次。皮疹以鳞屑、脱皮为主,逐渐扩展到整个足趾,至冬季足后跟部还会发生皲裂性疼痛,穿过的鞋袜都有股特殊的臭味。左足趾缝间浸渍,可见白色粉末状黏附物,足趾周边皮肤肥厚,中间少量红斑丘疹、鳞屑,足后跟皮肤皲裂,见血痕。皮肤鳞屑刮片镜检,可见菌丝和孢子。舌淡,少苔,脉细数。诊断为足癣。证属风盛血燥,化火化毒。治宜养血润燥,祛风杀虫。以外治为主。内服药用胡麻仁、何首乌、苦参、天花粉、白蒺藜各 15g,苍术、牛膝、川芎、当归、威灵仙、木香、槟榔各 10g。每天 1 剂,水煎分 3 次服。外治方选复方二矾汤,洗渍、浸泡患足,外搽丁香治癣膏。内服、外用治疗 10 天,左足趾缝间粉末状物不见,足趾周边皮肤软化,足后跟皲裂大部分修复,已不甚痒。此方继续服 7 剂后,停止内服药,单纯用复方二矾汤外治,再坚持 20～30 天,左跖趾光滑、无疹,对照右足趾已无异常。

按:"脚湿气"一病,病名较多,俗称香港脚、烂脚等。以足趾间皮肤水疱、脱皮、糜烂、皲裂而有特殊气味为临床特征,成年人多见,夏季好发,脱屑型也有冬天加重者,大致与今之足癣相当。民间戏称"皮肤科医生治不好香港脚",症结就在于虽可治好,但易复发。皮肤真菌的生命力强,有学者将带有真菌的皮屑在封闭的试管内存放 10 年,10 年后拿去做培养,还可见真菌生长茂盛。因此,对待足癣之类病,贵在坚持彻底治疗,同时患者用过的浴盆、浴巾、鞋袜等,宜沸水烫过或阳光暴晒后再用(中医皮科临床经验集,人民卫生出版社,2008)。

【注意事项】

1. 要注意清洁,保持皮肤干燥,保持足部清洁,每天清洗数次,勤换鞋袜。袜宜常用肥皂水洗、晒,趾缝紧密的人可用草纸夹在中间,以吸水、通气。

2. 鞋子要通气良好,平时不宜穿运动鞋、旅游鞋等不透气的鞋子,以免造成足汗过多,足臭加剧。情绪宜恬静,激昂容易诱发多汗,加重足臭。

3. 积极消除诱发因素,治疗手、足多汗和汗疱等。

4. 勿用公用拖鞋或足布。公用澡堂、游泳池要做到污水经常处理,用漂白粉或氯胺 T 钠消毒,要形成制度,以防相互传染脚气。

5. 有些家庭养一些宠物,如小猫、小犬身上也常带真菌,由于人与动物接触也容易被感染,所以也要搞好宠物的卫生,切断传染途径及传染源。

6. 足痒时,用热水烫足的习惯不可取,因其容易扩散癣症,甚至引发淋巴管炎。

第三节　体　股　癣

股癣以青壮年男性多见,多发于夏季,好发于面部、颈部、躯干及四肢近端。体癣初起为丘疹或水疱,逐渐形成环形或多环形、边界清楚、中心消退、外围扩张的斑块。斑块一般为钱币大小或更大,多发时可相互融合形成连环形。若发于腰间,常沿扎裤带处皮肤多汗、潮湿而传播,形成带形损害。股癣发于胯间与阴部相连的皱褶处,向下可蔓延到阴囊,向后至臀间沟,向上可蔓延至下腹部。由于患部多汗、潮湿,易受摩擦,故瘙痒明显。与中医学文献记载的"圆癣""金钱癣"相类似。如《诸病源候论·圆癣候》记载:"圆癣之状,作圆文隐起,四畔赤,亦痒痛是也,其里也生虫"。

【病因病机】

1. 西医病因　引起体、股癣的皮肤癣菌大多为红色毛癣菌、絮状表皮癣菌、须癣毛癣菌、小孢子菌等。

2. 中医病机　中医学认为,本病是风湿邪气,客于腠理,复伍寒湿,与血气相搏,则血气疟涩,为此疾也。或因接触不洁之物而发病。

【诊断要点】

1. 体癣　又名"金钱癣""圆癣"。初起为丘疹、水疱或丘疱,渐从中心向外扩展形成圆形损害。边界清楚,稍发红,少许鳞屑。损害稍隆起,尤以边缘明显,由丘疹、水疱、丘疱疹、痂和鳞屑连接而成。随着皮疹不断扩大,中心部渐变得趋于正常皮肤而呈"铜钱"状,故俗称"钱癣"。有的皮疹可形成几个厘米直径的圆形,自觉痒感。本病好发于喜欢戏猫、犬的儿童及青少年;也可因自身的手、足癣或接触患癣病患者的衣物被感染。免疫缺陷综合征患者可发生泛发性体癣。

2. 股癣　多发生于男性大腿上方内侧即股部,多对称发生。炎热潮湿的夏季多见,与股部潮湿、透气不好有关。初起为小面积红斑、丘疹、鳞屑或水疱,边缘逐渐扩大,中心渐痊愈类似体癣样,边缘发生丘疹、脓疱;皮损向下蔓延至大腿下部,向上蔓延至肛周。但阴囊、阴茎很少发生。有些患者由于奇痒和反复搔抓造成局部粗糙,酷似神经性皮炎。

【辅助检查】　同手、足癣。

【鉴别诊断】

1. 玫瑰糠疹　是一种原因不甚明了的皮肤病,发生于躯干、四肢近端,皮疹大多与皮纹一致,少许皮屑,真菌镜检阴性。

2. 神经性皮炎　本病大多发生于颈部、肘部伸侧、骶尾部、小腿伸侧等,皮疹为片状肥厚性,非环状。真菌检查阴性。

3. 脂溢性皮炎　发生于面部、躯干、四肢等处片状淡红斑,少许皮屑,不成环状。当皮损为环状或钱币状,且不断扩大伴痒感,为风湿蕴肤,风为阳邪,善行而数变,故见皮疹渐次扩展,痒甚。当皮损炎症较明显,伴有脓疱、糜烂时,则为湿热内蕴,兼感毒邪,毒热炽盛,灼伤皮肤所致。前者舌淡苔白腻,脉滑;后者舌红苔薄,脉数。

【治疗】

1. 西医治疗

(1)轻者局部用抗真菌药膏或水剂,如克霉唑软膏、魏氏软膏、咪康唑霜、联苯苄唑霜、环利软膏、特比萘芬软膏、2%～5%水杨酸酒精、联苯卞唑液等,对于皮肤皱褶部位以水剂为宜。

(2)皮损广泛者,可短期(2～4周)口服灰黄霉素或在医师指导下服用氟康唑、特比萘芬、伊曲康唑等。

(3)股癣患者还要注意穿宽松的内裤和裤子,以利于局部通风,避免湿度过大。

2. 中医治疗

(1)土槿皮 30g,百部 30g,蛇床子 15g,50%乙醇 240ml,浸泡 3 昼夜,取滤液外搽,每日 1～2 次。羊蹄根 60g,50%乙醇 240ml,浸泡 3 昼夜,取滤液外搽,每日 1～2 次。

(2)皮损有糜烂、脓疱处暂不用以上癣药,可用雄黄膏外涂,每日 2 次。

【验案举例】

1. 丁某,男,15 岁。游泳以后,两腹股沟部出现红疹、瘙痒,搽氟轻松软膏后范围变大。诊断为体癣。用十一烯酸药水外涂,症状更重,皮肤破裂,颜色紫褐,境界清晰。又用藿黄浸剂煎汤坐浴,内服消风合剂,病情继续发展,两胯间红疹密布,今又延及阴囊,瘙痒、渗液,小便黄,舌尖红。诊断为体、股癣。证属湿热充斥于下,淫溢皮肤,故成此病。风热袭表,湿热内蕴。治宜清泄。药用生地黄 12g,地肤子 10g,黑栀子、泽泻、车前子、黄芩各 9g,柴胡、木通、龙胆草各 6g,生甘草 3g。每日 1 剂,水煎服。连服 5 剂。外用皮炎洗剂洗患处,每日 2 次。青黛散,菜油调涂患处,每日 2 次。经上述治疗后,红疹已明显消退,瘙痒大减,渗液亦止,小便已清,舌红转淡,舌根苔尚黄。处理同上。再治 5 天后即痊愈。

按:本案为风热袭表,兼有湿毒内蕴,以消风散内服,藿黄浸剂洗浴,疏散风热为主,兼以清热利湿。由于药力主次与病机偏离,故而病情继续发展。在此病势急剧发作期间,治疗宜采用大剂苦寒和甘寒淡渗之品,清泄肝胆湿热,利尿燥湿止痒以直折其势。故以龙胆泻肝汤加味内服,另以皮炎洗剂外洗,然后以菜油调青黛散涂患处,使肝胆湿热由下而利之,由外而清之(许履和外科医案医话集,江苏科学技术出版社,1980)。

2. 易某,男,17 岁。全身散在片状红色斑丘疹 3 周,自觉瘙痒。最近 3 周天气炎热,出汗较多,躯干部出现绿豆大小的红斑,自觉瘙痒,自予皮炎平(其主要成分为醋酸地塞米松、樟脑、薄荷脑)外用止痒,当时止痒效果不错,后每出现皮疹,就予以皮炎平治疗。近日发现皮疹逐渐扩大呈圆形、椭圆形,瘙痒明显,遂来我院门诊。颈部、腋下、躯干、四肢散在大小不等的,呈圆形、椭圆形红斑,边界清楚,中心炎症较轻,边缘由丘疹、水疱、丘疱疹及鳞屑连接成环状隆起,伴有大量抓痕及结痂。采鳞屑、水疱、刮片镜检发现菌丝和孢子。舌质红,少苔,脉细弱。诊断为体癣。证属肝肾亏虚,血不荣肤。治宜滋益肝肾,兼固气血。药用黄柏、怀山药、生黄芪各15g,知母、山茱萸、牡丹皮、泽泻、茯苓、当归、白芍各 10g。每日 1 剂,水煎服。外用黄精酊外搽。如此治疗 2 周,圆癣皮损全部消失。

按:圆癣俗名金钱癣、铜钱癣。《诸病源候论·癣候》云:"癣病之状,皮内瘾疹如钱文,渐渐增长,或圆或斜、痒痛、有匡廓,里有虫,搔之有汁。圆癣之状,作圆文隐起,四畔赤,亦痒痛是也,其里亦生虫。"圆癣表现圆形或钱币状红斑,边缘隆起发疹似堤坝,中心常有自愈倾向,自觉剧痒。相当于今之体癣。只要积极治疗,容易自愈,无全身情况,单纯外治即可见功,但要在皮损消失 1～2 周后才能停用药。积极治疗其他癣疾,以免互染(中医皮科临床经验集,人民卫生出版社 2008)。

第四节　花斑癣

花斑癣中医称为"紫白癜风""汗斑"。初起斑点游走成片,久之可延蔓遍身。初无痛痒,久则微痒。由带汗行日中,暑湿浸滞毛窍所致。俱用姜蘸五神散搽之,搽后渐黑,次日再搽,至黑退便愈。此证古方治法虽多,取效甚少。得此证者忌食鱼腥、火酒、动风发物。本病以外治法为主,辨证分型参照手足癣、体股癣。外治用密陀僧散,用茄子片蘸药涂搽患处,或用 2 号癣药水,或1% 土槿皮酊外搽,每天2～3 次。治愈后,继续用药1～2 周,以防复发。

此病与中医学文献中记载的"紫白癜风"相类似。如《医宗金鉴·外科心法》紫白癜风记载:"此症俗名汗斑,有紫、白二种,紫因血滞,白因气滞。总由热体风邪、湿气侵入毛孔,与气血凝滞,毛窍闭塞而成。多生面项,斑点游走,延蔓成片,时无痛痒,久之微痒。"

【病因病机】

1. **西医病因**　卵圆形糠秕孢子菌是一种条件致病菌,从正常人皮肤及头皮上也可分离出,但一般不发病,只有在某些情况下方能发病,如长期应用皮质类固醇激素、健康状况不良、慢性感染、出汗过多等均可为诱发因素。

2. 中医病机　中医学认为,本病由热体被风湿所侵,留于腠理而成,亦有因汗衣湿渌,腌渍肌肤,复受日晡,暑湿浸滞毛窍所致。

【诊断要点】皮损多发于躯干和上肢,也可发生于腹部、背部及颈部,但面部很少受侵。损害为圆形或不规则形斑片,表面覆细薄鳞屑,黄或棕色,黑皮肤的人为淡灰色或色素减退斑,酷似白癜风。皮疹炎症轻,自觉稍痒,皮屑在显微镜下检查可见弯曲或弧形的糠秕酵母菌丝或圆形孢子。花斑癣多发生于热带、潮湿和气温高的地方。我国以夏季多见,冬季减轻或消失。青、壮年男性多发。

【辅助检查】　方法基本同手、足癣。但由于夏季皮肤比较潮湿,不易刮取皮屑。可用透明胶带反复在病损处粘取皮屑,然后放在载玻片上镜检,可见到短小、弧形菌丝和圆形孢子。

【鉴别诊断】　根据花斑癣皮损的特点,真菌镜检阳性可以明确诊断。但有时即使是花斑癣,真菌镜检可能阴性,此时要注意和以下疾病鉴别。

1. 白癜风　表现为色素脱失性白斑,表面没有皮屑,如果用手搓擦局部可使局部皮肤变白。真菌镜检呈阴性。

2. 脂溢性皮炎　发生在躯干部位的脂溢性皮炎通常季节性不明显,皮损散发,为淡红斑,其上被覆少许脂性皮屑,炎症较花斑癣明显。

3. 贫血痣　为淡白色或白色斑,表面没有皮屑,用手搓之局部皮肤不变红。真菌镜检可做鉴别诊断。

【治疗】

1. 西医治疗　大部分用于治疗体癣的抗真菌的霜剂、溶液药物均可使用,如咪康唑霜、联苯卞唑霜、特比萘芬霜、环利软膏等。

(1)汗斑Ⅰ号、H号(25%硫代硫酸钠、3%稀盐酸溶液),先后涂于皮损处,产生新生态的硫以达杀菌目的。

(2)酮康唑香波、2.5%二硫化硒香波(希尔生香波)、泽它洗剂等于每晚洗浴后涂于患处,待数分钟后再将其冲掉,也可收到较好疗效。

(3)全身治疗:汗斑的治疗应以局部治疗为主,但对于反复发作、长期不愈或泛发者可以口服灰黄霉素、氟康唑、伊曲康唑。服此类药的方法尚无统一标准。可以口服氟康唑 150mg,每周 1 次,连续 4 周;也可每日 50mg,连续 1 周。伊曲康唑200mg,每日 1 次,连续 7 天,严重者连续服用 14 天。

2. 中医治疗

(1)本病是暑湿之邪郁于肌腠,浸滞毛窍则见皮肤起斑疹;久之燥热伤及阴血,肤失濡养则致皮屑。

(2)土槿皮 10g,丁香 10g,70%乙醇 100ml,浸泡 1 周后外用。

(3)雄黄解毒散 30g,加百部酒 120ml 外用。

(4)密陀僧散用醋调后外用局部。亦可用密陀僧散外扑,每日 2 次。

(5)本病经治疗,皮损消退后遗留的色素减退斑可持续数周或数月,甚至数年。

【验案举例】

1. 朱某,男,39岁。患者患全身性汗斑10余年,瘙痒严重,多方求医未见好转,且每年加重,影响工作和学习,有时每日需洗澡多次来减轻刺痒。诊断为花斑癣。证属外染邪毒血瘀失养。治宜清凉活血,杀虫止痒。药用水杨酸6g,黄精醇浸液(黄精100g,浸泡于95％乙醇500ml内,3周后始用)15ml,川芎醇浸液(川芎100g,浸泡于95％乙醇500ml内,3周后始用)70ml,碘酊15ml,薄荷油适量,相互混合即成100ml黄芎碘液。每日涂患处(颈部与上肢)1遍,待干后再涂1遍,涂5天后脱屑而愈,翌年夏季颈与上肢未见复发,再按上法涂背部、胸部、腹部等部位,涂5天后亦治愈。

按:方中黄精、薄荷对真菌均有杀灭作用。川芎理气活血、止痒,助二药直捣病所。西药水杨酸等促进药力渗透,剥脱角质。在药物的使用上,每日涂搽患处1遍,等干后再涂1遍,使药液充分吸收。中西药结合,真菌随表皮坏死脱落。病乃愈(中医治愈奇病集成,文汇出版社,1995)。

2. 李某,男,24岁。躯干密集淡褐色斑片,反复发作4年,偶有瘙痒。患者4年前外出读书,躯干部出现少量淡褐色斑片,无明显不适,未予治疗。近几年来,每到夏天皮疹逐渐增多,汗出时偶有瘙痒,平时无自觉不适,逢冬季病情自然缓解。查患者体胖。胸背部、肩胛部、腋窝密集大小不等的浅褐色斑片,少数聚集成片,边界清楚,斑片上覆有细小糠秕状鳞屑,刮之更明显。皮屑镜检,可见孢子及菌丝。舌质红,苔薄黄,脉滑。诊断为花斑癣。证属风热犯肺,毒染肌表。治宜疏风清热,杀虫止痒。方选外治法。药用密陀僧醋外搽。用药1周,瘙痒症状解除,皮疹基本消退。此法继续用药10天。皮损消失,病情稳定。黄精酊涂抹1~2次善后。

按:本案以外治而收效,密陀僧消肿杀虫,收敛防腐。现代药理研究,密陀僧对共心性毛癣菌、童色毛癣菌、红色毛癣菌及铁锈色小芽孢菌、絮状表皮癣菌、石膏样毛癣菌、足趾毛癣菌等均呈抑制作用,醋泡之则增强杀菌止痒功效(中医皮科临床经验集,人民卫生出版社,2008)。

第8章

寄生虫、昆虫及动物性皮肤病

第一节　虫咬皮炎

虫咬皮炎是皮肤科的常见病、多发病,致病的昆虫种类很多,且各个体对虫咬的敏感反应程度也不同。因此,临床上可见到从局限性的红斑、丘疹到全身性的皮损,直至休克等危重病例。中医不但对病因、病机有独到的见解,而且提出了许多措施及方法来预防和增强机体对虫咬的抵抗力,有效地降低了发病率。在治疗上注意内、外结合,比单纯外用药治疗有明显的优点。今后要不断地开发新药物并使之剂型化,就能在防治虫咬皮肤病上发挥更大的作用。中医学文献中记载虫咬皮炎的范围比较广,统属于"毒虫咬伤"或"恶虫叮咬"范畴。包括蜈蚣、蜂、蝎、蚁、臭虫、虱、蚂蟥咬伤等。如《外科启玄》蜈蚣叮疮记载:"凡人被蜈蚣叮咬,其痛切骨或浑身麻木"。

【病因病机】

1. 西医病因　昆虫对人体危害很大,比如蚊虫它不仅吸血、引起皮肤损害,还能传播多种疾病,如疟疾、脑炎、丝虫病及黄热病等。又如蜂属于节肢动物,常见的有蜜蜂、黄蜂及土蜂等。它们的尾部都有毒刺,与毒腺相通,当人被蜇伤时,毒液即注入皮肤,引起蜂蜇伤。蜈蚣及蝎也是通过毒刺、毒钩、毒腺、毒液伤害人体,严重者除局部剧痛和肿胀外,还会有恶心、头晕等一系列中毒反应,甚至危及生命。

2. 中医病机　中医学认为本病是恶虫刺咬,伤及肌肤,染毒而成。

《医宗金鉴·外科心法要诀白话解》蝎螫、蚕咬记载:"蝎的尾部末梢有毒钩,人被刺螫以后,局部会立即出现剧烈疼痛和肿胀,严重者会感到恶心、头晕"。

【临床表现和诊断要点】　不同的昆虫叮咬,临床表现轻重不一。本文主要介绍以下几种。

1. 蚊虫叮咬皮炎　蚊虫在夏季及秋季繁殖,白天隐藏在暗处,晚间出来活动。雄蚊不吸血,以植物汁液为食,雌蚊吸血,叮咬人的皮肤,引起皮炎。雌蚊叮咬皮肤吸血时以口器部分刺入皮肤,同时分泌唾液。刺激皮肤发生红斑、丘疹、风团等,皮损中央有针尖大小之瘀点,患者有刺痛感。皮疹的轻重可因人而异,有些人只有小红丘疹,而有些人可出现明显水肿,甚至瘀斑等,一般皮疹可于 2～3 日消退。疱疹大多发生在暴露部位,如小腿、颈部、面部和前臂等。

2. 蜂蜇伤　蜂是属于节肢动物,常见的有蜜蜂、黄蜂及土蜂等。它们的尾部都有毒刺,与毒腺相通,当人被蜇伤时,毒液即注入皮肤,引起蜂蜇伤。

被蜇伤的皮肤有明显的灼痛及痛痒感,并出现红肿、风团、水疱或大疱,中央有被蜇的小瘀点,在眼睑及口唇处肿胀得更明显;严重者出现发热、头痛、头晕、恶心、呕吐等症状,若多处同时受蜇则可引起抽搐、昏迷、虚脱、血压下降、心脏及呼吸麻痹而死亡。

3. 蜈蚣、蝎蜇伤　蜈蚣有发达的爪和毒腺,当刺入皮肤后,释放毒汁致伤人体。蝎属于节肢动物门蛛形纲蝎目,其尾部最后一节有锐利的毒刺,呈钩爪状,与毒腺相通,毒腺内含有神经毒素、溶血性毒素和抗凝血毒素等。蝎多在夜间出来活动,人若被其咬伤,即可发生蝎蜇伤。

人被蜇伤后,毒汁注入皮肤立即引起剧烈的灼痛,继而在伤口处出现显著红肿、水疱,并发生淋巴管炎及淋巴结炎,严重者由于神经毒素的作用可引起全身反应如头痛、眩晕、发热、呕吐、心悸、嗜睡、发绀、多汗、喉头水肿、尿闭、抽搐、肺水肿、呼吸麻痹而死亡。

【辅助检查】　虫咬症本身没有特异的实验室检查,但如果发生某些并发症,则需根据临床表现做必要的化验检查。

【鉴别诊断】　根据明确的蚊、蜂、蜈蚣、蝎等昆虫叮咬史和临床表现即可诊断和鉴别诊断,但对于蚊虫叮咬要和丘疹性荨麻疹鉴别,后者表现为丘疹样风团、花生米大小,一般肿胀不十分明显,偶尔有水疱发生,皮疹散发于躯干、四肢。

【治疗】

1. 西医治疗

(1)蚊虫叮咬皮炎

①全身治疗:口服脱敏药,如氯雷他定、西替利嗪、特非那定、阿伐斯汀等脱敏药属新一代抗组胺药,既可以脱敏止痒,又没有或少有嗜睡不良反应,较氯苯那敏、苯海拉明等更适合于司机、高空作业等职业人服用。维生素 C、葡萄糖酸钙等可通过降低血管通透性达到治疗作用,可口服或静脉注射。严重者在医师指导下口服,小到中等剂量的糖皮质激素。

②局部治疗:虫咬水(薄荷脑 2g,氨水 30g,70% 乙醇 70ml),涂于患处,每日 2～3 次。对于肿胀严重者,可用碳酸氢钠溶液冷湿敷,每日 2～3 次。不要用热水洗烫。外用氟轻松、可的松、曲安西龙等激素软膏或霜剂,每日 2 次。平时应搞好个人卫生,消除积水,安装纱窗。室内喷以杀虫剂。

(2)蜂蜇伤

①局部治疗：遇到这种患者时，首先检查有无毒刺留在皮内，如有断刺可用镊子拔出，然后吸出毒液，再涂以 10％氨水。局部疼痛明显者，可以注射 2％普鲁卡因或 1％依米丁溶液在伤口周围近心端做皮下注射，可迅速消肿和镇痛。

②全身治疗：局部症状反应较重或有一般全身症状者，可口服抗组胺药物或口服季得胜蛇药片。若有昏迷、休克、抽搐、心力衰竭等严重全身症状者应立即抢救。在郊区或林区工作时或养蜂者，应做好防护设备，穿长袖衣服，戴帽子、手套及口罩。扎紧袖口、裤脚等。消灭黄蜂及幼虫，捣毁蜂巢，平时不要追捕蜂类。

(3)蝎蜇伤

①立即用止血带扎紧被蜇伤肢体的近心端，扩大伤口，尽量吸出毒汁，伤口处用肥皂水或稀氨水反复冲洗，然后用 3％～5％碳酸氢钠溶液湿敷。

②疼痛甚者，可用 1％～2％普鲁卡因溶液或 1％依米丁溶液 3ml 局部封闭，口服季德胜蛇药片或上海蛇药。

③如全身中毒症状严重，应及时采取措施进行抢救。

④外出山区劳动或旅游时，应穿长筒的鞋子、戴手套，以防被蝎蜇伤。

2. 中医治疗

(1)全身治疗

①防风通圣丸：每次 1 袋，每日 2 次。

②化毒散。

③清热解毒汤剂水煎服，根据病情加减：加金银花、蒲公英、败酱草、车前草等。

(2)局部治疗

①鲜马齿苋、野菊花、夏枯草或单纯鲜马齿苋适量，捣烂敷患处。

②雄黄解毒散 30g，加百部酒 100ml，外用。或雄黄膏外用，每日 2～3 次。

③化毒散软膏，外用，每日 2 次。

④马齿苋适量煎水，放凉，局部冷湿敷。每日 2～3 次。

【验案举例】

1. 李某，男，29 岁。颈背部发疹 15 小时，伴麻辣、火烧样感。昨晚洗澡后，穿着短裤在凉台上乘凉，即随手拿起摊在晒衣架上的衣服穿用，初觉颈项、背部有所不适，轻微的痒痛感不以为然，至今晨起床后，颈背部发疹处灼痛明显，麻辣样火灼。家属告知还起了许多水疱，早饭后即来门诊。颈项左侧及同侧肩背部泛现水肿性红斑，其上密集排列丘疹、水疱或薄皮白色脓疱，部分糜烂面，有渗出，呈现红斑块状或条状，其形态大小不一，触痛敏感。白细胞 $10.5×10^9$/L，中性粒细胞 $7.5×10^9$/L，淋巴细胞 $3×10^9$/L。舌质红，舌苔薄黄，脉弦数。诊断为隐翅虫皮炎。证属湿热虫毒，郁积皮肤。治宜清热除湿，解毒化瘀。以外治为主，一般湿敷，涂抹药散膏。药用马齿苋、野菊花、重楼、白花蛇舌草各 30g，煎液至冷湿敷。二味拔毒散麻油调涂外搽。

皮损收敛过半,小部分已结痂,无明显渗出,继以青黛膏涂敷 5 天后,局部痂皮脱落,遗色素沉着斑(中医皮科临床经验集,人民卫生出版社,2008)。

按:隐翅虫皮炎,由隐翅虫毒侵入肌肤所致,为夏、秋季所常见。古籍文献多有记载,如《外科证治全书》说:"俗名裳衣虫,此虫藏于壁间以尿射人,若中其毒,状为茱萸,中央白脓或初如黍粟,渐大如豆,如火烙浆泡疼痛之至"。只要不出现全身症状,一般外治可以收到满意效果。诸如生理盐水湿敷,陈茶叶泡开水候冷湿敷,芦甘石洗剂外用等,这些简、便、廉、验的办法用上去,也很有效。应注意的是,每逢小虫飞落在裸露的皮肤上,不要直接去拍击,可用口风吹去;或将虫拨落地面将其踏死;搞好环境卫生,门窗安上门帘、纱帘,夜睡时挂上蚊帐(中医皮科临床经验集,人民卫生出版社,2008)。

2. 易某,男,7 岁。颈部红肿、痛痒 2 天。患者于前 2 天随父母到公园游玩,傍晚母亲发现患儿不停地搔抓颈部,给予清凉油外涂,翌日清晨,发现患儿颈部大片红肿,其上有小水疱,自觉瘙痒,伴有发热(体温 38℃)。体温 37.8℃,脉搏 86 次/分,颈部右侧皮肤弥漫性红肿,色鲜红,边界欠清楚,其上有小片瘀斑及针尖大小的水疱,颈部右侧浅表淋巴结肿大。白细胞计数 10.2×10^9/L。中性粒细胞 65%,淋巴细胞 35%。舌质红,苔薄黄,脉数。诊断为虫咬皮炎。证属湿热虫毒,郁积皮肤。治宜清热解毒。药用金银花、野菊花、紫花地丁、败酱草各 8g,赤芍 6g,淡竹叶 5g,甘草 3g。每日 1 剂,水煎服。外用鲜马齿苋捣烂外敷。红肿范围超过一定的限度,酌情可用金黄膏外敷。经上内外用药后,第 2 天体温恢复正常,红肿明显减轻,白细胞计数正常。继续前法治疗 2 天,症状消失。

按:本病多是由于夏、秋季节,诸虫叮咬皮肤或以毒刺刺入后,虫毒乘隙而入,人体中其毒郁而化热、生湿。湿热与虫毒郁积皮肤,使肌肤间气血不畅而得。治疗上轻者无须内治,以外治为主。用鲜马齿苋、鲜野菊叶、鲜夏枯草等任选一种外用效果皆佳。一般觅鲜者比较困难,处以饮片碾粉,水调和膏外敷亦可,金黄膏亦可替代之。本病防重于治。搞好环境卫生,阻断蚊子、昆虫的各种叮咬途径,患病后应避免搔抓,以免继发感染(中医皮科临床经验集,人民卫生出版社,2008)。

第二节　虱　病

虱病是因虱子长期寄生在人体,反复叮刺,吸吮人血所引起的一种瘙痒性皮肤病。根据虱子寄生部位和生活习性不同可分为头虱、阴虱及体虱。中医学亦称虱,如《外科正宗》记载:"阴虱又名八角虫也,乃肝、肾二经湿气而成,生此不为清洁,银杏散津调擦之"。

【病因病机】

1. 西医病因　虱属兽虱目、虱科。人虱只寄生于人体,不能寄生于其他动物。

根据其形态和寄生的部位不同,分为头虱、阴虱及体虱,分别寄生在人体的头发、内衣和阴毛上。当虱寄生于人体后,反复叮咬,吸吮人血引起皮炎。

2. 中医病机　中医学认为,本病是虱类叮咬刺入人体皮肤,腠理受损,毒汁灌注肌肤,其毒凝聚、激惹而发病。

【诊断要点】

1. 头虱　多见于儿童及妇女头部,虱卵黏附于发干,自觉症状为头皮瘙痒,常因瘙抓继发细菌感染,出现脓疱、脓痂,局部淋巴结肿大。

2. 体虱　隐藏在衬衣缝、被褥皱褶部位,亦可附着于毳毛和皮肤皱褶处,叮咬人体后引起丘疹、风团伴瘙痒。

3. 阴虱　寄生在人体的阴毛上,反复叮咬吸吮人血,同时放出有毒的唾液致病。该病常由性接触而传染,故为性传播疾病之一,也偶由内裤、床垫或马桶圈传播。阴虱患者主要表现为阴毛部位及其附近瘙痒,阴毛上或毛根部位可见到虱卵,有时尚可见到红斑、丘疹、抓痕、血痂,继发感染时,可有毛囊炎、脓疱等。

【辅助检查】　将毛干上或衣裤、被褥上的虱或虱卵放在显微镜下可见到头虱、体虱、阴虱的 3 种不同形态。查到病原体即可确诊。

【鉴别诊断】　主要应和疥疮鉴别。疥疮病原体为疥虫,虱病病原体为虱。显微镜下很容易鉴别。

【治疗】

1. 加强卫生宣教,养成良好的卫生习惯。

2. 以局部治疗为主,原则为杀虫灭卵。有继发感染时可口服抗生素。

3. 头虱患者最好剃去毛发,外用 50％百部酊涂搽头皮或毛发,每日 2 次。

4. 体虱患者沐浴后,将换下的衣服煮沸消毒灭虱。对皮损对症治疗。

5. 阴虱:剃去阴毛并烧毁,消毒内裤。外用 50％百部酊或 5％～10％硫黄膏。

【验案举例】

1. 王某,男,32 岁。患者于 20 天前被虱咬后,手与面部起小丘疹及水疱,奇痒难忍,继则延及全身。曾在我院门诊及其他医院住院,经中西医综合治疗,症状减轻。但于 2 天前疹疱复起,发展较快,乃收其住院。入院时症见躯干、四肢满布粟粒样红色丘疹及水疱,融合成片,皮肤潮红、肿胀、灼热,水疱破碎处滋水淋漓,尤以背部及阴囊部为甚,部分皮损已结痂、脱屑,色素沉着,并有抓痕,自觉灼热、抓痒较甚,影响饮食、睡眠,口渴喜饮,舌苔薄,边尖红,脉滑数。诊断为虫咬皮炎。证属虫毒外袭,浸淫肌肤。治宜凉血祛风,清热化湿,再以解毒之药搽之。内服药用生地黄、何首乌各 15g,苍耳子、白鲜皮、牛蒡子、胡麻仁、菊花、地肤子各 9g,蝉蜕 8g,牡丹皮、苦参、淡黄芩各 6g,薄荷、荆芥、防风各 5g,黄连 3g。每日 1 剂,水煎服。外用解毒搽剂,每日搽 2 次。1 周后抓痒得减,渗水亦止,皮肤脱屑增多;惟枕部、下颌部起有毛囊炎,原方去苦参、黄芩、薄荷,加当归、赤芍、白芍、连翘各 10g。5 天后丘疹偶有新发,抓痒不休,毛囊炎未消。此由血燥风胜,余邪未尽,改以祛风换肌丸加味。药用丹参、胡麻仁、天花粉、苦参、威灵仙、何首乌、川牛膝、地肤子、白鲜皮各10g,川芎、甘草各8g,黄柏6g,苍术、石菖蒲各5g。2周后全身皮疹基本消退,皮肤光滑,痒感轻微,夜寐渐安。惟因毛囊炎仍不断出现,再以普济消毒饮合黄连解毒汤加减。以后诸症悉平,共住33天,痊愈出院。

按:虱子叮咬引起的皮炎,名虫咬性皮炎,现临床已属罕见。此案入院之初,血分有热,风湿热三气搏结,故内服药用凉血祛风、清热化湿之法;继则湿热渐化,血燥风胜,转以润燥祛风为主;最后风燥渐除,热毒留恋,而投清热解毒之剂。至于解毒搽剂,既能解毒,又可止痒,亦为外治之良方(许履和外科医案医话集,江苏科学技术出版社,1980)。

2. 姚某,男,55岁。近半月来自感下阴部皮肤如虫行,奇痒难忍,抓之则红肿,渗液,逐步浸淫范围扩大。自行洁尔阴洗后,当时症状稍缓解,2小时后症如前。伴大便干结、小便短黄。脉弦数。诊断为阴虱。证属风湿热邪,郁滞阴部。治宜祛风止痒,清热利湿,杀虫灭虱。药用苦参、生地黄、何首乌、白花蛇舌草各30g,百部20g,白鲜皮、地肤子各15g,当归10g,甘草6g。每日1剂,水煎服。外用苦参、蛇床子、地肤子各100g,小蛇参、百部各50g,花椒30g,水煎外洗,每日2次,5天为1个疗程,连用2个疗程后痊愈。随访2年,未见复发。

按:阴虱是寄生于人体阴毛根部的虱子所引起的瘙痒性皮肤病,属常见的性传播疾病之一,性行为为本病的主要传播途径。本病为湿热郁滞下焦,治为清热利湿,祛风止痒,解毒灭虱,以苦参、土茯苓、白鲜皮、地肤子清热解毒,杀虫灭虱;生地黄、当归、何首乌清热凉血解毒(赵昌基临床经验与学术研究,中医古籍出版社,2006)。

第 9 章

物理性皮肤病

第一节　冻　疮

冻疮是指人体暴寒侵袭,气血凝滞,从而引起局部性或全身性的损伤。临床上发于局部者较轻,以局部肿胀、麻木、痛痒、青紫,或起水疱,甚则破溃成疮为表现。全身性者较重,表现为体温下降,四肢僵硬,甚则阳气亡绝而死亡。全身性冻疮者宜及时救治,否则可危及生命。临床上以暴露部位的局限性冻疮为最常见。其主要病机为外寒伤阳,气血凝滞。临床辨证论治常分为阴盛阳衰、血虚寒凝、气血两虚、瘀滞化热证等证型。

【病因病机】

1. 西医病因　冻疮是组织对寒冷刺激的一种病理反应,主要发病因素来自内、外两个方面:外因主要是肢体暴露于寒冷、潮湿或冷暖变化迅速等环境中;内因如手足多汗、营养不良等都可成为本病的诱因。冻疮好发人群在未发病时末梢循环方面与正常人有一定差别,如肢端皮肤温度低于正常,肢端血流图波幅也明显低于正常,指端毛细血管畸形也较常见。此外,患者肢端温度回升缓慢。

当局部受到寒冷刺激时,动脉出现反应性收缩,时间过长则发生血管麻痹而出现动、静脉淤血,毛细血管扩张,导致血浆向组织间隙渗透。此外,长时间的血流阻滞引起组织缺氧而发生损伤。

2. 中医病机　中医学在诊治冻疮方面有着悠久的历史和较深入的认识。如《外科秘录》中记载:"冻疮,犯寒风冷气而生者也";《外科启玄》记载:"……亦有元气弱之人,不耐其冷者有之。"总之,本病的发生内因在于平素阳虚,气血不足,外因则在于受外寒侵袭,导致寒凝肌肤,营卫结涩,经络闭塞。

【诊断要点】　本病好发于每年的 11 月至次年的 3 月份(气温低于 10℃)。常见于妇女、儿童及平素末梢循环不良者。发病部位与患者的保护方式有关,一般出现在手、足末梢及背侧、耳郭、面颊、鼻等部,多双侧发病。

临床表现为局限性紫红色水肿性红斑,界限不清,质地软,压之褪色,去除压力后颜色缓慢恢复。患者主诉的一个显著特点就是遇热后瘙痒,组织受损严重时出现水疱,可形成溃疡,愈合后常留有萎缩性瘢痕。

本病有明显的季节特点,发病部位均在肢体末梢或暴露部位,具有诊断意义的主诉是皮损遇热瘙痒。此外,询问既往病史及其他季节皮肤特点均可提供有用的信息。

【鉴别诊断】　本病应与冬、春两季好发的某些红斑性疾病相鉴别。

1. 多形红斑　本病一般有头痛、低热、倦怠、肌肉酸痛及上呼吸道感染等类似"感冒"的前驱症状。皮疹多对称分布,以四肢多见,可累及掌心。皮损呈多形性,较典型损害为"靶形红斑"。患者一般无末梢循环不良表现。

2. 寒冷性多形红斑　好发于季节变换时。皮疹分布及形态类似多形红斑,不像冻疮那样单一。

【治疗】

1. 西医治疗　针对患者末梢循环不良的情况,临床多采用改善循环的方法。

(1)口服血管扩张药:传统使用烟酸 50～100mg,每日 3 次;维生素 E 200mg,每日 3 次。目前临床用威氏克(烟酸和维生素 E 的合剂)替代以上两药。此外,还可服用双嘧达莫、硝苯地平(10mg,每日 3 次)以及茶碱类药物(羟乙茶碱,每日100～300mg)。

(2)物理疗法:采用氦氖激光、半导体激光在患处或穴位照射,或红外线照射。

(3)对症处理:如果出现感染,应系统或局部使用抗生素。如出现较深的溃疡应按照治疗溃疡的常规进行处理。

2. 中医治疗

(1)辨证施治

①轻证:患处皮疹红肿,皮温低,如出现舌质淡、苔薄白,脉沉细时可采用益气温阳,通络散寒之法。方用桂枝加当归汤加减:当归、黄芪、党参、白术、茯苓皮各10g,桂枝、细辛、干姜各 6g,甘草、鸡血藤、丹参、活血藤、金银花各 15g。每日 1 剂,水煎服。

②重证:患处皮肤呈现紫红,有大小不等的水疱、血疱、溃疡等;伴有畏寒、肢冷、面白少华,舌质淡、苔薄白,脉沉细无力时宜采用扶阳固本之法。方用四妙汤加减:黄芪、金银花、党参各 15～30g,茯苓、鸡血藤、山药、白术、附子、熟地黄、炙甘草各 12g,生姜 3 片,大枣 5 枚。每日 1 剂,水煎服。

(2)外用治疗:冻疮的外用药很多,要根据皮疹的性质选择使用。在皮疹未破时可采用桂苏液(桂枝、紫苏叶各 50g,煎后待温度降至 40℃后)浸洗。如皮疹破溃则可用鲜山楂捣碎贴附。还可使用冻疮膏等。

(3)对冻疮的预防可分成普通人群及高危人群分别处理。对于前者,要注意寒冷季节的变暖,特别是肢端组织;另外加强锻炼,以改善、增强末梢循环也十分重要。对于后者,除更为细心地保暖措施外,在其他季节或发病之前采取预防性治疗十分有必要。如山莨菪碱,每天 20mg,口服;或中药外用(桂枝、苏木各 100g,细辛、艾叶、生姜、花椒各 60g,辣椒 6 枚放入 75% 乙醇 3000ml 中浸泡 1 周后外用,有温经散寒、行血祛瘀的作用),达到逐步改善微循环的目的。

【验案举例】

1. 易某,女,28 岁。10 余年来,每到冬季双手指、足趾、耳垂即出现红肿、麻木、痒痛,严重时破溃结痂,局部感觉消失。曾内服烟酸肌醇、维生素 E,外用各种冻疮油、冻疮膏,当年能痊愈,但第 2 年冬季仍然发作。半月前,又觉双手指和右侧耳垂出现红肿、麻木、受热后瘙痒感,现右侧耳垂,右手环指、小指、中指,左手小指、环指黯红色肿胀较明显。局部冰凉感,足趾部分亦然,但没有糜烂、溃破。舌质淡,苔薄白,脉细。诊断为冻疮。证属寒邪侵袭,气血瘀滞。治宜补养气血,温通经脉。药用鸡血藤、鹿角霜各 30g,熟地黄、透骨草、黄芪各 15g,当归、赤芍、白芍、桂枝、牛膝、红花、生姜皮各 10g,细辛 3g。每日 1 剂,水煎服。每剂中药第 3 次水煎液临睡前泡洗局部半小时。连服 7 剂后,诸多部位黯红色肿胀及痒感基本消失。为巩固疗效,嘱其继续用药半个月。

按:本病是由人体受寒邪侵袭,气血瘀滞引起的皮肤损伤。一般在气温 10℃以下的湿冷环境中易发生,至春季气候转暖后自愈,但入冬后又易再发。中医学认为,本病乃寒邪外袭或素体虚弱,阳气不达四肢末端,寒凝肌肤,经脉阻隔,使气血瘀滞所致。本病临床上可分为阴盛阳衰、血虚寒凝、气血两虚 3 型,可分别予以四逆加人参汤、人参养荣汤、八珍汤治疗。但每型都酌情可加用温经活血的药物如红花、细辛、鸡血藤、桂枝、牛膝等。而且在治疗过程中,要注意到内服中药第 3 次煎药液趁热泡洗未破损的皮损。通过透皮吸收以辅助内服药温经活血的作用。冻疮患者平素要加强体育活动,尤其是耐寒锻炼,保暖,手套、鞋袜不宜过紧。受冻部位不宜立即烘烤和热水烫洗。一旦发生冻疮,局部要保持清洁,避免碰伤,忌搔抓,可用十滴水之类芳香、有透达性能之药进行局部涂搽,亦有一定的防护意义(中医皮科临床经验集,人民卫生出版社,2008)。

2. 钟某,女,32 岁。患冻疮史 5 年,今年又犯,就诊时双手姿势如弹钢琴式样,活动不利,双手背肿胀、隆起,呈红褐色,有 10 多处红斑结节,有约 2cm^2 大小的溃破腐烂共 5 处,焦痂下流脓液,双手臂内侧腋窝部可触及大小不等、成列状的淋巴结数枚。舌淡红、苔白,脉细略涩。血化验:白细胞 8.1×10^9/L,中性粒细胞 0.79,淋巴细胞 0.21。诊断为冻疮。证属寒凝血瘀,经脉不通,蕴湿化热,腐蚀肌肤。治当温经散寒,化湿解毒,去腐敛疮。方选冻疮浸泡剂。药用桂枝、花椒、艾叶、芒硝各 15g,干姜、乌梅、丝瓜络各 12g,冰片 3g。先将芒硝、冰片放入面盆内,余药用水煎 15 分钟,取药汁 1500ml 左右(视冻疮面积、部位而定),倒入面盆中,将芒硝、冰片溶化搅匀,然后将药渣中的丝瓜络取出,用以蘸药液趁热轻轻擦洗、浸泡冻疮患处,至药液冷却为度。每日 1 剂,可反复加热使用 2~4 次。治疗 7 天后,见黯红结节消失,皮损处干瘪,溃疡面干燥,续用 3 剂而告痊愈。1 年后随访,病未再发。

　　按:冻疮系因寒冷之气袭表,阳气不能布达,阳郁血凝,经脉涩滞,流行不畅,肌肤失养而致。冻疮浸泡剂方中,用桂枝、干姜、艾叶、花椒温阳行气,散寒止痛,化湿止痒;乌梅酸敛收涩,消肿;冰片辛苦微寒,清热止痒,辛香止痛,防腐生肌;芒硝软坚散结,清热润燥防皲裂;丝瓜络通经络,和血脉。全方共奏温经散寒,止痒定痛,清热消肿,化湿去腐之功(浙江中医杂志,1999,10)。

　　【注意事项】

　　1. 加强锻炼,促进血液循环,提高机体对寒冷的适应能力。

　　2. 注意防冻、保暖、防止潮湿,对耳、鼻等暴露部位予以适当保护,不穿过紧的鞋袜。

　　3. 受冻后不宜立即用热水浸泡或取火烘烤。

　　4. 伴有其他相关性疾病时应积极治疗。

　　5. 对反复发作冻疮者,可在入冬前用亚红斑量的紫外线或红外线照射局部皮肤,以促进局部血液循环。

　　6. 注意清洁卫生,治疗瘙痒性皮肤病,避免搔抓,患者的衣物应及时消毒,并隔离治疗,避免接触传染。

第二节　夏季皮炎

　　夏季皮炎是指因暑热蕴蒸肌肤而发生的一种夏季常见皮肤病。以每年夏季高温时发作的细小红色丘疹、灼热,因瘙痒搔抓后可出现抓痕、血痂、皮肤肥厚及色素沉着,无糜烂及渗液。天凉后自愈为临床特征。多见于成年人。属中医学“暑热疮”范畴。其主要病机为暑湿热毒,蕴蒸肌肤。病情与气候明显有关。暑热毒邪外侵,与内蕴之血热相搏结而成;或夏季暑湿伤脾,湿热内蕴,外发肌肤而生。本病与中医文献中记载的“日晒疮”类似,如《外科启玄·日晒疮》记载:“三伏炎天,勤劳之人,劳于工作,不惜身命,受酷日晒曝,先疼后破而成疮者,非气血所生也。”

　　【病因病机】

　　1. 西医病因　本病是在光能的作用下,受暴晒部位的皮肤发生的一种急性光毒性反应,其作用光谱主要是中波紫外线(UVB),波长为 290~320nm,也称为晒斑光谱。作用于皮肤上的光线除日光直射外,约一半是通过大气层散射而来的,所以雾天也可发生日光性皮炎。直接照射的光线以上午 10 时至下午 2 时最强,散射光线强度与周围环境有关,如新鲜雪反射率约 85%,日光直射于水面时几乎达

100%。因此，日晒伤更易发生于高原居住、雪地及水面作业者。

本病的发病机制尚不完全明确，可能是由于紫外线照射促使前列腺素合成增多，它是导致皮肤上出现红斑炎症的主要化学介质；此外，其他化学介质如组胺、血清素、激肽等也参与反应。也有学者认为，红斑的发生是通过真皮吸收紫外线后在"毛细血管周围的芳香蛋白质发生的氧化改变"的产物所致。

2. 中医病机 中医学认为本病多因禀赋不耐，皮毛腠理不密，复感风热之邪，致使热不得外泄，郁于皮肤而成。

【诊断要点】 红斑于暴晒强烈日光后迅速发生。虽可发生于任何人，但出现时间的个体差异比较大，短的在 30 分钟内，一般在几小时后，长的可达十余小时。暴露部位呈鲜红色水肿性红斑，重时可伴水肿及水疱，疱壁紧张，内含澄清的淡黄色浆液。自觉灼热、疼痛，不能触摸。若晒伤面积广泛且较严重可产生全身症状，如发热、寒战、头痛、恶心、心悸，甚至休克。一般在日晒后次日病势即达到顶点，轻症一两天，重症 1 周左右皮损逐渐恢复，出现脱屑及色素沉着。有少数患者在日晒后并不发生上述日光性皮炎等症状，而只有皮肤色素的变化，呈即刻性（日晒后15～30 分钟出现，数小时消退）或迟发性（常在日晒后 10 小时出现，持续数月）黑色素沉着晒斑。

夏季皮炎诊断不难，根据有日晒史，暴露部位红斑、水肿及水疱，或呈色素沉着晒斑，与季节有明显关系，自觉灼热、疼痛即可诊断。

【鉴别诊断】

1. 接触性皮炎 有致敏物接触史，与日晒无关，可发生于任何季节，皮损为与接触部位一致的红斑水肿斑块；自觉瘙痒，消退较日光性皮炎慢。

2. 烟酸缺乏症 早期皮损酷似日光性皮炎，但除日晒部位外，非暴露部位也可有，且病程长，常伴发口炎、慢性腹泻和神经精神症状。

【治疗】

1. 西医治疗

（1）以局部治疗，消炎、安抚、镇痛为原则。轻症外搽炉甘石洗剂，严重者外用3％硼酸溶液或冰牛奶湿敷，每隔 2～3 小时湿敷 20～30 分钟，局部涂布 2.5％吲哚美辛溶液（纯乙烯醇、丙二醇、二甲基乙酰胺，其比例为 19∶19∶2），有明显减轻红肿热痛的效果，也可外用类固醇皮质激素。有全身症状者，给予补液，口服抗组胺药物等对症治疗。

（2）为预防本病的发生，应经常参加户外活动，使肤色逐渐加深，以增强对日光的耐受性。避免在强烈的阳光下（上午 10 时至下午 2 时）长时间工作或娱乐。暴晒前 15 分钟在露出部位的皮肤上涂布适当的遮光剂。

2. 中医治疗

（1）辨证施治

①毒热证:患者在仅出现典型皮疹而无其他证候时多属热毒侵袭,治宜清热祛暑,可用清暑汤加减。方用金银花、连翘、车前子(另包)、地丁、蒲公英各 12g,青蒿、滑石(荷叶包)各 30g,赤芍、泽泻、竹叶、甘草各 10g。每日 1 剂,水煎服。

②湿毒证:如患者出现典型皮肤表现,并有高热、烦躁,口渴咽干,小便短赤,大便干燥或腹泻,舌质红,苔白黄或腻,脉滑数时,提示湿热内蕴,复感阳毒,可按照凉血解毒,清热除湿治疗。可用清热除湿汤加减,方用白茅根、薏苡仁各 30g,生石膏、生地黄、连翘、大青叶、车前子(包)、六一散、金银花各 15g,牡丹皮、天花粉、甘草各 10g。每日 1 剂,水煎服。

(2)局部治疗:早期红肿、瘙痒时可用三黄洗剂、清凉粉等。出现糜烂渗出可外用马齿苋洗剂。民间流传许多偏方有较好疗效。如鲜青蒿 60g,洗净、捣烂绞汁,取汁加冷水适量口服,药渣敷于患处。又如黄柏、青蒿各等份,研细末,调香油成糊状,敷于患处。

【验案举例】

1. 李某,男,45 岁。面部水肿性红斑、水疱、糜烂伴灼热、疼痛 2 天。患者前天外出钓鱼时未戴帽子,被日晒以后,晚上即觉面部发红、灼热,昨日发现面部弥漫性红斑、水肿、水疱、灼热疼痛,因能忍受,未予重视。今天起床后发现水疱增多,有的水疱已破,糜烂,渗液,故来我院就诊。现体温 36.6℃,额面部弥漫性水肿性红斑、紧张性水疱、大疱,部分皮损糜烂、渗出,境界较清楚。舌红,苔黄腻,脉滑数。诊断为夏季皮炎。证属光毒侵袭,灼伤皮肤。治宜清热除湿,凉血解毒。药用水牛角 50g,生地黄、金银花、滑石、竹叶各 15g,牡丹皮、赤芍、连翘、知母、青蒿各 10g,荷叶 8g,甘草 5g。每日 1 剂,水煎服。每剂中药第 3 次水煎取液冷湿敷半小时。1 周后,皮疹全部消退,仅留少量皮屑和黯褐色色素沉着斑。

按:本病中医名为"日晒疮",出自《外科启玄》,该书说:"三伏炎天……受酷日晒曝,先疼后破而成疮者,非血气所生也。"与今之日光性皮炎,(或称日晒伤)相似。是日光暴晒后皮肤接受了超过耐受量的中波紫外线(280~320nm)而引起的急性皮肤炎症。本病是因毒热灼伤皮肤或光毒侵入肌表,与蕴郁肌肤之湿热搏结而生。强调凉血解毒,消利暑湿是治疗本病的主要方法。一般热毒伏肤症,用香薷饮加减。本例为暑湿蕴结型,采用清暑汤合犀角地黄汤加减,清热除湿、凉血解毒,名为清暑地黄汤。其中生地黄、牡丹皮、赤芍凉血;金银花、连翘清热解毒;石膏、知母清肌热;滑石、竹叶、荷叶、青蒿清利暑湿。诸药合用,奏效甚捷。在治疗本病时,中药湿敷很重要,药物皮损处湿敷可以让药物直接切近病灶,而起到清热解毒、消肿止痛的作用。对于本病的预防,光照季节应经常参加户外活动,以增强对日晒的耐受性,同时应注意避免过度暴晒,外出遮阳或使用防晒剂和避光剂(中医皮科临床经验集,人民卫生出版社,2008)。

2. 陈某,女,45 岁。5 年来每逢夏季四肢外侧遍发小点瘙痒,有时抓到出血时也不解痒,偶有发炎、红肿、疼痛,腋下、大腿内侧淋巴结也肿痛。秋凉时自愈。气候凉爽即可好转。闷热时则加重,夜间难以安眠。大便经常干结,小便黄少。胸闷腹胀,胃纳不香。四肢伸侧密集红色小丘疹。多数融合成片。两小腿及前臂因搔抓而红肿,四周间杂小水疱。腋下可触及核桃大淋巴结,压痛不明显。苔薄黄根腻,舌尖红,脉滑数。诊断为夏季皮炎。证属暑热脾湿,蕴蒸肌肤。治宜清暑化湿。药用蒲公英30g,车前草15g,苦参片12g,藿香(鲜)、佩兰、青蒿、焦白术、制半夏、黄柏、生大黄(后下)各9g,生甘草3g。每日1剂,水煎服。外用1‰薄荷三黄洗剂,每日搽4～5次。服3剂药后,大便已通,瘙痒减轻,入夜加剧,睡眠不安,眼有红丝,皮损部分结痂。苔薄,脉滑带数,湿热渐清,肝火亢盛。前方加平肝重镇之品。药用珍珠母(先煎)、牡蛎(先煎)各30g,六一散(包)、藿香(鲜)、生地黄、栀子各12g,青蒿、黄芩、苦参片各9g,龙胆草6g。每日1剂,水煎服。外用甘草、徐长卿各30g,煎汤洗。服药7剂,诸症皆轻,惟尚有轻度瘙痒,前臂皮肤轻度肥厚,稍有脱屑。苔薄,脉平。拟养血清热熄风,巩固疗效。药用当归片、清解片、地龙片各5片,每日2次。药后痊愈,没有再发。

按:夏季皮炎,中医称为暑热疮,是指因暑热而发的一种夏季常见皮肤病。主要发生于皮肤暴露部位,面部及四肢尤重,躯干也可波及。一般用清热利湿解暑之剂均能获效,但难免复发。本例得以根治,足以说明立法用方之妙。方中重用青蒿为主药,青蒿是防治光敏性皮肤病之专药,配以藿香(鲜)、佩兰相得益彰。再加三黄洗剂或徐长卿之类外洗,清热解毒。但是否与加用当归片、清解片、地龙片有关,尚待进一步研究。清解片有清热解毒、化湿通便的功效,治湿热内盛、便秘里实之证(外科经验集,上海人民出版社,1977)。

【注意事项】

1. 夏季气候炎热,小儿皮肤娇嫩,严禁晒太阳。
2. 夏季多汗时应勤洗浴,保持皮肤清洁。夏季衣服宜宽松透气,经常洗换。
3. 忌用热水烫洗患处,避免搔抓。患处忌用软膏、糊剂及油类制剂。
4. 室内应通风凉爽,居住环境应通风散热,防止高温。
5. 出大汗时,不要泡在冷水池中,以免汗闭生病。

第三节 手足皲裂

手足皲裂是手足部的皮肤干燥、粗糙,继而出现裂口的一种病证。多发生于冬季,常见于成年人及体力劳动者。因手足肌肤发生枯裂、疼痛,常影响生产劳动。本病属中医皲裂疮范畴。其主要病机为风寒燥冻,血脉阻滞,肌肤失养。临床辨证论治为血虚失濡,肌肤燥裂证。中医学中关于手足皲裂的记载最早见于《诸病源候论》,记载为:"皲裂者,肌肉破也。严冬时触冒风寒,手足破也,故谓之皲裂。"此病即可为原发症状，也可能是其他疾病的继发损害。

【病因病机】

1. 西医病因　手足皲裂可由多种因素导致，主要分为内、外两个方面。

(1)内因：手足皮肤角质层较厚，劳作导致局部增厚、粗糙而失去弹性；手心、足跖缺乏皮脂腺，在干燥季节，油脂、汗液分泌减少更为皲裂的发生创造了条件。

(2)外因：导致手足皲裂最常见的外界刺激是理化刺激。如机械摩擦可导致皮肤增厚；关节处反复活动使失去韧性的皮肤易于开裂且不易愈合；从事室外工作者双手冬季暴露于寒风中，以及劳动妇女时常在寒冷季节接触冷水且保护不完善时，既会使双手油脂减少而使皮肤失去润泽，也使局部血液流通不畅，导致局部组织营养水平和防护水平下降。妇女在从事家务劳动时必不可少地接触各种含酸、碱的洗涤用品，某些职业也经常接触各种酸、碱及其他有机溶剂，这些化学物品均可溶解皮肤油脂，便皮肤失去润滑保护。手足的真菌感染也会患角质增厚型的手足癣，在一定条件下容易发生皲裂。此外，其他疾病，如湿疹、掌跖角化病、鱼鳞病等均可出现皲裂表现。

2. 中医病机　中医学对手足皲裂的描述很多，如在《外科启玄》中描述为："行船推车辛苦之辈，及打鱼、染匠、碾玉之人，手足皲裂成疮，招动出血，痛不可忍"，而《诸病源候论》记载为："……严冬时触冒风寒，手足破也……"等多部医著阐述病因。总的来讲，本病的发生由于外受风寒之邪郁于皮肤，导致气血阻滞，肌肤失养而成。

【诊断要点】　手足皲裂多发生在冬季。好发部位集中在手掌、指节伸侧关节活动部位、足跖外侧及足跟。常根据客观症状及主观症状将其分成 3 个阶段。

一度：皮肤干燥，龟裂，深度在表皮，无出血、疼痛。

二度：皮肤比较干燥，裂隙深达真皮，有轻微的疼痛感。

三度：皮肤非常干燥，裂隙深入真皮及皮下组织，常有出血和疼痛。

随着天气逐渐转暖，症状可逐渐缓解。本病根据疾病和好发季节、好发部位及临床表现，一般很好诊断。

【鉴别诊断】　单纯性皲裂和其他原因造成的继发性皲裂在症状上相似，但治疗上有所差异，应明确鉴别。一般通过详细询问病史、必要的辅助检查，均可较明确地鉴别。

1. 角质增厚型手足癣　最初发病部位多在单侧，原发表现常有水疱、脱屑，同时伴有瘙痒。另外，在患处可以镜检到真菌是鉴别的要点。

2. 手足湿疹　手足湿疹可因搔抓而增厚，进而发生皲裂。一般来讲，湿疹除掌跖发病外，手背、足背也时常累及，常有痒感。

3. 掌跖角化病　是一种先天遗传性疾病，四季均可发病。

4. 鱼鳞病　多是幼时发病。在手足皲裂的同时可以见到全身其他多处损害。

【治疗】

1. 西医治疗 本病的发生与外界环境有很大关系,因此避免再次刺激是治疗的首要步骤。根据局部皮肤粗糙、干燥等表现,给予软化皮肤药物是缓解症状的必要手段。如可使用10%～20%尿素软膏、0.1%～0.25%维A酸软膏均能起到良好效果。硬膏类产品如肤疾宁对三度皲裂也有较好疗效。

2. 中医治疗

(1)掌跖皮肤干燥开裂,冬季加重多属于血虚、风燥、寒胜之证,可以采用益气补血、祛寒润燥之法。可应用成药养血荣筋丸、八珍丸等。

(2)对大多数皲裂患者采用外治即可。如白及软膏(白及粉20g,凡士林80g),皲裂膏(当归、生甘草各30g,姜黄90g,紫草10g,轻粉、冰片各6g)及甘油搽剂(甘油60%,红花油15%,青黛4%,香水1%,乙醇20%)外用均有很好的疗效。

【验案举例】

1. 宫某,男,30岁。双手掌对称性角化、皲裂,伴瘙痒3年,近日加重,曾外用硅霜及皮炎宁酊,效果不显。查双手掌心见褐色角化性皮损,肥厚,边界清楚,边缘有皲裂、出血。舌红苔薄,脉细滑。诊断为皲裂性湿疹。证属风寒所逼,凝滞血脉。方选皲裂泡洗方与百草油。皲裂泡洗方药用苦参、白鲜皮、土茯苓、鸡血藤各30g,白及20g。加水2000ml浸泡20分钟,文火煮20分钟,温洗手、足,每次15分钟。降去污垢,剪去硬皮,拭干,然后涂上百草油。百草油药用甘草50g,白及20g。先将甘草、白及共研成粗粉末,放置瓶中加75%乙醇浸泡7天,滤出,加入等量纯甘油混匀,储瓶备百草油。每日3次,10天为1个疗程。给予中药外洗配合百草油外搽治1个疗程,病情明显好转,皮损已基本消退,无出血。再诊嘱患者继续治疗1个疗程,并禁止接触化学类用品。随访半年未见复发。

按:皲裂的发生,主要是由于肌肤被风寒所逼,凝滞血脉或素体血虚,肌肤荣润不足,复感风寒燥冷之气而致血脉阻滞,肌肤失养,皮肤枯槁而成。《诸病源候论·手足皲裂候》说:"皲裂者,肌肉破也,严冬时触冒风寒,手足破,故谓之皲裂。"浸泡方中白及质地黏腻,含有胶质,能止血、敛疮润肤、生肌,为治疗手足皲裂的要药;苦参、白鲜皮、土茯苓三味清热燥湿、杀虫止痒;鸡血藤可养血活血、祛瘀生新。此五味药煎汤浸泡患处,配合百草油外搽共奏滋阴润燥、祛风活血、润肤生肌之效,且药力直达病所,故疗效显著(四川中医,2006,9)。

2. 张某,女,27岁。患手掌皲裂1年余,尤以冬季易发。每至入冬,便长期戴手套,严重时不能拿笔、用餐具,十分痛苦。查见患者双手掌皲裂明显,局部裂处发红,伴有脱皮,触之剧痛,不敢弯曲。诊断为手足皲裂。证属长期摩擦,破伤皮肤。方选润肤防裂药膏。药用硫黄、黄蜡、地骨皮、冰片各10g,白及、白芷、白鲜皮各5g。将上药共研细末。用猪脂(肥肉)半斤煎化后,与药末调制均匀,放凉后装瓶备用。将患处用温水洗净、擦干,然后以药膏涂搽患处,用火微烤,每日1～2次。2

日后症状明显好转,再嘱其继续涂搽 2 日,病除而愈。

按:皮肤皲裂症为临床常见病症。多因长期摩擦、压力、破伤和浸渍而成。方中白及、白芷、地骨皮、冰片清热、止血、止痛;白鲜皮、硫黄解毒;黄蜡护肤,以猪油调之,加火烘烤而软化,达到滋润皮肤,止皲防裂之作用。此法简便易行,经济实用,无不良反应,不失为一种好疗法(湖北中医杂志,2001,2)。

【注意事项】

1. 在冬季,在饮食上应注意多喝水,多吃富含维生素 A 的蔬菜,如菠菜、红薯、胡萝卜等,水果也要多吃。

2. 在日常生活中,应注意保暖,减少冷水洗手的次数,少用碱性强的肥皂、药皂洗手,洗完手足后养成涂抹外用护肤品的习惯。

3. 原来患有手癣、足癣、鱼鳞病等皮肤病者,要尽早进行治疗。

4. 经常接触矿物油类、水泥、石灰等工种下班后要及时洗净手足,用干毛巾擦干后再搽些油脂以润滑皮肤。

5. 患者可在睡觉前先用温水浸泡局部 15 分钟,擦干后在患处搽护肤霜后用手轻轻揉搓患处,协助药物吸收。最后,用塑料薄膜封包 8～12 小时,晨起拆除。

第四节　压　疮

压疮(褥疮)是指在压力、剪切力的直接作用以及其他内、外因的共同参与下,皮肤、皮下组织以及更深层组织发生的缺血性疾病。其特点是:在初期于受压部位出现红斑、破溃,继而可发生溃疡甚至发生更深层的组织病变。在中医学病因描述及临床表现与之相似的疾病,在《外科启玄》中称为"席疮""压席疮";在《外科问答》中称为"印疮"。《外科真诠》中对席疮的描述为:"席疮乃久病着床之人挨擦磨破而成"。值得注意的是,压疮(褥疮)并不只发生于长期卧床的患者,也同样发生于坐位(如长期依赖轮椅的患者)、限制性体位(如牵引、引流)以及急性发作于短时意识障碍(如酒醉)的患者。因此,近些年国内外多采用压迫性溃疡(pressureulcer,PU)或压疮(pressuresore)的称谓,它更直接地从发病机制上反映出本病的实质。

【病因病机】

1. **西医病因**　对压疮(褥疮)病因的传统认识主要是以压力、摩擦和潮湿为主。但实际上,只在一定条件下才能导致疾病发生。因此近年来,人们更注意对致病危险因素的研究。以下以疾病生理为主线索将其表述如下。

(1)造成运动或感知能力障碍的因素是 PU 发病的前提条件:患有各种中枢及外周神经系统原发和继发病变如脑血管意外、各种脊髓损害导致的瘫痪,以及如糖尿病导致的外周神经炎等的患者是本病的好发人群。此外,因某些疾病而不得不进行肢体制动时,如体内置管、骨牵引等,按传统治疗将会发生"难免性压疮(褥疮)"。

(2)导致局部供血或供氧不足的因素是 PU 发病的基础:主要是指直接作用于局部的各种因素,包括压力和剪切力。

①压力:压力一向被认为是 PU 发病的首要因素。它对组织的作用是由浅入深呈圆锥形递减扩散,在深层多聚集在骨隆突部位,各层组织对压力承受的能力不同,其中肌肉及脂肪组织更敏感,较皮肤更早出现变性、坏死。皮肤上的萎缩、瘢痕及感染,增加了组织对压力的敏感性。此外,适度的脂肪层能减少压力对毛细血管血流的影响。总的来说,在一定范围内,PU 发生的概率与体重呈正相关,但过于肥胖与过度消瘦者对压力的耐受低于正常体重患者。

②剪切力:是施加于相邻组织的表面,引起它们向相反方向平行滑动的力量,它作用于组织深层,能切断较大面积的血液供应。剪切力能大大降低组织对压力的耐受性。在临床通常表现为抬高床头或床尾时身体具有滑动倾向以及轮椅患者身体前移倾向时所产生的力。

(3)各种降低组织耐受能力的因素是 PU 发病的诱发条件:这类因素既包括外因,也包括内因,种类繁多。例如,①摩擦产生于平行皮肤表面的运动及运动趋势,它损害角质层的完整性,降低皮肤对外界环境的抵抗能力。②局部潮湿使表皮保护层对浸渍的抵抗能力下降。此外,轻度潮湿增大局部的摩擦力。③心、肺血管疾病影响组织的有氧代谢,从而降低组织对压力的耐受性。④营养不良患者由于消瘦及皮肤含水不足、脂肪层过少,均降低皮肤对外界的抵御能力。发生溃疡时,由于需要促进愈合的维生素(维生素 C,维生素 A)及微量元素(如锌)等缺乏,处于负氮平衡状态的机体组织增生能力必然很差,都会影响愈合。⑤体温过低导致外周血管收缩,而发热可引起出汗并加重组织缺氧。局部皮肤组织情况,如皮肤肌肉萎缩,表面缺乏油脂、干燥等各种保护作用功能减低。两者均能降低组织对压力的耐受性。⑥老龄患者一般存在进食困难、营养不良、血管硬化、皮肤老化、肌肉萎缩、反应迟钝等多种不利因素。

(4)医患双方对 PU 的认知程度及护理水平是 PU 发病及转归的控制条件:医护人员对 PU 的知识水平在很大程度上决定着 PU 的发生和转归。患者如处于抑郁状态,会对自己身体状况不关心,不会很好地自我照顾。瘫痪患者一般生活不能自理,若亲属或看护者缺乏相关知识或责任心,则 PU 的发生往往难以避免。而病床单位的卫生条件不良,轻度破溃的伤口一旦感染,必定导致恶化。

2. 中医病机　久病或大病的患者往往有气血虚弱,脾胃功能减退;另外,局部肢体活动受限,气血运行不畅,两者导致肌肤失养,此时在摩擦、潮湿或外邪侵害时,皮肤便会出现发红、破溃等损害。总的来说,本病以气血虚弱亏损,气血运行不畅为本,以摩擦、潮湿为标。

【诊断要点】　PU 一般发生在骨隆突及组织菲薄处。90%的压疮(褥疮)发生在下半身即坐骨结节、骶骨、大转子、足跟部、外踝；次要好发部位为膝部、腓骨小头、髂骨嵴、肘部、棘突、枕部、肩胛、胫骨嵴。

根据不同的原发疾病，不同的体位有着不同的好发部位。如平卧位时溃疡发生于肩胛、骶骨、足跟部；侧卧位易发于大粗隆、耳郭部位。由于运动系统外伤所造成的强迫体位，好发部位除躯干受力最大部位外，还出现在医疗器械使用不当而压迫的部位。

PU 的临床分期、分级根据临床需要有如下多种表示。

1. Y-K 分级法

Ⅰ级 A：红斑持续 30 分钟至 24 小时。Ⅰ级 B：红斑持续存在超过 24 小时。

Ⅱ级：表皮溃疡未累及皮下脂肪。

Ⅲ级：溃疡深及皮下脂肪及肌肉。

Ⅳ级：溃疡深及肌肉和筋膜，未及骨面。

Ⅴ级：溃疡深及骨面，但未累及关节腔。

Ⅵ级：累及关节腔。

2. 常用分期

1 期：局限性发红区迁延 24 小时不退，似有擦伤，但皮肤无破口，及时治疗 1～3 周可恢复。

2 期：皮肤破裂，暴露的真皮四周有发红区，可有浆液流出。若破损浅，2～4 周愈合，不留永久性病理改变。

3 期：溃疡深达皮下组织，有浆液或脓性分泌物。

4 期：溃疡达组织深部，有分泌物，可有组织坏死、窦道等。

此外，尚有其他几种分期或分级方法，侧重点不同。目前 Y-K 分级法较之其他有更高的符合率，各级之间划分清晰，易于掌握和应用。

【鉴别诊断】　PU 一般有明确的诱因和病史，通过对既往史的了解很难和其他疾病混淆。特别是以下疾病患者属于好发人群。

1. 神经缺陷（脑血管疾病和影响运动及感觉的中枢神经、外周神经疾病）患者。

2. 昏迷患者。

3. 长期卧床且活动困难者。

4. 外伤及其他原因造成长时间强迫体位者。有一些院外溃疡病史不清、伤口迁延时日、外观不良者可能会给诊断带来困难，如 1 例患者醉酒后发生溃疡而被误诊为鳞癌，并经过多次放射治疗的报道。因此，必要时应重复行病理检查以证实。

【治疗】　PU 的治疗基本上和一般溃疡方法相同。

1. 西医治疗

(1)全身治疗：补充必要的热量、蛋白质、维生素及微量元素（如锌），防止出现负氮平衡对 PU 的愈合极为重要。如不能口服者尽量采用鼻饲,而静脉高营养效果一般不好。维生素 C 是胶原蛋白合成的必需物质。锌是组织愈合时许多酶的必要成分。

(2)局部治疗

①去除压迫:是 PU 局部治疗的首要原则。a. 清除坏死组织,最简单的方法是外科清创。此外,各种酶制剂也应逐渐使用。b. 清洁创面,既往多使用碘伏、过氧化氢溶液等对组织有一定的刺激性,不利于肉芽生长及伤口愈合。常用于清洁伤口且无刺激性的物质只有生理盐水。目前国外多推荐使用具有表面活性物质的清洁剂如 Shurchens、Coraklcnz(含十二烷基硫酸盐,具有清洁、乳化及去垢作用)、Pharmaclens 和 PuriClem(能清洁化脓伤口),目前国内逐步开始使用的清得佳就属于此类药物。c. 控制感染:对于局部的感染,一般不常用全身的抗生素治疗,应在细菌培养+药敏的基础上使用局部治疗。

②由于抗生素对活组织有破坏作用,因此感染控制后应及时停用。可使用刺激上皮生长剂,如素高捷疗软膏等。此外,敷料的使用也是关键。目前认为,伤口表面湿润利于愈合,故选择合适的透气性、保湿性好的敷料。可选择的有聚氨酯透明药膜、超安输液贴等。

③常用药物:治疗溃疡的药物种类非常多,具有组织营养作用的药物有以下几种。素高捷疗软膏、成纤维生长因子软膏、氨基酸溶液(氨基酸溶液 80ml+生理盐水 20ml 湿敷)、胰岛素溶液(胰岛素 12U+生理盐水 20ml 湿敷)。在外用药的使用上可以根据具体情况,多种药物灵活组合以求达到最好疗效。

④物理疗法:多采用紫外线或神灯照射。方法如下:早期感染伤口 60～70 生物计量 30 秒,肉芽生长期 30～40 生物计量 15 秒,隔日 1 次;再用神灯照射 20 分钟;照射后用胰岛素 10U 或庆大霉素 8 万 U+生理盐水湿敷。其他对于一些久治不愈的溃疡,可根据患者情况考虑皮肤移植。

⑤国外还曾采用结肠造口方法解决大便失禁问题,明显提高患者的生活质量。但是,随之而来的是死亡率明显提高,目前还不清楚原因所在。应当注意的是,各种方法只能延长翻身间隔时间,而不能取而代之。

2. 中医治疗

(1)内服:压疮(褥疮)患者往往合并多种疾病,应根据患者病症的轻重缓急给予适当的药物治疗。如果患者在疾病初起,毒热偏胜,证见红肿、水疱、自觉疼痛、脉数、舌质红、苔薄白时,宜采用托里消毒与扶正活血并举的方法。药用白花蛇舌草、重楼各 30g,金银花、黄芪各 15g,党参、当归、白术、白芍、白芷各 10g,茯苓、桔梗、浙贝母、制乳没、甘草各 6g。如病程迁延,局部肤色苍白,并有脉沉细,舌质淡红,苔少等正气虚亏,余毒未尽的表现时应采用扶正益气,化解余毒的方法。药用黄芪、鸡血藤各 30g,当归、丹参、伸筋草、枸杞子、金银花各 15g,红花、党参、川芎、白芍、连翘各 10g,肉桂、制附片各 6g。每日 1 剂,水煎服。

(2)外用:治疗方法很多,比较简便易行的方法可使用紫草油、双料喉风散、锡类散、创灼膏等具有生肌作用的中成药。

【验案举例】　患者,男,21 岁,因高热、昏迷 20 余日入院,诊断为结核性脑膜炎。入院时患者神志不清,极度消瘦,两膝关节内外侧、两股骨粗隆、髂嵴等处有大小不等、数块紫红斑,骶骨部有压疮(褥疮),中央部 6cm×3cm×2cm 深达骶尾骨骨膜,创面分泌物培养为铜绿假单胞菌生长。入院后经加强护理及压疮(褥疮)局部处理,膝关节、股骨粗隆及髂嵴等处压疮(褥疮)治愈,但骶骨部创面无明显好转。在对创面清洁后改用复方熊油膏涂布。药用虎杖、地锦草、熊油各 500g,冰片 5g,制成油膏外涂。隔日 1 次,10 天后创面开始缩小,2 周后创面脱痂痊愈。

按:熊油又名熊脂,具有收敛消肿,去腐生新,补益强壮之功效。地锦草能活血散瘀、止血止痛、收敛涩肠,民间善用本品研粉做刀创药。虎杖又名阴阳莲,能清热利湿、散瘀活血,药理研究证实对多种细菌有较高抑制作用;加之冰片局部用药对感觉神经有轻度的刺激,并有温和的止痛、防腐和抑菌作用。故复方熊油膏具有较强的清热利湿、化腐生肌、补益强壮、改善局部血液循环、促进创面愈合之功效(实用中西医结合杂志,1998,1)。

【注意事项】

1. 避免局部组织长期受压,经常更换体位,使骨突出部位交替地减轻压迫。

2. 妥善安置患者体位,使用喷气式气垫床可防止摩擦力,减轻对局部表面的压迫,防止血液循环障碍,保持皮肤干燥。

3. 促进血液循环,经常进行温水擦浴,局部按摩,可定时用 50% 乙醇或红花油按摩全背或受压处。

4. 利用茶叶的蓬松、透气散热性好,可降低皮温,以防压疮(褥疮)的发生。

5. 对长期卧床、恶病质、病重患者,应注意加强营养,根据病情给予高蛋白、高维生素膳食。

6. 进行心理支持,正确疏导、正性激励,使患者保持积极心态。

第10章

红斑鳞屑性皮肤病

第一节 多形红斑

多形红斑是一种以靶形或虹膜状红斑为典型皮损的急性炎症性皮肤病,好发于春、秋季节,皮疹表现为多形红斑、紫斑、丘疹、水疱,并常伴黏膜损害,易复发。病因复杂,药物、慢性感染灶、食物及物理因素(寒冷、日光、放射线等)等或某些疾病如风湿热、结缔组织病等均可出现多形红斑样表现。本病属中医雁疮、猫眼疮范畴。多因禀赋不耐,风寒外袭,营卫失和,寒凝血滞所致;或外感风热,郁于肌肤而致;或湿热内蕴,毒火炽盛,气血两燔,蕴结肌肤而成。本病属中医的"猫眼疮"病,古代文献中又有"雁疮""寒疮"等病名。

【病因病机】

1. 西医病因　本病病因复杂,目前认为是一种抗原抗体变态反应,常见的变应原有感染(病毒、细菌、真菌、支原体、原虫等)。某些药物如磺胺类、巴比妥类、水杨酸盐类及生物制品可以致病,某些系统性疾病如红斑狼疮、恶性淋巴瘤以及月经、妊娠、寒冷等因素也可诱发本病。

2. 中医病机　中医学认为,本病内因脾经久郁湿热,外因风寒或风热郁于肌肤而发病。风邪外客,与气血相搏,致营卫不和,气血壅滞则皮损暗红肿胀,湿热内蕴,外发肌肤,郁阻气血则发红斑、水疱,如果湿热蕴久,化火生毒,火毒外灼肌肤,则形成水疱、大疱,甚至高热不退。

【临床表现和诊断要点】

1. 轻型　皮损呈多形性,有红斑、丘疹、斑丘疹、水疱。水肿性鲜红色斑,或扁平丘疹,中央暗紫红色,呈虹膜状,有时中心出现水疱。自觉瘙痒或灼热感;黏膜有时可轻度受累,如口腔、口唇、眼结膜和外生殖器等处出现小水疱或糜烂。常无全身症状,偶伴低热,少数患者可合并白细胞总数增高,蛋白尿或血尿,红细胞沉降率增快。病程一般2~4周可自愈,但常复发。

2. 重型　亦称 Steven-Johnson 综合征。发病突然,有高热、头痛、全身乏力、关节痛和肌肉痛等全身症状。皮损泛发,常有水肿、红斑、水疱、大疱、血疱和瘀斑等。黏膜损害广泛且严重,口、鼻、眼、咽、尿道、阴道、肛门,甚至食管、呼吸道黏膜等部位出现红肿、糜烂、渗出、溃疡及出血。眼部可合并结膜炎、角膜炎、角膜混浊、角膜溃疡穿孔及全眼炎。严重毒血症状可合并支气管炎、肺炎、胃肠道出血、心肌炎、心包炎及肝、肾损害等。本病可以致盲或引起死亡。

【鉴别诊断】

1. 冻疮　多见于冬季,好发于四肢末端,不累及黏膜,自觉痒,遇冷加重。

2. 大疱病、疱疹性皮炎　好发于年轻人,皮损主要分布于躯干及四肢近端,黏膜罕有累及,病程慢性,组织病理显示大疱位于表皮下且有较多中性粒细胞及嗜酸性粒细胞浸润,免疫荧光试验显示 IgA 沉积在乳头顶部。应用氨苯砜治疗,效果良好。大疱性类天疱疮,多见于老年人,在红斑损害的基础上有大疱,黏膜较少受累,大疱位于表皮下,且有数量不等的嗜酸性粒细胞浸润,直接免疫荧光试验显示基底膜带状 IgG、C3 沉积。

3. 中毒性表皮坏死松懈型、药疹　有服药史,发病急骤,面部、颈部、胸部出现红色,此红色斑片遍及全身,红斑后很快出现松弛性大疱,尼氏征阳性,黏膜受累,患者有明显中毒症状,高热,死亡率高。

【治疗】

1. 西医治疗

(1)去除可疑病因,如控制感染,停用可疑致敏药物。

(2)轻症治疗一般给予抗组胺药物。硫代硫酸钠 0.64g 溶于注射用水 10ml 中,静脉注射;或 10％葡萄糖酸钙 10ml,静脉注射;或 5％～10％葡萄糖注射液 500ml 内加维生素 C 3.0g,静脉滴注,每日 1 次。根据情况酌加抗生素,如红霉素 0.5g,每日 3～4 次口服。

(3)重症型患者尽早予以类固醇皮质激素合并抗生素治疗。

①类固醇皮质激素:如氢化可的松或氢化可的松琥珀酸酯 200～400mg,加入 5％葡萄糖注射液 500ml 中,或地塞米松每日 10～20mg,静脉滴注,分 2 次滴注。

②积极防治感染:选择有效抗生素,如青霉素或头孢霉素。给予抗组胺药如西替利嗪、赛庚啶等。给予维生素 C、钙剂。

(4)局部治疗:可使用炉甘石洗剂或类固醇皮质激素霜,有大疱时可先抽吸疱液,糜烂、渗液可用 3％硼酸溶液或 0.05％小檗碱溶液冷湿敷。

2. 中医治疗

(1)辨证施治

①风寒血瘀型:皮损呈暗红色斑或紫红色斑,中央可有水疱,状如猫眼,四肢厥冷。舌质淡或暗,苔白,脉沉迟。治宜疏风散寒,和营散瘀。方药用当归四逆汤加

减。当归 10g,芍药 10g,桂枝 10g,干姜 10g,木通 10g,细辛 3g,鸡血藤 15g,川芎 10g,甘草 6g。每日 1 剂,水煎服。寒重者加附子、肉桂;气虚加党参、黄芪;血瘀重者加丹参、桃仁、红花;寒湿盛者加苍术、白术。

②风湿夹热型:皮疹呈鲜红色斑或斑丘疹,上有水疱,瘙痒、烧灼,甚或糜烂、渗液,有黏膜损害,发热倦怠,口干咽干,恶心纳呆,关节酸痛。舌质红,苔黄腻,脉滑数。治宜清热解毒,祛风利湿。方药用升麻消毒饮加减。荆芥 10g,桑叶 10g,苍术皮 10g,黄柏 10g,赤芍 10g,牡丹皮 10g,红花 10g,金银花藤 15g,薏苡仁 15g,茯苓 10g,甘草 6g。每日 1 剂,水煎服。热盛者加鲜生地黄、牡丹皮;痒盛者加苦参。

③热毒炽盛型:发病急骤,皮损呈红斑、大疱、糜烂、出血,迅速累及全身,黏膜亦受累,伴高热不退,全身酸痛,心悸胸痛,尿涩而赤。舌质红绛,脉洪数。治宜清热凉血,解毒利湿。方选犀角地黄汤加减。药用羚羊角粉 0.6g,生地黄 30g,牡丹皮 10g,赤芍 10g,金银花 15g,连翘 10g,薏苡仁 15g,黄芩 10g。每日 1 剂,水煎服。

(2)单方验方

①寒冷型属肾阳虚者可服金匮肾气丸,每日 3 次,每次 6g。

②雷公藤多苷片,每日 3 次,每次 20mg。

【验案举例】

1. 王某,女,15 岁。面部及手背红斑反复发作 3 年。3 年前,冬天开始手、面颊部出现几片红斑,1 个月后消退。每年秋、冬季节即复现,继多发于颜面及手背部,一年内可反复发作 2~3 次。今年 11 月份开始又复发。局限性,微痒,疼痛,伴恶寒,肢冷。无关节疼痛。食欲可,二便调。现颜面、双手背可见类圆形紫红色斑丘疹多处,如黄豆粒大小,中心起疱如彩虹样,对称性。口腔黏膜未见明显损害。舌淡、苔薄白,脉弦细。诊断为多形红斑。证属风寒外袭,营卫不和。治宜和营调卫,温经通脉。药用鸡血藤 15g,威灵仙、防风、赤芍、当归、红花各 10g,桂枝 9g,防己 7g,甘草 6g,细辛 3g。每日 1 剂,水煎服。服约 7 剂后,皮疹基本消退。胃纳欠佳。宗前方加陈皮 6g、茯苓 10g。服 10 剂后皮疹完全消退。

按:本案 15 岁,冬季开始发病,属风寒外袭导致营卫失和。所以采用调和营卫之法,用桂枝、细辛、防风以解表。用当归、红花、鸡血藤和营血,从冬季发病及恶寒、肢冷情况考虑采用温通经脉之防己、威灵仙,甘草以调和诸药。服药 7 剂,皮疹基本消退,说明辨证准确。因患者胃纳欠佳,故加行气健脾之陈皮、茯苓以促进脾胃运化功能(欧阳恒临床经验集,人民卫生出版社,2008)。

2. 张某,女,29 岁。3 年来,每年冬、春季双手及膝部起红斑,遇冷加重。伴腕关节、膝关节、踝关节疼痛,下肢沉重感,手足发凉。经过治疗或天气转暖后可缓解。现双手背、手指可见紫红色圆形红斑,中心可见暗紫色水疱,双胫前有类似皮损。舌质淡,苔白,脉沉细。诊断为多形红斑。证属脾湿内蕴,复感寒邪。治宜健脾除湿,温散寒邪。药用鸡血藤 30g,白芍、丹参、秦艽、黄芪 15g,党参、白术、茯苓、桂枝、当归、陈皮、姜黄、木瓜各 10g,干姜 6g。每天 1 剂,水煎服。外用紫色消肿膏。服 14 剂后,红斑明显消退,未起新疹,仍感关节疼痛和下肢沉重感。于前方去木瓜、干姜,加何首乌藤 30g,老鹳草、丝瓜络各 15g。服上方 14 剂,红斑消退,仅遗有少量色素沉着斑,关节痛缓解。自述较前 2 年发病时恢复快。以后每到冬天,患者自行服用上方,冬、春季未发生红斑,关节也无明显疼痛。

按:多形红斑是一种多种病因引起的变态反应性红斑类皮肤病。皮损呈多形性,常对称发于手、足背及关节附近,多见于青年女性,每于春、秋季节复发。本病典型皮疹为虹膜样红斑,其形态类似中医文献记述的"猫眼疮",又称"雁疮",后者以其发病季节多于每年冬、春季,正值雁来雁去之时而得名。中医学认为,本病发生多因血热夹湿,外感毒邪,或脾经久蕴湿热,复感寒邪,以致营卫不和,气血凝滞,郁于肌肤而成。本案属脾虚湿盛,寒凝血瘀,故治以健脾益气,活血通络,温散寒邪。方中黄芪、党参、白术、茯苓健脾益气;桂枝、干姜温经散寒;当归、白芍养血活血;秦艽、丹参、鸡血藤活血通络;陈皮理气和中;木瓜、姜黄引药归经。后又加何首乌藤、老鹳草、丝瓜络加强祛风除湿,通络止痛之功,以求全效(张志礼医话验案精选,人民军医出版社,2008)。

【注意事项】

1. 追查病因,给予相应治疗。分析、追溯近期用药史、食物史及接触史;停服可疑致敏食物与药品等,如所用药物是属必需而不能停用者,应设法更换药物。

2. 给予患者高热量、富营养、易消化的流质或半流质饮食,禁食刺激性食物以免刺激口腔溃烂;禁用鱼、虾、牛奶等易过敏的食物,防止发生再过敏而诱发皮疹。勿抽烟饮酒。

3. 本病一般以秋、冬寒冷季节发病为多。预防本病应注意避免外界风、湿、寒、热邪气的侵袭。

4. 结节红斑急性期可卧床休息,抬高患肢,以减轻局部水肿。

第二节　玫瑰糠疹

玫瑰糠疹是一种较为常见的炎症性皮肤病。主要症状是皮肤上发生椭圆形或圆形淡红色或黄褐色斑片,上覆糠秕样鳞屑,好发于躯干及四肢的近端。自觉瘙痒。本病属于中医学"风热疮"范畴,多因外感风热之邪,闭塞腠理,渐至热伤阴液,血热化燥,外泛肌肤所致。古代文献还有"血疳疮""母子疮"等病名。

【病因病机】

1. 西医病因　本病发病可能与病毒感染有关,但至今尚未分离得到病毒。

2. 中医病机　中医学认为,体内有热,蕴于血分,热毒凝结,发于肌肤而致,若挟湿邪则病程迁延不愈。

【诊断要点】

1. 皮疹多为蚕豆大小椭圆形淡红斑,中央黄褐色,边缘有锯齿状鳞屑,皮损长轴与皮纹走行一致,皮损好发于躯干及四肢近端。

2. 部分患者发疹前1～2周有前驱症状,如全身不适、头痛、咽痛等。在躯干、四肢可先出现玫瑰色钱币大小的圆形、椭圆形斑,斑片上有糠秕样鳞屑,称为母斑。

3. 无自觉症状或有不同程度的瘙痒。

4. 春、秋季好发,多见于青壮年。

5. 病程自限,一般4～8周自然治愈,很少复发。

【鉴别诊断】

1. 银屑病　皮疹多位于头皮、四肢伸侧及肘、膝部,有银白色鳞屑及薄膜、点状出血现象。

2. 脂溢性皮炎　头面部较多见,皮损有油脂性鳞屑,位于躯干的皮疹在排列上无特殊性。

【治疗】

1. 西医治疗　本病有自限性,治疗目的为减轻症状及缩短病程。主要是对症处理。

(1)全身治疗

①瘙痒显著者可内服抗组胺药物,静脉注射10％葡萄糖酸钙或硫代硫酸钠。

②对炎症反应较重的病例,可口服泼尼松,初量为每次10mg,每日3次,明显有效后减量,疗程一般为2～4周。

(2)局部治疗:外用炉甘石洗剂或低浓度的类固醇皮质激素霜剂。

(3)物理治疗

①紫外线(UVB)照射。

②氧气疗法:在肩胛下部皮下注入氧气150～200ml,每周2次,共4～6次。

2. 中医治疗

(1)辨证施治

①血热风盛:初发母斑,数日泛发躯干、四肢,皮疹为鲜红斑,上覆糠状鳞屑,伴瘙痒,可有咽痛,全身不适。舌红,苔薄黄,脉浮数。治宜清热凉血活血。方药用凉血活血汤。白茅根30g,生地黄15g,牡丹皮10g,生槐花15g,紫草15g,赤芍10g,白鲜皮15g,地肤子10g,防风10g。每日1剂,水煎服。

②血虚风燥:斑色淡红,中间黄褐色,皮疹干燥脱屑、瘙痒,伴口燥咽干。舌红少津,苔少,脉细数。治宜凉血消风,润燥止痒。方药用凉血消风汤合增液汤加减。生地黄15g,元参10g,牡丹皮10g,紫草15g,麦冬10g,天冬10g,白茅根15g,知母10g,蝉蜕6g,甘草6g。每日1剂,水煎服。鳞屑干燥、量多加当归10g,鸡血藤15g;瘙痒重加白鲜皮10g,僵蚕10g。

（2）单方验方：紫草 30g，水煎服（小儿减半），每日 1 剂，10 天为 1 个疗程。

【验案举例】

1. 梁某，女，30 岁。于 1 个月前发现两胁部起两块环形皮疹，色红、有薄鳞屑，瘙痒感明显。几天后相继发现前胸、后背、四肢密布同样皮损，经某医院皮肤科用葡萄糖酸钙静脉注射，普鲁卡因、醋酸可的松等药穴位注射，效果不明显。现躯干和四肢皮损呈环形、椭圆形皮疹，色红浸润，表面有微薄鳞屑，胸背部皮损范围较大。舌苔薄白而腻，脉弦滑。诊断为玫瑰糠疹。证属外感湿邪，血热蕴毒，发于腠理。治宜清热除湿，凉血解毒。药用生地黄、玄参、苦参、鸭脚木皮、半边莲各 18g，苍耳子、连翘各 12g，荆芥 10g，黄柏 9g，蝉蜕 6g。每日 1 剂，水煎服。服 4 剂后，皮损红色明显消退，痒感减轻。于上方中加入地肤子 18g，白鲜皮 12g，继服 7 剂。大部分皮损消退，呈现淡红色半环状皮损，中心消退，边缘有浸润，痒感已不明显，苔白，脉缓。治宜清热凉血，除湿止痒。药用土茯苓 30g，生地黄、苦参、地肤子各 18g，苍耳子 15g，玄参、连翘、牡丹皮、白鲜皮各 12g。上方连续服半个月，皮损全部消退，呈现色素沉着，临床治愈。

按：本病的病因尚不明确，病程有自限性，4～8 周消退，痊愈后一般不再复发，少数可迁延半年以上。本案发病经治已 1 个月余，皮疹仍色红浸润，表面有微薄鳞屑，舌苔白而腻，脉弦滑。结合病史发于秋季为湿邪当令之时，外为湿邪所侵，入里化热，血热蕴毒，发于肌肤。治当清热除湿、凉血解毒。方中生地黄、玄参清热凉血；半边莲、黄柏、苦参、连翘清热解毒；苍耳子、荆芥、蝉蜕祛风止痒；鸭脚木皮清热利湿解毒；以此加减，共服 20 余剂而治愈。治疗的特点：清热凉血解毒，除湿止痒药同时应用，故作用明显（奇难杂症，广东科技出版社，1993）。

2. 曾某，男，29 岁。1 个月前因酒后受凉，头痛鼻塞，咽喉肿痛，全身不适，休息数日后渐愈。半月前自觉下腹部起一红斑，稍痒，表面轻度脱屑，未加注意。数日前胸背部及双上肢、大腿突发类似红色皮疹，大小不等，痒甚。曾在某医院给外用药水（名不详）治疗，并嘱多洗澡。用药后病情反而加重，痒重影响睡眠，心烦急躁，口渴，大便干燥，小溲微黄。查胸背、颈项、上臂、大腿处散在大小不等的暗红色斑疹，呈椭圆形，长轴与皮肤纹理平行，边缘部有细碎糠秕状脱屑。右下腹有一拇指指甲大小斑疹，色暗呈淡褐色。舌质红苔白，脉弦滑微数。诊断为玫瑰糠疹。证属风热之邪，蕴于血分。治宜清热凉血，散风止痒。药用槐花、干生地黄、白茅根、板蓝根、土茯苓、生石膏（先煎）、白鲜皮各 30g，紫草、黄芩、牡丹皮、车前子、车前草、泽泻、苦参、地肤子各 15g，龙胆草 10g。每日 1 剂，水煎服。外用炉甘石洗剂，嘱少洗澡，忌搔抓。服上方 7 剂，心烦瘙痒明显减轻，皮疹变暗，鳞屑减少。再服 7 剂，痒感消失，皮疹逐渐消退，大小便通利。于前方去生石膏、槐花、车前草，加薏苡仁 30g，茯苓 15g，生白术 10g。继服 7 剂，皮疹全消，症状消失，临床治愈。

按:本案年轻力壮,素体多热,两热相合而发病。因患者素体热盛,受凉后,易为热化,而出现头痛鼻塞,咽喉肿痛;风热之邪蕴于血分,致血热郁肤而出现红斑,风邪主痒而瘙痒,心烦急躁、口渴、大便干燥、小溲微黄、舌质红、脉弦滑微数,皆为一派热象兼有湿邪。治以清热凉血,散风止痒兼利湿为主。方中以生地黄、牡丹皮、紫草清热凉血,配白茅根、槐花凉血止血,加白鲜皮散风止痒,龙胆草、黄芩、车前子、泽泻、苦参、地肤子、土茯苓清热燥湿止痒,以板蓝根清热泻火解毒,因辨证准确,因而收到事半功倍之效(张志礼皮肤病医案选萃,人民卫生出版社,1994)。

第三节 银屑病

银屑病是一种常见并易复发的慢性炎症性皮肤病。本病的发生与遗传、感染、内分泌及代谢障碍有关。临床上分为寻常型银屑病、脓疱型银屑病、关节型银屑病、红皮病型银屑病。除了皮肤出现损害外,还常见伴有甲损害和束状发。其中寻常型银屑病,初起一般为炎性红色丘疹,后逐渐范围扩大或融合成红色斑块,边界清楚,周围有炎性红晕,基底浸润明显,表面覆盖多层干燥银白色鳞屑。脓疱型银屑病是在寻常型银屑病皮疹基础上出现密集针尖至粟粒大小的浅在性无菌性小脓疱,表面覆盖着不典型的银屑病鳞屑。全身可发疹。关节型银屑病患者除出现银屑病样损害外,患者还发生类风湿关节炎症状,其关节症状往往随皮肤症状同时加重或减轻。红皮病型银屑病,初起时在原有皮损部位出现潮红,迅速扩大,最后全身皮肤呈弥漫性红色或暗红色,炎性浸润明显,表面附有大量麸皮样鳞屑,不断脱落,其间可伴有正常皮岛。本病属中医白疕范畴,总由营血亏损,化燥生风,肌肤失于濡养而成。或外邪袭表,营卫失和,阻于肌肤而生;或湿热郁久化火,兼感毒邪,溢于肌肤;或风寒湿邪,合而为痹,阻于肌肤经络,日久流注关节所致;或调治不当,毒邪入里。热毒炽盛,内侵脏腑而致;或血虚风燥,血循受阻,阻于肌表;或先天禀赋不足,兼之病久,肝肾亏虚,营血亏损,以致冲任失调而发。

【病因病机】

1. **西医病因** 其病因、病理至今尚未完全明了,研究发现本病的发病与遗传、感染、免疫、代谢、内分泌、精神等因素有关。如本病患者的组织相容性抗原 HLA-B13、HLA-B17、HLA-BW37 抗原频率明显高于正常人。急性发作和病情加重往往与上呼吸道感染或扁桃体炎激发有关,目前认为与链球菌、葡萄球菌等某些超抗原成分有关。

2. **中医病机** 中医学认为,本病多因情志内伤,气机壅滞,郁久化火,心火亢盛,毒热伏于营血;或因饮食失节,过食腥发动物的食品,脾胃失和,气机不畅,郁火化热,复受风热毒邪而发病。若病久或反复发作,阴血被耗,气血失和,化燥生风或经脉阻滞,气血凝结,肌肤失养引起红皮症。

【诊断要点】

1. 多见于冬、春季节,可发生于任何年龄,但以青壮年为多。

2. 好发于头皮、躯干及四肢伸侧。

3. 临床表现多样化,分为 4 种类型。

(1)寻常型:初起为红斑、丘疹,逐渐融合成片,边缘清楚,上覆多层银白色鳞屑,刮去后有薄膜和点状出血现象(Aus-pitzE),为本病特征性皮损。进行期时在外伤处出现皮损,称为同形现象。

(2)脓疱型:在红斑基础上出现粟粒大小密集的无菌性脓疱。

(3)关节炎型:除红斑、鳞屑、皮损外,还伴有关节炎的表现,以远端指关节、腕关节、踝关节的红肿、疼痛常见。

(4)红皮病型:常因治疗不当后,皮损迅速扩大,融合成弥漫性大片,潮红肿胀,炎症浸润,大量脱屑,面积超过体表的 2/3。

4. 可有不同程度的瘙痒,毛发呈束状,指(趾)甲呈顶针样凹陷,失去光泽。

5. 部分病例伴有发热、头痛、关节痛、浅表淋巴结肿大等症状。

6. 组织病理变化,表皮角化过度、角化不全,可见角层下中性粒细胞构成小脓肿、颗粒变薄或消失,棘层增厚,表皮突延长,真皮乳头内毛细血管扩张,纡曲并向上延伸至乳头顶部,乳头上方表皮变薄,真皮浅层血管周围淋巴细胞浸润。

【鉴别诊断】

1. 寻常型银屑病需与脂溢性皮炎、玫瑰糠疹、扁平苔藓、毛发红糠疹和副银屑病相鉴别,必要时须做皮肤组织病理切片鉴别。

2. 类风湿关节炎,需与关节型银屑病相鉴别,但后者好发于小关节,尤以指(趾)末节关节多见。血清类风湿因子可以阴性或阳性,同时伴有银屑病皮损,常伴有银屑病甲病。

3. 掌跖脓疱病,需与脓疱型银屑病鉴别,后者除掌跖疱外,其他部位有银屑病皮损。

【治疗】

1. 西医治疗

(1)避免饮酒和刺激性食物及吸烟。

(2)由于病因不清,尚难根治,不主张内服或注射类固醇皮质激素;应慎用细胞毒类免疫抑制药;轻症患者以局部治疗为主。

(3)去除诱发因素,如病灶,必要时使用抗生素。

(4)停用 β 受体阻断药(普萘洛尔、普拉洛尔)、钙通道药(如硝苯地平)及腺苷环化酶抑制药(碳酸锂)。

(5)避免化学刺激物(如染发剂),避免外伤。减轻精神压力,调整患者的心理状态。

（6）维生素 C 3g 加入 5％葡萄糖注射液内，静脉滴注。

（7）维生素 A、维生素 C 内服。

（8）局部治疗：可外用 5％水杨酸软膏、5％硫黄煤焦油软膏、10％氧化氨基汞软膏、0.1％蒽林软膏外用或 0.1％维 A 酸软膏。钙泊三醇为近年抗银屑病新药，无明显不良反应，也可和皮质类固醇合用。维 A 酸类、阿维 A 酯（etretinate）对脓疱型、红皮病型及泛发、顽固斑块型银屑病效果较好。寻常型银屑病、红皮病型银屑病常用量为每天 0.5～1mg/kg，脓疱型银屑病剂量为每天 1～1.75mg/kg。

2. 中医治疗

（1）辨证施治

①肝经血热型：皮疹发生及发展迅速，皮肤潮红，皮疹多呈点滴状，新生皮疹不断出现，鳞屑较多，表层易剥离，基底有点状出血，瘙痒明显，常伴有口干舌燥，心烦易怒，便干溲黄。舌质红，舌苔黄腻，脉弦滑数。治宜清热凉血活血。方选凉血活血汤（白疕一号）加减。药用生槐花 30g，白茅根 30g，生地黄 30g，紫草 15g，赤芍 15g，丹参 15g，鸡血藤 30g。每日 1 剂，水煎服。方中生槐花、白茅根、紫草、生地清热凉血；赤芍、鸡血藤、丹参凉血活血；风盛痒甚者加白鲜皮、刺蒺藜、防风；挟湿者加薏苡仁、茵陈、防己、泽泻；大便燥结者加大黄、栀子；因咽炎、扁桃体炎诱发者加大青叶、板蓝根、连翘、玄参。

②阴虚血燥型：病程较久，皮疹色淡，原有皮损部分消退。舌质淡红，苔少，脉缓或沉细。治宜养血滋阴润肤。方药用养血解毒汤加减。鸡血藤 30g，当归 15g，丹参 15g，天冬 10g，麦冬 10g，生地黄 30g，土茯苓 30g，蜂房 15g。每日 1 剂，水煎服。方中鸡血藤、当归、丹参养血活血；天冬、麦冬、生地黄滋阴润燥；土茯苓、蜂房散风解毒。脾虚者加白术、茯苓；风盛瘙痒明显者加白鲜皮、刺蒺藜、苦参。

③血瘀风燥型：病程较长，皮损较厚，基底浸润明显，红斑色暗，上覆较多鳞屑，有时表面干燥易裂，口干便秘。舌质多暗红、有瘀点，脉多细涩。治宜活血化瘀为主，佐以滋阴祛风。方药用复方参地汤。生地黄 30g，丹参 30g，乌蛇 10g，白蒺藜 30g，土茯苓 30g，重楼 15g，紫草 30g，白花蛇舌草 30g，三棱 10g，莪术 10g，茯苓 10g，甘草 6g。每日 1 剂，水煎服。方中生地黄、丹参为君，生地黄清热凉血、养血生津，丹参活血祛瘀；乌蛇、白蒺藜祛风止痒；土茯苓、重楼、白花蛇舌草、紫草清热解毒；三棱、莪术破血祛瘀，以上为臣药。茯苓健胃益气，佐药。甘草调和诸药，为使。

④热毒内蕴型：银屑病红皮症，全身出现弥漫性潮红，大量脱屑，伴发热，壮热口渴，便干溲赤。苔薄舌质红绛，脉弦滑数。治宜清营解毒，凉血护阴。方药用解毒清营汤加减。玳瑁 6g，栀子 6g，黄连 3g，金银花 30g，连翘 15g，蒲公英 15g，生地黄 30g，白茅根 30g，牡丹皮 15g，石斛 15g，玉竹 15g，麦冬 10g。每日 1 剂，水煎服。

（2）单方验方

①复方青黛胶囊,每次 4 粒,每日 3 次。

②中药加光化学疗法:白芷 30g,水煎服,口服后 2 小时,照长波紫外线亚红斑量,隔日 1 次,可逐渐增加光照量。

【验案举例】

1. 郭某,男性,47 岁。5 年前一次饮酒后觉头皮痒,搔之不以为然,继后出现鲜红色斑丘疹,搔之似有大块皮屑脱落。随后又见耳周、额发际缘被红斑所环绕,其上被覆盖着大块厚层皮屑。到多家医院治疗,反复性大,尚未看过中医。现额发际缘银白色鳞屑性斑块所环绕,并延伸到发丛中,斑块肥厚浸润,颜色黯红,深浅不一,鳞屑堆积,呈蛎壳状,刮去鳞屑痂皮露出筛状出血面,双耳周边累及。舌质老红,舌边有瘀,苔少,脉细涩。诊断为头皮型银屑病。证属血热淤滞,毒热郁结。治宜清热活血,解毒行瘀。方选仙方解毒汤。药用水牛角 50g,金银花、天花粉、凌霄花各 15g,穿山甲(代)、皂角刺、当归、赤芍、乳香、没药、防风、浙贝母、白芷、漏芦、槐花、牡丹皮各 10g,陈皮 5g。每日 1 剂,水煎服。服 5 剂后,额发际缘红斑上疹块变薄,颜色转淡,耳周皮损接近消失,仍处原方 7 剂,并附处方交药剂科碾粉水泛丸如梧桐子大,每次 10g,每日 2 次,服丸药 2 个月。头皮皮损基本消失,转施益气养阴为主,予以竹黄颗粒剂调理。

按:本案红斑色暗、舌边有瘀、脉细涩是因为血热使血行壅聚,血受煎熬,血液浓缩黏滞使脉道淤塞。所以先以穿山甲(代)、皂角刺、当归、赤芍、乳香、没药、槐花凉血活血通经;牡丹皮、水牛角清热凉血;金银花、凌霄花清热解毒;防风、白芷解表以治皮;凌霄花破瘀通经。诸药合用,热得以解,血脉得以通(欧阳恒临床经验集,人民卫生出版社,2008)。

2. 郭某,男,43 岁。患银屑病病史 15 年,反复发作,时轻时重,曾多方治疗,效果不佳。常因精神紧张、劳累、饮酒病情加重。现头皮、躯干及四肢伸侧可见多数大小不等、形状不一的红色斑块,红斑较浸润肥厚,上有白色鳞屑,边界清楚。瘙痒剧烈,胃纳可,二便调,舌质暗红,边有瘀斑,舌苔黄,脉涩。诊断为银屑病。证属气滞血瘀,化热生风。治宜活血化瘀,清热疏风。药用莪术 25g,三棱、莪术、桃仁、当归、丹参、赤芍、生地黄、葛根、白蒺藜、白鲜皮各 15g,红花 10g。每日 1 剂,水煎服。连续服药 21 剂后,瘙痒减轻,皮疹变薄。又续服前方 21 剂,皮损变淡、变薄,瘙痒明显减轻,再服 14 剂,皮疹大部分消退。于原方去三棱、莪术、红花、葛根、当归,加鸡血藤、何首乌各 15g,以加强养血活血之力。连服 1 个月,皮疹基本消退,无瘙痒,临床痊愈。

按:银屑病是一种常见的慢性红斑鳞屑性皮肤病,经常反复发作。饮食不节,情志抑郁、紧张、劳累可诱发或加重。本案多是由于气血运行不畅,经脉阻塞,瘀毒难以宣泄,气滞血瘀,肌肤失养所致。皮疹表现肥厚暗红,日久化燥生风则鳞屑较多,治宜活血化瘀,才能瘀化新生。本例应用解毒活血化瘀方加减。方中三棱、莪术、桃仁、红花、当归、丹参、赤芍、生地黄活血化瘀,软坚散结;葛根、菝葜清热解毒;白蒺藜、白鲜皮祛风止痒。诸药合用,活血化瘀,清热疏风,疗效较好(陕西中医,2006,5)。

【注意事项】

1. 保持乐观的情绪。有学者统计,75%以上的银屑病患者伴有急躁、激动、易怒不良情绪。很多患者因精神刺激而发病或加重,也有的患者因心情开朗而自愈。

2. 适当的休息及运动,锻炼自己的体魄,提高身体素质,保持心身健康是预防银屑病的关键。

3. 养成良好的饮食习惯,急性期患者一般不宜饮酒及食辛辣刺激性食物,避免物理、化学物质和药物的刺激,防止外伤和滥用药物。

4. 去除可能的病因,如提高机体免疫力,积极治疗感染伤口及炎症。

5. 银屑病患者洗澡的方式应以淋浴为宜,且不可过度搔抓皮损,亦不可使用浴巾等用力搓擦。经验证明,凡是因过度搔抓或搓擦等使皮损遭受刺激者,往往会影响皮损的消退。

6. 寒冷季节发病的患者,应经常进行日光浴。

第四节　扁平苔藓

扁平苔藓是一种发生于口腔黏膜和皮肤原因不明的非感染性慢性浅表炎性病变。口腔的典型表现为珠光白色条纹交织、延伸,形成条索状、网状、树枝状、环状及斑块状等多种形态的黏膜损害。在白色病损区间的黏膜,色泽可正常或充血,有时还可以出现丘疹、水疱、糜烂、萎缩、色素沉着等病损重叠或先后发生。此病在临床常分为斑纹型(单纯型)、糜烂型(混合型)和萎缩型。本病好发年龄为13—80岁,男女比例是1∶1.5,主要见于中、老年人,女性多见,约有54%的患者伴有皮肤损害,发病率<1%,且有一定程度的恶变倾向。本病属中医学"紫癜风"范畴。

【病因病机】

1. 西医病因　与遗传有一定关系,1%~10.7%的患者有家族史,有一定的精神因素,有的皮损与脊髓神经分支分布一致,有学者认为扁平苔藓患者皮肤内葡萄糖-6-磷酸脱氢酶结构有异常。在免疫方面,人类血清中存在 LP 特异性抗原(ASLP)自身抗体,它在体内和培养中不能与完整皮肤中同源抗原起反应,当ASLP发生改变,角质形成细胞就受到侵袭。

2. 中医病机　中医学认为,由于湿热内蕴,复感风邪,风湿客于肌肤,或阴血不足,脾失健运,血虚风燥而成,或肝肾阴虚,阴虚内热,虚火上炎而致本病。

【诊断要点】

1. 典型皮损为红色或紫红色扁平多角形、圆形丘疹或斑丘疹,边界清楚,表面有蜡样光泽,以放大镜观察,表面有灰白色斑点或网状白色条纹,称 Wickham 纹。

2. 扁平苔藓可有许多不同的临床特殊类型,如色素性扁平苔藓、厚性扁平苔藓、疱性扁平苔藓、光化性扁平苔藓、毛囊性扁平苔藓、掌跖扁平苔藓等。

3. 皮疹可散发全身,但以腕屈侧、前臂、股内侧、胫前及腰部、臀部多见,常对称分布。按神经节段分布的,则单侧分布。

4. 除皮肤外,还可累及黏膜、毛发部位及指(趾)甲,指甲特征性损害为甲翳肉样改变。

5. 自觉症状瘙痒。

【辅助检查】　组织病理为表皮角化过度,颗粒层楔形增厚,棘层变薄或不规则增厚,皮突呈锯齿状,基底细胞液化变性,真皮上部单核细胞带状浸润,可见噬黑色素细胞及嗜酸性胶样小体。

【鉴别诊断】

1. 神经性皮炎　皮损对称分布于颈部、肘部、踝部等处,苔藓化明显,呈多角形丘疹,表面无网纹,无黏膜损害。

2. 皮肤淀粉样变　皮损呈半球形,表面粗糙,对称分布于小腿伸侧,孤立不融合,刚果红试验阳性。

3. 银屑病　在红斑的基础上有云母片状银白色鳞屑,易于剥离,刮除后可见薄膜和出血点。

4. 黏膜白斑　斑片边缘清楚,色灰白,上有不易剥离的薄膜,强撕则出血,黏膜触之变硬,无张力及弹性,病理有角化亢进及角化不全,棘层肥厚,表皮下半部可见不典型角质形成细胞,核大,色深,有时有丝状分裂象,细胞排列紊乱,失去极性,可见角化不良细胞。

5. 苔藓样药疹　有用药史,常由砷、金、抗疟药(米帕林、氯喹)、奎尼丁、氯氮平等引起,在临床上组织学上与扁平苔藓十分相似,停药后消退。

【治疗】

1. 西医治疗

(1)全身治疗

①急性泛发者可用类固醇皮质激素,如泼尼松片,每日 30～60mg,分 2～3 次口服,症状减轻后逐渐减量,瘙痒者可使用抗组胺药,如羟嗪等内服,可配合各种维生素,如维生素 A、维生素 B、维生素 C、维生素 E 内服。

②氯喹,每日 2 次,每次 0.125g,也可用羟氯喹。维 A 酸类可用于常规疗法无效、病情严重者,全反式维 A 酸 20mg,每日 3 次,口服。其他药物疗效不一定确切,可试用。

(2)局部治疗：常用类固醇皮质激素，如丁酸氢化可的松等。也可用维 A 酸软膏。

(3)其他：可用光化学疗法(PUVA)。

2.中医治疗

(1)辨证施治

①风热夹湿型：发病急，皮疹泛发全身，色绛红，或起水疱、瘙痒重。脉浮数，舌质红，苔少。治宜疏风清热，佐通孙络。方选消风散加减。药用生石膏 15g，生地黄 15g，荆芥 6g，苦参 6g，蝉衣 6g，炒牛蒡 10g，当归 10g，防风 10g，地肤子 10g，薏苡仁 12g，丹参 12g，丝瓜络 4.5g，苍耳子 3g，乌蛇 3g。每日 1 剂，水煎服。

②风湿蕴阻(发于皮肤)：皮损红斑丘疹或融合成斑块或条带状浸润、肥厚，表面紫红色光泽，自觉剧痒，女子白带多。舌胖，苔薄白微腻，脉缓。治宜祛风利湿，活血通络。方选止痒合剂加减。药用苦参 10g，白鲜皮 15g，防风 10g，僵蚕 10g，蝉衣 5g，鸡血藤 15g，丹参 15g，赤芍 10g，何首乌藤 30g，当归 10g，刺蒺藜 30g。每日 1 剂，水煎服。

③脾虚夹湿：口腔黏膜或外阴部位发生糜烂、破溃，时轻时重，时发时愈。脉虚细，舌质淡，苔薄白。治宜补脾化湿。方选参苓白术散。药用党参 10g，白术 10g，茯苓 10g，陈皮 10g，扁豆 12g，丹参 12g，升麻 4.5g，山药 30g，赤小豆 30g，黄柏 6g，砂仁 6g。每日 1 剂，水煎服。

(2)单方验方

①知柏地黄丸或养阴清肺丸，每次 9g，每日 2 次。

②口腔糜烂可用菊花 10g，泡茶含漱。

【验案举例】

1.陈某，男，25 岁。两下肢起有密集成片之丘疹，如霉苔状，已近 1 年。先是两小腿出现散在性红色丘疹，高出皮肤，有痒感，逐渐扩大成片状，瘙痒流滋，其色变紫，继则皮肤粗糙增厚，曾在外院诊断为"扁平苔藓"，用硫代硫酸钠、胎盘组织液、维生素 B_{12}，用水杨酸、紫外线照射及封闭疗法，历 5 个月余未效，遂来我院外科门诊，内、外并治 4 个月，症状好转，为进一步治疗，要求住院。入院时两大腿前及内侧 1/3 处皮肤上有密集成片、黄豆大小之色素沉着斑，上肢及胸、腹部亦有散在发生，斑块皮肤较粗糙，无鳞屑及渗液，两下肢胫前皮肤偶见少量针尖大小之红色小丘疹，无瘙痒。全身无发热，口干欲饮，苔脉正常。证属血燥生风，皮肤失养。治宜养血润燥祛风。药用大胡麻 10g，牛膝 10g，苍术 8g，石菖蒲 8g，何首乌 10g，天花粉 10g，川芎 1.5g，甘草 2g，苦参 10g，赤芍 10g，苍耳子 10g，丹参 10g，白鲜皮 10g。苦楝皮膏与杏脂膏，交替外搽局部。3 周后，褐色色素沉着斑逐渐变淡，其中，除有个别小丘疹出现外，原散在新发之小丘疹已停止，且有消退趋势，皮损区渐转光滑。又治 41 天，皮肤恢复正常，痊愈出院。

按:扁平苔藓是一种皮肤或黏膜的慢性皮肤病。发病原因尚未明了。此案皮肤上丘疹密集,粗糙增厚,犹如霉苔状,诊断其为血燥生风,用祛风换肌丸(汤)以润燥祛风,切中病机。局部用苦楝皮膏、杏脂膏交替外搽,一取苦楝皮之苦寒清热,二取杏仁之宣壅润燥,则润燥祛风之功更为完备(许履和外科医案医话集,江苏科学技术出版社,1980)。

2.魏某,男,50 岁。全身皮肤出现紫红色斑片,瘙痒已 5 年。院外诊断为扁平苔藓。近 2 个月来,因检修锅炉,高温环境,加之劳累汗出,诱发病情加重,皮疹增多,瘙痒剧烈,夜卧难眠。全身可见散在性黄豆大小的紫斑点,兼或融合成片,略高出皮肤;个别处还可见少量血疱及水疱,抓痕累累,以双下肢及胸、腹部为多。舌质红,苔薄黄,脉弦滑。证属风邪久羁,蕴郁化热,复感湿热,风湿之邪,搏结肌肤。治宜先祛湿热,后搜剔风邪。暂以凉血清热、祛湿止痒法治之。药用生地黄 30g,牡丹皮、赤芍、金银花、连翘、白芷、羌活各 10g,白鲜皮 12g。煎服。上方连服半个月,血疱及水疱消退结痂,但周身仍见散在的紫红皮损,瘙痒剧烈。虑其湿除而郁热未尽,风邪仍羁绊肌肤。故改拟搜风清热止痒法,投乌蛇驱风汤治之:乌蛇、荆芥、防风、羌活、白芷、黄芩、金银花、连翘各 10g,蝉蜕、黄连、甘草各 6g。又连服半月,瘙痒日渐减轻,紫斑皮疹大部分消平,转为暗褐色。上方加赤芍 10g,红花 6g,去黄连、羌活、连翘。又治 1 个月余,皮疹全部消退。1 年半后追诊,愈后未复发。

按:扁平苔藓是一种较常见的慢性或亚急性皮肤病,皮疹为紫红色多边形扁平小丘疹。典型表现为皮疹表面尚有蜡样光泽,上覆少许鳞屑。有的可伴有口腔黏膜损害。迄今为止,人们对本病的病因还不十分清楚。本案患者罹患已有五载,为慢性。在高温工作环境下,加之疲劳过度,诱发加重。徐氏根据皮疹情况和病史,认为是风、湿、热三邪为患,故制定了清热凉血、祛湿止痒之法。所拟方中,生地黄量独重,清热凉血又养阴,一药而兼数药之用,可谓独具匠心;牡丹皮、赤芍活血又能凉血,活血方有生机,凉血才能清热;金银花、连翘专事解毒,二药作为疮家圣药,向为医家倍加推崇;白芷、羌活、白鲜皮三药祛风胜湿,祛风止痒,等到湿热之毒衰其大半,二诊处方却变为以搜风清热止痒为主。两种动物药的使用,加快了痊愈的进程:乌蛇功擅祛风,通络,专理皮肉之症,既是良药,又是营养佳品;蝉蜕其为土木余气所化,饮风吸露,其气清虚,故其功专散风除热,以消顽痒。综观整个治疗过程,可以看出医者临阵章法不乱,用药丝丝入扣,善于随病证而变药方,正所谓:"病万变,药亦万变"。本病是皮肤科慢性病,患者能积极配合医者坚持治疗,也是取效的一个重要方面。从本次发病来看,要控制复发或加重,患者一定要注意劳逸结合,适当休息,保持情绪稳定,精神愉快(古今名医皮肤性病科医案欣赏,人民军医出版社,2005)。

【注意事项】

1.注意调养,保持积极乐观的态度。中医学认为,疾病发病与外邪、饮食、七情所伤有关。忧郁悲伤,喜怒无常、情志不畅都能化火,火邪内盛而伤及五脏六腑而诱发并加重本病。因此,保持情志豁达,饭食有节,起居有常,使人体腑脏功能协调,气血调和,才会有益于疾病恢复。

2. 注意劳逸结合,加强锻炼,提高机体对疾病的抵抗力。病处活动期,要节制性生活。

3. 注意预防感冒,积极防治各种感染,如急性扁桃腺炎、肺部感染、肠道感染都能诱发疾病并加重病情。

4. 注意戒烟、戒酒。香烟中的尼古丁等有害成分能刺激血管壁而加重血管炎症,应戒除。酒性温烈,会加重患者的内热症状,不宜饮用。

5. 注意补充优质蛋白质和各种维生素,少吃含高脂肪、高胆固醇的食物,忌食辛辣、刺激性食物。应适量补充较优质的蛋白质(来源有牛奶、鸡蛋、瘦肉、河鱼等)及维生素,特别是 B 族维生素。

6. 及时观察治疗,否则病情加重,甚至继发贫血、舌癌、口腔癌、生殖器癌甚至危及生命,所以早期即应进行有效的治疗。

第五节　毛发红糠疹

毛发红糠疹(PRP)又称毛发糠疹,是一种慢性鳞屑性炎症性皮肤病,临床表现为以特征性毛囊角化性丘疹为主的红斑鳞屑性皮损。本病病因至今不明,除遗传因素外,维生素 A 缺乏、内分泌功能障碍、角化障碍和肝功能不良也可能是起病的因素。皮损为多数粟粒大圆锥形毛囊性角化性丘疹,常密集排列成片。也可全身泛发,易发展为红皮病,本病归属于中医学"狐尿刺"范畴。中医学认为,本病多因脾胃虚弱,中气不足,复感外邪,致使精微不化,气血生化失职,肌肤失养而发病,或因胎中遗传所致。现代医学认为,此病病因尚不明确。有学者认为系由于患者表皮转换时间较正常人明显缩短,引起角化障碍;亦有学者提出与患者甲状腺功能低下或肾上腺-脑垂体系统功能紊乱影响血中维生素 A 代谢障碍有关,或与患者血清中维甲醇结合蛋白缺陷有关。此外,尚有肝肾功能障碍、结核等学说,但均未获确证。并且有学者认为本病系银屑病的毛囊性损害亚型。目前多倾向遗传学说,认为本病可能是常染色体显性遗传,家族中常有相同患者。

【病因病机】

1. 西医病因　本病病因未明,一般认为与遗传、维生素缺乏、内分泌障碍、角化障碍等因素有关。另外,与神经功能失调也有关。

2. 中医病机　中医学认为,先天禀赋不足或素体积热,复感风热燥邪,内外合邪,蕴郁肌肤,化燥生风,肌肤失润而成。

【诊断要点】

1. 特征性皮疹为针尖、粟粒大小圆锥形毛囊性角化丘疹,干燥而坚硬,聚集成片呈锉刀样;散在淡红色或暗红色斑片,上附细碎、糠样的鳞屑,头部皮损在红斑基础上覆糠状鳞屑,类似于脂溢性皮炎,皮疹可融合泛发全身,但与银屑病相似,在全身红皮中有正常皮岛。

2. 多数患者伴掌跖角化过度、指(趾)甲肥厚、毛发脱落等。

3. 皮疹常好发于头皮、四肢伸侧及躯干,常由上半身蔓延。

4. 自觉症状:有不同程度瘙痒、干燥及灼热感,一般身体状况良好。

【辅助检查】 组织病理改变,角化过度,毛囊角栓,在水平方向及垂直方向可以看见交替出现的角化不全及角化亢进,真皮浅层血管周围有淋巴细胞为主的炎症细胞浸润。

【鉴别诊断】

1. **银屑病** 本病初发丘疹较大,覆云母状银白色鳞屑,刮之有薄膜现象及点状出血,有特征性病理改变。

2. **进行性对称性红斑角化症** 初起掌、跖部潮红、浸润,有鳞屑,以后手(足)背、肘关节和(或)膝关节伸侧出现对称性红斑、角化,边界清楚,无毛囊性丘疹损害。

【治疗】

1. 西医治疗

(1)全身治疗

①维生素 A 剂,每次 5 万～10 万 U,每日 2 次,口服或肌内注射。有效者持续4～6 个月,无效或不能耐受则停。

②维 A 酸类如 13 顺维 A 酸,每日 0.5～1mg/kg 口服;或全反式维 A 酸,每日1mg/kg,需连续服药数日,可缓解病情,但停药后可复发。

③维生素 E、维生素 B 等口服,病情严重者可应用免疫抑制药,如甲氨蝶呤,每周 7.5～25mg,口服或肌内注射。

(2)局部治疗:10%尿素软膏、0.1%维 A 酸软膏、5%水杨酸软膏、10%鱼肝油软膏等,每日 3 次,外涂头部、面部、手背等处。

2. 中医治疗

(1)辨治施治

①风热袭表:发病急,全身自上而下发生红色密集丘疹或红斑,上覆细小鳞屑,瘙痒较剧,伴恶风、周身不适。舌淡红,苔薄白,脉滑数。治宜疏风清热,调和营卫。方选消风散加减。药用防风 10g,荆芥 10g,生地黄 15g,生石膏 30g,蝉蜕 6g,当归15g,赤芍 10g,牛蒡子 10g,胡麻仁 10g,甘草 6g。每日 1 剂,水煎,分 2 次早、晚服。瘙痒剧加地肤子 10g,白蒺藜 15g;内热烦躁加黄芩 10g,夜交藤 20g。

②血虚风燥：病程长，皮损暗红干燥，有毛囊性丘疹散布，鳞屑薄细如糠，不断脱落，瘙痒，伴汗少或汗闭，口干唇焦。舌红，少苔，脉细数。治宜养血润燥，祛风散瘀。方选养血定风汤。药用生地黄 30g，当归 15g，川芎 10g，赤芍 10g，何首乌 15g，牡丹皮 15g，乌蛇肉 10g，僵蚕 10g，茜草 10g，天冬、麦冬各 6g，甘草 6g。每日 1 剂，水煎，分 2 次早、晚服，皮疹顽硬加穿山甲(代)10g，鸡血藤 15g；瘀滞重加三棱 10g，莪术 10g。

③脾虚血燥：全身皮肤潮红干燥，有细碎糠样脱屑，手掌、足跖角化过度，指(趾)甲增厚，自觉症状轻微或有皮肤发紧、少汗、口干、唇燥。舌质正常，苔或微黄，脉弦微缓。治宜健脾和胃，养血润肤。方选健脾润肤汤加减。药用党参 15g，苍术、白术各 10g，茯苓 10g，怀山药 15g，陈皮 10g，赤芍 10g，丹参 15g，鸡血藤 15g，胡麻子 10g，白鲜皮 15g。每日 1 剂，水煎，分 2 次早、晚服。

(2)单方验方

①加味苍术膏，开水冲服，每次 1 匙，每日 2～3 次。

②雷公藤多苷片，每日 30～60mg，分 3 次口服。

③清凉膏外涂，每日 3 次。

【验案举例】

1. 张某，男，13 岁。头皮、颜面、双肘、膝部皮肤发红脱屑、瘙痒已 3 周。3 周来发现颜面潮红，脱屑，尤以头皮部为著，瘙痒甚剧，抓后出现痂皮。手掌、足跖干燥，余无不适。头皮、颜面潮红，毛囊角化，可见白色鳞屑，尤以头皮部为重。双手手掌、足跖部皮肤角化、皲裂。双肘部及双膝伸侧可见银圆大小、境界清晰的毛囊角化，表面附有鳞屑之浸润性损害。脉细滑。舌质红，苔光。诊断为毛发红糠疹。证属血热生风，风胜则燥。治宜凉血清热，滋阴润燥。药用生地黄 30g，大青叶、紫草各 15g，茜草 12g，牡丹皮、黄芩、玄参、麦冬、石斛、花粉、白蒺藜各 9g。每日 1 剂，水煎服。先服 3 剂，持续服加味苍术膏。药用苍术 500g，当归、白蒺藜各 90g。煎水 3 次，浓缩成膏，加蜂蜜 250g，每日服 2 次，每次服 1 匙，开水冲服。1 个月后复诊，四肢皮肤损害明显消退，痒亦不明显。手掌、足跖部角化、皲裂亦见好转，头皮、前胸仍见脱屑。嘱继续服加味苍术膏 1 匙，外用新五玉膏 10g。药后皮损完全消退，留有色素沉着。嘱继续服加味苍术膏 1 匙，以巩固疗效。

按：毛发红糠疹为一种慢性炎症性皮肤病，早期是以毛囊角化性丘疹损害为主，继之皮肤大片潮红，干燥脱屑，儿童、成年人均可发病。本案为 13 岁儿童，因儿童乃纯阳之体，血气方盛，血热易于生风，故见头皮、颜面、双肘及膝部皮肤潮红脱屑；风盛则燥，而见肌肤甲错，手足皲裂，瘙痒无度。证属血热风燥。先以生地黄、牡丹皮、紫草、茜草、黄芩、大青叶凉血清热；玄参、麦冬、石斛、花粉滋阴润燥，佐以白蒺藜消风止痒。同时嘱患者服药 3 剂后，持续服加味苍术膏。1 个月后复诊，病情已大见好转，仍嘱继服苍术膏。又 1 个月后复诊，皮损已完全消退。皮肤角化一类皮肤病,为脾不能为胃行其津液输布全身而致,常用苍术膏治疗,都取得较好疗效,可见苍术膏尚有健脾助运、输布津液之功(朱仁康临床经验集,人民卫生出版社,2005)。

2. 杜某,男,54 岁。左臂生红色坚硬丘疹,瘙痒。皮损很快发展到全身,为红色坚硬丘疹,部分融合成一片潮红。后转到上海某医院皮肤科住院 8 个月。先后用过多种维生素,大剂量维生素 A、维生素 D,试用甲氨蝶呤(因肝功能受损而停用),均无明显效果。现头面部、躯干、四肢散在蚕豆到核桃大小斑片,淡红色到鲜红色,上覆细薄、略带油腻的糠秕样鳞屑,较难剥去,无湿润面和出血点,部分色素减退。趾甲增厚,指甲有纵嵴。血红蛋白 116g/L,红细胞 3.5×10^{12}/L,白细胞总数 4.6×10^{12}/L,中性粒细胞 0.75,淋巴细胞 0.20,嗜酸性粒细胞 0.03,嗜碱性粒细胞 0.02。尿常规、粪常规正常,肝功能正常,胆固醇 6.45mmol/L。全身皮肤潮红,干燥、脱屑,瘙痒,以头面部、躯干、上半身为著。苔薄舌红,脉弦细。病已 1 年半。诊断为毛发红糠疹。证属气阴两伤,肌肤失养。治宜养阴、凉血、清热为主。药用生地黄、白花蛇舌草、土茯苓各 30g,玄参、粉萆薢、肥玉竹、虎杖各 15g,天花粉、沙参各 12g,牡丹皮、紫草、制苍术各 9g。每日 1 剂,水煎服。上药加减服 3 周多,无新发皮损,色由鲜红色转暗紫色。苔薄舌红,见到瘀点,脉濡滑。病久有瘀血之征。前方加活血祛瘀之品。复方当归注射液、复方丹参注射液、毛冬青注射液均 4ml,每日 1 次,交替应用,肌内注射。应用 1 个多月,皮损隐退 50% 以上。查血脂高,用脉安冲剂,每日 2 包;抗银片,每次 1 片,每日 4 次。按上法治 2 个多月,皮损隐退 80% 以上,但背部中心仍有少量红斑、脱屑。苔薄,脉缓。再拟养阴清热活血。药用生地黄、白花蛇舌草、鸡血藤、茶树根各 30g,虎杖、茵陈各 15g,玄参、天花粉、侧柏叶、补骨脂、沙参各 12g,苍术 9g。观察 3 个多月,稳定、无新发皮疹而出院。

按:毛发红糠疹中医称狐尿刺,是一种慢性炎症性皮肤病,顽固难愈,临床少见。根据其皮损表现,证属阴虚火旺、瘀血夹热。用养阴清热活血的方法治疗,获得明显效果。主要从肺主皮毛之说得到启发。在《黄帝内经》中有"卫气者,所以温分肉、充皮肤、肥腠理、司开阖者也",意思是说,卫气之所以能发挥这些作用,主要靠肺气宣发的力量。又说"上焦开发,宣五谷味,熏肤,充身,泽毛,若雾露之溉","肺之合皮也,其荣毛也",故本病见丘疹坚硬、色红、干燥脱屑等象。治疗分 3 个阶段,首先用清热凉血养阴药针对主症治疗,皮损好转期由红转暗,舌有瘀点,为病久出现瘀血之征,治疗加重活血化瘀之品。后期以红斑和大量脱屑为主,乃血热阴亏之象,故以养阴清热凉血为主。处方中生地黄、沙参、花粉等以养阴生津润肺,白花蛇舌草、紫草、土茯苓等清热解毒;鸡血藤、虎杖、茶树根和营活血。抗银片是狼毒和血见愁轧成片,治疗银屑病。本病例应用抗银片及复方当归注射液、复方丹参注射液、毛冬青注射液,皆取其活血祛瘀的作用。此案的成功疗效,为临床医师提供了宝贵资料(外科经验集,上海人民出版社,1977)。

第六节 剥脱性皮炎

剥脱性皮炎又称红皮病,是由多种原因引起的一种严重皮肤病,如内服或外用毒性和刺激性强烈的药物引起。但多继发于银屑病、脂溢性皮炎、扁平苔藓、毛发红糠疹。此外,白血病以及其他恶性肿瘤也能继发本病。但也有原发性产生的。皮损初起时为一片或数片的皮肤发红,在数日或数周内很快扩展到全身,大多数皮肤潮红、干燥、龟裂;只有少数湿润糜烂,表面多有鳞屑;严重者口腔、咽喉、阴部的黏膜也可糜烂。本病属中医学丹候范畴。古代文献中又有"脱皮疮"等病名。

【病因病机】

1. 西医病因 本病主要致病因素可归纳为 4 类:①药物过敏,如常见的磺胺类、青霉素类和解热镇痛药致敏。②继发于其他皮肤病,如银屑病、湿疹、毛发红糠疹等。③继发于恶性肿瘤,主要为淋巴系统性肿瘤如霍奇金病等。④原因不明。

2. 中医病因机制 中医学认为,本病系禀赋不耐或脏腑积热,夏盛毒邪,毒热炽盛,燔灼营血,蕴蒸皮肤,伤阴耗血,肌肤失养所致。

【诊断要点】

1. 典型皮损为身体大部(超过体表 2/3 面积)或全身皮肤弥漫性潮红、肿胀、浸润、脱屑,间擦部位糜烂、渗液。

2. 急性发病时,皮损鲜红、肿胀、渗液,具有较大片脱屑,常伴明显全身症状,如寒战、高热等。

3. 慢性期皮损暗红,浸润明显,有细小糠状脱屑,出现毛发脱落,指(趾)甲营养不改变,常伴皮肤严重瘙痒和浅表淋巴结肿大,也可有肝、脾大。

4. 全身并发症:由于大量脱屑,蛋白质丢失、营养不良,可继发肺炎、贫血、心力衰竭及败血症。

【辅助检查】

1. 组织病理检查 多为非特异性改变,但也可有原发病变,如银屑病、覃样肉芽肿等。

2. 实验室检查 血清总蛋白及清蛋白减少,γ 球蛋白相对增高,血红蛋白偏低,白细胞总数及嗜酸性粒细胞偏高。

【鉴别诊断】

1. 先天性鱼鳞癣样红皮病 出生后全身皮肤发红,粗糙而厚,鱼鳞样脱屑,多发生于四肢屈侧。

2. 落叶型天疱疮 皮损可见大疱;尼氏征阳性;直接免疫荧光试验改变有特

征性。

【治疗】

1. 西医治疗

(1)全身治疗:轻症者选用抗组胺药如赛庚啶,每日 3 次,每次 4mg;或西替利嗪,每日 1 次,每次 10mg;可用维生素 C 3～5g,加入 5%葡萄糖注射液 500ml 中静脉滴注。或地塞米松 10～20mg,静脉滴注,每日 1 次,症状控制后剂量逐渐递减。

(2)局部治疗:低浓度类固醇皮质激素丁酸氢化可的松膏或曲安西龙霜外涂,有糜烂处可以用 3%硼酸溶液湿敷,或淀粉洗浴后,外用 25%氧化锌油。

2. 中医治疗

(1)辨证施治

①热毒蕴结:皮肤出现广泛性或局部性红斑,斑色鲜红,灼热瘙痒,伴发热、恶寒、头痛,周身不适。舌红苔薄,脉浮数。治宜清热解毒,凉血化斑。方选化斑解毒汤加减。药用生地黄 20g,玄参 10g,生石膏 30g,知母 10g,连翘 10g,紫草 10g,升麻 6g,黄连 15g,牛蒡子 10g,大青叶 20g,甘草 10g。每日 1 剂,水煎服。小便不利者加淡竹叶 30g,大青叶 30g;热盛神昏加羚羊角粉 1g 或水牛角粉 6g。

②湿热蕴滞:全身皮肤潮红肿胀,灼热或有糜烂渗液,伴高热,口渴,烦躁不安,小便短赤。舌红苔黄腻,脉滑数。治宜清热解毒,泻火利湿。方药用清瘟败毒饮加减。生石膏 30g,知母 10g,金银花 20g,连翘 10g,生地黄 20g,赤芍 15g,牡丹皮 10g,淡竹叶 15g,黄连 10g,黄芩 10g,甘草 10g。每日 1 剂,水煎服。皮损红肿、渗出明显者加紫草 10g,紫花地丁 15g;眼结膜炎者加野菊花 10g,谷精草 10g。

③气阴两亏:多在本病后期,皮色红脱屑,神疲乏力,面水肿肢软,口干唇燥。舌淡红光剥,脉细数。治宜益气养阴,健脾化湿。方选参苓白术散合增液汤加减。药用生黄芪 15g,党参 30g,茯苓 12g,生地黄 30g,元参 9g,麦冬 9g,黄精 9g,花粉 12g,山药 12g,扁豆 12g,泽泻 9g,甘草 3g。每日 1 剂,水煎服。便秘,加制大黄 9g,全瓜蒌 9g;瘙痒加白鲜皮 30g,徐长卿 10g;口干唇燥加鲜石斛 12g;高热,加水牛角 30g,生石膏 30g;余毒未尽加金银花 20g,连翘 15g;斑色滞暗加牡丹皮 15g,茜草 10g。

(2)单方验方

①甘草油外搽患处,每日 2～3 次。

②雷公藤多苷片,每日 1～1.5mg/kg。

【验案举例】

1. 鲁某,男,51 岁。反复性皮肤潮红、脱屑 2 年,伴瘙痒。7 年前被医院诊为"湿疹样皮炎",时轻时重,1 周前因感冒自服复方阿司匹林 1 片后,觉浑身不适,随而感身痒,继而全身皮肤潮红、脱屑伴瘙痒,口干苦,无津液,小便赤黄而短,大便数日未解。体温 38℃,赤裸仰卧于床,周身红斑,大量脱屑,触之搓手,皮温高,颈前、双侧腋窝及腹股沟等皱褶部位,有轻度的糜烂渗出,浅表淋巴结可触及,手足呈袜套样叶片脱屑。舌质红,无苔,脉细数。诊断为剥脱性皮炎。证属毒热伤阴,阴无所养。治宜清热养阴,解毒润燥。药用石膏 50g,白茅根、丹参各 30g,麦冬、竹叶、天花粉、生地黄、党参、连翘各 15g,牡丹皮、西洋参(兑)、赤芍、车前草各 10g,甘草6g。每日 1 剂,水煎服。服 6 剂后,体温恢复正常,守方 6 剂,鲜红斑丘疹变黯红,脱屑减少,大小便已通利,原方去当归、丹参,石膏改为 30g,再服 7 剂,皮损消退,竹黄颗粒剂 5g,每日 3 次,以巩固疗效。

按: 本案周身红斑、脱屑,舌红少苔,脉细数,体温升高。证属毒热内蕴,损伤阴津。治以清热解毒,养阴润燥。方选竹叶石膏汤加减以清热生津。方中重用石膏以清热泻火;人参改为西洋参以加强生津之效;因无呕逆去半夏,加牡丹皮、赤芍以清热凉血;车前草利尿祛湿。服用后获得良效。继以竹黄颗粒剂以清热解余毒(朱仁康临床经验集,人民卫生出版社,2005)。

2. 宁某,男性,61 岁。半个月前因全身皮肤瘙痒而到某医院治疗,肌内注射卡古地钠注射液 2 针。2 天后全身皮肤弥漫潮红,起红色粟粒疹,随之皮肤如麸皮样脱落,手足部皮肤成片脱落如脱掉手套、袜子一样。经服激素后,病情有所控制。面部、躯干、四肢皮肤弥漫性潮红,轻度脱屑,手足部仍可见未完全脱落的厚皮,口干思饮。脉细滑带数,舌质红,苔光剥。诊断为剥脱性皮炎。证属毒热入营,伤阴耗液,肤失所养,致使肌肤甲错,层层剥落。治宜滋阴增液,清营解毒。药用生地黄30g,玄参、金银花各 15g,金石斛(先煎)、炙龟甲、炙鳖甲各 12g,牡丹皮、地骨皮、茯苓各 9g,生甘草 6g。每日 1 剂,水煎服。服 5 剂后,皮肤潮红明显减轻,脱屑亦少,瘙痒程度见缓,饮水渐少,脉细弦,舌苔渐润。综合前法增减,佐以养血熄风止痒之剂。药用生地黄 30g,丹参、煅牡蛎、珍珠母各 15g,玄参、炙鳖甲各 12g,牡丹皮、麦冬、茯苓、白鲜皮各 9g,生甘草 6g。服 5 剂后,皮肤潮红脱屑已不显,略有瘙痒,舌苔薄润,脉细弦滑。法改滋阴熄风,养血润肤。药用生地黄、熟地黄、煅牡蛎各15g,丹参、炙鳖甲各 12g,茯苓、麻仁、白芍各 9g,生甘草 6g。服 5 剂后,皮损全消而愈。

按: 本案因肌内注射卡古地钠后引起剥脱性皮炎,中医学认为内中药毒,毒热入于营血。症见皮肤潮红,又因阴液大伤,肤失所养,而见大片皮肤层层剥落,口干引饮,舌红光剥。故进大剂滋阴增液如生地黄、玄参、麦冬、石斛、龟甲、鳖甲之品以润其肤;牡丹皮、地骨皮、茯苓皮以皮行皮;金银花、甘草解其药毒。药后潮红、脱屑减轻,尚感瘙痒,加以生牡蛎、珍珠母熄风止痒;最后皮肤已趋正常,仍有干燥发痒之感,以熟地黄、白芍、丹参、麻仁等养血润燥之剂而获愈(欧阳恒临床经验集,人民卫生出版社,2008)。

第11章

皮炎湿疹类皮肤病

第一节 异位性皮炎

异位性皮炎，又称特应性皮炎、遗传过敏性皮炎，是一种与遗传过敏素质有关的特发性皮肤炎症性疾病。异位性的本身含义：有易患哮喘、过敏性鼻炎、湿疹的家族性倾向，对异种蛋白过敏，血清中 IgE 水平升高，外周血嗜酸性粒细胞增多等临床特点。本病表现为瘙痒、多形性皮损并有渗出倾向，皮疹与湿疹大致相似。常伴发哮喘、过敏性鼻炎。临床分三期，分别为婴儿期、儿童期、青年及成人期。多因小儿先天不足，禀性不耐，腠理不密，复感风热湿邪，湿热蕴结肌肤而成；或脾胃薄弱，脾虚湿阻，阻于肌肤；或反复发作，或久病不愈，耗伤阴液，营血不足，血虚风燥，肌肤失养而成。若依赖激素才能控制症状者，则称激素依赖性皮炎。临床比较常见。用中药治疗，常可收到良效。本病属于中医学"四弯风""奶癣"范畴，明《外科正宗·奶癣》云："奶癣，儿在胎中，母食五辛，父餐炙爆，遗热于儿，生后头面遍身发为奶癣，流脂成片，睡卧不安，搔痒不绝。"清《医宗金鉴·外科心法要诀》云："此证生婴儿头顶，或生眉端，又名奶癣。痒起白屑，形如癣疥。"又云："此证生在两腿弯、脚弯，每月一发，形如风癣，属于风邪袭入腠理而成，其痒无度，搔破津水形如湿癣。"目前多认为"奶癣"相当于异位性皮炎的婴儿期，并有干、湿两种类型：湿者以渗水为主，称为湿癣；干者以脱屑为主，称为干癣。"四弯风"相当于异位性皮炎的儿童期及成人期。

【病因病机】

1. 西医病因

(1)遗传学说：约 70％异位性皮炎患者有家族遗传过敏史。目前倾向本病为多基因遗传，即遗传和环境因素都起着相当重要的作用。在组织相容性抗原的研究中发现，异位性皮炎合并支气管哮喘者 HLA-B 12 阳性率增高，异位性皮炎合并过敏性鼻炎者 HLA-BW40 增高，并且认为 HLA-BW15 可能具有抵御遗传过敏性疾病发生的潜力。

(2)免疫异常

①患者外周血 T 淋巴细胞功能低下,且淋巴细胞对有丝分裂原及有些抗原的反应低下,推测患者细胞发育不成熟,细胞免疫缺陷。亦有实验证明异位性皮炎患者存在中性粒细胞和单核细胞功能缺陷,并在某些原发免疫缺陷性疾病中可以见到异位性皮炎的表现。

②约有 70%的患者患有支气管哮喘和(或)过敏性鼻炎。多数患儿有食物过敏或吸入物过敏;患者血清 IgE 增高,IgG、IgM 可轻度增高或正常,IgA 水平降低;外周血中 B 淋巴细胞数目增多。以上均说明异位性皮炎患者既存在免疫缺陷,又存在免疫亢进。患者 Ts 细胞数目减少,Th 细胞对 Ts 细胞的诱导存在缺陷,T 淋巴细胞对 IgE 的调控产生障碍,说明异位性皮炎患者存在免疫调控失常。

2. 中医病机 中医学认为,本病是由于怀胎时母食五辛,遗热于儿,或因产母情志内伤,易于发怒,肝火内动,遗热于儿;或因生后喂乳失当,饮食不节,脾胃薄弱,过食肥甘,以致脾失健运,湿热内生。湿邪留恋,缠绵日久,反复发作,致脾虚血燥,肌肤失养。

【诊断要点】 异位性皮炎在儿童中的发病率为 2%～3%,在整个人群中的发病率约为 1%。在中国儿童皮肤病中,异位性皮炎占皮肤科就诊人数的 30%。本病的临床特点为慢性反复发作、剧烈瘙痒,随年龄不同而皮疹表现和好发部位不同。通常将本病分为婴儿期、儿童期、青少年及成人期。

1. 婴儿期 60%患儿在出生后 1～6 个月发病。最初发生于面部,特别是两颊和额部。开始是急性红斑、丘疹,渐融合成大片水肿性红斑,上有丘疹、水疱、脓疱、渗出液及黄痂。有的可以表现为脂溢性皮炎样改变,有的继发感染而伴有发热和淋巴结肿大。患儿因瘙痒剧烈而搔抓哭闹。

本病病程慢性,轻者半岁以后逐渐缓解,至 1 岁时可痊愈。较重的至 2 岁时痊愈,少数则发展至儿童期。

2. 儿童期 可分为 3 型。

(1)四弯风型:以肘窝、腘窝部位发病为主,出现亚急性红色斑片,上有针尖大小的丘疹、水疱、鳞屑。由于不断搔抓,损害逐渐变厚,出现苔藓样变,经久不愈。皮损分布对称,并可累及两小腿伸侧、两手和口唇。

(2)慢性湿疹型:皮损位于两膝关节下方,为不规则椭圆形斑片,增厚并苔藓样变,有不同程度的瘙痒。

(3)痒疹型:好发于学龄儿童期。四肢伸侧、背部或全身散发米粒至黄豆大小干燥、粗糙丘疹,分布均匀对称,以四肢伸侧最多。伴有抓痕和血痂。损害常多年不愈。

3. 青少年及成人期 主要发生于肘窝和腘窝,有时累及面颈部和手部。分布对称。皮肤干燥、增厚,伴有苔藓样变。有些患者可于肢体伸侧发生亚急性湿疹样斑片,与湿疹不易鉴别,经久不愈。除皮疹外,个人或家族成员中伴发支气管哮喘、过敏性鼻炎等遗传过敏性疾病是本病的基本特征。另外,有些病症与本病相关,如干皮症、鱼鳞病、掌纹症、唇炎、易伴发细菌感染、苍白面容、白色糠疹、荨麻疹、眶周黑晕、羊毛过敏、慢性刺激性皮炎及幼年白内障、圆锥形角膜等。

【辅助检查】　外周血嗜酸性粒细胞常明显增高,大多数患者血清中 IgE 明显增高。速发型皮试反应常阳性,迟发型过敏试验常低下。皮肤白色划痕试验阳性;乙酰胆碱迟缓发白反应阳性。

【鉴别诊断】

1. 湿疹　二者的皮损表现常不易区分,但是本病多早年发病,有遗传过敏性家族史,皮损主要发生于肘窝、腘窝部位,病程迁延,反复不愈。并有相关遗传易感病症伴发。

2. 脂溢性皮炎　本病发生于头面部、胸背部等部位的皮损常与脂溢性皮炎不能鉴别,但本病损害范围常更广泛,瘙痒剧烈,常有饮食或吸入过敏史、家族过敏史及家族哮喘病史。

【治疗】

1. 西医治疗

(1)抗组胺类药物有镇静、止痒和抗炎作用,是最常用的一类药物,常用阿司咪唑 3mg,每日 1 次;或氯苯那敏 4mg,每日 1～2 次。

(2)抗炎症介质药桂利嗪 25mg,每日 3 次,具有抗组胺 H 受体、5 羟色胺及缓激肽等作用,可以合用抗 H_2 受体药物。

(3)类固醇皮质激素仅对皮损广泛且严重、其他疗法无明显效果者,常用中等剂量(相当于每日泼尼松 20～40mg),小儿不宜长期应用。

(4)局部治疗:与湿疹外用药治疗原则相同。常用皮质类固醇激素、糠馏油、煤焦油等抗炎药和角化促成药,常加入抗生素以防止局部感染。

2. 中医治疗

(1)辨证施治

①胎火湿热:多发于肥胖婴儿。轻者发于脸面、两颧、两颊、头皮、额部、眉间、耳项等部位,重者泛发全身。皮损色红,水疱较多,滋水淋漓,形成黄痂,或四弯处起红粟、水疱,瘙痒溢水,结痂。大便干,小便黄赤,脉滑数。治宜凉血利湿清火,方选消风导赤汤加减。药用生地黄、茯苓、金银花、牛蒡子、白鲜皮、薄荷、黄连、木通、甘草、灯心草。每日 1 剂,水煎服。大便干者加大黄。或用中成药牛黄清热散。1 岁以内者每支分 3 次服;1 岁以上者分 2 次服,每日 2 次。或用导赤丹,1 岁以内者 1 丸分 2 次服,1 岁以上者每服 1 丸。或用犀角化毒丸,量儿大小,每日服 1～2 丸。

②脾虚湿蕴:营养不良,面黄肌瘦,初则皮肤暗淡,继则成片水疱,瘙痒流水,形

成薄痂。伴有消化不良,呕吐乳块,或完谷不化,大便稀溏。舌质淡,苔白腻,脉缓。治宜健脾去湿助运,方选小儿化湿汤:药用苍术、陈皮、茯苓、泽泻、炒麦芽、六一散。每日 1 剂,水煎服。大便溏者宜补脾化湿,加四君子(人参、白术、茯苓、甘草)。或用中成药参苓白术丸,每日 2 次,每次 3～6g。

③阴虚血燥:皮肤干燥,瘙痒脱屑,抓破血痕累累。舌红苔剥或舌淡苔净。治宜滋阴养血润燥。偏血虚者,方选地黄饮子。药用生地黄、熟地黄、当归、玄参、牡丹皮、红花、白蒺藜、僵蚕、首乌、甘草各 10～15g。偏阴虚者,方选滋阴除湿汤。药用生地黄、玄参、当归、丹参、茯苓、泽泻、白鲜皮、蛇床子各 10～15g。均每日 1 剂,水煎服。

(2)单方验方:牛黄 1.5g 研细,再加轻粉 3g 研极细粉末,以不见星为度,装瓶密封。每日服 0.15～0.3g,以蜂蜜少许调服。

(3)局部治疗

①湿敷:用于皮损渗出多时,方用生地榆、黄柏各 9g,煎水 100ml,温时用纱布 5～6 层,蘸水湿敷患处,每日 3～4 次,每次 30 分钟,直至渗出减少。或以硫黄 6g,花椒 5g,黄连 10g,水煎 100ml,去渣外敷,每日 3～4 次。

②粉剂:用于皮损渗出减少时,仍有渗出则干掺,无渗出则用麻油调搽。a. 青蛤散(煅蛤粉 10g,青黛 3g,轻粉 5g,黄柏 5g,熟石膏 20g。共研细末)。b. 文蛤散(五倍子 120g,打成细块,锅内炒黄,放入花椒 60g。同炒至黑色烟起为度,入罐内封口,次日加轻粉 15g,先研细末,再共研极细末。用时香油调搽)。c. 湿疹散(黄柏 30g,黄连 15g,白芷 30g,煅石膏 30g,炉甘石 24g,五倍子 15g。研细末,香油调搽)。

③油膏:用于皮损渗出消失而干燥粗糙时,玉红膏、湿毒膏或润肌膏外搽。

【验案举例】

1. 张某,女,11 岁。出生 3 个月后,即开始出现以颜面部为多的全身性红斑、丘疹等皮损,在外院给予抗过敏及外用药物治疗(具体不详),病情时有反复,四肢反复少量起疹,偶感瘙痒,自用皮炎平等药膏外搽可以缓解,但 1 周前食海鲜后皮疹增多,剧痒,夜间难以安睡,食欲缺乏,神疲倦容。四肢皮肤较干燥,腋窝、腘窝、肘窝可见对称性分布的暗红斑丘疹,抓之少许渗出,上覆少量鳞屑,部分皮损呈苔藓样改变,间杂抓痕、血痂。舌质淡,苔薄黄,脉细滑。诊断为异位性皮炎。证属脾虚湿盛,浸淫肌肤。治宜健脾渗湿,清泄伏火。药用桑枝、莲子、薏苡仁、竹叶、生地黄各 10g,扁豆、山药各 9g,党参、桔梗、藿香、防风、茯苓各 6g,白术、桂枝、栀子、木通各 5g,甘草 3g。每日 1 剂,水煎服。服上方 4 剂后,瘙痒即明显减轻,皮疹减少,并趋向干敛。皮损颜色转黯,鳞屑较多。证转湿热夹瘀,兼有血燥。药用熟地黄、白鲜皮、麦冬、白及各 10g,桑白皮、地骨皮各 8g,当归、川芎、白芍、天麻各 6g,蝉蜕、甘草各 3g。继服上方 7 剂后,皮损基本消失。继守方 7 剂,随访半年未发。

按:本病临床上具有四大特点:一是皮疹的多形性,可有红斑、丘疹、水疱、糜烂、渗出、结痂、肥厚脱屑、皲裂等。二是皮疹的对称性,躯干、四肢或头面部为好发部位,皮损往往都较多对称。三是病情之反复性,急性者治疗不当,可迁延为慢性,反复发作可能性大,10 岁上仍有复发者不在少数。四是自觉瘙痒呈普遍性,只是瘙痒程度有差别而已(中医皮科临床经验集,人民卫生出版社,2008)。

2. 患者,女,3 岁。四肢散在红斑、鳞屑伴瘙痒 3 年。患者出生后不久,四肢出现红斑、丘疹伴渗液,久之皮肤干燥,脱屑,瘙痒剧烈。有家族过敏史,其母患有过敏性鼻炎。食欲可,睡眠较差,烦躁,二便调。舌淡尖红苔薄白,脉濡数。皮肤科检查可见手背、腘窝及肘窝等多处皮肤有融合性斑丘疹、脱屑、苔藓化,伴抓痕、结痂。诊断为异位性皮炎。证属脾虚湿蕴,心火旺盛。药用薏苡仁 15g,白鲜皮 12g,钩藤、山药、白术、茯苓、淡竹叶、生地黄、太子参各 10g,灯心草、珍珠粉、甘草各 3g。每日 1 剂,水煎服。肤必润(为该院制剂)外搽皮损处。疗程 1 周。服 5 剂后,患者皮损明显好转,红斑颜色变暗,瘙痒减轻,全身皮肤仍干燥。原方去生地黄,加防风10g。此后每周复诊,中药治法不变,病情逐渐好转,治疗 2 个月后瘙痒减轻明显,继服中药 2 个月而愈,随访无复发。

按:本案选方中,用薏苡仁、白术、茯苓健脾渗湿;淡竹叶、灯心草清心火;以钩藤、珍珠粉安神;生地黄、太子参、山药养阴生津润燥;白鲜皮燥湿止痒;甘草调和诸药。后期瘙痒减轻,热象减退,去凉性之生地黄,加防风以祛风(中国中西医结合皮肤性病学杂志,2006,5)。

【注意事项】

1. 过分呵护及忽视过敏都是不对的。过多的护肤产品及太繁杂的护肤程序,不是改善过敏的有效办法。但什么也不涂同样也是不行的,因为缺乏滋润,可能会出现更严重的脱皮现象,缺乏防晒呵护,可能令肌肤变得粗糙及引致不均匀色素出现。但某些防晒品的成分也是过敏的因素之一,应选择一些成分简单的物理防晒品,而且尽量避免直接涂抹在皮表上,这样对皮肤的刺激相对要少。

2. 过敏性皮炎患者,不要用热水洗脸,以免刺激皮肤,更不能用香皂,其中的碱会加重过敏性皮炎的症状。用温和的洗面奶洗脸,不涂任何护肤品,可用手指在脸上做一些轻柔地按摩(以手指敲击为好,不要用力过度,以免引起皮炎),使面部肌肉放松,促进血液正常流通,也会加速过敏性皮炎的痊愈。也可尝试以下一些急救小贴士,如用冰敷发红、发热的部位,从冰箱中取出牛奶,加入水混合后再以清洁的布敷于患处,可降低感染的危险。

3. 平素为过敏体质者,初次使用某种化妆品应非常慎重,事先应做皮肤斑贴试验,如无反应,方可使用,否则不能用。不能频繁更换化妆品,含香料过多及过酸或过碱的护肤品不能用。高档化妆品里含的化学成分和香料复杂,致敏机会较多。如发现自己对化妆品有敏感反应,便应停止使用,切勿因一时贪靓而使肌肤恶化。

4. 不要自作聪明。可找出导致过敏的来源，从而做出相应行动，但不要妄自猜测及试验，为自己找来一堆护肤品和药物，否则，处理不善，就要花很长时间才能使肌肤康复。

5. 在饮食方面，要注意营养平衡，可多吃一些牛奶、淡水鱼、豆制品及新鲜蔬菜、水果，以增强皮肤抵抗力。避免吃咸水鱼、虾、蟹等易引起过敏的食物。

6. 不要经常用手触摸及摩擦患处。

第二节　尿布皮炎

尿布皮炎是由于潮湿尿布与皮肤长时间接触，或因尿布粗糙或残留未洗净的肥皂或肥皂粉，或尿布本身的染料等刺激和摩擦皮肤，造成相关区域的皮肤发红、表皮脱落或糜烂。腹泻时稀便中含有较多的脂肪酸，喂养牛奶、高蛋白食物时粪便呈碱性等，均可刺激皮肤，助长皮炎的发生。本病的发生发展与局部混合感染密切相关，细菌与真菌共同作用是使皮肤病损加剧的主因。

【病因病机】

1. 西医病因　婴幼儿皮肤薄嫩，易受外界刺激。若尿布粗糙、厚硬，或潮湿，或不清洁，或残留碱性物质，使婴幼儿皮肤浸泡于尿或稀便中时间较长，尿、便分解产生的氨及尿布上的洗涤残迹均能刺激婴幼儿皮肤产生皮炎。

2. 中医病机　中医学将尿布皮炎称为湮尻疮，认为本病由于湿热之气，湮烂成疮而患病。

【诊断要点】　皮损发生于尿布接触部位。如臀部突出部位、骶尾部、外生殖器、股上部和肛门周围皱褶部位。损害初为水肿性红斑，对称分布。若及时发现并正确处理，则迅即消失。若继续发展，则发生丘疹、丘疱疹、水疱、糜烂、渗出，甚至发生溃疡。有的皮损时好时坏，反复发作，形成慢性病程。若继发感染，还可化脓，并产生组织坏死和溃疡。

【鉴别诊断】

擦烂红斑　多见于婴儿及肥胖者，皮损好发于颈部、腋下、腹股沟、乳房下、阴部等皮肤皱褶处，多为境界清楚的红斑、糜烂及渗出。

【治疗】

1. 西医治疗

（1）祛除病因：是根本疗法。用柔软、透气、清洁的尿布，并要经常更换，保持局部皮肤干燥。

（2）局部清洁：用温水、硼酸水清洗，并扑爽身粉或外涂1%薄荷炉甘石洗剂。

（3）伴大量渗液、糜烂时，用3%硼酸溶液或醋酸铝溶液湿敷，若有继发感染，则用依沙吖啶溶液湿敷。皮损干燥后改用2%间苯二酚硫黄糊剂。若皮损完全干燥后可涂皮质类固醇霜剂。

(4)损害面积大或病情重者,可按湿疹治疗。

2.中医治疗

(1)本病一般无须内治,个别病情重者,治宜清热利湿、凉血解毒。方选导赤散加茯苓、泽泻,或选用退毒散。伴发热加生石膏、知母;哭闹不安者加蝉衣、生牡蛎;便秘者加生大黄、玄参;溲赤加六一散、车前子;局部红肿者,加金银花、连翘。

(2)局部治疗:绿豆、连翘各等份,或马齿苋 30g,或金银花 15g,煎汤外洗患处。

(3)芙蓉叶或绿豆,研细粉,撒于患处。

【验案举例】

1.许某,女,24 天。口吐白沫 5 天,呼吸急促、发热 1 天。诊断为新生儿肺炎。现呈足月新生儿外貌,呼吸稍促,口周青紫,轻度三凹征,两肺可闻及中、细湿啰音。生理反射存在,病理反射左侧巴宾斯基征阳性。会阴部潮红伴少许糜烂、渗液,诊断为尿布皮炎。证属风湿热邪,聚结皮肤。方选紫黄油膏。药用紫草、蒲公英各 30g,野菊花 15g,黄柏 10g,文火煎汁约 150ml 备用;食用麻油 50g,红霉素软膏 3 支。挤出药膏,三者搅拌混匀,瓶装备用。每次于大、小便后洗净患处,涂抹油膏。每天数次不等。用药后 5 天痊愈。

按:尿布皮炎乃风湿热邪,聚结于皮肤所致。尿布因大、小便浸润后,不能及时调换,湿热之邪,浸润皮肤。治宜清热利湿解毒。方中紫草具凉血解毒之功,且有杀菌作用。现代医学研究表明,紫草含紫草素,为醌类衍生物,能使局部毛细血管扩张,改善皮肤微循环,促进炎症吸收,野菊花、蒲公英清热解毒;黄柏清热燥湿,泻火除蒸,解毒疗疮;红霉素消炎止痛(新中医,2001,5)。

2.李某,男性,18 天。近日因天气变冷,小儿尿多,未及时更换尿布。昨日发现其会阴部、阴囊、双大腿内侧皮肤变红,今日更甚。在右大腿内侧皮肤发红处见有 0.3cm×0.3cm 表皮溃破。诊为尿布皮炎。证属尿液蕴蒸,刺激皮肤。方选紫草油 20ml 外搽。药用紫草 20g,冰片 5g,浸入 0.5kg 生香油中,浸泡 3～5 天后摇匀,过滤去渣,装入无菌瓶中备用。治疗时先用温水冲洗患处皮肤,用软布揩干水分,再用棉花蘸紫草油搽患处,每日 3～4 次,同时尿布要勤换,并用开水烫、肥皂洗,清水漂洗干净后晒干,揉软再用,以减少刺激。3 日后痊愈。

按:小儿尿布皮炎因尿液蕴蒸刺激而致。本着"热者寒之"的治则,故以紫草清热解毒凉血;冰片清热止痛,渗湿解毒,消肿防腐;生香油凉血解毒,止痛生肌,有保护创面及营养皮肤的作用。上药合用,能清热解毒、渗湿凉血止痛,制作简单,疗效可靠,宜于推广应用。

第三节　湿　疹

湿疹是一种常见的过敏性、炎症性皮肤病,一般分为急性、亚急性和慢性三类。

其特征为皮疹具有多形性,易于渗出,自觉瘙痒,常对称分布和反复发作,易演变成慢性。男、女、老、幼均可罹患,可泛发全身,又可局限于某些部位。中医根据其发病部位和性质的特点而有不同的名称。归纳起来大致有两类:泛发性者称浸淫疮、血风疮、粟疮;局限性者有旋耳疮、燕窝疮、恋眉疮、呙疮、坐板疮、脚气疮、舐唇湿、乳头顽湿、四弯风、肾囊风(绣球风)等名称。多因禀赋不足,脾胃失司,内有胎火湿热,外受风湿热邪,蕴阻肌肤而成;或风湿热邪侵袭,营卫失和,气机受阻,湿热蕴结,浸淫肌肤所致;或饮食失节,伤及脾胃,脾湿健运,湿热内生,留恋于内,不得疏泄,外泛肌肤而成;或因小腿筋脉缓弛,青筋暴露,气滞血瘀,失于濡养而成,甚则肌肤甲错。"湿疹"一词已沿用很久,中医学中早有描述,如宋《圣济总录·浸淫疮》曰:"风热蕴于心经,则神志躁郁,气血鼓作,发于肌肤而为浸淫疮也。其状初生甚微,痒痛汁出,渐以周体,若水之浸渍,淫渍不止故曰浸淫。"类似于泛发性湿疹。

【病因病机】

1. 西医病因及发病机制　湿疹的发病原因是内因与外因的相互作用,常是多因素的,外在因素如生活环境、气候条件、日光、寒冷、炎热、多汗、搔抓及动物皮毛、植物、化学物质等均可诱发湿疹,某些食物也可使湿疹加重;内在因素如慢性消化系统疾病、胃肠道功能障碍、精神紧张、情绪变化等均可产生或加重湿疹的病情。其发病机制主要是一种迟发型变态反应。

2. 中医病机　中医学认为本病以内因为主,由心火、脾湿、肝风所致,外因为风湿泛于肌表,而为风湿热三者,有所偏重。

【诊断要点】

1. 急性湿疹　急性发作,初起局限于一处,很快对称分布,甚至泛发全身。皮疹多形性,由丘疹、丘疱疹或小水疱、红斑组成,聚集成片状,边缘弥漫不清,剧痒,搔抓后常引起糜烂、渗液、化脓、结痂等改变。病程 2～3 周,常复发且有转变成慢性的倾向。

2. 亚急性湿疹　多由急性期的红斑、水疱及渗出等减轻或消退过程中形成,或由慢性湿疹加重而来。皮损主要有丘疹、丘疱疹及小片糜烂、渗出,可有结痂或脱屑。

3. 慢性湿疹　常由急性湿疹转变而来,少数开始即为慢性。皮损浸润和肥厚显著,边缘比较清楚,发于任何部位,常发于颜面、耳后、乳头、脐窝、股部、阴囊、外阴、肛周、小腿及足背等处。皮损较为局限,病程缓慢,瘙痒难受,容易复发,不易治愈。

【辅助检查】　无特异性,血液中嗜酸性粒细胞可能增加。

【鉴别诊断】　急性湿疹应与接触性皮炎鉴别,见本章第四节"接触性皮炎"。慢性湿疹应与神经性皮炎鉴别,后者主要分布在颈后及两侧,臂部、肘部等部位,常不对称,皮损为扁平多角形丘疹融合形成苔藓样斑片,边缘鲜明。

【治疗】

1. 西医治疗

(1)去除任何可疑病因。

(2)避免局部刺激,如搔抓、肥皂热水烫洗等用力搔抓和不适当的治疗,避免饮酒、浓茶、咖啡和酸辣等刺激性食物。

(3)非特异性脱敏疗法:10％葡萄糖酸钙 10ml,静脉注射,每日 1 次。维生素 C 1g,静脉注射,每日 1 次;或维生素 C 500mg,口服,每日 3 次。

(4)抗组胺药物种类多,可选用 1～2 种同时服用,如氯苯那敏、羟嗪、赛庚啶、去氯羟嗪、阿司咪唑、特非那定等。

(5)局部治疗:急性期有渗液时,可用 3％硼酸溶液、醋酸铝溶液或野菊花煎液等湿敷;如无渗液则应用水粉剂,如炉甘石水粉剂等。亚急性湿疹可用糊剂或霜;慢性期用软膏或酊剂。

2. 中医治疗

(1)辨证施治

①风重于热证:病发以上身为主,瘙痒为主,出水不多,皮疹以红色丘疹为主,水疱不多。舌红苔薄白,脉弦滑。治宜祛风除湿,选用局方消风散。药用荆芥、防风、羌活、僵蚕、蝉衣、川芎、茯苓、藿香、厚朴、陈皮、人参、甘草。

②热重于湿证:发病急,皮肤潮红灼热,以红色丘疹为主,水疱少,瘙痒,心烦口渴,大便干,小便短赤。舌质红,苔薄白,脉滑数。治宜清热除湿,选用凉血除湿汤。药用生地黄、牡丹皮、赤芍、忍冬藤、海桐皮、地肤子、白鲜皮、六一散、苍术、黄柏。

③湿重于热证:病程日久,下半身为重,水疱多,色暗,瘙痒流水,糜烂,缠绵不愈,纳食不香,身倦无力,大便稀,小便清白。舌淡,苔薄白,脉缓。治宜健脾利湿,选用除湿胃苓汤。药用苍术、厚朴、陈皮、猪苓、泽泻、茯苓、白术、滑石、防风、栀子、木通、肉桂、甘草、灯心草。

④湿热并重证:发病急,皮肤潮红灼热,以红色丘疱疹为主,渗出明显,瘙痒,口苦心烦,大便不爽,小便赤。舌红苔黄腻,脉滑数。治以清利湿热,选用龙胆泻肝汤。药用龙胆草、栀子、黄芩、柴胡、车前子、生地黄、泽泻、当归、木通、甘草。若纳差,加藿香、佩兰;苔腻,加炒薏苡仁;便稀,加扁豆、山药、淫羊藿。

(2)外治

①渗水者,可用生地榆、马齿苋、黄柏各 10～20g,任选 1 种或 2 种,煎水,温敷或冷敷。

②风重于热证或热重于湿证,用三石水或九华洗剂。

③湿重于热证,渗水不多者,可用湿毒膏。

【验案举例】

1. 孙某,女,35 岁。约在 4 年前,无明显诱因,出现四肢散在斑丘疹,偶有瘙痒。曾在某医院,给予氯雷他定等抗组胺类药物内服,外涂尤卓尔软膏(丁酸氢化可的松),症状明显缓解,但以后每到秋、冬季节,皮疹就明显增多,发展到四肢、面部、颈部,瘙痒明显。1周前因食用海虾,面部片状红斑、丘疹增多,瘙痒增重,按原方法治疗效果不佳。伴有便结溲赤。体温37.0℃,脉搏88次/分,面部、耳郭红肿,散在红色斑丘疹、丘疱疹,部分丘疱疹融合成片,表面有渗出,结痂。四肢可见散在性类似皮损,伴抓痕、血痕。舌质红,苔黄腻,脉滑数。诊断为慢性湿疹急性发作。证属湿热浸淫,湿热并重。治宜清泄湿热。药用生薏苡仁、生石膏各20g,野菊花、生地黄、茯苓各15g,龙胆草、黄芩、紫花地丁、白鲜皮、车前草、泽泻、牡丹皮各10g,六一散、生大黄各6g,甘草5g。每日1剂,水煎服。第3次煎液,湿敷或外洗。治疗5天后,面部、四肢的红斑、丘疹大半消退,渗出明显减小,瘙痒相对缓解。耳郭尚有少量糜烂渗出,上方加僵蚕、苍耳子各10g,继服药5天,外治同前。面部尚有少量潮红斑,自觉有绷紧感,偶有痒痛,耳郭附着较多未脱落的痂皮。时觉口干,舌质红干,苔薄黄,脉细数,当兼顾养胃阴。药用生地黄15g,玉竹、生薏苡仁、丹参、麦冬、牡丹皮、白术各10g,甘草6g。外涂青黛油。续上治疗1周后,红斑完全消退,面部、耳部、四肢皮疹消失,瘙痒症状消除。

按:此案为肝经湿热并重之例,故方用清肝经湿热的龙胆泻肝汤加减。加紫花地丁、野菊花加强清热解毒之力;加生石膏清热,茯苓、薏苡仁健脾利湿;加白鲜皮苦寒,清热燥湿,泻火解毒,祛风止痒;加牡丹皮增凉血之效。大便结故用生大黄通便,使湿热从大便去。经过加减,清热解毒之力、利湿之效均大为增强。后因耳部皮疹仍重,是为风邪所致,加入僵蚕、苍耳子增疏风之力。皮疹渐消后,改用固护胃阴之方,外涂青黛油凉血消斑。分期施治而痊愈(中医皮科临床经验集,人民卫生出版社,2008)。

2. 胡某,女,25岁。身起皮损10余年,反复发作,缠绵不愈。近1个月来背部、双下肢起疹,伴瘙痒、腹胀、便溏。现四肢、躯干散在肥厚浸润性斑块,背部、双下肢伸侧皮损轻度糜烂渗出。舌质淡,舌体胖大,苔白,脉濡缓。诊断为慢性湿疹亚急性发作。证属脾虚湿盛,浸淫肌肤。治宜健脾除湿。药用白术、茯苓、薏苡仁、枳壳、当归、川芎、丹参、陈皮、白扁豆10g,木香、厚朴各6g。每日1剂,水煎服。外用黄连膏治疗干燥皮损,氯氧油治疗背部、双下肢糜烂、渗出性皮损。服上方7剂,无糜烂渗出,前方加红花、赤芍各10g。服上方14剂,皮损基本消退,遗留色素沉着,临床治愈。

按:本案系脾气虚弱,不能运化湿邪,导致湿邪浸淫肌肤,热象不明显,故方中运用白术、茯苓、薏苡仁、白扁豆健脾化湿,脾湿困重,中焦气机不畅,故又添厚朴燥中焦之湿,木香、陈皮、枳壳理中焦之气滞。血为气之母,用当归、川芎、丹参补血益气,助脾得气,气机条畅,则湿邪得以运化。养血益脾,健脾利湿,益气不忘行气,脾气充足,中焦气机通畅,则湿邪能祛(张志礼皮肤病医案选萃,人民卫生出版社,

1994)。

【注意事项】

1. 清洗患处时,动作要轻柔,不要强行剥离皮屑,以免造成局部感染,如红、肿、热、痛,影响治疗,使病程延长。

2. 多食富含维生素类食品,如新鲜水果、蔬菜等。避免可能致敏和刺激性食物,如辣椒、浓茶、咖啡、酒类。

3. 尽量少用肥皂,不用碱性大的肥皂。尽量不要选用含有西药、化学成分的药品或化妆品。

4. 为避免抓破皮肤发生感染,可用软布松松包裹双手,但要勤观察,防止线头缠绕手指。

5. 不穿化纤、羊毛衣服,以柔软、浅色的棉布为宜,衣服要宽松,不要穿盖过多。

6. 在湿疹发作时,不做预防接种,以免发生不良反应。

第四节　接触性皮炎

接触性皮炎是指接触某些外界刺激物或致敏物后,在皮肤、黏膜接触部位所发生的炎症反应。本病以发病前有接触某种致敏物质史和皮疹单一史的临床特点。可表现为红斑、水疱、大疱、渗出、糜烂、皮肤肥厚、苔藓样变等改变。长期反复接触某种致敏物质,可使皮炎呈慢性过程。本病属中医学"漆疮""膏药风""马桶癣"等范畴,多因禀赋不足,腠理疏松,接触某些物质,毒邪侵入皮肤,与气血相搏,气血失和,邪郁化热,外泛肌肤而成。本病系多发病、常见病,由于接触外界物质所引发,因此,预防有重要意义,预防发展为湿疹样皮炎的治疗,亦有重要意义。

【病因病机】

西医病因　接触性皮炎的发病原因,可分为原发性刺激和变态反应两种。

(1)原发性刺激:即具有强刺激性物质,任何人接触其一定浓度和一定时间后均可发生皮炎,如强碱、强酸等。很多化学物质可以侵入皮肤,有些分子可以逐渐耗损角质层,使角质蛋白变性,从而改变其蓄水能力,产生理化性损害。累积性原发性刺激皮炎则是由于长期反复暴露于弱的原发性刺激物的结果,称为耗损皮炎。如家庭妇女长期接触肥皂、洗涤剂所致的手部皮炎。

(2)变态反应

①接触物基本上是无刺激的,少数人在接触该物质致敏后,再接触该物质,经12~48小时在接触部位及其附近发生皮炎。此类物质很多,主要有动物性、植物性、化学性 3 种。

a. 动物性致敏物:动物的毒素、昆虫(如斑蝥、毛虫等)的毒毛等。

b. 植物性致敏物:一些植物的叶、茎、花、果等,常见的有漆树、荨麻、除虫菊、猫须草等。

c. 化学性致敏物:接触性皮炎的主要病因,主要有金属及其制品、化妆品、杀虫剂、除臭剂和各种化工原料等。

②变态反应性接触性皮炎的发病机制属于第Ⅳ型迟发型变态反应。抗原多为简单的化学物质,属半抗原,必须与载体结合成完全抗原,载体蛋白是表皮细胞的膜蛋白,然后由表皮内朗格汉斯细胞将抗原情报呈递给淋巴细胞,最终产生效应细胞,机体对此抗原致敏。当再次接触同类抗原后,效应细胞产生许多淋巴因子,发生一系列反应,使与半抗原结合的表皮细胞受破坏,产生丘疹、水疱等急性皮炎表现。

a. 有刺激物接触史。

b. 经一定潜伏期后发病,如接触原发性刺激物,接触后数分钟至数小时内发病,如为弱刺激物,亦可长达几天或几周。如为变应原,初次接触于 4 日后再次暴露,在 24 小时内发病。

c. 损害的形态、范围和严重度,取决于刺激物的性质、浓度、接触方式、部位、时间和患者的敏感性。

d. 损害发生于接触部位,如患者敏感度较高,可扩展到身体其他部位。

e. 皮损从轻度的红斑、丘疹、水疱、大疱以至坏死性溃疡均可发生,边缘清楚。但在组织疏松处如眼睑、包皮等处水肿明显,境界就不清楚。

f. 有痒和烧灼感,重的有疼痛感。

g. 病程有自限性,斑贴试验阳性属迟发型变态反应。

【鉴别诊断】 需与急性湿疹鉴别。湿疹以内因为主,急性发作,皮疹多形性,常泛发,无大疱,边界弥漫不清,趋于慢性易复发。

【治疗】

1. 西医治疗

(1)避免再接触致敏物。

(2)局部清洁用温水、硼酸水、过氧化氢溶液、醋酸铝液清洗,如一次不能洗净,可做湿敷、数次清洗。

(3)外用药物视患处病情而定,如有红肿、丘疱疹或水疱而无明显溢液,可用炉甘石洗剂或粉剂;如溢液多,可用湿敷,常用 3％硼酸溶液等,待皮损干燥后,可用糊剂、皮质激素类霜剂或其他安抚止痒药。

(4)全身疗法:可酌情给予抗组胺制剂 1～2 种,如氯苯那敏、赛庚啶、氯雷他定等;如损害面积较大,可静脉注射 10％葡萄糖酸钙 10ml 或 10％硫代硫酸钠等。如损害面积大而急性,可短期口服泼尼松 20～30mg,每日分 4 次。

2. 中医治疗 常见证型为毒邪外袭,肌肤蕴热:局部潮红、肿胀、水疱、渗出、糜烂、自觉疼痛。面积大、严重者有口渴、大便干、小便黄。舌质红,苔微黄,脉弦滑或略数。治宜清热、凉血、解毒,方选清热除湿汤加减。药用龙胆 10g,黄芩 10g,白茅根 30g,生地黄 15g,车前草 30g,蒲公英 15g,大青叶 15g,甘草 10g。每日 1 剂,水煎服,分早、晚 2 次服。大便干者加大黄;湿盛者加泽泻、木通、茵陈;发热者加生石膏。

【验案举例】

1. 汤某,女,28 岁。于 1 个月前使用香蕉水洗擦油漆桶后,前臂发生丘疹作痒,并逐渐蔓延及面部。最近 2～3 天来,胸脘腹背亦有波及。曾经在保健站应用葡萄糖酸钙、维生素 C 未见效果。现前臂、胸脘等处遍布红色丘疹,面部之细小丘疹密集,皮肤焮红,按之灼热,并有抓痕、血痂及少量脱屑。皮肤抚之糙手。苔薄,脉濡。诊断为接触性皮炎。证属外染邪毒,内蕴湿热。治宜散风清热利湿,佐以凉血之品。药用金银花、炒车前仁各 15g,连翘、苦参各 12g,生薏苡仁、萆薢、制大黄、赤芍各 9g,桑叶、菊花、牡丹皮各 6g。每日 1 剂,水煎服。外用清凉油搽头面及手,止痒扑粉扑胸部。忌鱼腥、忌抓搔。上药连进 4 剂,丘疹未见新发,作痒大减。入暮得热痒觉尚存,此余热未清也。故再拟原方出入,去薏苡仁、萆薢、制大黄,加细生地黄、地肤子、白鲜皮各 15g,蝉蜕 3g 等祛风止痒之品。外用改为 2%薄荷三黄洗剂。4 天后,瘙痒基本已除,丘疹未见新发,皮肤光泽,灼热消失。

按:患者因接触过敏物质,外邪侵入,邪毒久而不散,郁而化热,故出现皮肤焮红灼热。脉濡,是体内有湿,两邪相合,湿热内蕴。方用桑叶、菊花,疏散风邪;金银花、连翘、制大黄清热解毒;薏苡仁、车前子利湿清热;萆薢、苦参燥湿止痒;赤芍、牡丹皮凉血清热。后期湿热大势去,但仍瘙痒不止,加入疏风止痒燥湿之品而收良效(外科经验选,上海人民出版社,1977)。

2. 杨某,女,56 岁。4 天前染发后数小时始觉头皮及面部发红瘙痒,次日头面部红肿、起小水疱,两眼睁不开,奇痒难忍。遵医嘱内服泼尼松及外用药水疗效不明显,头面部红肿、痒痛加重,渗出明显,夜不能寐,纳食不香,大便干燥,小便短赤。现头皮、颜面、双耳、双手潮红、肿胀、渗液,分布有大小不等的密集水疱,双眼睑肿胀明显,二目难睁,球结膜充血,触诊面部有灼热感。脉弦滑数,舌质红绛,苔微黄。诊断为接触性皮炎(染发皮炎)。证属湿热内蕴,外感毒邪。治宜清热凉血,解毒利湿。药用生地黄、生石膏(先煎)、白茅根、马齿苋、败酱草、车前草、白鲜皮、薏苡仁各 30g,牡丹皮、黄芩、车前子、泽泻、冬瓜皮、苦参各 15g,龙胆草、野菊花各 10g。每日 1 剂,水煎服。尽量剪除头发后,用马齿苋 30g,黄柏 10g 煎汤冷湿敷,每天 2～4小时,外用氯氧油。用四环素可的松眼药膏点眼。服药 2 剂后,颜面红肿显著消退,水疱干涸,肿胀减轻,双眼略可睁开,食纳好转,大便正常。舌红苔白,脉弦滑数。继以前法治疗。3 天后,面部肿胀全消,仍稍发红,糠状脱屑,微痒。共服药 7剂,症状全消,双手水疱最后消退。

按:本案因外感毒邪,入里化热,湿热内蕴,外发肌肤,治当清热凉血,解毒利湿,方中龙胆草、黄芩、白鲜皮、苦参清热燥湿,泻火解毒;生地黄、牡丹皮清热凉血;马齿苋、野菊花、败酱草清热解毒;石膏泄实热,薏苡仁、车前子、泽泻、冬瓜皮利水湿,消肿胀。配马齿苋、黄柏煎汤冷湿敷起到清热燥湿、收敛止痒作用(张志礼医话验案精选,人民军医出版社,2008)。

【注意事项】

1. 注意日常生活细节:接触性皮炎是一种迟发型变态反应,发病有一定潜伏期,首次接触往往几天后才出现症状。因此,对于一种新花露水或防晒霜等,第一次使用面积不要太大,若几天后未出现皮肤异常,可再大面积使用。另外,凉席的缝隙中极易寄生螨虫等,因而凉席除常用温水擦洗外,还应时常放在阳光下晾晒。身体爱出汗者,睡前最好在凉席上垫一层吸汗的棉布。有过敏反应者宜睡竹制或藤制凉席。

2. 远离致敏因子:对日常生活中容易发生致敏的物质,接触时应保持警惕性,尤其是过敏体质者,尽量远离,若接触后发生反应,应立即隔离,避免继续接触。对已患过接触性皮炎者,则应尽量寻找致敏原因,加以除去,不要再接触。当病因不明确或同时有多种物质接触而不能确定时,可以做斑贴试验,以明确病因。

3. 养成良好的饮食习惯:辛辣、刺激的食品可使瘙痒加重,容易使湿疹加重或复发,所以在发病期间应该尽量少吃或不吃容易引起或加重过敏的食物,如鱼、虾等海产品。多食富含维生素类食品,还要多食新鲜的水果、蔬菜,饮食要均衡,最好包括大量含丰富维生素 C 的水果、蔬菜,任何含 B 族维生素的食物。

4. 要注意饮用大量清水,能在体内滋润皮肤。平时可以自制一些营养面膜,如黄瓜汁面膜、丝瓜汁面膜、鸡蛋清蜂蜜面膜等,以逐步改善皮肤状况,获得皮肤的健美。若已发病,则应立即进行适当处理,避免搔抓、洗涤或乱用药物等附加刺激使病情恶化。尽量不穿尼龙化纤的贴身内衣,而应穿纯棉、白色、柔软的内衣裤。

5. 去除原因和恰当处理后,通常数天或十余天后即可痊愈。但由于搔抓或处理不当、感染或刺激物未能及时除去,致使病程迁延变为慢性皮炎。

6. 患者应避免精神紧张、过度疲劳,生活、工作、学习节奏不可太快,应适当松弛,可参加一些体育运动以促进身心健康。

第五节　药物性皮炎

药物性皮炎,又称药疹,是指药物通过内服、注射、吸入等途径进入人体,在皮肤黏膜上发生的炎症反应,严重者可引起系统性损害。本病属于中医学"中药毒"范畴。中医学认为,本病是由于先天禀赋不足,邪毒内侵而致。如风热之邪外袭,发于肌肤;或脾运失司,湿热蕴蒸,郁于肌肤;外邪袭腠,郁久化火,血热妄行,溢于肌肤;或药毒入里,燔灼营血,外发于肌肤,内攻于脏腑;或热毒之邪,耗伤阴液,阴损及阳,阳无所附,气阴两亏,病重而危。

【病因病机】

1. 西医病因

(1)许多药物在一定条件下都可能引起药物性皮炎,比较常见的有:①抗生素类,如青霉素、链霉素等;②磺胺类,如长效磺胺等;③解热镇痛药,如阿司匹林等;④镇静药与抗癫痫药,如苯巴比妥、苯妥英钠等;⑤异种血清制剂及疫苗,如破伤风抗毒素、狂犬疫苗等;⑥中药类,如乳香、没药等。近年来中药饮片以及制剂引起的过敏反应逐渐增多。

(2)药物性皮炎的发病机制非常复杂,主要有以下几个方面。

①变态反应系应用药物后引起的异常免疫反应。常见的有 4 型:Ⅰ型(速发型),可产生荨麻疹、血管性水肿及过敏性休克等症状。Ⅱ型(细胞毒型),可引起过敏性紫癜等。Ⅲ型(免疫复合物型),如血管炎等。Ⅳ型(迟发型),由致敏淋巴细胞介导,如湿疹样药疹、剥脱性皮炎等。

②药理作用:某些药物本身为组胺释放剂,可引起荨麻疹、血管性水肿等。

③药物的蓄积和过量反应:如碘化物、溴化物引起的痤疮样药疹以及某些药物产生的中毒性药疹。

④光敏性反应:服用或接触光感性药物后,再经日晒后引起的皮疹。

2. 中医病机　中医文献中将药物性皮炎归为中药毒类,早在隋代《诸病源候论》中就认识到:"凡药物云有毒及有大毒者,皆能变乱,与人为害,亦能杀人。"并载有"解诸药候"。其病因病机概括如下。

①禀赋不耐:患者先天禀赋不耐,肌肤腠理不密,药物进入体内后或机体不耐药毒刺激或毒热外达肌肤所致。

②药毒浸淫:药物繁多,化热生毒,先天禀赋不耐之人,误食热药,内可攻脏腑,外可淫肌肤,轻者肌肤发斑,身热不退;若毒热入营血,灼伤津液,肌肤失养则见肌肤脱屑如云片;若药毒与湿热相结,下注阴器则浸淫湿烂,红肿灼痛;若药毒与风热搏结,郁于肌腠,则发风疹块。

【临床表现】　药物性皮炎症状复杂,临床表现形式多样,症型不一,主要归纳如下。

1. 麻疹样药疹及猩红热样药疹　麻疹样药疹皮损为散在或密集呈弥漫性红色针尖至米粒大的麻疹或斑丘疹,对称分布,以躯干为多,可泛发全身。猩红热样药疹初起为小片红斑,从面部、颈部、上肢、躯干向下发展,于 2~3 日可遍布全身,并互相融合,尤以皱褶部位及四肢屈侧更为明显。本型药疹与麻疹及猩红热比较,其全身症状轻微,且无麻疹或猩红热的其他症状。50%以上的患者停药 2 周后皮疹消退,若未能及时发现及停药,则可向重型药疹发展。

2. 荨麻疹型药疹 症状与急性荨麻疹相似,但其风团与一般荨麻疹比较,色泽鲜红,灼热,自觉瘙痒,可伴有刺痛。全身症状较明显,持续时间也比较长。

3. 固定性药疹 本型是药疹中较常见的一种疹型,皮疹特点为圆形或椭圆形水肿性鲜红或紫红色斑,微高出皮面,重者中央可形成水疱。皮疹边缘清楚,多为单发,也可多发,此疹可发于身体任何部位,以唇部、口周、龟头、肛门等皮肤黏膜交界处为多,约占80%;亦可见于趾(指)间皮肤和手足背、躯干等部位。愈后留有色素沉着,重复用药时,在原处复发,但皮损范围扩大,随着发作次数的增加,皮疹愈难消退,色素愈深。多数患者无全身症状,少数患者可伴有轻微的发热、乏力、食欲减退等症。

4. 剥脱性皮炎或红皮症型药疹 本型为严重型药疹,其表现为全身皮肤鲜红、肿胀,伴有渗出、结痂,渗液有臭味,至2周左右皮损呈大片叶状鳞屑剥脱。手足部位则呈手套或袜套脱落。常伴有明显的全身症状,如恶寒、高热、恶心、呕吐,可有浅表淋巴结肿大、蛋白尿、肝大、黄疸等症。

5. 大疱性表皮松懈萎缩坏死型药疹 为严重型药疹,发病急,全身中毒症状严重,伴有高热不退及内脏症状。皮疹初发于面颈部、胸部,出现弥漫性紫红色或暗红色斑片,迅速波及全身,融合成片,触痛显著。旋即于红斑处发生大小不等的松弛性水疱及表皮松懈,手指可推动,稍用力表皮即可擦掉成糜烂面,如烫伤样表现。口腔黏膜等也可坏死脱落。若抢救不及时,可死于继发感染、肝衰竭或肾衰竭、毒血症及内脏出血。

6. 多形红斑型药疹 皮疹特点为豌豆至蚕豆大小、圆形或椭圆形水肿性红斑或丘疹,中心呈紫红色,或有水疱,境界清楚,对称分布于四肢伸侧,痒痛感,常伴有发热、关节痛、腹痛等。严重者累及口、眼、外阴黏膜及全身,出现水疱、糜烂、疼痛剧烈,伴有高热,肝肾功能障碍及肺炎等,称重症多形红斑型药疹。

7. 湿疹型药疹 常由外用磺胺或抗生素软膏,局部接触致敏而发生局部湿疹样皮炎,如未停药,可逐渐发展至全身;若服用同样药物,则可产生泛发性湿疹皮炎样皮损。

8. 紫癜型药疹 双小腿散在或密集分布红色瘀斑、瘀点,有的可略隆起,呈紫癜样损害。发生Ⅱ型变态反应者可引起血小板减少性紫癜;Ⅲ型变态反应可引起毛细血管炎症而产生紫癜。严重者皮损累及躯干、四肢,甚至出现黏膜出血、贫血等。

9. 光敏皮炎型药疹 服用光敏性或光毒性药物后,如氯丙嗪、灰黄霉素、磺胺、补骨脂素等,经日光或紫外线照射后出现:①光毒性红斑,皮疹与晒斑相似。②光变态性皮疹,皮疹多呈湿疹样改变,不仅见于曝光部位,也可见于遮盖部位,有一定的潜伏期。

10. 扁平苔藓样药疹 皮损与扁平苔藓相似,但鳞屑显著,伴有湿疹样变,愈后有明显色素沉着。常由砷剂、金剂、抗疟药、对氨苯甲酸、奎尼丁等引起。

11. 痤疮样药疹　类似寻常痤疮,皮疹发展缓慢,主要由碘、溴制剂、类固醇皮质激素或口服避孕药等引起。

12. 血管炎型药疹　皮损表现为紫癜、瘀斑、结节、坏死或结节性动脉炎样病变,发于全身者可有发热、关节痛、水肿、蛋白尿、血尿或肾衰竭。

【诊断要点】

1. 患者有明确的服药史。

2. 有一定的潜伏期,其后皮疹突然发生,重复用药常在 24 小时内发病。

3. 除固定性药疹外,皮损常对称分布,进展较快。

4. 皮疹形式多样,色泽鲜红。

5. 应用与致敏药物结构式相近的药物,常出现交叉过敏。

6. 应用抗过敏药物,特别是皮质激素治疗有效。

【辅助检查】

1. 轻型药疹无特异性体征或有白细胞总数增多、嗜酸性粒细胞增多。重型药疹常有肝、肾功能障碍等。

2. 被动皮肤过敏试验阳性。

【鉴别诊断】　麻疹样药疹及猩红热样药疹应与麻疹及猩红热鉴别。

1. 前者有明确的用药史。

2. 前者皮疹形态较后者更鲜红及瘙痒,而全身症状较后者轻。

3. 前者无传染病接触史,且无后者应有的其他症状或体征,如四周苍白圈、杨梅舌、Koplik 斑、耳后和枕部淋巴结肿大等。

4. 其他各型药疹与同型皮肤病的鉴别应根据病史、全身症状、病情演变规律及实验室检查做判断。

【治疗】

1. 西医治疗

(1)轻型药疹

①停用致敏药物及可疑药物。

②给予抗组胺药、维生素 C、钙剂等,静脉滴注 10%葡萄糖溶液以尽快促进药物排泄。

③对无渗出的皮损局部外用炉甘石洗剂等,保持清洁、干燥;有糜烂及渗出时,可用 3%硼酸溶液湿敷。

(2)重型药疹

①首选类固醇皮质激素,用氢化可的松 200~400mg,维生素 C 1.0~2.0g,加入 5%~10%葡萄糖溶液 1000~2000ml 内,缓慢静脉滴注,每日 1 次,直至病情稳定后逐渐减量,改泼尼松口服。

②防止继发感染,因表皮剥脱,加之大量使用类固醇皮质激素,易诱发感染,应采用严格消毒隔离措施,尽可能减少感染机会,积极预防和治疗并发症。

③注意补液及维持水、电解质平衡,渗液多时,除补充液体外,还要补充胶体,必要时输全血或血浆。

④加强护理,是治疗重型药疹的重要环节,尤其对眼部的护理要及早采取措施。角膜受累时,每2～3小时用类固醇皮质激素眼药水滴眼,并用抗生素眼药膏保护角膜。对口腔黏膜损害应保持口腔清洁。

⑤局部治疗以保护、散热、干燥、消炎为目的,无渗液、糜烂的皮损,可采用粉剂或振荡剂;肿胀明显者用湿敷疗法及油剂;表皮剥脱及大疱者,以暴露疗法为好,可用温度适宜的红外线灯照射。

2. 中医治疗

辨证施治

①风热相搏证:全身起丘疹、风团,色泽鲜红,高出皮肤,边界清楚,形态不一,大小不等,瘙痒剧烈。常见于荨麻疹样或血管水肿性皮损。舌质红,苔薄白,脉浮数。治宜疏风清热止痒。方选疏风清热饮加减。药用羌活 10g,荆芥 10g,防风 10g,牛蒡子 10g,牡丹皮 10g,金银花 10g,大青叶 10g,滑石 10g,薄荷 6g,蝉衣 6g,黄芩 10g。每日 1 剂,水煎服。痒甚者加生地黄、白鲜皮;皮疹鲜红者加紫草、白茅根、生槐花;伴发热者加生石膏、知母、玄参;水肿不退者加冬瓜皮、茯苓皮、大腹皮。

②血热发斑证:肌肤嫩红成片或密集针尖大小红色粟丘疹,常见于猩红热样、麻疹样皮损;压之褪色,或见于紫癜样皮损,压之不褪色。自觉瘙痒,伴口渴、便秘。舌质红,苔薄黄,脉数。治宜清营凉血透疹。方选皮炎汤和银翘散加减。药用生地黄 30g,赤芍 10g,牡丹皮 10g,金银花 12g,连翘 12g,竹叶 10g,薄荷 6g,牛蒡子 10g,黄芩 10g,生石膏 30g,知母 10g。每日 1 剂,水煎服。若斑疹色紫红,压之不褪色加茜草、紫草、白茅根;瘙痒剧烈者加白蒺藜、防风、地骨皮。

③湿热发斑证:皮疹为圆形或椭圆形的鲜红肿胀斑,压之褪色,伴有水疱、渗液,或见黏膜糜烂,局部瘙痒、疼痛。多见于多形红斑样药疹、固定性药疹、湿疹型药疹及血管炎型药疹。可伴有发热,口干不渴,胃纳欠佳。舌质红,苔黄腻,脉滑数或弦滑。治宜清热利湿,解毒退斑。方选龙胆泻肝汤加减。药用龙胆 10g,栀子 10g,黄芩 10g,茯苓 12g,泽泻 10g,木通 6g,车前子 10g,生地黄 20g,冬瓜皮 15g,生龙骨、牡蛎各 30g。每日 1 剂,水煎服。外阴黏膜糜烂、舌苔黄腻者,加藿香、佩兰。

④毒热发斑证:起病急骤而病情重,皮疹为弥漫性红斑,迅速波及全身,疹色鲜红,肿胀斑上起水疱,疱壁松弛,易擦破,伴有渗液、结痂、糜烂或大片表皮脱落。多见于剥脱性皮炎样药疹或红皮病型药疹。常有明显的高热、恶寒、恶心、呕吐,浅表淋巴结肿大。舌质红,苔黄或腻,脉弦数。治宜清营凉血解毒。方选清瘟败毒饮合清营汤加减。药用犀牛角粉(代)6g,生地黄 30g,赤芍 10g,牡丹皮 10g,生石膏

30g,知母 10g,玄参 10g,竹叶 10g,连翘 10g,青蒿 30g,地骨皮 10g,银柴胡 10g,胡黄连 10g。每日 1 剂,水煎服。热退后去犀牛角、青蒿、地骨皮、银柴胡、胡黄连,加冬瓜皮、茯苓皮、焦三仙。

⑤气阴两伤证:皮损后期疹色黯,皮肤干燥脱屑。多系毒热发斑证转化而来。伴有神疲形倦,少气懒言,口咽干燥,大便干小便赤。舌质红绛,苔少或剥脱,脉细数或虚数。治宜益气养阴,清解余毒。方选增液汤合清营汤加减。药用生地黄30g,玄参 10g,牡丹皮 10g,天冬 10g,麦冬 10g,玉竹 10g,石斛 10g,天花粉 10g,太子参 15g,生黄芪 10g,金银花 10g,竹叶 10g,生甘草 6g。

【验案举例】

1. 李某,男,30 岁。5 天前,因头痛服索米痛片 2 片,第 2 天上午即发现龟头出现一潮红斑,少量渗出。用皮康王(复方酮康唑乳膏)外涂无效,且皮损逐渐加重,糜烂面扩大,渗液增多,灼痛明显。2 天前曾在某门诊部予以抗生素(具体名称、用量不详)静脉注射治疗,也无效。精神可,食欲可。患者否认不洁性生活史。查体温 36.6℃,呼吸 20 次/分,脉搏 75 次/分。龟头处见一 2cm×1cm 椭圆形的水肿性红斑,边缘紫红色,质软,中央浅表糜烂,基底潮红、不平整,黄色渗液,触痛敏感。皮损周围皮肤黏膜正常。实验室检查:血常规、尿常规正常。梅毒试验(RPR)(一)。舌质红,苔黄腻,脉滑数。诊断为药物性皮炎。证属外染邪毒,湿热下注。治宜清热利湿解毒。药用土茯苓 30g,金银花、生地黄、薏苡仁各 15g,龙胆草、黄芩、栀子、牡丹皮、赤芍、车前子、苦参各 10g,柴胡 6g,甘草 5g。每日 1 剂,水煎服。外用第 3 次煎液湿敷或外洗。服 5 剂后,皮损局部水肿消失,糜烂、渗出明显减轻,灼热症状轻微。继用上药 5 剂。糜烂面明显缩小,已无渗出,轻微触痛。上方加玄参 15g,停用湿敷,1 周后痊愈,仅留色素沉着。

按:固位性药疹是药疹中较常见的一种类型,典型皮损为圆形或椭圆性的潮红斑片,重者糜烂渗出。皮损可单发,也可多发,皮肤、黏膜交界处为好发部位,其他部位如躯干、四肢也可发生。以后如再使用同样药物,还会在同一部位出现皮损,且症状加重。风、湿、热毒之邪,蕴阻于肌肤,甚者热毒化火,灼伤阴液,毒入营血,内攻脏腑,久则导致阴液耗伤,阳无所附,浮越于外,病重而危殆。对于早期的药疹,以清热凉血、解毒利湿为主,常用生地黄、牡丹皮、赤芍、生石膏、知母、金银花、连翘、车前子、泽泻等;后期的药疹常加用玄参、石斛、沙参等。当皮损有渗液时,常用地榆、马齿苋、金银花煎水湿敷。如药疹病情危重或出现休克时,应中西医结合抢救(中医皮肤临床经验集,人民卫生出版社,2008)。

2. 王某,女,22 岁。3 天前因患急性扁桃体炎,在当地卫生院肌内注射青霉素40 万 U,2 小时后面部、双手背、前臂及阴部突然红肿,出现水疱。称以前曾注射过青霉素未有反应,因此此次未做皮试。发病后经用苯海拉明和静脉注射葡萄糖酸钙,未能控制。现面部灼热、红肿,双目合缝,双手背及前臂下 1/3 掀起水肿,可见集簇之丘疱疹,阴部亦红肿,起小水疱,部分渗出。体温 38℃。脉弦滑带数,舌质红,苔薄白。诊断药物性皮炎。证属药物之气,诱发风肿。治宜凉营清热、化毒消肿。药用生地黄、生石膏各 30g,金银花 15g,牡丹皮、赤芍、连翘、竹叶、知母、生甘草各 9g,木通 6g。每日 1 剂,水煎服。外用生地榆 90g,分成 3 份。每日用 1 份,水煎成 400ml,待凉后用干净小毛巾蘸液,分别湿敷面部、手臂、阴部等处,每日 4～5次,每次湿敷 20～30 分钟。服 3 剂后复诊,面部、手背红肿基本消退,阴部尚未完全消肿,略见渗液。嘱继服前方 3 剂,阴部继续湿敷。3 日后全部消退。

按:本案选方,立足于凉血清营,清热解毒。方中重用生地黄、石膏清热凉血,泻营分热邪,辅牡丹皮、赤芍凉血,佐金银花、连翘解毒;竹叶、木通清火解毒,利尿清热,配合生地榆外用凉血、消肿,效果明显(朱仁康临床经验集,人民卫生出版社,2007)。

【注意事项】

1. 杜绝滥用药物,在未明确诊断之前,根据适应证,尽可能减少用药品种,不要盲目用药。

2. 在处理患者时,应详细询问有无药物过敏史,避免再用曾引起过敏反应的药物。

3. 对易引起过敏反应的药物如青霉素、血清制剂等,用前一定要做皮试。

4. 对个人或家庭成员中有过敏史者应特别谨慎。

第六节 传染性湿疹样皮炎

传染性湿疹样皮炎又称传染性皮炎,是一种环绕病灶或位于皱褶部位的感染性皮炎。是由细菌性感染性病灶中排出的分泌物刺激周围正常皮肤引起的过敏反应。细菌感染在其病因上起一定作用,但其又并非仅由细菌特异病理性活动所引起。常见感染灶如中耳炎、压疮(褥疮)、皮肤溃疡及瘘管等,其皮损表现类似湿疹,故名。中医学文献中尚未查到有关本病的明确记载,根据其临床表现,与中医的浸淫疮相类似。如隋《诸病源候论·浸淫疮》云:"浸淫疮,是心家有风热,发于肌肤。初生甚小,先痒后痛而成疮,汗出浸渍肌肉,浸淫渐阔乃遍体。"清《医宗金鉴·外科心法要诀》云:"此证初生如疥,搔痒无时,蔓延不止,抓津黄水,浸淫成片,由心火、脾湿受风而成。"

【病因病机】

1. **西医病因** 本病的病因尚不十分明确。有学者认为,细菌感染在其病因上起重要作用,但这又并非唯一的致病原因。在有些症候群中,除感染外,与外伤、糜烂等也有关系。因此,本病的病因尚需进一步研究确定。

2. **中医病机** 中医学认为,本病的发病以内因(脾湿内蕴)为主,外因(热毒外袭)为标,内、外因相互交织而发病,病位在脾及肌肤。

【诊断要点】

1. 常发于破溃的脓肿、窦道、溃疡、瘘管周围或女阴附近等常受分泌物刺激的部位。

2. 初起仅限于化脓性病灶周围,皮损潮红,境界清楚。有多数小疱、脓疱或毛囊炎,表面覆有浆液性或脓性分泌物和痂皮。皮损可向周围扩大、蔓延,有时周围出现一圈即将剥脱的皮屑,其下常有积脓。附近淋巴结常肿大。

3. 具有自体接种传染的特点,瘙痒可使皮损呈线状分布。

4. 自觉瘙痒,但较一般湿疹为轻。

【辅助检查】　组织病理与亚急性湿疹和慢性湿疹相似,在表皮中有海绵状态,伴以棘层肥厚、角化过度和角化不全。在真皮中有多形核白细胞和淋巴细胞浸润,并不同程度地侵入表皮。

【鉴别诊断】

1. 疱疹样皮炎　多形性皮疹,除水疱外,尚有红斑、丘疹、风团等多种损害,往往聚集成群。水疱较小,往往排列成环。黏膜症状罕见,血中嗜伊红白细胞增高。病理组织检查无棘层松懈,水疱位于表皮下。直接免疫荧光检查真皮乳头有 IgA和 C3 呈颗粒状沉积。

2. 脓疱疮　夏、秋季,儿童多见。皮损好发于颜面、四肢等暴露部位,也可蔓延至全身。皮疹突然发生,初起红斑或水疱,周围有红晕,很快变成脓疱。疱壁薄、易破,破后流出黄水或脓汁,基底糜烂,后结黄色厚痂。

【治疗】

1. 西医治疗

(1)全身治疗

①抗感染治疗,选用适当的抗生素。

②抗过敏药物,如阿司咪唑等。

③可酌情选用维生素及钙剂。

④病情严重者可选用类固醇皮质激素。

(2)局部治疗

①感染病灶用抗生素制剂,如莫匹罗星等,也可用青黛膏掺九一丹。

②湿疹样皮炎可用 1:2000 醋酸铅湿敷或 1:5000 高锰酸钾溶液湿敷,也可用黄柏液、颠倒散洗剂外洗。

2. 中医治疗

(1)辨证施治

①热毒湿壅:发病急,皮肤潮红灼热,上起黄粟为多,水疱少,瘙痒,心烦口渴,大便干,小便短赤。舌质红,苔薄白,脉滑数。治宜清热解毒,凉血利湿。方选清热

除湿汤加减。药用龙胆 10g,白茅根 30g,干地黄 30g,牡丹皮 10g,六一散 30g,泽泻 15g,金银花 15g,车前草 15g,连翘 15g,黄芩 10g,大青叶 30g。每日 1 剂,水煎服。

②脾虚湿盛:病程日久,下半身为重,起水疱多,皮色黯淡不红,瘙痒出水,缠绵难愈,食纳不香,身倦无力,大便溏薄,小便清白。舌淡,苔薄白,脉缓。治宜健脾祛湿。方选除湿胃苓汤加减。药用苍术 10g,厚朴 10g,陈皮 10g,茯苓 15g,猪苓 10g,泽泻 10g,白术 15g,薏苡仁 30g,车前草 15g,黄芩 10g,木通 10g,肉桂 1.5g. 每日 1 剂,水煎服。纳差,加藿香、佩兰;便泄,加扁豆、山药、淫羊藿。

(2)单方成药:可选用龙胆泻肝丸、连翘败毒丸、小败毒膏等。

(3)局部治疗:渗出多者,可用生地榆、马齿苋、黄柏各 10~20g,煎水,冷湿敷或温湿敷。热毒湿壅者用三石水或九华粉洗剂;脾虚湿盛、渗出不多者,可用湿毒膏。

【注意事项】

1. 避免热水烫洗或洗澡,忌食鱼腥、羊肉等发物。

2. 积极处理原发感染病灶。

3. 保持局部清洁,避免搔抓。

第12章

神经性瘙痒性皮肤病

第一节　神经性皮炎

神经性皮炎又名慢性单纯性苔藓,属神经功能障碍性皮肤病。临床表现有以下特点:初始无原发皮疹,因瘙痒致摩擦或搔抓后,出现粟粒至绿豆大小的扁平丘疹,呈圆形或多角形,散在分布,日久可融合成片,皮肤肥厚,形成皮纹加深,皮嵴隆起的典型苔藓样损害。本病中医学称"摄领疮""顽癣",总由情志内伤,风邪侵扰,营血失和,气血凝滞而成。初起多由风湿热邪阻滞肌肤或硬领等机械刺激而引起;病久耗伤阴液,营血不足,血虚生燥,皮肤失于濡养而成;或血虚肝旺,情绪不宁,过度紧张,抑郁烦恼者,极易发病,且多复发。

【病因病机】

1. 西医病因

(1)神经、精神因素:本病病因虽不十分清楚,但与精神因素有明显的关系。精神紧张、情绪波动、神经衰弱可诱发、加重本病。

(2)局部摩擦、刺激:本病好发于颈项、肘关节等易摩擦部位,且搔抓可使皮损加重。

(3)消化不良、内分泌失调、饮酒等亦可成为发病因素。

2. 中医病机

(1)情志不遂,紧张劳累,肝郁化火,心火上炎,火热内盛生风,外发肌肤而致。

(2)颈项多汗,衣领摩擦,风湿之邪怫郁肌肤而致。

(3)日久耗伤阴血,血虚肝旺,生风化燥,肌肤失养。

【诊断要点】

1. 皮损特点:起病时患部皮肤常仅瘙痒,而无皮疹,搔抓后出现粟粒大小的扁平丘疹,圆形或多角形,密集或散在,以后皮疹融合成片,形成皮纹加深、皮嵴隆起的苔藓化斑片,淡红色或皮色。

2. 发病部位：多发于颈项、四肢伸侧、骶尾部，常对称分布。有局限性和泛发性之分，以局限性为多见。

3. 病程慢性，易反复发作。

4. 阵发性剧痒。

【鉴别诊断】

1. 慢性湿疹 皮损为暗红色肥厚斑片，苔藓样变不如神经性皮炎显著，搔抓刺激后有渗出倾向，曾有起红丘疹、小水疱等急性湿疹病史。

2. 银屑病 发于小腿伸侧的局限性、肥厚性、银屑病类似神经性皮炎，但银屑病之皮损基底淡红，表面覆以银白色鳞屑，剥去鳞屑后有薄膜现象和点状出血。全身其他部位可有银屑病皮损。

3. 皮肤淀粉样变 多发于小腿伸侧，皮损为高粱米大小的圆顶丘疹，质坚实，密集成片，组织病理变化有诊断意义。

【治疗】

1. 西医治疗

(1)瘙痒剧烈者，可口服赛庚啶、羟嗪等抗组胺类药物止痒，夜寐不安者给予地西泮等镇静催眠药。

(2)辅以谷维素、复合维生素 B 口服，或维生素 B_{12} 肌内注射，以调节神经功能。

(3)泛发性神经性皮炎，可静脉注射 10％葡萄糖酸钙 10ml，加维生素 C 0.5g；或静脉封闭 0.25％普鲁卡因注射液 10～20ml，加维生素 C 0.5g 静脉注射；或以 0.1％普鲁卡因 500ml 静脉滴注，每日 1 次。注意用普鲁卡因前需做皮试。

(4)类固醇皮质激素局部皮损内封闭注射。

(5)外用各种类固醇皮质激素软膏、溶液及焦油类软膏。

2. 中医治疗

(1)辨证施治

①心肝郁火证：皮损色红，奇痒难忍，伴心烦不宁，急躁易怒，失眠多梦，口苦咽干。舌边尖红，脉弦数。治宜清肝泻火，熄风止痒。方选龙胆泻肝汤合泻心汤加减。药用龙胆 10g，栀子 10g，黄芩 10g，柴胡 10g，生地黄 15g，黄连 10g，牡丹皮 10g，白蒺藜 15g，钩藤 10g，生甘草 6g。每日 1 剂，水煎服。皮损色红加白茅根、赤芍；口干饮多加生石膏、知母；大便干燥加当归、大黄；失眠加夜交藤、珍珠母。

②风湿蕴阻证：皮损为淡褐色苔藓化斑片，干燥粗糙，瘙痒时作。舌质淡红苔白。治宜祛风除湿止痒。方选全虫方加减。药用全蝎 5g，皂角刺 10g，白蒺藜 15g，威灵仙 15g，荆芥 10g，苦参 10g，白鲜皮 15g，黄柏 10g。每日 1 剂，水煎服。皮损肥厚加川芎、丹参。

③血虚肝旺证：病程较长，皮损颜色灰白，肥厚粗糙，瘙痒，伴心悸头晕，失眠健

忘。舌质淡苔白,脉细缓。治宜养血润燥,平肝熄风。方选当归饮子加减。药用当归 10g,白芍 10g,黄芪 15g,生地黄 30g,天花粉 15g,白蒺藜 15g,生龙骨 30g,生牡蛎 30g。每日 1 剂,水煎服。皮损肥厚加红花、桃仁;口咽干燥加天冬、麦冬;便干加火麻仁;痒甚加全蝎、乌蛇。

(2)局部治疗

①皮损色红者,可外涂三黄洗剂。

②皮损较薄者,可外涂百部酒、羊蹄根酒。

③皮损苔藓化明显者,可外用 10%黑豆油软膏。

(3)针灸

①体针:皮损泛发者,取风池、大椎、曲池、血海、足三里、三阴交、太冲。

②耳针:取肺区、肝区、神门、肾上腺、皮质下及敏感点等,留针或埋豆。

③梅花针:苔藓化明显者,用梅花针在患处弹刺,以少量出血为度。

【验案举例】

1. 胡某,男,29 岁。6 年前颈部出现疹子并瘙痒,逐渐扩展至四肢、胸腹部,瘙痒以晚间为甚,入夜难眠,欲食尚可,大便干燥,3～4 日解 1 次,小便略黄。至多家医院就诊痒仍如故。现颈背部泛现褐红色斑丘疹,苔藓样变,四肢伸面、两胁腹部类似皮肤肥厚、粗糙,表面有薄层鳞屑,周围可见散在性抓痕、血痕。舌红,苔薄黄,脉弦数。诊断为泛发性神经性皮炎。证属热郁脾胃,肌肤失养。治宜清热泻腑,活血散风。药用石膏 30g,生地黄、泽兰、苦参各 15g,枳壳、生大黄、黄芩、丹参各 10g,田七(兑)、全蝎各 3g,蜈蚣 2 条。酌情配合内服抗组胺药。服 7 剂后,皮损颜色转淡,大便每日 1 次,瘙痒明显减轻。减生大黄量为 6g,加桑枝 15g、地龙、佛手各 10g,以助搜风通络之力。继服 14 剂,皮损基本消失,瘙痒已止,仅遗色素沉着斑,给予当归饮子加全蝎、白芷、党参,养血消风以善后。

按:本案因湿热蕴结体内,血热可致血瘀,故出现褐红色斑丘疹、苔藓样变。久病耗伤阴津,则大便干燥。营血不足,血虚生燥,肌肤失于濡养故而皮肤肥厚、粗糙,表面附有鳞屑。因脾在体合肌肉主四肢,久病伤脾致脾的运化功能失常而出现四肢伸面及两胁腹部处皮肤改变。因夜间阳入则更阴虚故夜间痒甚。针对本病主要采用清热之石膏、黄芩、生地黄,再加田七、丹参养血活血,枳壳、佛手理气健脾。久病血虚生风加全蝎、蜈蚣以祛风通络。服药后病症减轻,用原方减量治疗,后以党参、全蝎以养血消风(欧阳恒临床经验集,人民卫生出版社,2008)。

2. 张某,男,45 岁。患者两年前无诱因颈后及颈侧出现多角形红色丘疹,慢慢融合成片块状,剧痒。后逐渐在肘关节、膝关节伸侧和骶尾部也出现同样的皮损,曾外用肤疾宁、恩肤霜、皮炎平等药物外贴、外涂,皮损好转,但停药即复发,影响睡眠,故来我科门诊求诊。患者精神差,面色无华,大便秘结。颈后、颈侧、前胸、后背、腹股沟、骶尾部、肘关节伸侧面可见多角形扁平丘疹、苔藓样变,伴抓痕、血痂,皮损对称,境界清楚。舌红、苔薄黄,脉弦。诊断为神经性皮炎。证属肝郁肠燥,肌肤失养。治宜疏肝活血,泻热通闭。药用石膏、生地黄、泽兰、苦参各15g,柴胡、白芍、枳壳、甘草、生大黄、黄芩各10g,全蝎、三七(兑)各3g。服5剂后,瘙痒明显缓解,皮疹颜色变淡,无新发皮疹出现。舌苔脉象大致同前。原方中生大黄改为8g。继服7剂,颈项部、肘关节和膝关节伸侧、骶尾部的皮损变软,前胸、后背部的皮疹消退。睡眠可。舌质淡红,苔薄白,脉弦。原方中生大黄改为5g,再服7剂,皮肤已不瘙痒。前胸、后背、腹股沟的皮损已消退,颈项部、肘关节和膝关节部、骶尾部苔藓样皮损变薄。守前方去生大黄,加夜交藤25g,乌梢蛇10g。服14剂善后。

按:本案精神差,面色无华,脉弦,从中医整体观念辨证,属血虚肝郁肠燥。因肝郁乘脾,气血生化无缘,则出现面色无华。肝在生理上,可以促进脾胃的运化功能,若肝疏泄功能异常,可致脾胃升清降浊功能失常,在下则表现为便秘,久病耗伤阴液也可致肠液亏虚大便干燥。因患者久病致津血亏损,血虚生风,可致皮肤出现片状多形红丘疹,苔藓样变伴血痂。故用四逆散加全蝎、三七以祛风活血通络,加大黄、黄芩、石膏以泄热通便。泽兰归肝、脾两经,又可活血,故加泽兰以活血消痂。后以夜交藤、乌梢蛇养血祛风(欧阳恒临床经验集,人民卫生出版社,2008)。

3. 杜某,女,39岁。2年来先后于颈后、两肘关节伸侧、下肢等处起成片皮癣,瘙痒无度,昼轻暮重,难于入眠,屡治无效。皮肤检查:颈后、双肘关节伸侧、胸前、下肢等处,有较为对称、成片、轻度苔藓化皮损,呈淡红色,搔痕累累,结有血痂,稍见溢水。脉弦细,苔黄腻。诊断为泛发性神经性皮炎。证属血热内盛,风胜化燥。治宜凉血清热,消风止痒。方选皮癣汤(经验方)加减。药用生地黄15g,丹参、赤芍、荆芥、茜草、黄连、黄芩、苦参、苍耳子、白鲜皮、地肤子各9g,防风6g。每日1剂,水煎,分2次服。服前方7剂后,大部分皮损显著变薄,略见脱屑,痒减。继以前方加熟地黄12g,何首乌、红花各9g,以养血润燥、消风止痒,局部外搽苦参酒而治愈。

按:本案因血热内盛,郁结体内,则全身泛发出现牛皮癣。久病血虚生风化燥,则出现苔藓样改变。故用皮癣汤以清热凉血,消风止痒。服7剂后诸病症好转,为巩固治疗继以熟地黄、何首乌以养血润燥(朱仁康临床经验集,人民卫生出版社,2005)。

4. 张某,男,38岁。3年前颈后长一片皮癣,发痒,皮损越搔越厚。不久两臂肘关节伸侧亦起皮癣,曾涂多种药膏、贴膏,均不见效。晚上瘙痒剧烈,影响睡眠,半个月前于前胸遍起红色皮损,瘙痒更甚。现颈后偏左可见手掌大小境界清晰、浸润肥厚呈苔藓样皮损,双肘关节伸侧亦见类似皮损,前胸、腹下可见散在之红色小丘疹。脉弦滑,舌质红,苔薄白。诊断为泛发性神经性皮炎。证属血热生风,日久化燥,肌肤失养。治宜凉血清热,消风止痒。药用生地黄30g,当归、赤芍、黄芩、白蒺藜、白鲜皮、地肤子、苦参、苍耳子各9g,甘草6g。每日1剂,水煎服。外涂新五玉膏。服药 6 剂后未见效果，仍然刺痒。治改凉血清热，祛风除湿。药用生地黄 30g，牡丹皮、赤芍、地肤子、白鲜皮、苍耳子、茜草、红花各 9g。外用薄肤膏。服 6 剂后，稍能止痒，但效果不显。改服活血消炎丸 10 包，每日服 1 包。服后仍痒不减轻，皮损亦无改变。治改搜风清热。药用乌蛇、黄连、黄芩、金银花、连翘、牡丹皮、荆芥各 9g，羌活、蝉蜕、生甘草各 6g。服 6 剂后，瘙痒明显减轻，前胸皮损逐渐趋退。前方继服 6 剂，前胸皮疹已退，项后及两肘部皮损明显变薄，痒已不甚，仍服前方 6 剂后，皮损全部消退。

按：本案因体内血热，故出现红色皮损；因久病热极生风而化燥，燥邪伤津使肌肤失养，故而出现苔藓样变。先治以凉血消风，但用药后未见效，改以凉血祛风，但效果仍不显，考虑皮疹处刺痒，给予活血消炎丸以活血祛风止痒，但皮损仍无改变，后改以乌蛇、蝉蜕、荆芥搜风止痒得到良效。本病治疗用药以祛风为宗旨，但因本病患者久病，病情较复杂，经过几次辨证，最后采用搜风清热法，皮损得以全消，是因为本病患者素有热，久病生风化燥，燥邪伤肺，而肺在体合皮，故出现皮损迁延难愈。此病例告诉我们，在疾病辨证论治过程中，要根据病症认真分析，若未得效果，应及时改变方案，重新考虑病症及用药（朱仁康临床经验集，人民卫生出版社，2005）。

【注意事项】

1. 避免感情冲动：因情志波动，精神过度兴奋、忧郁、紧张、焦虑、恐怖或神经衰弱，引起自主神经系统功能紊乱，因而发生神经性皮炎。

2. 不宜穿过硬的内衣，以免刺激皮肤。避免日晒、搔抓、摩擦等物理和机械性刺激，防治局部多汗。

3. 不抽烟，忌饮酒及进食辣椒等刺激性食物，多吃清淡食物和水果。如果患者有过敏史，要注意少吃海鲜、羊肉等食物，多吃水果和蔬菜等食物。

4. 患者要放松紧张情绪，保持乐观，防止感情过激，特别是注意避免情绪紧张、焦虑、激动，生活力求有规律，注意劳逸结合。

5. 减少刺激：神经性皮炎反复迁延不愈，皮肤局部增厚、粗糙的最重要原因是剧痒诱发的挠抓，所以患者要树立该病可以治好的信心，避免用力挠抓、摩擦及热水烫洗等方法来止痒。这是切断上述恶性循环的重要环节。

第二节　结节性痒疹

结节性痒疹是一种好发于四肢伸侧，伴有剧烈瘙痒的疣状结节性损害的慢性炎症性皮肤病。主要表现为显著瘙痒、疣状结节性损害，皮损多分布于四肢，以小腿伸侧为多。成年妇女多见。患者多为过敏体质。蚊、蠓、白蛉等昆虫叮咬常是本病的诱发因素。胃肠功能紊乱及内分泌功能障碍也可能与本病有一定关系。本病属中医学"马疥"范畴,是局限性神经性皮炎的变型。

【病因病机】

1. 西医病因 病因尚不明确。可能与昆虫叮咬、胃肠功能紊乱及内分泌功能障碍等有关。

2. 中医病机 体内蕴湿,外受虫毒风邪,内湿与风毒相合,聚结不散,使经络阻隔,气血凝滞,从而形成瘙痒性结节。

【诊断要点】

1. 成年妇女多见,好发于四肢,特别是小腿伸侧,严重者亦可发生于背部。

2. 皮损特点:初起为淡红色丘疹,迅速变为坚实的结节,黄豆至蚕豆大小,红褐色或灰褐色,表面角化粗糙呈疣状,散在孤立而不融合。

3. 剧烈瘙痒:常因搔抓出现表皮剥脱、出血、血痂、苔藓样变。

4. 病程慢性,常数年不愈。

【鉴别诊断】

1. 丘疹性荨麻疹 皮损为红色风团样斑块或风团样丘疹,顶端常有小水疱,甚至大疱。病程短,多发生于夏、秋季。

2. 寻常疣 皮损为角质增生性赘生物,粟粒至黄豆大小,表面粗糙,呈肉刺状,好发于手、面部等暴露部位,一般无自觉症状。

【治疗】

1. 西医治疗

(1)止痒:可用抗组胺药、镇静催眠药。沙利度胺 100mg,每日 2 次。或四联疗法,泼尼松,每日 15mg(早顿服);雷公藤 20mg,每日 3 次;沙利度胺 25mg,每日 3 次;氨苯砜 25mg,每日 3 次。沙利度胺有明显致畸作用,育龄妇女禁用。

(2)局部治疗:可外用各种皮质类固醇药膏、焦油类软膏。外贴肤疾宁硬膏。或用 2.5% 泼尼松龙混悬液 1ml 或 1% 曲安西龙混悬液 1ml,加 2% 普鲁卡因 1~2ml,做皮损内或皮下注射,每周 1 次。

(3)物理疗法:液氮冷冻结节。

2. 中医治疗

(1)顽湿风毒证:皮肤散在褐色小硬结,奇痒难忍,搔之不止,经久难消。舌质暗苔白腻,脉弦。治宜除湿解毒,祛风止痒,活血散结。方选全蝎方加减。全蝎 5g,皂角刺 10g,苦参 10g,白鲜皮 15g,威灵仙 12g,苍术 10g,黄柏 10g,三棱 10g,莪术 10g,重楼 20g。每日 1 剂,水煎服。

(2)单方成药:结节坚硬难消,可服大黄䗪虫丸、散结灵合二妙丸。局部治疗涂搽化毒散软膏、雄黄解毒散软膏。结节硬大者,宜用黑色拔膏棍加温外贴。

【验案举例】

1. 王某,女,19 岁。3 年来,两下肢出现多个小硬结节,逐渐增多,瘙痒甚剧。

曾用玉红膏未见效果,上药后起水疱破皮,但结节未消,且有扩大之势。两下肢可见多数为豌豆大小、孤立之小硬结,稍高于皮面,呈黯褐色。诊断为结节性痒疹。证属风湿结毒,凝聚成疮。治宜搜风解毒,除湿止痒。方选乌蛇驱风汤加味。药用乌蛇、羌活、荆芥、防风、黄连、黄芩、金银花、连翘、桃仁、红花各 10g,蝉蜕、白芷、生甘草各 6g。每日 1 剂,水煎服。服 6 剂后,瘙痒明显减轻,有时不痒,继服前方 12 剂,症情已轻,后因肝炎住院,前药停服。瘙痒又重,在前方中加炒三棱、炒莪术各9g 以消肿软坚。服 3 剂后,瘙痒显著减轻,又接服 20 剂。结节已平,瘙痒亦止。

按: 用乌蛇驱风汤治疗一些顽固性皮肤病。根据中医异病同治的原则,凡是风湿热之邪,蕴伏于肌腠之间,日久未经发泄,皮肤剧痒,历久不愈,诸药不应的一些顽固的皮肤病,如慢性荨麻疹、泛发性神经性皮炎、皮肤瘙痒以及扁平苔藓、结节性痒疹,均以此方增减施治,都取得较好的疗效(朱仁康临床经验集,人民卫生出版社,2005)。

2. 秦某,女,62 岁。近 3 年四肢反复起丘疹结节,剧痒,每年夏、秋季较重,寝食不安。曾在某医院口服并肌内注射脱敏药、外用激素类药膏、局部封闭治疗,均无明显疗效,一直不愈。现四肢伸侧散在孤立的半球形绿豆至黄豆大小的结节数10 个,呈红褐色或灰褐色,大部分结节表皮已被抓破剥脱,表面有血痂,结节周围皮肤有抓痕及苔藓样改变。舌质暗,苔薄白。证属素体蕴湿,外感风毒,凝聚而成。诊断为结节性痒疹。治宜除湿解毒,疏风止痒,活血软坚。药用刺蒺藜、何首乌藤、白鲜皮各 30g,夏枯草、丹参、苦参、秦艽各 15g,皂角刺、当归、赤芍、白芍、僵蚕、红花、威灵仙、木瓜各 10g,全蝎 6g。每日 1 剂,水煎服。对结节性皮损,外用海螵蛸块摩擦,将其粗糙的角化皮损磨掉后,外敷黑色拔膏,约 1mm 厚,然后用丁苯羟酸(皮炎灵)硬膏剪成小块贴敷其上。对其余片状的肥厚苔藓化皮损,外用雄黄解毒散、百部酒及 5%黑豆馏油软膏。治疗 2 周,瘙痒明显减轻,已无新的抓痕可见,睡眠好转。于前方去秦艽、威灵仙加珍珠母 30g,莪术 10g。又服 1 个月,瘙痒缓解,大部分结节消退,未见抓痕及新生的结节。继以活血消炎丸、散结灵、秦艽丸巩固治疗。1 个月后,结节基本消退,残留色素沉着,临床治愈。

按: 本案先重用全蝎、皂角刺、刺蒺藜、秦艽、威灵仙、木瓜等多味散风止痒、通络散结之品以祛风止痒,散结软坚;配合丹参、红花、夏枯草活血化瘀,软坚散结;苦参、白鲜皮清热燥湿止痒;当归、赤芍、白芍、何首乌藤养血活血。全方旨在疏风止痒、活血软坚、除湿解毒。瘙痒减轻,又加强活血化瘀、养血安神之品如莪术、石菖蒲、珍珠母等,得以痒止病除(张志礼皮肤病医案选萃,人民卫生出版社,1994)。

【注意事项】

1. 饮食有节制,避免过食腥膻发物。

2. 避免蚊虫叮咬。

3. 禁止搔抓。

第三节 皮肤瘙痒症

皮肤瘙痒症是一种以皮肤瘙痒而无原发皮疹为临床特点,常为阵发性并反复发作,搔抓后可引起抓痕、丘疹、血痂、皮肤肥厚以及苔藓样改变和色素沉着,严重者,因皮肤剧痒,病程迁延数月或数年,可出现神疲乏力、烦躁不安、失眠等症状。本病属于中医学"痒风"范畴。多因饮食不节,过食辛辣、油腻或饮酒,湿热壅盛,内不得疏泄,外不得透达,泛于肌肤而成;老年患者,久病气虚,气血不足,血虚生燥,肌肤失养所致。有泛发性瘙痒和局限性瘙痒两种。泛发性者全身皮肤瘙痒,局限性瘙痒多发生在外阴和肛周部位。

【病因病机】

1. 西医病因　可引起皮肤瘙痒的因素很多,包括内因和外因。

(1)内因:肝胆疾病、糖尿病、肾功能不全、甲状腺功能异常、某些血液病及肿瘤、肠道寄生虫病等,以及烟酒和辛辣食品都可能引起皮肤瘙痒。

(2)外因:如气温变化、气候干燥或潮湿,接触动物皮毛、化纤织物、化学物品等。

(3)局限性瘙痒多与局部摩擦、多汗潮湿、糖尿病、真菌或寄生虫感染等有关。

2. 中医病机

(1)素有内热,复感风邪;或情志内伤,五志化火;风热与血气相搏,往来于肌肤之间而致瘙痒。

(2)"肝体阴而用阳"。肝血不足,肝阳上亢,生风化燥,肤失濡润,风动作痒。

(3)湿热下注,蕴阻阴部,湿淫作痒;或湿热生虫,虫蚀瘙痒。

【临床表现】

1. 全身性皮肤瘙痒

(1)自觉症状:阵发性皮肤瘙痒,昼轻夜重,痒始于身体一处,随着搔抓而扩展。

(2)皮肤损害:无原发性皮损。因反复搔抓,皮肤上出现抓痕、血痂,可继发湿疹、皮炎,日久皮肤肥厚、苔藓样变、色素沉着。

(3)老年性皮肤瘙痒:是全身性皮肤瘙痒病的一种。因皮脂腺退行性萎缩,皮肤干燥引起。气候干燥、洗澡后加重,潮湿季节减轻。

2. 局限性瘙痒　瘙痒局限于肛周、阴囊、女性外阴,由于经常搔抓,常引起局部糜烂、浸渍、肥厚、皲裂。

【诊断要点与鉴别诊断】

1. 在诊断皮肤瘙痒症前应仔细检查有无原发皮损,除外荨麻疹、疥疮、虱病等。

2. 为寻找致病因素,常需做血常规、尿常规、便常规、血糖、肝功能等检查。

【治疗】

1. 西医治疗

(1)抗组胺药赛庚啶 2mg 或羟嗪 25mg 或去氯羟嗪 25mg,每日 3 次或睡前服 1 次。

(2)多塞平为抗抑郁药,12.5～25mg,每日 3 次。有严重心脏病、青光眼、前列腺肥大、尿潴留者禁用。

(3)10％葡萄糖酸钙 10ml、维生素 C 500mg,静脉注射,每日 1 次。7～10 次为 1 个疗程。

(4)严重的全身性皮肤瘙痒症,可用 0.25％普鲁卡因 10～20ml,静脉注射,每日 1 次。7～10 次为 1 个疗程。注射前应做皮试。

(5)局部治疗:夏季皮肤瘙痒,可用炉甘石洗剂;皮肤干燥瘙痒,应选用甘油洗剂、2％樟脑霜、无极膏。

2. 中医治疗

(1)辨证论治

①风热血热证:青壮年多见,皮肤瘙痒,遇热、饮酒加重,心烦,舌质红,脉数。治宜疏风清热凉血。方选凉血消风散加减。生地黄 30g,当归 10g,薄荷 5g,蝉衣 5g,苦参 10g,白蒺藜 15g,知母 10g,生石膏 30g,栀子 10g,牡丹皮 10g,生甘草 6g。夜寐不安,加珍珠母、夜交藤。每日 1 剂,水煎服。

②血虚肝旺证:老年人多见,好发于冬季,皮肤干燥、瘙痒,血痕累累,烫洗后加重,烦躁失眠。舌质淡红苔白,脉弦细。治宜养血润燥,平肝熄风止痒。方选地黄饮加减。生地黄 15g,熟地黄 15g,何首乌 10g,当归 10g,丹参 30g,赤芍 15g,蒺藜 20g,僵蚕 10g,生牡蛎 30g,钩藤 10g。继发湿疹皮炎,加苦参、白鲜皮。每日 1 剂,水煎服。

③湿热下注证:外阴、肛周皮肤潮湿、瘙痒,带下腥臭;或夏季多汗时下肢皮肤瘙痒,抓破渗液结痂,口干口苦。舌红苔黄腻,脉滑。治宜清热利湿止痒。方选龙胆泻肝汤加减。药用龙胆 10g,黄芩 10g,栀子 10g,泽泻 10g,车前子 15g,柴胡 10g,地肤子 15g,白鲜皮 15g,生甘草 6g。每日 1 剂,水煎服。

(2)局部治疗

①周身皮肤瘙痒者可外搽百部酊(百部 10～25g、75％乙醇 100ml)、苦参酒(苦参 310g,百部 90g,野菊花 90g,凤眼草 90g,樟脑 125g,75％乙醇或白酒 5000ml)。

②皮肤潮湿、瘙痒者外涂三黄洗剂。大黄、黄柏、黄芩、苦参各等份 10～15g,水 100ml。

③皮肤干燥、瘙痒者外搽润肌膏(《外科正宗》)。

④药浴:可用苦参、白鲜皮、百部、蛇床子、地肤子、地骨皮、花椒、薄荷等煎汤浸泡、熏洗瘙痒处。

（3）针刺疗法：全身性瘙痒取穴有风池、合谷、曲池、血海、足三里、阳陵泉、三阴交、太冲。外阴、肛周瘙痒可取长强穴。

【验案举例】

1.张某，男，67岁。患者近2年来，全身皮肤剧烈瘙痒，以夜间尤剧，夏轻冬重。用热水烫洗能减轻瘙痒症状，故常用很热的水洗澡。曾在当地医院服用氯苯那敏、泼尼松、多塞平，症状缓解，但多易反复。近1个月来，患者自觉全身瘙痒剧烈，晚上入睡困难。患者无糖尿病病史，无肝、胆疾病病史。全身皮肤干燥、松弛，少量皮屑，大量抓痕、血痂，无丘疹，无糜烂渗出。舌质紫，舌面光剥无苔，脉细数。诊断为老年性皮肤瘙痒症。证属血虚肝旺，脉络瘀滞。治宜养血平肝，祛风润燥。何首乌、白蒺藜、茯苓、夜交藤各15g，当归、白芍、川芎、熟地黄10g，玄参、钩藤各10g。每天1剂，水煎，分2次服。服5剂后，瘙痒症状缓解，晚上已能入睡。效不更方，继服原方7剂。自诉瘙痒症状明显缓解，晚上睡眠好。上方减去夜交藤和茯苓，加用玄参、麦冬各10g，继服7剂而痊愈。

按：本病病因繁多。全身性皮肤瘙痒症常与某些系统性疾病有关，如肝胆疾病、内分泌功能障碍（如糖尿病、甲状腺功能亢进或低下等）、肾上腺功能不全、缺铁性贫血、恶性肿瘤、寄生虫病、妄想症等；另外，月经不调、妊娠等也可引起瘙痒症，皮肤瘙痒的表象，可以反映内脏疾病的一些情况。其他如物理性刺激，如温度、日光、湿度、毛发、粉尘等；化学性刺激如酸碱制剂、金属物质等；生物性刺激如辛辣刺激性食物、酒类、尘螨等也可引起。药物引起的全身皮肤瘙痒临床上也常见。老年性皮肤瘙痒症多因皮脂腺功能减退，造成皮肤干燥，易引起泛发性全身瘙痒。局限性皮肤瘙痒症也常与局部因素有关，如痔疮、阴道念珠菌病、阴道滴虫病以及接触卫生垫等（欧阳恒临床经验集，人民卫生出版社，2008）。

2.刘某，男，64岁。全身皮肤瘙痒近4年，夜间被褥温暖时尤剧，寝食难安，痒无定所，抓之略舒而他处又发。多方求治，先后内服、外用多种药物，并曾使用激素，仅能缓解一时，短期后又复发作。现皮肤粗糙，血痕明显，部分皮损处肌肤甲错。烦躁易怒，口干喜饮。舌红而瘦，苔薄，脉细弦。诊断为老年性皮肤瘙痒症。证属肝肾阴虚，内燥生风。治宜滋养肝肾，凉血祛风。药用地肤子20g，牡丹皮、丹参、土茯苓、知母、黄柏、生地黄、熟地黄各15g，土鳖虫10g，蝉蜕8g。每日1剂，水煎服。服3剂后，疹痒大减，他症亦好转。继服9剂，瘙痒消失，皮损基本复原（四川中医，2000，4）。

按：本案年老体虚，肝肾不足，阴血亏损，不能濡养肌肤，或气虚不能生血，亦致血虚生风，且久病及络，脉络瘀阻，均可导致皮肤瘙痒，肌肤甲错。针对病机，方中以丹参、牡丹皮活血凉血；蝉蜕、僵蚕、地肤子、土茯苓等疏风除湿止痒；生地黄、熟地黄滋阴养血凉血；久病入络致瘀，特加土鳖虫搜剔脉络之瘀。诸药合用，共奏滋阴养血，凉血疏风，除湿止痒之功。

【注意事项】

1. 避免过度搔抓,不断搔抓不仅可使皮肤增厚,而且皮质变厚后反过来又加重皮肤瘙痒,因此会形成愈抓愈痒、愈痒愈抓的恶性循环。

2. 患者不宜烫洗患处,因为烫洗的方法只能起到暂时的作用,不仅没有治疗效果,而且会使病情加重。

3. 皮肤瘙痒症患者忌食用辛辣、鱼腥、酒类等食物,以免皮肤瘙痒加剧。

4. 积极治疗原发疾病,寻找病因,加以去除。

5. 内衣及床上用品宜选用柔软、光滑的纯棉织品。

6. 老年人及皮肤干燥者冬季注意润肤。

第四节　荨麻疹

荨麻疹是由于皮肤、黏膜小血管扩张及渗透性增加而出现的一种局限性水肿反应。可以由食物、药物、感染、物理因素、精神因素和内脏及全身性疾病等因素引起。是一种常见的过敏性皮肤病,本病特点是:发无定处,突然发生并迅速消退,愈后不留任何痕迹。疹为白色或红色风团,有剧痒,可有发热、腹痛、腹泻或其他全身症状。中医学称其为瘾疹、风疹等,俗名"鬼饭疙瘩"。《诸病源候论》记载:"邪气客于皮肤,复逢风寒相折,则起风瘙瘾疹。""夫人阳气外虚则多汗,汗出当风,风气搏于肌肉,与热气并,则生……状如麻豆,甚者渐大,搔之成疮。"若发生在眼睑、口唇、外阴等组织疏松部位,水肿特别明显,中医学则称为"游风"。

【病因病机】

1. 西医病因　荨麻疹的病因复杂,某些药物、食物,吸入花粉、动物皮屑和(或)羽毛、真菌孢子、灰尘、化学气体、体内病灶、肠道寄生虫、昆虫叮咬、冷热刺激、精神因素、内分泌功能失调等均可引起荨麻疹发生。

荨麻疹的发生机制主要有免疫性和非免疫性两类。免疫性主要由Ⅰ型变态反应引起。非免疫性是某些物质或因素直接作用于小血管,或直接作用于肥大细胞,使之释放炎症介质而引起。

2. 中医病机

(1)禀赋不耐,卫外不固,风寒、风热之邪侵袭,客于皮肤腠理,营卫失和而生风团。

(2)禀赋不耐,食入腥膻发物,肠胃蕴湿,化热动风,内不得疏泄,外不得透达,怫郁于皮肤腠理之间而发为风团。

(3)气血不足,虚风内生,加之卫外不固,外邪侵入,与气血相搏而发生风团。

【诊断要点】

1. 急性荨麻疹　突然发生水肿性风团,大小不等,部位不定,颜色鲜红或苍白,瘙痒剧烈,数分钟至数小时后自行消退,不留痕迹。反复发作。

2. 慢性荨麻疹 风团反复发作,迁延 2 个月以上,甚至数年。

3. 人工荨麻疹(皮肤划痕症) 属物理性荨麻疹。皮肤搔抓、受压部位先潮红、瘙痒,继而水肿隆起,祛除病因后风团很快消退。

4. 巨大性荨麻疹(血管性水肿) 组织疏松部位,如眼睑、口唇、阴部等处,突然水肿,紧张发亮,边缘不清,压之无凹陷,瘙痒较轻,伴麻木胀感,持续数小时至 2～3 天消退。

5. 全身症状 侵犯消化道黏膜引起恶心、呕吐、腹痛、腹泻;侵犯呼吸道黏膜可引起喉头水肿、呼吸困难、憋气,甚至窒息、晕厥。

【辅助检查】 过敏原试验:有皮内试验和体外试验两种。对寻找病因有一定帮助。前者需停用抗过敏药物,对高度敏感者有一定危险。

【鉴别诊断】

1. 丘疹性荨麻疹 皮损为风团样丘疹,顶端常有小水疱,多与虫咬有关,持续数日,无腹痛、腹泻、憋气等全身症状。

2. 荨麻疹样型药疹 有用药史,鲜红色风团,分布广泛,持续时间较长,伴发热、关节痛。

【治疗】

1. 西医治疗

(1)抗组胺药

①第一代 H_1 受体拮抗药:常用去氯羟嗪 25mg,羟嗪 25mg,赛庚啶 2mg,氯苯那敏 4mg,苯海拉明 25mg,每日 1～3 次。此类药有嗜睡作用,但价格便宜。

②第二代 H_1 受体拮抗药:无嗜睡作用,作用时间比较长,常用西替利嗪 10mg,氯雷他定 10mg,阿司咪唑 10mg,每日 1 次;阿伐斯汀 8mg,每日 3 次。

③酮替芬 1mg,美喹他嗪 5mg,每日 2 次,两药除拮抗 H_1 受体外,兼有抑制肥大细胞脱颗粒作用。多塞平 12.5～25mg,每日 3 次,为强抗焦虑抗组胺药。

④H_2 受体拮抗药:常与 H_1 受体拮抗药联合应用。常用西咪替丁 200mg,每日 3～4 次,口服;雷尼替丁 300mg,每日 2 次,口服。

(2)钙剂:10% 葡萄糖酸钙 10ml,静脉注射,每日 1 次。

(3)维生素:维生素 C 200mg,每日 3 次,口服;或每日 0.5～3g,静脉滴注;维生素 K 4mg,每日 3 次,口服。

(4)重症荨麻疹伴喉头水肿、呼吸困难,皮下注射 0.1% 肾上腺素 0.5ml,地塞米松 5～10mg 肌内注射或静脉滴注,或用氢化可的松 200mg 静脉滴注。

(5)自血疗法:每次 5ml,每周 2 次。

(6)局部治疗:外涂薄荷酚液、炉甘石洗剂。

2. 中医治疗

(1)辨证施治

①风寒证:风团颜色苍白或淡红,遇冷受寒则起,瘙痒肿胀,得热缓解,畏寒恶风。舌淡苔白,脉浮紧。治宜疏风散寒。方选麻桂各半汤加减。药用炙麻黄6g,桂枝 9g,杏仁 10g,白芍 10g,当归 10g,荆芥 10g,生姜 6g,大枣 6 枚,炙甘草 6g。表虚不固,畏风,自汗,易感冒,可去麻黄,加玉屏风散。

②风热证:风团色红,遇热受风加重,灼热剧痒,得冷缓解,心烦口渴。舌质红苔薄黄,脉浮数。治宜疏风清热。方选消风散加减。药用荆芥 10g,防风 10g,蝉蜕 6g,知母 10g,生石膏 30g,生地黄 15g,栀子 10g,苦参 10g,牛蒡子 10g,生甘草 6g。皮损颜色鲜红为兼有血热,加牡丹皮、赤芍、白茅根。

③湿热证:风团色红,瘙痒,伴恶心、呕吐,腹痛、腹泻。舌淡红苔黄腻,脉滑数。治宜清热疏风,除湿和胃。方选消风散合平胃散加减。药用苍术 10g,厚朴 10g,陈皮 10g,荆芥 10g,防风 10g,苦参 10g,白鲜皮 15g,乌梅 10g,白芍 15g,生甘草 6g。食入不化、腹胀,舌苔腻,加鸡内金、炒莱菔子、枳壳。

④气血不足证:风团反复发作,夜间加重,颜色淡红,瘙痒较轻,伴神疲乏力,心悸失眠。舌质淡苔白,脉沉细。治宜益气养血熄风。方选玉屏风散合当归饮子加减。药用黄芪 30g,白术 10g,防风 10g,当归 10g,川芎 10g,白芍 10g,生地黄 30g,白蒺藜 15g,荆芥 10g,蝉蜕 6g。

(2)单方成药

①防风通圣丸:功效为疏风清热通下,适用于荨麻疹风热证,每次 6g,每日 2次。

②玉屏风颗粒剂:功效为益气固表止汗,适用于慢性荨麻疹表虚不固证,每次5g,每日 3 次。

(3)局部治疗

①三黄洗剂外搽。

②外洗:香樟木、晚蚕沙、紫背浮萍、荆芥穗、地肤子、夜交藤、艾叶、苍耳草,可选 2～3 味,适量煎汤外洗。

(4)针灸疗法

①体针:取穴曲池、血海、风池、大椎、内关、足三里、三阴交等。

②刺络拔罐:急性荨麻疹可用三棱针点刺大椎穴,然后拔罐 15 分钟。

③耳穴:可选肝区、脾区、神门、皮质下、肾上腺、交感等穴。

④灸法:慢性荨麻疹可选血海、膈俞、神阙、大椎、涌泉、曲池等穴,艾条灸或隔姜灸。

【验案举例】

1. 刘某,女,33 岁,患者近 5 年来每于夜间皮肤瘙痒,抓后起疹,晨起皮损稍退,多方求治,疗效不显。现患者疲乏无力,面色苍白,乏力纳差,二便尚可。查体见:躯干、四肢散布抓痕,皮肤划痕征(＋)。舌质淡,苔白,脉弦细。诊断为慢性荨麻疹。证属脾肺两虚,卫外不固。治宜健脾益肺,益气固表。药用党参、地骨皮、桑白皮、牡丹皮、大腹皮各 15g,白术、茯苓、黄芩、防风、桂枝、浮萍、蝉蜕、僵蚕、当归各 10g,五加皮 6g。每日 1 剂,水煎服。服药 14 剂,皮肤瘙痒减轻,睡眠好转。再服 14 剂,皮损基本不起,临床治愈。

按:身体虚弱,面色苍白无华,乏力纳差,舌质淡而白,脉弦细,证属肺脾两虚。肺虚不能主气,卫外不固;脾虚失于健运,气血生化乏源。两者致使外邪易侵,内伤难祛,故旧病难愈。黄芪内可大补脾肺之气,外可固表止汗;白术健脾益气,助黄芪以加强益气固表之力;防风走表而散风御邪,与黄芪合用,固表而不留邪,祛风而不伤正。再合以多皮饮,此方起到健脾益肺、益气固表、养血祛风的作用(张志礼医话验案精选,人民军医出版社,2009)。

2. 张某,男,44 岁。以经常性风团发作 4～5 年,加剧 1 年,风团发作无规律性,来去无时,出现风团时,一般性瘙痒尚能忍受,但觉疲倦。近年呈反复性,频发性加剧,瘙痒明显增重,夜间发作影响睡眠,口渴欲饮但不多,小便黄而不短。查体见四肢、躯干点滴状或黄豆大小风团性皮损,淡红色而不热,或呈淡白色而欠温,似隐似显,皮肤划痕征(±)。舌质淡,薄白苔,脉弦细。诊断为慢性荨麻疹。证属气虚血弱。治宜补益气血,祛风散邪。药用黄芩、党参、麦冬各 15g,当归、白芍各 12g,白术、川芎、白芷、桔梗各 10g,炙甘草、藿香各 6g,大枣 5g,肉桂 3g,生姜 3 片。每日 1 剂,水煎服。服 5 剂后,间见风团出现,但成片性发生,较前明显减少,守前方 10 剂,未见风团发生,予以玉屏风散善后。

按:本案病程已久,难免耗损气血,致使气血虚弱,气虚则卫外不固,风邪乘虚而入,血虚则虚热生风,肌肤失常,久病不愈,且近来加重。辨证为气血两虚,故治则补益气血为本。方中黄芩清热燥湿、泻火解毒;肉桂散寒通络、补火助阳;党参补脾肺气,补血生津。配伍黄芪、白术、当归等品,以增强其补气补血效果。川芎活血行气,白芷解表散寒,祛风燥湿;桔梗善于开宣肺气,藿香外散风寒,麦冬补气养阴生津。诸药合用,既气血双补,又清热祛风、宣肺燥湿(欧阳恒临床经验集,人民卫生出版社,2008)。

【注意事项】

1. 不要去抓:一般人对于皮肤瘙痒的直觉反应都是赶紧用手搔抓,但是搔抓不但不能止痒,还可能越抓越痒,主要是因为对局部抓痒时,反而让局部的温度提高,使血液释放出更多的组织胺(过敏原),反而症状恶化。

2. 不要热敷:有些人瘙痒时会热敷,虽然热敷可以使局部暂时获得舒缓,但其实是另一种刺激,因为热敷会使血管紧张,释放出更多的过敏原。例如,有些人在冬天浸泡在热的温泉或是澡盆中,或是保暖过度包在厚重的棉被里都很有可能引发荨麻疹。

3. 患者应卧床休息:进食清淡、富含维生素的食物,并禁食辛辣、刺激性食物及鱼、虾等水产品。鼓励患者多饮水,保持大便通畅。床单、被褥要清洁,室内保持安静。

4. 注意寻找过敏原:结合以前病史,如发现对某种食物或药物过敏时,应立即停用,并服缓泻药促进肠道内致敏物质的排泄。

5. 保持健康心态,提高机体抵抗力。慢性荨麻疹的发作和加重,与患者的情绪或心理应激有一定的关系。

6. 避免接触易致敏的物质,如花粉、油漆涂料、尘螨等。居室应简洁、干净。

第五节　丘疹性荨麻疹

丘疹性荨麻疹又称荨麻疹样苔藓,是一种可能与昆虫叮咬、肠道寄生虫和某些食物相关的一组疾病。皮损为红色风团样丘疹,直径 1～2cm,呈纺锤形或圆形,中央有丘疱疹、水疱或大疱,多群集,但较少融合。瘙痒剧烈。多见于儿童,成年人亦可发生,春、秋季节多发。本病类似于中医文献中记载的"水疥"。《诸病源候论·疥候》曰"水疥者,如小瘭浆,摘破有水出。"

【病因病机】

1. 西医病因　目前认为本病主要是由昆虫叮咬引起的变态反应。也可能与消化功能障碍、食物和(或)药物过敏、内分泌功能障碍有关。

2. 中医病机

(1)内蕴湿热,外受风热虫毒,内外之邪相搏于肌肤所致。

(2)禀赋不耐,饮食不节,过食腥发之物,脾胃运化失调,蕴湿化热动风,郁阻肌肤而发。

【诊断要点】

1. 皮损突然发生,为花生米大小的红色风团样斑块,中央有小丘疹或小水疱,群集或散在发生。

2. 多发于躯干、四肢伸侧。

3. 剧烈瘙痒,搔抓后呈风团样肿大。

4. 皮疹 1～2 周消退,遗留色素沉着斑。易复发。

【鉴别诊断】

1. 荨麻疹　皮肤起风团,大小不等,中央无丘疹及水疱,时起时伏,发无定处,消退不留痕迹。

2. 水痘　初起先有发热、倦怠、鼻塞、流涕等全身症状,继而头面部、躯干出现红色丘疹、小水疱及结痂,无风团样皮疹,轻度瘙痒,有传染性。

【治疗】

1. 西医治疗

(1)皮损较多者,口服抗组胺药、钙剂、维生素 C。

（2）皮损较少者，只需局部治疗。外涂薄荷炉甘石洗剂、无极膏、激素软膏。

2. 中医治疗

（1）辨证施治——风湿热证：红色疹块，中央有小丘疹或小水疱，剧烈瘙痒，搔之肿大，搔破渗液结痂，皮疹成批出现，此起彼伏。舌质红，苔黄腻，脉滑数。治宜清热祛风，除湿止痒。方选消风散加减。药用生石膏30g，黄芩10g，苦参10g，牛蒡子10g，荆芥10g，防风10g，蝉蜕6g，苍术10g，车前子10g，白鲜皮15g，生甘草6g。每日1剂，水煎服。小儿剂量酌减。若皮疹搔破，渗液结痂，加马齿苋、蒲公英、黄柏；饮食不节、食积不化者，加焦三仙、胡黄连、鸡内金。

（2）局部治疗：百部酊、三黄洗剂外涂。有水疱、渗液者，可用马齿苋、黄柏、百部、艾叶、枯矾等煎汤，放凉后外洗。

【验案举例】

1. 刘某，男，5岁。其母诉5天前患儿曾到花园玩耍，当晚即感皮肤瘙痒不适，初在双下肢有少量风团样疹，自用绿药膏外搽，未见好转，皮疹增多至躯干，且瘙痒剧烈难忍，患儿搔抓致皮破血流，夜间不能安睡。现躯干、四肢有较多散在分布的淡红色风团样丘疹，略呈纺锤形，少数为小水疱，未见渗出，双小腿部位见较多抓痕及色素沉着。舌质红、苔薄黄，脉数。诊断为丘疹性荨麻疹。证属风热搏结，湿邪阻络。治宜疏风清热，利湿止痛。药用石膏、生地黄各6g，徐长卿，牛蒡子、苦参、知母、胡麻仁各5g，蝉蜕、荆芥、苍术、防风、木通、车前子各3g，甘草2g。每日1剂，水煎服。三黄洗剂外搽。服5剂后，皮损消失大半，瘙痒明显减轻，健脾祛湿除余邪。药改茯苓皮6g，桑白皮、地骨皮、白鲜皮、何首乌各5g，牡丹皮、姜皮、大腹皮、皂角刺各3g，蝉蜕、甘草各2g。服上方3剂后痊愈。

按：本案年龄较小，于花园玩耍后，出现皮损伴瘙痒，是由于小儿脏腑娇嫩，皮肤肌腠不固，蚊虫叮咬，风邪由皮毛而侵入，又小儿病理特点易趋化热，故风热搏结而出现风团样丘疹。故采用疏风清热之消风散以疏风清热，有水疱去当归加车前子增强利湿效果。后用桑白皮、地骨皮、茯苓皮、姜皮、大腹皮、白鲜皮以治皮病，蝉蜕、皂角刺以祛余风，何首乌补益精血，照顾小儿抵抗力之不足（欧阳恒临床经验集，人民卫生出版社，2008）。

2. 张某，女，12岁。"五一"长假随父母在乡里小住了2天，回家后发现躯干、双下肢出现花生米大小的红色丘疹，有的顶端有小水疱，瘙痒，家长以为能自行消退，未予注意。患儿因瘙痒晚上不能很好入睡，有的皮损已被抓破，故来求治。现躯干、双下肢散在花生米大小之红色丘疹，呈纺锤状，部分皮损顶端有小水疱。伴有抓痕、血痂。无糜烂、渗出。舌微红、苔薄白、脉略数。诊断为丘疹性荨麻疹。证属湿热郁阻，发于肌表。治宜清热利湿，疏风止痒。药用萆薢、滑石、茯苓各10g，白鲜皮、黄柏各8g，金银花、牛蒡子各6g，牡丹皮、泽泻、通草、荆芥各5g，甘草3g。每日1剂，水煎服。外用雄黄点涂膏。服5剂后，皮损大部分隐去，部分脱屑。原方再服 5 剂。并给予桑白皮、地骨皮、白矾各 30g,冲泡开水,适温去渣外洗善后。

　　按:本案在乡里住 2 天之后发病,出现皮肤表面水疱、瘙痒。治以清热利湿,方用萆薢渗湿汤,去薏苡仁,加白鲜皮、牛蒡子、荆芥以祛风止痒,金银花清热解毒。外用雄黄以杀虫止痒,桑白皮、地骨皮、白矾外洗以解毒杀虫,燥湿止痒(欧阳恒临床经验集,人民卫生出版社,2008)。

【注意事项】

1. 保持居室清洁、干燥,防止蚊虫叮咬。
2. 饮食应易消化,忌过食腥发之品。

第13章

结缔组织疾病

第一节　红斑狼疮

红斑狼疮(LE)是一种侵犯结缔组织、血管、内脏、皮肤等多种器官,并伴有免疫学异常的自身免疫性疾病。临床上分为盘状红斑狼疮(DLE)和系统性红斑狼疮(SLE)两大类。前者的临床表现主要以皮疹为主,多为慢性、局限性;后者除具有皮疹外,兼有系统性脏器的损害,包括心、肝、肾、肺、神经、消化道、血液、关节、血管等器官和组织的损害。但也有不少无皮疹表现的系统性红斑狼疮,有些盘状红斑狼疮可转变为系统性红斑狼疮,其转变率约为5%。中医古籍对此病无明确记载,根据临床症状和体征可分属"鬼脸疮""蝴蝶疮""日晒疮""骽胀""水肿"等病的范畴。

【病因病机】

1.西医病因　病因尚不十分清楚,但目前认为下列因素在病因学及发病机制上具有显著作用。

(1)遗传因素:本病有明显的家族倾向,已有许多证据提示遗传因素在红斑狼疮的发病中起一定作用。

据文献报道,有5%~10%的系统性红斑狼疮在近亲中发病,一家可有数个同病患者,一级亲属中的发病率可达1.5%,说明红斑狼疮家族中潜伏着本病的遗传因素,在同卵双生子中,遗传因素表现颇为相似,其发病的一致率可高达69%,比双卵双生的发病率高得多。

红斑狼疮患者体内出现多种自身抗体,这些自身抗体,尤其抗核抗体是引起SLE发病的直接原因,患本病的家族成员,抗核抗体的阳性检出率为13.8%,而非SLE家族中抗核抗体的检出率为4%。

组织相容性抗原(HLA)的位点研究,也提示SLE的遗传因素。国外文献报道,在白种人SLE患者中HLA-B8出现频率较高,可达33%~46%,HLA-BM15的出现频率为40%。

（2）感染与物理因素：主要是病毒感染，可诱发本病或病情加剧。电子显微镜检查发现狼疮肾炎患者的肾组织内皮细胞内有包涵体，以后同样的"病毒包涵体"相继在其他组织中发现，如皮肤、血管内皮、淋巴细胞等。患者血清中往往对某些病毒抗原的抗体滴度有所升高。实验证明，在新西兰鼠模型（NZB、NZB/NZW 杂种鼠）的研究中发现，NZB 小鼠血液和组织中有一种 C 型 RNA 病毒颗粒及 DNA 病毒，这些病毒能使 NZB 小鼠产生自身免疫抗体，引起肾炎。

紫外线可使表皮细胞的 DNA 抗原发生改变，激发机体产生抗 DNA 抗体，使病情恶化。寒冷、过劳、精神创伤、外伤等都可使病情加重。

（3）药物因素：近年来由于药物引起 SLE 的报道很多。引起 SLE 的有关药物一般可分为两类，一类是诱发症状的药物，如磺胺、青霉素、保泰松、口服避孕药等，这类药物通过变态反应作用，激发潜在的 SLE 使其发病和使 SLE 的病情加重，但发病率较低。另一类药物则具有产生 SLE 强有力的致病作用的药物，如肼屈嗪、普鲁卡因胺、异烟肼等为代表的药物，可致药物性红斑狼疮综合征。

（4）内分泌因素：本病好发于生育年龄的女性，女：男为10:1，因此推测该病与雌激素有关。雌激素可使 NZB/NZW 小鼠红斑狼疮加剧，而雄激素有保护作用。红斑狼疮患者普遍有羟雌酮升高，活动性系统性红斑狼疮患者血清雌二醇升高，睾酮降低，血清雌二醇/睾酮比值增高可与本病发病有关。

2. 中医病机　中医学认为，本病发生多因先天禀赋不足或后天失其调养，致使阴阳不调，气血失和。而日光照射，邪热入里，精神刺激，过度疲劳，外感毒邪等，是发病的主要诱因。

急性活动期多属毒热炽盛，可出现气血两燔的证候，如红斑、高热、神昏谵语等；久热耗气伤阴，气阴两伤可出现低热乏力，唇干舌红，言语低微症状。毒热凝滞，阻隔经络，可出现肌肉酸楚、关节疼痛等症状；病久不愈，致使五脏俱虚，出现各种错综复杂的证候。病邪入心，证见惊悸怔忡；病邪入肝，证见两胁胀痛，口苦咽干；病邪入脾，则可见四肢无力，胸脘痞满，腹胀纳差，四肢水肿；邪入心包，则有神昏谵语。肾为先天之本，主一身之阴阳，阴阳互根，阴虚日久，亦可损及阳，而出现阴阳俱虚之证，证见面色㿠白，腰膝酸软无力，发枯易脱，耳鸣失聪，尿色清长或为尿闭，四肢不温，全身水肿等。总之，此病在整个病程中可出现虚实夹杂、寒热交错等多种复杂现象，最后可因毒热内攻，五脏俱虚，气血瘀滞，阴阳离决而死亡。

【诊断要点】

1. 盘状红斑狼疮（DLE）

（1）好发于面颊、鼻背、口唇、耳郭和手背等部位。约 3% 可累及黏膜，主要是口唇，表现为糜烂或浅溃疡。

（2）皮疹初起为绿豆至黄豆大一个或数个斑疹，逐渐扩大，融合成不规则斑片。边缘略高起呈堤状，上附黏着性鳞屑，剥去鳞屑可见扩大的毛囊口，并有角质栓嵌入。在发展过程中,皮损中央逐渐萎缩,毛细血管扩张和色素减退,而周围常有色素沉着。若皮损局限于颈部以上皮肤称局限性盘状红斑狼疮,若波及胸部、臂部、手足背或足跟等部位称播散性盘状红斑狼疮。

(3)一般无明显主观症状。

(4)病程慢性,无内脏组织、器官损伤,约 5% 的患者可转成系统性红斑狼疮而侵犯全身多种组织器官。偶见皮损发展成鳞状细胞癌。

(5)病理变化:角化过度,毛囊口及汗孔有角栓;表皮萎缩;基底细胞液化变性;真皮上部水肿,血管扩张及红细胞外渗,可见以淋巴细胞为主的斑片状浸润,尤以血管及皮肤附属器周围明显。

(6)狼疮带试验(LBT):皮损处 LBT 80%～90% 呈阳性。

2. 系统性红斑狼疮(SLE)

(1)皮肤黏膜损害:面部蝶形红斑,光过敏,盘状红斑,脱发,甲周或指尖红斑、瘀点,掌指散在丘疹样毛细血管扩张,口腔或鼻咽部溃疡及血管炎等。

(2)全身症状:92% 以上的患者有发热,以长期不规则低热多见,伴乏力、疲倦、体重下降等。

(3)骨、关节症状:90% 以上的患者有关节痛或关节炎。常为早期症状之一。

(4)多系统损害

①肾:占 75%,表现为肾小球肾炎或肾病综合征。是 SLE 最常见和最严重的内脏损害。

②心血管:占 70%,表现为心包炎、心肌炎、心内膜炎,有时可有动、静脉炎及周围血管病变。

③呼吸系统:表现为胸膜炎、间质性肺炎、肺不张、呼吸衰竭,肺动脉受侵犯(肺动脉炎)可发生咯血、空洞,常合并小叶性肺炎。

④精神、神经系统:可表现为各种精神障碍如躁动、幻觉、猜疑、妄想、强迫观念等。神经系统病变表现为颅内压增高、脑膜炎、脑炎、脑血管意外、脊髓炎及蛛网膜下腔出血等。脑神经亦可受累,周围神经病变少见。

⑤消化系统:占 40%,表现为食欲减退、恶心、呕吐、腹痛、腹泻、腹水、便血,甚至麻痹性肠梗阻。主要是血管壁病变的结果。

⑥淋巴网织系统:约 50% 的患者表现局部或全身淋巴结肿大。肿大的淋巴结质软,无压痛。病理检查结果示慢性非特异性炎症。1/3 的患者有肝大,1/5 的患者有脾大。

(5)实验室检查:贫血、白细胞及血小板计数减少,红细胞沉降率增快,γ-球蛋白增高、免疫球蛋白增高、抗核抗体阳性,活动期往往滴度较高,可检出抗 DNA 抗体、抗 Sm 抗体、抗 RNP 抗体、LE 细胞阳性。循环免疫复合物(CIC)升高,血清总补体及 C3、C4 均降低,尤以 C3 显著。抗 DNA 抗体在 SLE 中特异性较高。抗 Sm

抗体是本病的一种标志抗体,具有特异性,但阳性率仅为 20%～25%。尿检可有蛋白、管型、红细胞、白细胞,肾功能检查有尿素氮增高。

(6)皮肤病理变化:红斑狼疮的基本病理变化为结缔组织的黏液样水肿和纤维蛋白样变性及坏死性血管炎。SLE 典型的病理变化相当于 DLE 的红斑水肿性皮损,基底膜带、真皮毛细血管壁及结缔组织见纤维蛋白样变性、血栓形成和红细胞外渗。

(7)狼疮带试验:皮损阳性率为 92%,正常皮肤中曝光部 70% 为阳性,非曝光部 50% 为阳性。

3. 亚急性皮肤型红斑狼疮(SCLE)

(1)皮肤损害分两型:一种呈鳞屑性红斑、丘疹型,如银屑病样;另一种为环形皮疹,初发为水肿性红斑,逐渐扩大形成环形、弧形、多环形,边缘水肿隆起,内侧缘有细小鳞屑,中央消退后留下色素沉着,可有毛细血管扩张。两型可同时存在,但大多数为一种类型。

(2)好发部位:面部、颈部、躯干上部、上肢伸侧及手足、指(趾)背等。

(3)全身症状较轻,可有发热、关节痛或关节炎、肌痛及浆膜炎等。累及肾及中枢神经系统者较少。

(4)病程慢性,皮损可存在数周至数月后消退,不留瘢痕,但可复发。

(5)实验室检查:贫血、白细胞及血小板计数减少,红细胞沉降率增快。50% 以上的患者抗 SSA 抗体和抗 SSB 抗体阳性。抗核抗体约 80% 为阳性,LE 细胞阳性率较低,大多数患者补体降低和 CIC 升高。

(6)病理变化似 DLE,但炎症浸润较轻且部位较表浅。

(7)狼疮带试验:皮损处阳性率约为 60%,正常皮肤约为 30%。

4. 深在性红斑狼疮(LEP)

(1)损害为结节或斑块,1 个或多个,大小不等,边缘清楚,质硬,皮色或浅红色,有的疼痛。

(2)可发生于任何部位,以颊部、臀部和臂部常见,腿和胸部居其次。

(3)可有短期不规则发热和关节痛。

(4)经过缓慢,或持续不变或融合变大或坏死留瘢。有的结节吸收而其上皮肤凹陷。

(5)可独立发生或与 DLE 或 SLE 同时发生,亦可先于或后于 DLE 或 SLE 而发生。

(6)病理变化:主要病变在皮下组织,脂肪细胞变性坏死,淋巴细胞浸润,血管壁及其周围呈纤维蛋白样变性或坏死。

【鉴别诊断】

1. DLE　有时需与扁平苔藓、多形性日光疹和皮肤淋巴细胞浸润等疾病相鉴别,这些疾病的皮肤损害除有各自的特点外,皮损无黏着性鳞屑、毛囊性角栓及萎缩性瘢痕,病理变化与 DLE 明显不同。

2. SLE 应与皮肌炎和系统性硬皮病相鉴别,皮肌炎面部,特别是上睑可见紫红色水肿性红斑,肌肉症状突出,血清肌浆酶及尿肌酸明显升高;系统性硬皮病主要皮肤损害为皮肤肿胀、硬化和萎缩,这两种疾病抗 dsDNA 抗体、抗 Sm 抗体和狼疮带试验均为阴性,而系统性硬皮病抗着丝点抗体和抗 SCL-70 抗体可阳性。病理变化 3 种疾病可以鉴别。

3. SCLE 需与寻常性银屑病和远心性环状红斑相鉴别,这两种疾病皮肤损害除有各自的特点外,均不伴有全身症状,实验室检查无异常发现,病理变化与SCLE 显著不同。

4. LFJP 有时需与结节性脂膜炎相鉴别,后者皮损主要发生在下肢和臀部,通常伴有发热、乏力、食欲减退和关节痛等症状,肝、脾可肿大,病程慢性,反复发作,一般不与 DLE 或 SLE 相伴发,病理检查可资鉴别。

【治疗】

1. 西医治疗

(1)轻型患者:如仅有皮疹、低热或关节症状者,一般可用非甾体抗炎药如水杨酸类、吲哚美辛等治疗;如皮疹明显可用抗疟药如氯喹治疗,也可用小剂量的类固醇皮质激素(如泼尼松每日 15～20mg)治疗。

(2)重型患者:类固醇皮质激素为首选,治疗原则为早期、足量和持续用药,剂量视受累脏器及病变程度不同而异。除皮疹外仅有关节炎或轻度全身症状者给予泼尼松治疗,每日 20～30mg;有明显全身症状及脏器损害,较轻者每日泼尼松30～40mg,病情重者用大剂量(每日 60～80mg)。必要时用冲击疗法,适用于急剧加重的肾衰竭患者,而每日 60～80mg 泼尼松治疗无效者。明显神经精神症状,重症溶血性贫血和有生命危险者,可用甲泼尼龙 1g 溶于 5% 葡萄糖或生理盐水250～500ml 中静脉滴注,每日 1 次,3～5 次为 1 个疗程,也可用地塞米松冲击。冲击结束后恢复原有激素剂量。类固醇皮质激素一般开始用量宜大,以迅速控制病情,减少重要脏器受累。用量是否足够应看是否在 12～36 小时热退、关节痛及中毒症状消失情况。若 2 天内无好转,应将原剂量再增加 50%～100%,直至症状有明显改善。病情好转、稳定 2 周后逐渐减量,并寻找最低维持量,一般维持量为泼尼松每日 7.5～20mg。根据病情不断调整剂量。有些患者可以小剂量多年维持,有些患者可以完全停药。要注意预防和及时处理激素的不良反应。

(3)免疫抑制药常与类固醇皮质激素合用,主要在下列情况采用:①单独使用类固醇皮质激素无效者;②对长期大量类固醇皮质激素治疗不能耐受者;③为了更有效地控制 SLE 中的某些脏器损害者;④在急性症状控制后配合激素减量。常用的免疫抑制药有硫唑嘌呤,每日 1.5～3mg/kg,分 2～3 次口服;环磷酰胺,每日

$2\sim4mg/kg$,分 $2\sim3$ 次口服。

(4)氯喹及氨苯砜:氯喹用于轻症及皮肤损害明显者,用法同 DLE。氨苯砜用于荨麻疹样皮疹,每日剂量为 100mg,分 2 次口服,但应注意其不良反应。

(5)非激素类抗炎药:轻型患者如仅有皮疹及关节痛者可单独使用;与类固醇皮质激素并用,有助于缓解发热、肌肉痛及关节痛等症状;用于类固醇皮质激素减量过程中出现关节痛加剧者。常用水杨酸盐制剂如阿司匹林,每日 3g;吲哚美辛,每日 75mg,分 3 次口服。

(6)免疫调节药:作为辅助治疗。

①转移因子:每周 $1\sim2$ 支,皮下注射或肌内注射,3 个月为 1 个疗程。有学者认为,该药可能对 SLE 的远期预后有一定作用。

②胸腺素:$5\sim25mg$,肌内注射,每日 1 次,2 周后改为隔日 1 次或每周 2 次,连用数月。

③免疫核糖核酸:2ml,肌内注射,每日 1 次,连用 1 个月,以后改 2ml 隔日 1 次肌内注射,总量 60 支。

(7)血浆置换疗法:一般用于进行性多脏器损害、器质性脑病综合征、全血细胞减少及活动性肾炎等患者,且对类固醇皮质激素疗效不佳的严重病例。应与类固醇皮质激素及免疫抑制药联合应用。

(8)精神症状的处理:氯丙嗪内服,每日剂量为 $50\sim150mg$,分次口服。癫痫样抽搐以地西泮为宜,每日 5mg,分 3 次口服。

2. 中医治疗

(1)辨证施治

①毒热炽盛证:症见高热烦躁,面部红斑或出血斑,肌肉酸痛,关节疼痛,精神恍惚,严重时神昏谵语,抽搐,口渴思冷饮。舌质红绛,苔黄,或见镜面舌,脉数。此型见于红斑狼疮急性活动期,化验检查抗核抗体、抗 DNA 抗体、红细胞沉降率等明显异常。此期应以激素治疗为主,争取早期足量给药,对控制病情十分有利。治疗法则清热解毒,凉血护阴。方选解毒凉血汤加减。药用羚羊角粉(分冲)0.6g,金银花炭 15g,生地炭 15g,板蓝根 30g,白茅根 30g,元参 15g,花粉 15,石斛 15g,重楼 15g,白花蛇舌草 30g。每日 1 剂,水煎服。

②脾肾阳虚证:症见头晕目眩,失眠多梦,耳鸣健忘,腰膝酸软,两胁作痛,五心烦热,颧红盗汗,女子月经量少,甚或口舌生疮,时有低热。舌红少苔,脉细数。此型狼疮实验室检查常有尿液异常,严重者肾功能异常,多见于狼疮肾炎。治宜健脾益肾,温阳利水。药用黄芪 $15\sim30g$,党参 15g,太子参 15g,白术 10g,茯苓 10g,熟地黄 15g,女贞子 15g,菟丝子 15g,车前子 15g,淫羊藿 10g,桂枝 10g,丹参 15g,鸡血藤 30g,重楼 15g,白花蛇舌草 30g。每日 1 剂,水煎服。

③肝肾阴虚证:高热后或持续低热,手足心热,心烦,少气懒言,面色不华,视物

模糊,失眠,关节疼痛,脱发。舌质红无苔,脉细数而软。病至后期,因肾阳久衰,阳损及阴,可出现肾阴虚为主的病证;七情内伤,肝郁日久化热耗伤肝阴,二阴俱损则出现肝肾阴虚的一派证候。治宜滋补肝肾,凉血解毒。药用南沙参、北沙参各15g,太子参15g,当归10g,白芍10g,黄芪10g,党参10g,女贞子15g,枸杞子15g,山茱萸10g,熟地黄15g,地骨皮15g,牡丹皮15g,重楼15g,白花蛇舌草30g。每日1剂,水煎服。

④气阴两伤证:症见面色㿠白,少气懒言,腰膝酸冷,便溏或五更泄泻;或小便不利,面浮肢肿,甚则腹胀如鼓。舌质淡胖或边有齿痕,苔白滑,脉沉细。此型临床也较为常见,往往是在高热之后出现,通常有全血细胞减少,红细胞沉降率较快。治宜养阴益气,活血通络。药用南沙参、北沙参各30g,石斛15g,玄参30g,玉竹10g,党参15g,生黄芪30g,当归10g,丹参15g,鸡血藤15g,秦艽15g,乌蛇10g。每日1剂,水煎服。

⑤脾虚肝郁证:自觉肝区作痛,腹胀纳呆,头昏目眩,失眠多梦,皮肤红斑,瘀斑或舌有紫斑,重者肝脾肿大,呕血便血,女子月经不调或闭经,脉弦。此型属红斑狼疮肝损害,有的医家称为邪热伤肝型。化验检查见肝功能异常,血γ球蛋白增高。治宜:健脾舒肝,活血理气。药用白术10g,茯苓15g,柴胡10g,枳壳10g,陈皮10g,厚朴10g,茵陈30g,薏苡仁30g,五味子10g,赤芍10g,丹参15g,白花蛇舌草30g。每日1剂,水煎服。

(2)单方成药

①雷公藤多苷片:单用于轻型患者或在类固醇皮质激素减量过程中加用。每日40～60mg,分3次,饭后服,注意不良反应。

②昆明山海棠:适应证同雷公藤多苷片,每日9片,分3次服。

③丹参:对肢端动脉痉挛及皮损疗效较为明显。丹参注射液1～2支,肌内注射,每日1～2次。或复方丹参注射液10～20ml加于5%葡萄糖溶液500ml中,静脉滴注,每日1次。

④黄芪:可增强细胞免疫功能。每日30～90g,煎服,疗程为6～12个月。

⑤中成药:如秦艽丸、滋补肝肾丸、养血荣筋丸、八珍丸、六味地黄丸、黄精丸、乌鸡白凤丸、定坤丹、养阴清肺膏、牛黄清心丸、健身宁等,可根据不同情况选择使用。

(3)局部治疗:外用黄连膏、清凉膏。

【验案举例】

1. 陈某,女,55岁。5年前始发面部红斑皮损,关节疼痛,腰痛,脱发,乏力,日光照后面部红斑加重。尿蛋白(＋＋),曾在当地医院用泼尼松(每日60mg)治疗,渐减至每日20mg维持。治疗后病情虽有好转,但经常反复发作。近3个月来腰痛加重,乏力,双下肢水肿,双眼睑红肿,抗dsDNA(＋),抗核抗体1:640,红细胞沉降率 98mm/h,蛋白(＋＋＋),颗粒管型(＋),舌质淡,苔白腻,脉沉细弱。诊断为狼疮肾炎。证属脾肾不足、阴阳两虚。治宜益气健脾、滋阴益肾、温阳利水、解毒通络。方选狼疮基本方加减。药用生黄芪、白茅根、白花蛇舌草各 30g,重楼、车前子(包煎)、秦艽各 15g,太子参、白术、茯苓、枸杞子、女贞子、菟丝子、淫羊藿、桂枝各 10g。每日 1 剂,水煎服。服 28 剂后,水肿基本消退,脱发减少,乏力减轻。守上方加鸡血藤。又服 28 剂后,腰痛缓解。红细胞沉降率 44mm/h,蛋白(＋),泼尼松每日 20mg。随症加减治疗 3 个月,病情稳定,红细胞沉降率 24mm/h,蛋白(±),抗核抗体(＋)1：160,自行停服激素。连服中药共半年,长出满头黑发,间断服中药维持,随访至今未复发。

按:本案患红斑狼疮已 3 年,脉症合参,证属脾肾两虚,阴阳俱损,湿聚生毒化热,瘀阻经脉肌肤,故用狼疮基本方加味治疗。药用秦艽、白茅根、重楼、白花蛇舌草清热解毒,活血祛风,并具有免疫抑制作用;桂枝、车前子通阳利水;基本方中黄芪、白术、茯苓合用能补益心脾,双向调节机体免疫功能,提高胃肠道屏障功能;女贞子、菟丝子、淫羊藿三药合用能双补肾阴肾阳,滋肾阴药既能减轻免疫抑制药的不良反应,又能抑制免疫功能的亢进。可见狼疮基础方主治病之本,随症加味主调病之标,标本兼顾。紧扣病机,既符合中医辨治原则,又能调节免疫功能,减轻狼疮病理变化,因此,收到较为满意的治疗效果。系统性红斑狼疮是一种全身性自身免疫性疾病,可侵犯结缔组织血管、内脏和皮肤等多种器官,属疑难皮肤病之一。张氏认为,阴阳气血失调,抵抗力下降为病之本;热毒炽盛为病之标。鉴于脾肾不足、阴阳失调的基本病机,张氏以自拟狼疮基本方治之,疗效颇佳。药用生黄芪、太子参、白术、茯苓、女贞子、菟丝子、枸杞子、淫羊藿等药健脾益气,调补肾阴肾阳,此为基本方,临床应用可以随症加减(北京中医杂志,2002,4)。

2. 史某,女,17 岁。1 年前因面发红斑,关节酸痛,高热,到某医院诊治,确认为系统性红斑狼疮。曾找到红斑狼疮细胞,抗核因子试验(＋),用地塞米松等药物控制病情,目前地塞米松 0.75mg,每日 4 次。仍低热 37.5℃,神疲肢软,倦怠乏力,胃纳不香,时有腹胀便溏,面和小腿水肿。尿蛋白(＋＋＋),红细胞、白细胞均少量,管型(＋＋)。苔薄白,舌质淡胖,脉沉细。诊断为狼疮肾炎。证属气阴两亏,脾肾阳虚,湿邪为患。治宜益气养血,调补脾肾为主。药用党参、山药、焦白术、墨旱莲、仙鹤草、虎杖、大蓟根、锁阳、淫羊藿、土茯苓、草薢各 12g。服药 6 个月,激素递减到泼尼松 5mg,每日 2 次。尿常规检查,蛋白和红细胞、白细胞均消失。血常规在正常范围,血中找不到红斑狼疮细胞(著名中医学家的学术经验,湖南科学技术出版社,1981)。

按:本病多由先天禀赋不足,阴虚内热所致。因此,治疗中应以益气、养阴、清热为主,如党参、黄芪、白术、山药、生地黄、玄参、麦冬、知母、黄柏、地骨皮等,且多数患者合并关节痛,青、中年妇女多发,所以祛风湿、通经络、调冲任、补肝肾的药多配合应用,如秦艽、威灵仙、虎杖、丹参、鸡血藤、络石藤、淫羊藿、续断、肉苁蓉、菟丝子、巴戟天等。但不用补骨脂,因该药能增加日光敏感性,而红斑狼疮患者对日光特别敏感,易引起急性发作。

【注意事项】

1. 患者对本病不必过于焦虑、恐慌,应保持愉快的心情,树立战胜疾病的信心。

2. 疾病活动期间应以卧床休息为主,病情控制后可适当学习、工作,女性患者在医师提示下还可以生育。

3. 避免劳累,保证充足的休息时间。

4. 避免日晒或照射紫外线。

第二节 皮 肌 炎

皮肌炎是一种侵犯肌肉及皮肤的结缔组织疾病。也可以只侵犯肌肉而无皮肤症状,称多发性肌炎。这种结缔组织病也可有内脏损害而成为全身性疾病。肌肉的病变主要是由发炎及变性引起,出现水肿、红斑、毛细血管扩张及色素沉着等。在中医学文献中尚未查到有关本病的明确记载,根据本病的临床表现,与肌痹颇相类似。如《素问·长刺节论》中说:"病在肌肤,肌肤尽痛,名曰肌痹,伤于寒湿。"《诸病源候论·风湿痹身体手足不随候》:"风湿寒之气合而为痹……风湿之气偏多者,名风湿痹也。人腠理虚者,则由风湿气伤之,搏于血气,血气不行,则不宣,真邪相击,在于肌肉之间,故其肌肤尽痛。"目前对于本病的治疗,以中药治疗本病,疗效显著,且无不良反应。

【病因病机】

1. 西医病因

(1)自身免疫疾病学说:皮肌炎临床上与 SLE 及硬皮病有许多共同之处,血清中可测出抗核抗体、类风湿因子、PM-1 抗体、JO-1 抗体及 Mi 抗体等。直接免疫荧光检查,在表皮基底膜、血管壁等部位可查见 IgG、IgM 及补体 C3 沉积。患者的淋巴细胞对受累的肌纤维培养具有细胞毒性,可产生淋巴毒素,用抗淋巴细胞血清可阻断此种细胞毒性。疾病的活动性与此种淋巴毒素具有相关性,说明细胞介导的免疫反应对本病的发生具有重要作用。

(2)部分成年患者常伴发恶性肿瘤,血液中有抗癌抗体,切除肿瘤后该抗体消失,皮肌炎症状好转,肿瘤复发使皮肌炎可再现。用人的恶性肿瘤提取液做试验可出现立即型阳性,而且被动转移试验也为阳性,可认为是由于肿瘤存在而引起的自身免疫现象。

(3)感染学说:电镜观察发现本病病变肌肉中有类似病毒的包涵体和管状结构

小体,类似黏病毒,也有学者从横纹肌中分离出柯萨奇病毒,但病毒感染与发病的关系尚无足够的证据。在小儿皮肌炎患者中,发病前常有上呼吸道感染史,抗链球菌溶血素"O"值增高,用抗生素合并皮质激素治疗可获良效。日晒、过劳等因素亦可诱发本病。

2. 中医病机　中医学认为,本病多因寒湿之邪侵于肌肤,阴寒偏盛,不能温煦;或因七情内伤,郁久化热生毒,致使阴阳气血失衡,气机不畅,瘀阻经络,正不胜邪,毒邪犯脏。

【诊断要点】

1. 全身症状　早期可出现全身乏力、肌肉疼痛、雷诺现象、关节痛、不规则发热等。病程中某些脏器可受累,故可发生间质性肺炎、心包炎、胸膜炎,肝、脾和淋巴结肿大等。

2. 皮肤症状

(1)以眼睑为中心的水肿性淡紫红色斑。

(2)Gotron 丘疹:指及肘关节、膝关节伸侧皮肤可发生的紫红色角化性斑或扁平隆起丘疹,覆细小鳞屑。眼睑淡紫红色水肿性斑片和 Gotron 丘疹为本病特征性表现,具有诊断意义。

(3)甲护皮增厚而粗糙,甲周毛细血管扩张和瘀点。

(4)肘关节、膝关节伸侧,上胸三角区红斑鳞屑性皮疹。

(5)皮肤异色病样改变(异色性皮肌炎)。

3. 肌肉症状　横纹肌,尤其是四肢近端肌肉常最先受累,出现肌无力、肌痛,严重时伴吞咽困难或呼吸肌无力。

4. 合并症　部分患者合并恶性肿瘤,尤其高龄患者,应仔细进行全面检查。

5. 肌肉病理变化　肌纤维变性、坏死、再生、炎症性反应和结缔组织增生。

6. 血清酶　肌酸磷酸激酶、转氨酶、乳酸脱氢酶和醛缩酶增高。

7. 肌电图　呈肌原性萎缩相。

8. 尿肌酸　含量增高,一般 24 小时排泄量＞200mg,常达 400mg 以上。

【鉴别诊断】

1. 系统性红斑狼疮　本病皮肤损害主要为面部蝶形红斑,可多脏器受累,尤以肾损害常见,而肌肉症状一般较轻。化验检查可见贫血、白细胞及血小板计数减少。抗核抗体阳性;活动期滴度较高,LE 细胞、抗 dsDNA 抗体、抗 Sm 抗体、狼疮带试验常阳性。

2. 重症肌无力　一般无炎症性皮肤损害。具有特征性的眼睑下垂,患肌活动后即迅速疲劳无力,休息后恢复。肌酸磷酸激酶等血清肌酶值不高。肌肉活检无肌实质性变性。

3. 进行性肌营养不良　本病是遗传性疾病,多见于男性小儿,呈无肌痛的对称性进行性肌无力。肌肉活检无肌炎表现。

4. **旋毛虫病** 主要表现为发热、全身肌肉疼痛、两侧眼睑水肿、球结膜充血。血嗜酸性粒细胞增多,肌肉活检能发现旋毛虫。

5. **类风湿多发性肌痛症** 表现为四肢近端部位肌痛,但无肌无力和肌萎缩。血中肌酶、肌电图及肌肉活检均正常。

【治疗】

1. 西医治疗

(1)一般疗法

①活动期应充分休息,避免寒冷、日晒,给予高维生素、高蛋白饮食。

②仔细检查有无病灶感染或合并恶性肿瘤,如有发现应及时给予相应的治疗。

(2)全身治疗

①类固醇皮质激素:是治疗皮肌炎的主要药物,一般泼尼松成年人每日 60～100mg,儿童每日 1.5～2mg/kg,分次口服。根据临床表现的改善、血清肌酶及尿肌酸排泄量下降水平评定疗效。待病情控制后逐渐减量至最小维持量,并较长时间维持。

②免疫抑制药:应用大剂量皮质激素治疗效果不满意或有皮质激素禁忌证者,可合并或单独使用免疫抑制药。

甲氨蝶呤:5～15mg,静脉滴注,每周 1 次。一般以 5mg 肌内注射开始,逐渐增量。定期做血常规及肝功能、肾功能检查,数周后随病情好转逐渐减量。

硫唑嘌呤:每日 1～2mg/kg,分 3 次口服。

环磷酰胺:每日 1～3mg/kg,分 3 次口服,亦可静脉注射,每次 200mg,每周1～2 次。

③蛋白同化剂:促进蛋白质合成和减少尿肌酸的排泄。常用丙酸睾酮或苯丙酸诺龙 25mg,肌内注射,每周 2 次。通常用其作为辅助治疗。

④其他:如腺苷三磷酸、辅酶 A 及细胞色素 C、大量维生素 E、维生素 C 等配合使用。

⑤对症治疗:肌痛给予消炎镇痛药,吞咽困难时,饭前可用新斯的明。

(3)物理疗法:按摩、推拿、水疗、电疗等在缓解期应用,以防止肌肉萎缩和挛缩。

2. 中医治疗

(1)辨证施治

①毒热内蕴证:病情急性发作,皮损呈紫红色水肿样,常伴有发热、肌肉疼痛无力、胸闷食少。舌质红绛,舌苔黄厚,脉数。治宜清营解毒,活血止痛。方选解毒清营汤合普济消毒饮加减。药用金银花、连翘、生地黄各 15g,牡丹皮、赤芍、黄连各10g,白茅根、生薏苡仁、茯苓皮各 11g,延胡索、川楝子各 10g。每日 1 剂,水煎服。

毒热重者加人工牛黄；高热加羚羊角粉（代）或犀角粉（代）；关节痛重时加鸡血藤、秦艽；气虚者加黄芪、白术、茯苓；水肿重时加车前子、泽泻。

②寒湿互结证：疾病后期皮损呈暗红色肿胀，全身肌肉疼痛，酸软无力，畏寒肢冷，疲乏气短。舌淡，苔薄白，脉沉缓或沉细。治宜温经散寒，活血通络。方选温经通络汤加减。药用黄芪、党参、白术、山药、茯苓、丹参、鸡血藤各 15g，乌蛇、秦艽各 10g，桂枝 6g。每日 1 剂，水煎服。红斑持久不退时加鸡冠花、凌霄花各 10g。也可用独活寄生汤加减。

③气血两虚证：病程长，皮损暗红或不明显，消瘦，疲乏无力，倦怠头晕，食少纳差，睡眠不好，便溏腹胀。舌淡体胖，少苔，脉沉细。治宜调和阴阳，补益气血。药用何首乌藤、鸡血藤、钩藤各 15g，当归、赤芍、白芍、丹参、黄芪、党参、白术、茯苓、熟地黄各 12g。每日 1 剂，水煎服。低热时加地骨皮、银柴胡、沙参各 10g；关节痛时加秦艽 10g；腹胀加枳壳、厚朴各 10g。

（2）单方成药：雷公藤多苷片用于激素治疗效果不佳或减量中加用，每日 60mg，分 3 次口服。昆明山海棠：每次 3 片，每日 3 次，口服。亦可根据不同情况选择使用中成药，如人参归脾丸、当归丸、人参健脾丸、补中益气丸、滋补肝肾丸、秦艽丸、全鹿丸或黄精丸、鸡血藤片等。

（3）局部治疗：局部可用清凉膏、香腊膏。亦可用紫色消肿膏兑 10% 活血止痛散混匀，局部按摩。亦可用虎骨酒按摩。

此外，亦可加用针刺疗法，对恢复肌肉功能有一定疗效。

【验案举例】

1. 谭某，女，44 岁。7 日前自觉发热、怕冷，全身不适，继则面部、四肢皮肤起红色斑疹，到某医院诊治，体温 39.8℃。血常规：白细胞 4.8×10^{12}/L，中性粒细胞 0.60，淋巴细胞 0.39，嗜酸性粒细胞 0.01。尿常规：白细胞 2 个/HP，红细胞 3 个/HP。红细胞沉降率加快。经口服西药，发热稍退，但皮疹同前，且肌肉疼痛，尤以肩臂部及股部为甚，微汗出，腹痛，大便不畅，里急后重，食欲缺乏，故要求服中药治疗。检查：体温 38.6℃，血压 100/70mmHg。神志清楚，面色通红，两上睑红斑、水肿，咽充血。全身散在淡红色充血性斑疹，压之褪色，两肩臂及大腿肌肉压痛明显，浅表淋巴结不肿大，舌质红，苔黄厚腻，脉滑数。诊断为皮肌炎。证属湿毒蕴结，熏灼肌肤。治宜清热解毒，利湿通络。药用水牛角、板蓝根、生石膏、金银花藤、绵茵陈各 30g，羚羊骨（代）、白头翁各 18g，蜈蚣 3 条。每日 1 剂，水煎服。连服 14 剂，面部及躯体皮疹消失，肌肉疼痛、发热汗出、腹痛便溏等症亦减大半。再进 7 剂，上述诸症消失，但觉头晕气短，神疲乏力，便溏，不欲食。此为中气不足，嘱服补中益气丸，每日早、晚各 10g，连服 1 个月，身体健康，坚持上班。

按：本病特点为皮肤损害的初起时常发于面部，尤其是眼睑部出现水肿性紫红斑，水肿为实质性，压之不凹陷。红肿可陆续泛发于颈部、胸部、肩部和四肢等处，随着病情发展,水肿减退,皮损可发生系统性硬化病样或皮肤异色病样或红斑狼疮样改变。肌肉损害一般以四肢近端肌肉最易受累,其次为肩胛部、颈部、面部、咽部、肌肉等。初起时肌肉肿胀,软弱无力,疼痛和压痛,随后肌肉发生进行性萎缩。若食管肌肉、膈肌和心肌受累,则可出现吞咽困难、呼吸减弱及心力衰竭等症状,易危及生命。除上述主症外,还可伴有不规则发热、大量出汗、食欲不佳、体重减轻、肝脾大等症。疾病呈慢性经过,病情时轻时重。本例由于胃热脾湿,交蒸蕴结,阻于皮肤肌肉之间,致皮红、肌肿而发为本病。运用中医辨证论治的原则治疗本病,收到了较为满意的疗效。初期多属湿热羁留于阳明胃经,熏灼肌肉,治宜清热解毒为主,兼以利湿消肿为辅;晚期肌肉消瘦无力或萎缩,甚者关节继发性挛缩畸形,伴有腹痛便溏、短气乏力、头晕心悸、腰酸腿软,舌淡脉弱。治宜益气养阴,断不可妄投寒凉之品。应中、西医结合治疗,积极控制病情发展,注意休息,坚持治疗,治愈后还应定期门诊观察,巩固疗效(古今名医皮肤性病科验案欣赏,人民军医出版社,2006)。

2. 李某,女,43 岁。因近 3 个月面部、胸背部起红斑,伴四肢肌肉疼痛无力,给予泼尼松(每日 60mg)口服,并静脉注射甲氨蝶呤治疗,病情不稳定。近 2 周受凉后突发高热,烦躁不安,胸闷气短,不能平卧,心悸多汗,全身关节肌肉疼痛,抬头、举手、下床均十分困难,自主运动基本丧失,卧床不起。检查:体温 39.1℃,急性热病容,双眼睑及其周围呈水肿性紫红色斑,头面部、胸背部、上臂可见类似皮损,四肢肌肉疼痛,肌力仅 Rose 标准 5 级,手足末端可见甲周火焰状暗红斑,血常规、红细胞沉降率、血清酶、24 小时尿肌酸排泄量均增高,抗核抗体阳性,心电图示心肌损伤。舌质红绛,苔黄厚腻,脉细数。诊断为皮肌炎。证属毒热蕴结,气血瘀滞。治宜清营凉血解毒,理气活血通络。药用板蓝根、白茅根、败酱草、金银花、薏苡仁、白花蛇舌草各 30g,生地黄、牡丹皮、赤芍、连翘、茯苓皮、重楼各 15g,黄连、延胡索、川楝子各 10g,羚羊角粉(代,冲服)0.6g。每日 1 剂,水煎服。配合应用抗生素及输液等综合疗法治疗,同时继续服用泼尼松(每日 40mg)。服上方 7 剂后体温降至37.7℃左右,精神、食欲好转,肌力稍恢复,红斑变淡。嘱继服上方。再服 14 剂后体温基本正常,可扶人起床活动。上方去羚羊角粉、延胡索、川楝子、金银花,加女贞子 30g,墨旱莲、南沙参、北沙参各 15g。续服 1 个月后,病情明显减轻,激素开始减量。此后以养阴益气、凉血解毒通络为治法辨证加减,服药 4 个月,激素减至泼尼松每日 20mg,肌痛显著减轻,四肢肌力接近正常,化验除抗核抗体偏高外基本恢复正常。继续门诊中西医结合治疗,随访 4 年,病情稳定。

按:本案为中年,病久虚弱,偶感风寒,诱发凤疾,正气本虚而致邪盛无以制约,故又以邪实为标,热毒壅盛,扰及心神,心气虚损,故见高热、烦躁不安、胸闷气短、心悸多汗,气虚无以运血濡养肌肉,故见全身关节肌肉疼痛,抬头、举手、下床均困难,又热邪迫血妄行,故双眼睑及其周围呈水肿性紫红色斑,手足末端可见甲周火焰状暗红斑,舌质红绛,苔黄厚腻,为实热有瘀之象,脉细数又为阴虚有热。可见本患者病情复杂,虚实均有,阴阳俱虚,治当以急则治其标,缓则治其本为原则,所以应先清营凉血解毒,理气活血通络治其标。金银花、连翘、黄连、板蓝根、败酱草清热泻火解毒,生地黄、牡丹皮、赤芍凉血活血,白茅根凉血兼以止血,延胡索、川楝子理气止痛,白花蛇舌草调整免疫。待体温恢复后,原方去延胡索、川楝子、金银花,重用南沙参、北沙参以滋养肺胃阴津,伍女贞子、墨旱莲滋补肾阴,使阴阳调和,病情稳定(张志礼医话验案精选,人民军医出版社,2008)。

【注意事项】

1. 妊娠可诱发或加重本病,尽量避免妊娠、人工流产,但妊娠意愿强烈时,可在医师提示下进行。

2. 避免使用唇膏、化妆品、染发剂,避免接触农药、装修材料等。

3. 尽量避免感染。

4. 注意保暖。

5. 戒烟戒酒。

6. 避免日晒。

第三节 硬 皮 病

硬皮病,包括局限性硬皮病和系统性硬化病,是一种原因不明,以小血管功能和结构异常,皮肤、内脏纤维化,免疫系统活化和自身免疫为特征的全身性疾病。其一般分为弥漫型、局限型和重叠型。根据本病临床表现,属中医学“痹证”范畴。如《素问·痹论》云:“痹在于骨则重,在于脉则血凝而不流,在于筋则不伸,在于肉则不仁,在于皮则寒。”《诸病源候论》云:“痹者……其状肌肉顽厚,或肌肉酸痛……由血气虚则受风湿而成,此病日久不愈,入于经络,搏于阳脉,亦变全身体手足不随。”宋《传信适用方》中记载:“人发寒热不止,经数日后,四肢坚如石……日渐瘦恶。”

【病因病机】

1. 西医病因 病因尚不明了,目前有以下学说。

(1)血管异常学说:Raynaud 现象常为原发性干燥综合征的早期表现,说明早期病变有明显的血管异常改变。已证实小动脉和毛细血管有广泛改变,微动脉有固定性阻塞性疾病及血管痉挛。血管内膜增厚,管腔缩小,甚至闭塞。血管病变见于皮肤、骨骼肌、消化道、肺、心、肾及脑等多系统血管。

(2)免疫异常学说

①本病常与其他自身免疫病如系统性红斑狼疮、类风湿关节炎、皮肌炎或多发性肌炎等同时发生或先后并存(重叠综合征)。

②在外周血中有各种淋巴细胞异常现象,包括 T 淋巴细胞减少,T 辅助细胞数量增多,B 淋巴细胞数量亦增加,功能活跃。在体外用植物血凝素(PHA)刺激硬皮病患者淋巴细胞,可引起淋巴因子释放,后者能使成纤维细胞产生胶原。

③患者的血清中可测出多种自身抗体及免疫复合物。约有 50% 的患者可查见 LE 细胞,可出现高丙球蛋白血症。IgG、$IgMa_2$ 和 IgMfe 增高,部分患者补体 Cs 水平下降。

④在早期和活动期的皮损组织中有大量淋巴细胞和浆细胞浸润。

(3)结缔组织代谢异常学说:主要表现在成纤维细胞在培养中比正常成纤维细胞活性明显增加。真皮内未成熟的胶原纤维明显增多,引起纤维化,促使皮肤变硬。

(4)炎症:异常的炎症反应出现在皮肤和肺部。50%以上弥漫性系统性硬皮病患者的皮肤活检显示炎症反应。肺的炎症可从扫描(BAL)和支气管肺泡洗出液中证明。此外,患者可有家族史,可能有遗传因素。少数患者可伴发肺、胃、子宫、乳腺、肾上腺癌瘤。局限性硬皮病发病前往往有外伤史。

2. 中医病机　中医学认为,因卫气营血不足,复受风寒,使血行不畅,血凝于肌肤;或因肺脾肾诸脏虚损,卫外不固,腠理不密,复感风寒之邪伤于血分,致荣卫行涩,经络阻隔,气血凝滞而发病。病机可概括为气血不足,外感寒湿风邪,致使寒凝肌腠;日久耗伤精血,脏腑虚损,气血瘀滞。

【诊断要点】

1. 局限性硬皮病

(1)皮损类型可呈斑片状、点滴状或带状。单发或多发,若泛发则称为泛发性硬斑病。

(2)皮损主要侵犯皮肤某一局部,好发于额部、颈部、胸部、腹部、背部、臀部和四肢。

(3)损害局部先表现为淡红或紫红色水肿性斑片,数周或数月后皮损扩大,颜色转淡而呈淡黄或象牙色,表面光滑发亮,周围绕以红晕,不能用手捻起。久后渐留下白色或褐色萎缩斑,毛脱落,出汗减少。

(4)病理变化:胶原纤维肿胀、增生和硬化;小血管内膜增厚、管腔狭窄或闭塞;附属器萎缩。

2. 系统性硬皮病　又称进行性系统性硬化症(PSS)。分为肢端硬皮病和弥漫性硬皮病。

(1)早期可有雷诺现象、关节痛、不规则发热、食欲减退。

(2)皮肤损害可分为水肿、硬化和萎缩三期。肢端型常先有雷诺征,硬皮从手部皮肤开始,以四肢变化最为明显。弥漫型常自躯干开始,后累及四肢、面部。面部硬化使表情丧失,呈假面具样,累及胸部出现呼吸困难。

（3）系统损害以关节、肺、食管多见，其他如心、肠、胃、肾、肌肉、神经系统及内分泌腺等皆可受累。

（4）CREST 综合征：有的患者软组织内有钙质沉着，并有雷诺现象、食管蠕动功能异常、肢端硬化、毛细血管扩张，称为 CREST 综合征，是 PSS 的亚型。本型预后较好。

（5）实验室检查：可有轻度贫血、红细胞沉降率加快、高丙球蛋白血症。部分患者类风湿因子阳性。抗核抗体阳性率约为 70％。抗 SCI-70 抗体发生率为 30％～40％，但特异性高，是本病的标志抗体。抗着丝点抗体是 CREST 综合征的标志抗体。

（6）X 线片示食管蠕动消失，近端增宽，下端狭窄；指端骨质吸收；两肺纹理增粗或见小囊样改变。

（7）病理变化：与局限性硬皮病相似。

【鉴别诊断】

1. 局限性硬皮病　应与以下疾病相鉴别。

（1）进行性特发性皮肤萎缩：先出现凹陷性萎缩，晚期逐渐变硬。

（2）萎缩性扁平苔藓：损害是由中央凹陷而边缘高起的多角形小丘疹组成，有时覆有细薄鳞屑，中心可有毛囊性角栓，损害多呈紫红色或黄褐色，萎缩明显时呈淡白色，可有口腔黏膜损害。

（3）硬化萎缩性苔藓：损害由白色光泽的扁平丘疹组成，大小不一，常聚集分布，但不互相融合，表面有毛囊性黑色角栓，最后发生萎缩。组织病理变化可与硬皮病鉴别。

2. 系统性硬皮病　应与以下疾病相鉴别。

（1）混合结缔组织病：具有红斑狼疮、硬皮病、皮肌炎的部分症状，但又不能满足其中任何一种疾病的诊断标准，血清中有高滴度抗 RNP 抗体，抗核抗体阳性，常呈斑点型。

（2）皮肌炎：眼睑水肿性紫红色斑，伴明显肌无力、疼痛，而无皮肤硬化表现。血清肌酶及尿肌酸量均明显增高。

（3）硬肿病：多先有上呼吸道感染，皮损先发生于面部、颈部，向肩背部发展，为真皮深层肿胀和硬化，局部无色素沉着，亦无萎缩，四肢很少累及，有自愈倾向。

【治疗】　本病治疗目前尚有困难，部分患者经治疗后可停止发展或缓解。一般应争取早期诊断，早期治疗，生活力求规律，避免精神刺激及过度紧张。加强营养，给予高蛋白、高维生素饮食，注意保暖，去除体内感染病灶。

1. 西医治疗

（1）局限性硬皮病

①对早期小片皮损可选用类固醇皮质激素如曲安西龙、泼尼松龙局部封闭，也

可选用玻璃酸酶 150U 皮损内注射,连续 10 日为 1 个疗程。

②维生素 E 每日 300～1200U,有一定疗效。也有医者主张口服甲状腺素片、苯海索、三乙芬迪。

③物理疗法:如音频、蜡疗、推拿、按摩等。

(2)系统性硬皮病

①类固醇皮质激素适用于弥漫性硬皮病的早期,不用于肢端型硬皮病,对肺纤维化和有肾损害者应限制或不使用。初量每日泼尼松 40mg,连用数周,病情好转后逐渐减量,一般维持量为每日 10～15mg。

②结缔组织形成抑制药 D-青霉胺可抑制胶原合成,并具有免疫抑制作用,减少循环免疫复合物及改善肺功能等作用。开始剂量为每日 250mg,每间隔 2～4 周每日剂量增加 125mg,一般每日剂量不超过 1g,6 个月左右可改善皮肤症状,注意血、尿改变。主要用于皮肤广泛硬化或具有危及生命的进行性内脏损害的患者。

③对氨基苯甲酸钾可软化已硬化的胶原纤维,每日剂量为 12g,分 6 次口服,至少连服 3 个月。

④免疫抑制药

a. 硫唑嘌呤、环磷酰胺等,可改善皮肤、关节及肾病变。

b. 秋水仙碱,每日 0.5～1.5mg,分次服用,2～3 个月为 1 个疗程,对肢端动脉痉挛和皮肤硬化有一定疗效。

c. 环孢素可用于早期严重的进行期系统性硬皮病的治疗。

⑤维 A 酸类:13-顺维 A 酸,每日 1mg/kg,连续 6～14 个月,可改善皮肤症状。但应注意不良反应。

⑥作用于血管的药物

a. 血管扩张药:肼屈嗪 25mg,每日 3 次,口服;或右旋糖酐-40,每日 500mg,静脉滴注,每日 1 次,10 次为 1 个疗程。

b. 纤维蛋白溶解药:如司坦唑醇 5mg,每日 2 次,口服,6 个月为 1 个疗程。

c. 抗血小板凝固药物:阿司匹林 300mg,每日 2 次,口服。

d. 其他:前列腺素 E-1 促进缺血性溃疡愈合。硝苯地平控制雷诺现象,促进指(趾)溃疡愈合。雌三醇可使皮肤软化并缓解关节症状。皮肤扩张药如烟草酰胺 100mg,每日 3 次;妥拉苏林 25mg,每日 3 次,口服,可控制雷诺现象。卡托普利,每日 75～300mg,用于重症高血压尤其伴恶性高血压的肾危象。

⑦局部治疗

a. 外用扩血管药物:如 1.2% 烟酸苄酯霜;1%～2% 硝酸甘油软膏,改善末端缺血现象。

b. 指部溃疡的治疗:清创、抗感染、镇痛。

c. 皮肤钙质沉着如有疼痛,可手术切除。

2. 中医治疗

(1)局限性硬皮病

①大部分患者临床辨证为脾肺不足,外感风、寒、湿三邪致病。法宜健脾益气,温经通络,活血软坚。药用生黄芪、怀山药、茯苓、鸡血藤、鬼箭羽、伸筋草、当归、土贝母、刘寄奴、僵蚕、白芥子、丝瓜络。肢冷畏寒、腰膝酸软加肉桂、附子;血虚者加鹿角胶、紫河车。每日 1 剂,水煎服。

②单方成药:中成药参照系统性硬皮病治疗,根据不同证型选择使用。

③局部治疗:黑色拔膏棍外贴,每隔 3～4 日更换 1 次。亦可外贴市售阳和解凝膏、虎骨酒或红花酒加温按摩。

(2)系统性硬皮病

①辨证施治

a. 脾肾阳虚型:症状有畏寒肢冷,关节疼痛,腰部酸痛,性欲减退,齿摇发落,食纳减退,口不渴,大便稀。局部表现有眼睑、面部及手背发紧肿胀、握拳不紧、局部坚硬、皮肤多呈粉红色或黑白相间,舌体肿大或胖润、质淡,苔灰滞无泽,脉沉细濡。治以温肾散寒,健脾利湿,活血化瘀,方用阳和汤加味。每日 1 剂,水煎服。

b. 肺卫不宣型:主要症状有低热恶寒,身痛肌痛,或有咳嗽、稀痰、口不渴、大便软。局部表现有皮肤局限性或弥漫性发硬,具蜡样光泽,甚至萎缩紧贴于深层组织之上。关节活动障碍,张口困难,皮色暗褐,毛发脱落,无汗或多汗,舌淡红,苔薄白,脉沉细数。治以宣肺利湿,通络化瘀,方用荆防败毒散加味。每日 1 剂,水煎服。

c. 肝郁血瘀型:主要症状有情绪易于激动,女性患者多有月经不调或恶心、呕吐,齿龈出血,便溏,消化不良或时稀时干。局部表现除与上二型相似外,尚有局部发白、发紫、发凉、灼热、瘙痒及雷诺现象。舌质暗红,苔薄白,脉弦。治以疏肝解郁,通络化痰,方用丹栀逍遥散加味。每日 1 剂,水煎服。

d. 气血两虚型:主要症状有疲乏无力,食纳减退,体重减轻,肌肉疼痛,心慌、气短、头昏、肢体发麻。局部症状有皮损或轻或重,颜色瘀暗,四肢发凉,舌淡暗、苔薄,脉细弱。治以气血两补,通络化瘀,方用逐瘀汤加味。

在上述 4 型中均可能有急性发作,常因累及内脏出现咳嗽气短、心慌心跳、黄疸、眩晕等症;亦可因寒邪郁久化热或经络痹阻,气血俱闭而发生指(趾)端湿性或干性坏死,低热、齿龈出血、舌红脉数等症。

②单方成药

a. 丹参注射液 10～20ml 或复方丹参注射液 10～20ml 加于右旋糖酐-40 或 5% 葡萄糖溶液 500ml 中,静脉滴注,每日或隔日 1 次,10～15 次为 1 个疗程。也可肌内注射丹参注射液或口服丹参片。

b. 川芎嗪注射液(每支含 50mg):150～200mg 加于 5% 葡萄糖溶液中,每日或隔日 1 次,静脉滴注,10~15 次为 1 个疗程。

c. 当归或毛冬青注射液:2ml 肌内注射,隔日或每日 1 次,两药可单独或联合使用,或另加当归注射液行双侧合谷穴位注射。

d. 积雪苷片(每片 10mg):本品是积雪草提取物,每次 2~4 片,每日 3~4 次,口服。

e. 中成药:人参健脾丸、人参归脾丸、大黄䗪虫丸、阳和丸、软皮丸、当归丸、八珍丸均可选择使用。

③局部治疗

a. 大黄、桂枝、川芎、细辛、苏木、红花、肉桂等,选其中 5~6 味,各 20~45g,水煎浸泡或熏洗患肢手足,每次 20~40 分钟,保持药温,每日 1~2 次,1 个月为 1 个疗程。

b. 伸筋草 30g,透骨草 30g,艾叶 15g,乳香 6g,没药 6g,煎水热洗。

c. 红花酒或虎骨酒加温按摩。

【验案举例】

1. 雷某,女,42 岁。5 年前冬天起,始觉皮肤麻木紧张,继而如绳所缚,曾在院外确诊为弥漫性系统性硬皮病,给予激素、维生素等药物治疗,病情略有控制,停药后又明显加重。检查:额面部皮肤光亮,如蜡所涂,口张不大,舌体活动受阻,鼻翼缩小变尖,表情淡漠,躯干和四肢皮肤硬化,难以用手捏起,指端冰冷,伸屈不利。血红蛋白 105g/L,红细胞 3.6×10^{12}/L,白细胞 5×10^9/L,中性粒细胞 0.74,淋巴细胞 0.24,嗜酸性粒细胞 0.02,红细胞沉降率 62mm/h,狼疮细胞(一),抗核抗体(十),斑点状。心电图示心肌轻度受损。钡剂检查未发现消化道异常。诊断为弥漫性系统性硬化病。证属脾肾阳虚,气血亏损。治宜甘温扶阳,佐以通痹。药用黄芪 15g,党参、鹿角片、干地黄、丹参、茯苓各 12g,当归、赤芍、白术、路路通各 9g,桂枝、制草乌各 6g。每日 1 剂,水煎服。守上方增减调治 3 个月后,全身皮肤柔软,紧张感完全消失。损害区有毳毛生长和出汗现象。此后在门诊又坚持每周服药 5 剂,前后经 10 个月的治疗,皮肤和内脏诸症俱见显著改善,现已上班工作。

按:弥漫性系统性硬皮病,应属于中医学的虚劳及痹证范畴。分析其病机主要在肺、脾、肾三脏。故治疗要以调治脾、肾为主,活血通痹为辅,药用黄芪、党参、白术、桂枝、当归、制草乌等甘温之品,益气助阳,补脾温肾;佐以丹参、赤芍、路路通等活血通痹。诸药合用,共奏温阳通痹之效(徐宜厚皮肤病临床经验辑要,中国医药科技出版社,1998)。

2. 万某,女,55 岁。3 个月前无明显诱因右下腹部出现 4cm×2cm 大小红色斑片,未予重视。此后,皮损渐增大、肿胀,皮肤弹性减低,不伴全身症状,经治疗无效,遂求治中医。既往史无特殊。现右下腹部可见 7cm×3cm 大小淡红色斑片,皮肤正常纹理消失,弹性明显下降,表面具有蜡样光泽。病理检查示胶原纤维增生、肿胀。舌质淡红,苔薄白,脉沉细。诊断为局限性硬皮病。证属血虚为主,兼夹气滞。治以益气养血活血,补益肝肾,通络散结。方选三黄固本汤。药用黄芪、菟丝子各 30g,当归、制首乌、鸡血藤各 20g,黄精、熟地黄、川芎、桑椹子各 15g,山茱萸 12g,橘络 10g。将上药用冷水浸泡 30 分钟,后诸药同煎,首煎沸后文火煎 30 分钟,第二煎沸后文火煎 20 分钟。将所得两煎药液混合。每日 1 剂,分 2 次温服,服用本方时忌食辛辣、刺激之品。3 个月后,皮肤弹性明显恢复。上方随症加减,2 个月后皮肤弹性完全恢复。随访 1 年无复发。

按:瘀与虚是硬皮病病机的关键,如果说瘀是标,那么虚是此病的本所在,尤其是血虚,血虚多夹气虚,故自拟三黄固本汤加减,方中以黄芪、熟地黄、当归、制首乌、鸡血藤、川芎益气养血活血,气血充足则瘀自去;阴血同源,故以桑椹子、黄精、山茱萸、菟丝子补益肝肾阴,橘络通络。以此随症加减,治疗硬皮病可取得较好疗效(四川中医,2006,10)。

【注意事项】

1. 遵医嘱合理用药,不可随意停药。
2. 少食多餐,以软食为主。
3. 注意保暖,避免寒冷刺激。
4. 戒烟,可适当的少量饮酒。

第四节　白塞病

白塞病又称白塞综合征。本病病因不明,可能与病毒、细菌感染,自身免疫和遗传等因素相关。白塞病是一种全身性疾病,可以侵犯多系统器官和组织,如口、眼、外阴、皮肤、关节、血管、神经、心肺、胃肠道、肝、肾等。眼部病变常导致失明,动脉瘤破裂、胃肠道穿孔导致严重的中枢神经系统受累可导致死亡。患者以青壮年为主,男、女比例为 0.77:1。本病中医学称"狐惑病",东汉张仲景《金匮要略·百合狐惑阴阳毒病脉证并治》篇中对本病三主症及辨证论治有详细描写记载,"狐惑之为病,状如伤寒……蚀于喉为惑,蚀于阴为狐……甘草泻心汤主之"及"目赤如鸠眼……赤小豆当归散主之"。之后,《诸病源候论》《医宗金鉴》等医籍对本病的病因、病机、治疗亦有阐述。总的认识古代医家基本一致,病因不外湿热毒气,阴虚内热。口、眼、外阴溃烂为本病"三主症"。治疗以清热解毒为主治则。至今许多医师遵此原则,辨证施治白塞综合征均取得较好疗效。

【病因病机】

1. 西医病因

(1)病毒学说:Behcet 发现溃疡的渗出物涂片中有包涵体,因而首先提出病毒病因学说。有些学者先后从患者眼部前房的积脓、口腔黏膜和生殖器溃疡发现病毒包涵体,因而提出病毒学说,但尚未被确认。

(2)自身免疫学说:患者血清 C 反应蛋白、α_2 球蛋白、β 球蛋白和 γ 球蛋白增加,血中 Q 补体明显升高;患者有多种自身抗体如抗口腔黏膜抗体。免疫荧光研究证实血管壁有 IgM、IgA、IgG 沉积以及应用类固醇皮质激素可能缓解病情等,都说明本病属自身免疫性疾病。

另外,HLA 抗原与该病也有关,在日本与土耳其患者中,HLA-Bs 有高发病率。在英国患者中,HLA-A 有高发病率。

2. 中医病机　中医学认为本病是由于先天禀赋不足,肾阴虚弱,肝肾亏损,加之后天失养,兼感外邪,致使阴阳不调,气血失和。目为肝之窍,肾开窍于二阴,肝藏血,肝血不足,目不能视,肝失条达,郁久化热化火,肝火内炽,上炎于目,蚀于口,则目赤肿痛,口腔溃疡。肾为先天之本,主藏精,肾生髓,髓生血,先天肾精亏损,五脏六腑不得濡养;脾为后天之本,开窍于口,脾虚运化失职,水湿蕴结不化,郁久化热,毒邪无从发泄而湿热上蒸头面,故可见目赤面肿,口舌生疮;湿热下注,以致气凝血滞而成阴蚀;或致经络阻隔及湿热内蕴,入于营血,郁于肌肤,引起结节红斑等皮肤损害。

【诊断要点】　患者以青壮年为主,15—40 岁患者占 77.22%。国内报道女性患者多于男性。口腔、眼、生殖器与皮肤症状往往先后出现,开始可以是 1～2 处症状,以后逐渐出现其他方面症状。

1. 复发性口腔溃疡　发生率高达 95% 以上,始终无口腔病变者极少,表现为圆形或椭圆形疼痛性溃疡,直径 2～10mm,深浅不一,覆盖黄白色假膜,周围有红晕。

2. 复发性外生殖器溃疡　常见于阴囊、阴茎、龟头、大小阴唇,其次为阴道、宫颈、会阴及肛门等处。一般发生于口腔黏膜或皮肤病变以后,少数可为初发症状。男性发生率低,症状也较轻;绝大多数女性患者都有生殖器溃疡,发生时间较早,症状较明显。

3. 眼部症状　一般发生较晚,多表现为虹膜睫状体炎、前房积脓及脉络膜视网膜炎,其次可见结膜炎、角膜炎。球后病变常导致青光眼、白内障和失明,女性患者眼部病变发生率低且症状轻,男性患者则发病率高且症状重。

4. 皮肤损害　绝大多数患者均有皮肤病变,往往早期出现,可作为早期诊断的主要条件之一。通常以毛囊炎脓疱、结节性红斑、针刺反应阳性最为常见。其次是结节性血管炎、血栓性静脉炎、疖肿及多形红斑样皮疹。

5. 关节炎　表现为多发性游走性关节炎,红肿、热痛和关节积液均可发生。多为一过性,可反复发作,以膝关节、踝关节、肘关节等大关节受累机会多。不引起化脓,也不发生永久性强直和畸形。

6. 血管炎　大小血管均可受累,静脉多于动脉。一般为复发性浅表或深在性血栓性静脉炎,有时可累及上、下腔静脉及大小动脉。

7. 神经系统病变　中枢神经系统与周围神经系统均可受累,前者多些,男性发病率高。中枢神经系统病变是由于血管炎致脑组织灶性软化所致,根据受累部位出现相应症状,表现为脑膜炎症状群、脑干症状群以及精神错乱症状群等。

8. 其他　可并发附睾炎、尿道炎、消化道炎症或溃疡、心肌炎、间质性肺炎等。

9. 针刺反应　无菌针刺入皮内或生理盐水皮内注射,24～48 小时局部出现毛囊炎和脓疱为阳性。对本病有诊断意义。

【辅助检查】　白细胞计数增多、红细胞沉降率增快,血清 a_2 球蛋白和 γ 球蛋白增加,类风湿因子阳性,血液流变学检查血液黏滞性增加。部分患者血清中可检出口腔黏膜自身抗体。

【鉴别诊断】　复发性阿弗他口炎:当本病只有口腔溃疡时两者与此病不易鉴别。当发生眼部病变,皮肤毛癣性丘疹、结节性红斑样损害和针刺同形反应试验阳性时,鉴别并不困难。

【治疗】

1. 西医治疗

(1)类固醇皮质激素:能迅速有效地控制和减轻症状,延迟复发。适用于急性全身中毒症状严重、伴有高热者;或眼部症状重或口腔和外阴溃疡面积大而深,疼痛剧烈者及中枢神经系统症状者。一般口服泼尼松每日 30～60mg,病情控制后减量,缓解后停用或很小量维持。进行性严重神经系统和眼病变可考虑冲击疗法。

(2)免疫抑制药:应用类固醇皮质激素治疗疗效差或无效者,可改用或加用免疫抑制药,如环磷酰胺、硫唑嘌呤或与类固醇激素联合应用。

(3)对发热、关节炎、皮肤结节性红斑者,可用吲哚美辛、阿司匹林、布洛芬有较好的疗效。有学者认为与类固醇皮质激素合用效果更好。

(4)磷酸氯喹、氨苯砜、秋水仙碱、沙利度胺等,对本病均有一定疗效,可选择使用。

(5)可用转移因子、左旋咪唑、中药黄芪等免疫调节药。亦可输新鲜血或 γ 球蛋白,多次小剂量输入新鲜血,即每周 1～2 次,每次 100～200ml,可减轻症状,延迟复发。应用 γ 球蛋白也有类似效果。

(6)对血栓性静脉炎患者,可应用改善微循环的药物,如右旋糖酐-40、链激酶、双嘧达莫、阿司匹林等。

2. 中医治疗

(1)辨证施治

①肝肾阴虚证:口腔、外阴部反复发作溃疡,双眼发红,视力减退,下肢出现红斑结节,头昏目眩,手足心热。舌质红,舌苔薄白,脉沉弦细。治宜滋补肝肾,清热除湿。方选解毒养阴汤加减。药用南沙参、北沙参各 30g,玄参 15g,生地黄炭 15g,

天花粉 15g,枸杞子 10g,牡丹皮 15g,石斛 10g,菟丝子 10g,泽泻 10g,山茱萸 10g,苦参 10g,黄柏 15g。每日 1 剂,水煎服。

②湿热下注证:口腔溃疡及眼部疾病已愈,唯阴部有数块大小不等的溃疡,表面颜色暗淡,有少量脓性分泌物,外阴红肿、疼痛,行走困难,咽干、口苦。舌体胖、质微红,苔白,脉沉迟。治宜除湿清热解毒。药用生黄柏 10g,土茯苓 30g,茵陈 10g,茯苓 15g,白术 10g,泽泻 10g,车前子 10g,薏苡仁 30g,赤小豆 30g,金银花 10g,板蓝根 30g,连翘 10g。每日 1 剂,水煎服。

③脾虚湿盛证:体质消瘦,气短懒言,食谷不化,纳少便溏。脉沉细,舌质淡,体胖有齿痕,苔白或腻。口舌生疮或外阴溃疡。治宜健脾除湿解毒。方用党参 10g,黄芪 10g,白术 10g,茯苓 10g,薏苡仁 15g,扁豆 10g,陈皮 10g,金银花 10g,连翘 10g,车前子 15g。每日 1 剂,水煎服。

(2)单方成药

①当归 120g,赤小豆 30g。共为细末,每服 10g,每日 2 次。适宜病情稳定阶段,可长期使用。

②口腔溃疡者可外用西瓜霜、锡类散、珠黄散、冰片 0.6g,人工牛黄粉 0.6g,珍珠粉 0.3g,共研细末外用。金莲花片含服,每次 1 片,每日 3～5 次。

③外阴溃疡,可用阴蚀黄连膏外敷。蛇床子水剂外洗。

【验案举例】

1. 吉某,女,34 岁。6 年前先有口腔溃疡,继则下阴溃疡,此起彼落,反复不已。虽经中药及激素治疗,病情仍有反复。初诊:近劳累后,口腔及下阴溃疡加剧,心烦易怒,神萎乏力,胃纳不香,月经延期,混有血块,舌红苔黄腻,脉细数。诊断为白塞病。证属湿热毒邪浸淫营血,气血运行失常,致湿毒与瘀热互结,治宜清热解毒、凉血化瘀。药用徐长卿、重楼各 30g,黄芩、黄柏、桃仁、红花、赤芍、金银花各 9g,熟大黄 6g,黄连 5g。服 7 剂。投清热解毒、凉血化瘀之品,口腔、下阴溃疡渐见减轻,余症亦有好转。惟中脘痞胀,食入运迟,原方加味以鼓舞中州。

按:白塞病可归属于中医学"狐惑"范畴。历代多从湿热毒邪立法,如张仲景以甘草泻心汤治之,可谓典范。本病除与湿热毒邪有关,还与瘀血密切相关,故每于清化湿热剂中加入活血之品,疗效更佳。所用方药为三黄合桃红四物汤加减,黄连、黄芩、黄柏、徐长卿、重楼、金银花、熟大黄清热解毒、燥湿,配以桃仁、红花、赤芍凉血活血化瘀。复诊时,症状大减,唯有中脘痞胀,食入运迟,乃脾不健运之故,加苍术醒脾以助运化。此方除用于白塞病外,对阳明热结之糖尿病也有较好效果,可资借鉴(中华名中医颜德馨治病囊秘,文汇出版社,1998)。

2. 汪某,女,22 岁。右眼视力突然下降伴全身皮下结节,口腔黏膜及外阴部溃疡,在某医院住院治疗,诊断为白塞病,给予皮质激素等药物治疗后眼症减轻,此后又复发 3 次,每次发作时症状如前述,且经激素治疗视力无改善,入院时症见双眼黑矇,以右眼为重,舌边及外阴部溃疡,全身皮肤小丘疹样感染,毛囊根部静脉注射处见明显针刺反应,口干口苦,二便通畅,胃纳正常,舌尖边红,脉弦细。有关节疼痛史。眼科检查:右眼视力 0.1,左眼视力 1.0,双眼轻度睫状充血,房水闪光阳性,双眼底视盘充血,边界模糊,右眼视网膜水肿。双眼底荧光血管造影检查:右侧视盘荧光渗漏,左侧视盘强荧光。诊断为白塞病。入院后中医辨证为肝经郁热型,治宜清肝泄热,药用麦冬、金银花、玄参、土茯苓、青葙子、决明子、苦参各 15g,赤芍12g,柴胡、郁金、牡丹皮各 10g,黄连 6g。每日 1 剂,水煎服。同时给予静脉滴注5%葡萄糖溶液 250ml 加清开灵 40ml,每日 1 次。口服雷公藤多苷 10mg,每日 3次,1 周后右眼视力 0.3,继续服上方 1 周,右眼视力提高至 0.5,出院时右眼视力0.8,左眼视力 1.2,检查眼底见视网膜水肿消失,视盘充血明显减轻。出院后继续门诊治疗,出院 1 周复诊,右眼视力 1.0,左眼视力 1.2。此后追踪观察半年未见复发。

按:本病以视力下降伴有全身皮肤黏膜炎症性改变为特征,可归属于中医学“狐惑病”范畴。根据眼部表现又可归属于“瞳神紧小症”范围。《原机启微》云:“足少阴肾为水,肾之精上为神水,手厥阴心包络为相火,火强以水,水实而自收,其病神水紧小。”《金匮要略》亦云:“蚀于阴者为狐惑”。究其原因,此乃肝经郁热上壅于目,气滞血瘀,目窍经脉瘀阻,目系为肝经所属,肝经循阴器,故视盘及其视网膜水肿,阴部溃疡乃肝经为病,口唇为脾之窍,舌为心之苗,心脾积热灼伤肌膜则发为口舌溃疡。其治法重点在于清解郁热,方中以黄连、柴胡、郁金清解郁热,以土茯苓、苦参祛湿解毒,赤芍、牡丹皮、麦冬、玄参、金银花养阴清热凉血,青葙子、草决明清肝明目,共奏其效(疑难病证治验精华,广东科学技术出版社,2001)。

【注意事项】

1. 注意生殖器的清洁卫生,生殖器溃疡时避免性生活。
2. 少食刺激性食物,如酒、醋、辣椒、生姜等。
3. 少食多餐,荤素搭配,以软食为主。
4. 少食粗糙、坚硬食物,如油炸品。
5. 注意口腔的清洁卫生。

第五节　干燥综合征

干燥综合征又称口、眼干燥和关节炎综合征,是一种侵犯唾液腺、泪腺为主的慢性系统性自身免疫性疾病。本病的病因可能与遗传、免疫、激素、内分泌和病毒感染等因素有关。其病理改变主要为腺体组织受淋巴细胞和浆细胞浸润而有进行性破坏,导致唾液和泪液分泌减少,出现口、眼干燥症状。病变主要侵犯大、小唾液腺和泪腺等外泌腺。有原发性干燥综合征和继发性干燥综合征之分,原发性干燥综合征指的是病变仅限于以唾液腺、泪腺为主的外分泌腺萎缩，而继发性干燥综合征则合并有其他的结缔组织病。单纯的口、眼干燥症状称原发性干燥综合征，伴有类风湿关节炎或其他结缔组织疾病者（如系统性红斑狼疮、系统性硬化病、皮肌炎、结节性肝硬化或胆汁性肝硬化、结节性动脉炎等）为继发性干燥综合征。本病也常合并淋巴瘤。临床上本病90%以上为女性，30－40岁发病者占大多数，本病根据其临床表现属中医学"燥病"范畴。《素问·阴阳应象大论》首先提出"燥胜则干"的论点。

【病因病机】

1. **西医病因** 现认为本病属于自身免疫性疾病。血清中有高频率出现的 Ro/SSA、La/SSB 自身抗体。部分患者血清中有抗泪腺、唾液腺、胃壁的抗体。有学者报道 HLA-D 位点的免疫反应基因与本病发病有关。亦有学者认为本病是一种"慢病毒"引起的疾病。

2. **中医病机** 腑，津液耗竭。或久病精血内损，阴虚内热化燥，燥盛成毒，煎灼津液所致。

【临床表现】 本病多发生于30－50岁中年女性。初发年龄集中于20－40岁，起病隐袭，病程较长。原发性干燥综合征有干燥性角膜结膜炎和口腔干燥，不伴其他结缔组织病，继发性干燥综合征则伴发其他结缔组织病。

1. **眼** 呈干燥性角膜结膜炎，常表现为眼异物感、灼热感、干燥及易疲劳感。反复发生目赤，视物模糊，分泌物增多，角膜可有散在浸润小点，糜烂或溃疡，甚至穿孔。

2. **黏膜** 干燥性口腔炎为主要表现，唾液分泌减少，自觉口干、口渴，味觉异常，咀嚼困难。有20%～50%的患者发生腮腺肿大或颌下腺及舌下腺肿大。除泪腺及唾液腺外，鼻腔、咽喉、气管、支气管、胃等黏膜之分泌腺受累，甚至汗腺和阴道分泌减少而感干燥。

3. **皮肤** 约有1/2的患者表现皮肤干燥，伴有瘙痒、鱼鳞病样变化。有些患者有全身性或肛门、外生殖器部皮肤瘙痒，继发苔藓样变。毛发干燥、稀疏、脱落。有17%～24.4%的患者可出现 Rahaud 现象。13%～20%的患者可有血管炎。13%～23.8%的患者皮肤发生红斑。

4. **关节症状** 多数患者有关节痛或关节炎，一般报道为63.6%～100%。合并类风湿关节炎者约占50%，而类风湿关节炎合并干燥综合征者占10%～25%。X线表现为侵蚀性关节炎。

5. **系统症状** 可并发支气管炎、胸膜炎、间质性肺炎及肺纤维化，亦可有肝、肾、心脏受累。亦可颈淋巴结或全身淋巴结肿大。本病可有假性淋巴瘤表现，有的患者转变为恶性淋巴瘤。

【辅助检查】 实验室检查：血清 γ-球蛋白血症为常见表现。70%以上的患者类风湿因子阳性,循环免疫复合物增高。其他有红细胞沉降率快、贫血、白细胞减少及嗜酸性粒细胞增高。原发性干燥综合征中抗 Ro/SSA 抗体阳性率达 70％～75％,抗 La/SSB 抗体达 48％～60％。抗 SS-C 抗体在干燥综合征合并类风湿关节炎中达 68％,而原发性干燥综合征中少见。血清和唾液中 β_2 微球蛋白(β_2-M)增高,其血清浓度可用作观测疾病活动指标。

【诊断】

1. 目前诊断标准尚未统一,现介绍下列诊断标准供参考。

(1)干燥性角膜结膜炎。

(2)口腔干燥。

(3)类风湿关节炎或其他结缔组织病。

仅符合前两项者为原发性干燥综合征,即狭义干燥综合征,合并结缔组织病者为继发干燥综合征,即广义干燥综合征。

2. Shearn(1971)提出具有下列两项之一即可确诊。

(1)干燥性角膜结膜炎的客观证据。

(2)泪腺或唾液腺的特征性病理表现。

【治疗】

1. 西医治疗

(1)对症治疗:对眼干燥症状轻者用 0.5％羧甲基纤维素滴眼,可缓解部分患者症状,预防眼部并发症。严重者可将泪小点封闭或堵塞鼻泪管。口腔干燥者常用液体或甘油拭子湿润口腔,白色念珠菌感染者可局部应用制霉菌素。鼻腔干燥者可用生理盐水滴鼻。溴己新能增加支气管的分泌,减少其黏稠度,可减轻本病眼、口腔、皮肤、阴道干燥感。慢性腮腺炎患者禁用外科手术及 X 线照射。

(2)全身治疗:小剂量泼尼松可减轻症状,较大剂量仅用于严重功能改变及影响生命的并发症。有些患者应用免疫抑制药有一定效果。继发性干燥综合征要先治疗合并的结缔组织疾病。

2. 中医治疗

(1)辨证论治

①肝肾阴虚证:症见眼干、口干、咽干,吞咽困难,皮肤干燥、瘙痒,大便干燥,低热。舌红或绛红起刺,苔薄而干或花剥苔或光红如镜面,脉弦、细数。治宜滋养肝肾,润燥明目。方选杞菊地黄丸、一贯煎加减。每日 1 剂,水煎服。

②气阴两伤证:症见口干舌燥,气短乏力,纳呆腹胀,肢体酸软,或便溏,或便结,或有低热,易外感。舌质胖嫩,苔净,脉浮虚大,重按无力。治宜益气养阴,生津润燥。方选生脉饮加减。每日 1 剂,水煎服。

(2)局部治疗:选用润肤软膏、紫草油、清凉软膏、蛋黄油等涂于患处。

【验案举例】

1. 汪某,女,43岁。眼干1年,伴间断发热、关节痛,加重1个月。时轻时重,近1年来间断发热,眼干,泪少,烧灼及异物感,伴关节痛。曾于本年6月份住院检查,当时口、眼津液少,眼结膜充血,口腔多个龋齿,牙龈出血红肿,心肺正常,肝右肋下1.0cm,脾肋下2.0cm,质中,各关节无红肿,类风湿因子(+),抗RNP抗体(+),球蛋白360g/L,双眼荧光染色(+),唇腺活检有慢性炎症表现,给予对症治疗。并复查抗核抗体1:10,结合患者有多系统损害,血常规亦低,考虑合并红斑狼疮。现病情如上述,口干咽燥,眼干泪少,烧灼及异物感,视物模糊,鼻出血,牙出血,四肢关节疼痛。舌质红苔薄,脉细数。诊断为干燥综合征。证属肝肾阴虚,虚火上炎。治宜滋养肝肾,壮水之主以制阳光。药用熟地黄、乌梅、白芍、北沙参、黄精各15g,山茱萸12g,枸杞子、天冬、麦冬、当归、知母、玄参各10g,甘草、陈皮各9g。每天1剂,水煎2次,早、晚分服。前方初服有效,近来口干频饮不多,鼻燥、眼干、泪少、皮肤燥涩又有反复,经停2个月。诊见面色黧黑,口唇紫暗,舌红绛无苔,脉细数。乃肝肾阴虚,津无以生,致血热而冲,冲任失调,拟方滋阴生津,凉血活血而调冲任。药用生地黄、赤芍、丹参各15g,玄参、麦冬、牡丹皮、当归各12g,知母、生山楂、天花粉、石斛各10g,甘草、陈皮各9g。证情同前,无明显好转,舌红苔少,脉细略数。仍以滋养肝肾,育阴生津,方选增液汤加味。生地黄、玄参各15g,天冬、麦冬、枸杞子、玉竹、知母、菊花、北沙参各12g,甘草10g。上方连服3周,病势趋缓,口干鼻燥、眼干均明显减轻,关节疼痛亦减。舌质淡红而润,苔薄,脉细数。仍予原方继续服用。

按:干燥综合征是一种慢性炎症性自身免疫性疾病。临床表现以口腔干燥、干燥性角膜结膜炎和风湿性关节炎为特征,故又称口、眼干燥和关节炎综合征,中医学归属于燥证范畴。因肝主生血,开窍于目,肾主五液,肝肾阴虚故目干涩泪少,视物模糊,口干咽燥。肝主筋,肾主骨,肝肾阴虚,津液不能濡润筋骨故关节疼痛。治宜滋养肝肾,育阴生津,方中枸杞子、山茱萸、沙参、黄精、天冬、麦冬、玄参滋阴润燥,熟地黄、当归、白芍补益精血,乌梅生津止渴,知母清热润燥,陈皮理气使滋而不滞。诸药相伍使肾水渐充,津自内生,木得滋荣,故上述诸症得以渐减。以笔者临床经验,此类患者适当用一些太子参或党参之类气阴双补之剂,因气能生津、气能行津、气能化津,津液的存亡离不开气,可作借鉴(古今名医皮肤性病验案欣赏,人民军医出版社,2006)。

2. 车某,男,33岁。患者7周前因上呼吸道感染,双面颊部红肿疼痛,在外院诊为腮腺炎、下颌腺炎,给予肌内注射青霉素治疗后颊部红肿消退。此后渐感口干舌燥,眼涩无泪,遂于2周前往某医院做口腔唾液腺检查,诊为继发性唾液腺萎缩,经治疗症状无缓解。近日因口舌干燥,需随身携带水瓶频频饮水以解无涎之苦,同时伴双眼干涩无泪、乏力、尿浊、便干。检查:口腔、唇、舌黏膜干燥,唾液全无,两眼干燥,不时闭眼,舌红苔少,中心剥苔,脉细。诊断为干燥综合征。证属外感毒邪,阴液耗竭。治宜养阴益气,润燥解毒。药用干生地黄、薏苡仁、女贞子、石斛、板蓝根各 30g,玄参、南沙参、北沙参、墨旱莲、金银花、连翘、重楼、茯苓各 15g,白术、白扁豆、枳壳各 10g。每天 1 剂,水煎 2 次,早、晚分服。服上方 14 剂,口腔分泌液增多,口、眼干燥症状有减轻。检查:舌红苔薄白,中心苔少,脉细。辨证属气阴两伤,血脉瘀阻。立法养阴益气,解毒活血。上方去金银花、连翘,加丹参 15g,红花 10g。服上方 14 剂,口、眼干涩症状完全缓解,再经某医院检查,唾液腺分泌液量恢复正常,治法不变,再服 14 剂痊愈。

按:中医古代文献中虽无干燥综合征之病名,但在《素问·阴阳应象大论》首先提出了"燥胜则干"的论点。金·刘河间在论《黄帝内经》病机十九条中加入论燥一条:"诸涩枯涸,干劲皲揭,皆属于燥。"他认为,燥病的形成,或由寒凉收敛,气血不通利所致;或由"中寒吐泻,亡液而成燥",但更多见的是"风能胜湿,热能耗液,阴液不足则气行壅滞,不得滑泽通利,故皮肤黏膜干燥。治宜开通道路,养阴退阳,凉药调之。"本病特征是干燥,属中医学"燥症"范畴,称燥毒症。它的产生与毒邪外袭密切相关。本案发病前有外感史,毒邪外袭内攻,以致热灼脏腑,阴精耗竭,究其内因,则患者素体虚弱,禀赋不耐,有显著的气、血、阴、阳的虚损,其中以阴虚血燥最为突出。因其临床表现为口干舌燥、两眼干涩,中医学认为"胃开窍于口,肝开窍于目",故此例乃肝肾阴虚所致。张氏抓住这一主证,重用石斛、沙参养胃生津,再用女贞子、墨旱莲益肝肾之阴,以生地黄、玄参清热滋阴。经云五脏相关,故以上 6 药共成滋养脾胃肝肾之阴、润燥生津之功。因毒邪内攻,正气已伤,而余毒未尽,故以金银花、连翘、板蓝根、重楼清热解毒,祛除毒邪,同时用白术、茯苓、白扁豆、薏苡仁健脾益气,以达扶正祛邪之效。实乃祛邪而不伤正,扶正而不滞邪,攻补兼施之妙法(古今名医皮肤性病验案欣赏,人民军医出版社,2006)。

【注意事项】

1. 唾液分泌过少易发生口腔的炎症,需注意口腔卫生。
2. 泪液分泌过少,做好眼部防护措施。
3. 少食辛辣、油腻、温燥食物及药物。
4. 多饮水,多食用清润的食物。

第14章

大疱及水疱性皮肤病

第一节　疱疹样皮炎

疱疹样皮炎是一种较为少见的慢性良性复发性大疱性皮肤病,病因不明。其特点是反复发作、病程呈慢性经过、皮疹形态多样、对称分布、剧烈瘙痒、预后良好。多发生于 22—55 岁。好发于肩胛部、臂部、骶部及四肢伸侧,皮损对称分布。皮疹呈多形性,成群或排列呈环形、匍行形或地图形。初起为点状红斑或小丘疹,迅速变为粟粒、豌豆或更大的水疱,水疱紧张壁厚不易破,尼氏征阴性。1~2 日后,水疱变为脓疱。早期剧烈瘙痒,夜间尤甚,常因搔抓而不断接种新疹。碘化钾可加重病情。

【病因病机】

1. 西医病因　病因尚未完全明了,可能和自身免疫有关。直接免疫荧光检查有 IgA、C3 在基底膜带及真皮乳头顶部颗粒状沉积,据报道患者血清中有多种自身抗体(ANA、ATMA、ATGA、APCA、抗谷胶抗体等,但无抗基底膜带抗体)。

国外报道本病与谷胶过敏有关,约 2/3 的患者有小肠病变(活检证实),空肠黏膜绒毛萎缩、变平,临床表现为腹痛、脂肪泻、吸收不良、营养障碍。停用谷胶后皮肤、肠道症状均好转。

本病常伴有内脏恶性肿瘤(如肠癌、绒毛膜上皮癌)。

2. 中医病机　中医学认为,本病属脾虚蕴湿不化,兼感风邪,风湿相搏,郁久化热,发于肌肤腠理而发病。

【诊断要点】

1. 多发于 20—55 岁的中、青年。

2. 皮疹呈多形性,可为红斑、丘疹、风团、水疱,水疱壁厚、不易破,排列成群,可呈环形或地图形,对称分布,好发于腋后、肩背部、臀部、四肢伸侧,尼氏征阴性。一般无黏膜发疹。

3. 自觉剧烈瘙痒,皮疹消退后色素沉着明显。

4. 根据临床特点和病理(表皮下水疱、真皮乳头部小脓疡)以及免疫病理(基底膜带及真皮乳头部颗粒状 IgA 及 Q 沉积)表现,三者结合才能确诊。

【辅助检查】

1. 血中嗜酸性粒细胞增高,分类可高达 25%～50%。碘化钾软膏斑贴试验 24 小时后 80% 阳性。

2. 组织病理:为表皮下水疱,真皮乳头部有嗜中性粒细胞小脓疡。直接免疫荧光显示基底膜带和真皮乳头部有 IgA、C3 颗粒状沉积。部分患者血清中可测到抗谷胶抗体。

【鉴别诊断】 本病国内少见。需与天疱疮和大疱性类天疱疮鉴别(参见有关天疱疮、大疱性类天疱疮章节)。

【治疗】

1. 西医治疗

(1)免谷胶饮食:避免食用含碘、溴剂药物及食物(海带、紫菜等)。

(2)氨苯砜(DDS):为首选药,每日 100～150mg,好转后减至每日 25～50mg,长期维持。机制不清,可能是通过抑制溶酶体酶而发挥作用。

(3)磺胺:可用长效磺胺,每日 1～1.5g。

(4)类固醇皮质激素:泼尼松,每日 20～40mg,上述药物不能控制时可应用。

(5)其他:对症、抗组胺药物、止痒、局部保护、消炎。

2. 中医治疗 以健脾利湿,祛风止痒为治则,药用山药、扁豆、防风、苦参、芡实、黄连、金银花、白鲜皮、茯苓皮、木通、泽泻、薏苡仁、生甘草等。

【验案举例】 段某,女,34 岁。患者 5 年前身上起红斑,继之出现水疱,剧痒,曾在某医院确诊为"疱疹样皮炎",给服氨苯砜、磺胺药,并曾服类固醇皮质激素,疗效不稳定,时轻时重,每次月经来潮时加重,平时自觉四肢无力、腹胀、纳差、白带多而清稀,因皮损处瘙痒影响睡眠。诊查:躯干、四肢散发大小不等的红斑,红斑边缘可见环状排列的高粱至绿豆大小的水疱,疱壁厚,疱浆清,尼氏征(一),部分水疱已破溃结成血痂,并可见多数抓痕,舌质淡,舌苔白,脉弦滑。诊断为疱疹样皮炎。证属脾虚蕴湿,兼感风邪,风湿化热。治宜健脾除湿,疏风止痒,佐以清热凉血。药用生薏苡仁、白鲜皮、刺蒺藜、车前草、白花蛇舌草、白茅根、何首乌藤各 30g,重楼、生芡实、苦参、地肤子、泽泻、黄柏、萆薢、牡丹皮各 15g,生枳壳、川芎、生白术各 10g。每日 1 剂,水煎服。外用雄黄解毒散(雄黄、寒水石、白矾)与百部酒混匀外搽。服上药 14 剂,水疱部分干燥,仍瘙痒。前方去白术、枳壳、白茅根,加山药、扁豆、全蝎,继续服 14 剂。瘙痒明显缓解,皮损基本消退,未见新水疱再发,继续以前方巩固之。

按:疱疹样皮炎,是一种慢性瘙痒性小水疱性皮肤病,其特点是红斑呈多形态,在红斑上起水疱,常环状排列,好发于四肢、躯干,水疱消失后遗留色素沉着,剧烈瘙痒,易于复发。中医学称为"蜘蛛疮",如《洞天奥旨》说:"蜘蛛疮生于皮肤上,如水窠仿佛,其色淡微痛,三三两两,成群攒泉,宛如蜘蛛,故以蜘蛛名之,此疮虽轻,然生于皮肤,终年不愈,亦可憎之疮也。"中医学认为,其发病多因脾失健运,蕴湿不化,兼感风邪,风湿化热,发于肌肤。本病在治疗上比较难,西药氨苯砜或磺胺类药有一定疗效,但有一定依赖性,停药后极易复发,且对有些病例效果不好。近年来用中药雷公藤制剂有一定疗效。张氏认为此病治疗应以健脾疏风佐以清热凉血为主。方中用生白术、生枳壳、生薏苡仁、生芡实健脾除湿,白鲜皮、苦参、地肤子、车前草散风除湿止痒;萆薢、黄柏、泽泻清热除湿;重楼、白茅根、白花蛇舌草、牡丹皮凉血解毒清热,再以何首乌、川芎养血疏风止痒,所以收到了良好的效果。特别是在二诊时加入全蝎、山药、扁豆以醒脾祛风而使瘙痒消除(张志礼皮肤病医案选萃)。

第二节 天 疱 疮

一、天疱疮

天疱疮是累及皮肤和黏膜的自身免疫性皮肤病,临床表现为皮肤广泛性水疱,表皮大面积剥脱,常伴有感染、电解质紊乱等并发症,属危重疾病。中医亦称天疱疮,描述症状也大同小异,总由心火脾湿内蕴,外感风热毒邪,阻于肌肤而成;或脾虚不运,加之心火内蕴,与脾经湿热交阻,溢于肌肤所致;或疾病后期,湿火化燥,灼津耗气,气阴两虚,阴伤胃败而发。

【病因病机】

1. 西医病因 目前认为本病属于自身免疫病。根据为:患者血清中有抗表皮棘细胞间物质抗体(多为IgG),而且滴度与病情平行。直接免疫荧光检查发现棘细胞间有IgG和Q沉积(少数可有IgM)。表皮培养中加入患者血清可出现棘刺松懈现象。

天疱疮抗原(存在于角质形成细胞桥粒内,为糖蛋白)与抗体结合后,使细胞产生、释放、活化表皮蛋白酶和水解酶,导致细胞间基质的溶解、桥粒断裂、张力微丝收缩、棘细胞松懈,表皮内水疱形成。

2. 中医病机 有学者认为本病系手太阴肺经受暑热湿蒸之气,以致火邪侵犯肺经,潜伏郁结而成。有学者认为是心火脾湿,也有学者认为是太阴、阳明风热,或湿邪恶毒积聚所致。

【临床表现与分型】

1. 临床表现 正常皮肤上突然发生浆液性水疱,疱壁薄,松弛、易破,破后糜烂、结痂,糜烂面不断扩大,不易愈合。皮疹可以发生在任何部位,以胸、背面部多见,以后泛发全身。50％以上患者伴有口腔黏膜损害,还可累及鼻、咽、喉、食管、眼、阴部、肛门等黏膜部位。患者可有瘙痒和疼痛。

尼氏征(Nikolsky sign)阳性(用手指轻推压水疱可使疱壁在皮肤上移动,或推擦正常皮肤后在局部发生表皮脱落或以后发生水疱)。

由于长期皮肤糜烂,大量水分及蛋白质丢失,造成水、电解质平衡紊乱,抵抗力降低,容易继发感染,由于长期消耗,最后发生全身衰竭而死亡。

2. 临床分型

(1)寻常性天疱疮:为最常见的一型。

(2)增殖性天疱疮:为寻常性天疱疮的良性型,皮损出现肥厚肉芽增殖损害。

(3)落叶性天疱疮:皮损出现大片鳞屑、痂皮如落叶状。

(4)红斑性天疱疮:为落叶性天疱疮的良性型,位于头面、胸背上部,有红斑、鳞屑、结痂,似脂溢性皮炎。

【辅助检查】 应取早期水疱标本,可见棘层松懈,表皮内水疱形成,疱内可见棘层松懈细胞,真皮上部可有炎性细胞浸润。

免疫病理:直接免疫荧光检查,可见表皮棘细胞间荧光(IgG、C3)呈鱼网状。间接免疫荧光检查,血清中可查到天疱疮(抗棘细胞间物质)抗体,其滴度高低与病情活动度平行。

【诊断及鉴别诊断】 根据临床表现加上组织病理变化(表皮内水疱、棘层松懈),一般可以确诊,有条件者应做免疫病理检查。需要和天疱疮鉴别的疾病有以下几种。

1. 大疱性类天疱疮 多见于老年人,大疱为张力性,不易破裂,尼氏征阴性,口腔黏膜受累少,病理为表皮下水疱,直接免疫荧光检查示基底膜带 IgG、C3 荧光。

2. 疱疹样皮炎 皮损为多形性,有时排列成环形,剧烈瘙痒,一般无口腔黏膜损害,尼氏征阴性,病理为表皮下水疱,直接免疫荧光检查示真皮乳头 IgA 颗粒状荧光。

3. 中毒性表皮坏死松懈症 发病急,全身症状重,有高热、嗜睡、头痛等中毒症状。皮损为大片表皮坏死、剥脱及松弛性大疱,病情发展快,病理变化为表皮坏死,可有表皮内或表皮下水疱。

4. 重症多形红斑 发病急,有高热、畏寒等全身症状,皮疹为多形性,黏膜损害更严重,尼氏征阴性。

【治疗】

1. 西医治疗

(1)一般疗法:注意休息,补充营养,高蛋白、高维生素饮食,保持水、电解质平衡,局部清洁,防止感染等。

(2)类固醇皮质激素:是目前治疗天疱疮最有效的药物,应及早应用,先用大量控制病情后再逐渐减量,到小量长期维持。一般开始用泼尼松(每日 60～120mg),控制后渐减至每日 10～15mg,维持长时间。也可用其他激素制剂如氢化可的松、甲泼尼龙静脉滴注,病情特别严重者可考虑冲击疗法。

(3)免疫抑制药硫唑嘌呤(azathioprine)或环磷酰胺(cyclophosphamide),每日 1～2mg/kg,甲氨蝶呤(MTX),每周 10～20mg,肌内注射。环孢素 A,每日 5mg/kg,分次口服。

(4)局部治疗:应用具有消炎、杀菌、保护、收敛作用的药物,如外涂 1%甲紫或用 0.1%依沙吖啶溶液湿敷后外用莫匹罗星(百多邦)软膏。也可采用暴露疗法,用灯泡烤烘创面,使其干燥、结痂,加速愈合。

(5)其他:必要时应用抗生素、输血浆等对症疗法。重症患者可用血浆置换疗法。

2. 中医治疗　根据辨证分型,采取清热除湿、凉血解毒、养阴清热、益气解毒、健脾益气等治则,常用解毒凉血汤、清营解毒汤、除湿解毒汤、养阴解毒汤、清脾除湿饮、除湿胃苓汤加减。

中药雷公藤多苷,每日 30～60mg,亦有较好效果。

近年来采用中西医结合治疗取得了明显效果,提高了疗效,减少了激素的用量和不良反应。

【验案举例】

1. 王某,男,43 岁。患者 6 个月前,背部起一樱桃大小的水疱,发痒,有渗液和结痂。1 个月前皮损渐发展到腋下及前胸,四五块,鼻两侧也陆续出现红斑、水疱、破溃、结痂,口腔内无损害,曾服用氨苯砜等多种西药,但未能控制病情发展,后又给予静脉滴注氢化可的松、维生素 C 1 周。症状稍有减轻,停药后症状复发,新水疱出现,改服地塞米松,肌内注射促肾上腺皮质激素等,剂量不详,病情时轻时重,未能控制,新疱不断发生。现面部两颊部有融合成片的红斑,表面隐约可见水疱,部分结成厚痂,皮损部皮肤有轻度水肿,前胸部、背部可见散在类似的红斑、水疱及糜烂、结痂,并掺杂有色素沉着,舌体胖,舌质红,苔薄白,脉沉细缓。血常规、尿常规检查未见异常。诊断为天疱疮。证属湿毒内蕴,日久化热。治宜健脾除湿,清热解毒。药用薏苡仁、白花蛇舌草、鱼腥草、冬瓜皮、白茅根各 30g,重楼、车前子、泽泻、茯苓皮各 15g,白术、枳壳、白扁豆、牡丹皮、赤芍各 10g。每日 1 剂,水煎服。同时加服泼尼松(每天 20g)。局部外用化毒散膏加曲安西龙膏混匀薄敷。服药 7 剂后,皮肤红斑减轻,表面仍有水疱结痂,微痒,自觉腹胀,四肢困倦,纳差。再以前法调理。药用薏苡仁、白鲜皮、白茅根、白花蛇舌草各 30g,萆薢、车前子、泽泻、茯苓、苦参、赤芍、重楼各 15g,枳壳、白术各 10g。服 14 剂后,自觉诸症均减,皮损也大部分变平,有色素沉着,未见新发水疱,脉细缓,舌淡苔白。继以除湿丸、秦艽丸以巩固疗效。

按:本案症见水疱发展迅速,红斑基础上见糜烂、结痂,舌体胖,舌质红,苔薄白,证属脾虚湿毒内蕴,日久化热。治以健脾除湿,清热解毒。方中白术被前人誉为补气健脾第一要药,与白扁豆、枳壳一起健脾化湿理气;佐以茯苓、薏苡仁、冬瓜皮、泽泻、车前子、萆薢以利水渗湿,给邪以出路;鱼腥草、重楼、白花蛇舌草清热解毒;白鲜皮、苦参清热燥湿;牡丹皮、赤芍、白茅根清热凉血。随证加减,收得良效(张志礼医话验案精选,人民军医出版社,2009)。

2. 张某,女,51 岁。患者于 3 年前无明显诱因口腔经常糜烂,胸腹部起黄豆大小水疱,疱壁松弛,易破,不易愈合。在当地医院,给予糖皮质激素治疗,明显好转。口服泼尼松每日 30g,1 周前,自行停药,口腔糜烂加重,全身水疱增多。现身热,烦渴,大便秘结,小便短赤,睡眠欠佳,纳差。口腔黏膜、舌体多处见米粒至绿豆大小浅表溃疡。四肢可见散在黄豆大小水疱,部分破溃,形成糜烂面,表面潮湿,有淡黄色稀薄分泌物,气味腥臭,尼氏征阳性,血常规、尿常规、粪常规均正常。舌红,苔黄腻,脉弦数。诊断为天疱疮。证属心火炽盛,脾湿内蕴。治宜清心解毒,健脾利湿。药用茯苓、生地黄、竹叶各 15g,泽泻、白术、黄芩、栀子、连翘、枳壳、车前子、萆薢各10g,黄连 6g,甘草 5g。每日 1 剂,水煎服。同时服泼尼松每日 60g。服上方 14 剂,病情基本稳定,无新生水疱生成。前方去栀子、泽泻、连翘、车前子、萆薢、黄连等清热利湿之品,加黄芪、当归、怀山药、党参各 15g,丹参 10g 等益气活血、健脾之品。续服 1 个月,病情稳定,泼尼松减至每日 40mg,继服 30 剂,大部分结痂,部分痂皮脱落,泼尼松减至每日 30mg。

按:本案属心火亢盛,脾湿内蕴。症见口腔糜烂,糜烂面大,身热烦渴,大便秘结,小便短赤。急进期以中药清热利湿,并配合糖皮质激素控制症状;症状控制后,减少糖皮质激素至最小维持量,转以中药治疗为主,去栀子、泽泻、连翘、车前子、萆薢、黄连等清热利湿之味,加黄芪、当归、怀山药、党参、丹参等益气活血、健脾之品,收得良效,值得借鉴(欧阳恒临床经验集,人民卫生出版社,2008)。

二、大疱性类天疱疮

大疱性类天疱疮是一种获得性自身免疫性大疱性皮肤病,好发于老年人,为表皮下大疱,基底膜带有免疫球蛋白和补体沉积。一般皮疹泛发,好发于胸腹、腋下、腹股沟和四肢屈侧,初发皮疹 70% 为水疱,少数是水疱合并红斑、丘疹。水疱多为樱桃至核桃大小,呈半球状,疱大而疱壁紧张,不易破裂,尼氏征阴性,其内容为澄清液或血性液体,破溃后糜烂不扩大,且愈合较快,痂皮脱落后常留有色素沉着,疾病后期可侵犯黏膜。本病属于中医学天疱疮、火赤疮、蜘蛛疮范畴。

【病因病机】

1. **西医病因**　自身免疫,依据是患者血清中可测出抗基底膜带(BMZ)抗体

（主要是 IgG，个别为 IgM 或 IgA）；直接免疫荧光检查，在基底膜有 IgG、C3 线状沉积。实验证明抗 BMZ 抗体能结合固定补体，而引起免疫损伤。常合并其他自身免疫病。

发病机制：抗体与基底膜糖蛋白抗原在透明板上结合，激活补体，使白细胞释放出细胞因子、溶酶体酶等组织破坏酶，导致基底膜带损伤，表皮下水疱形成。

2. 中医病机　中医学认为，本病属于外感酷暑、内动心火，致使心、脾、肺经受邪所致。

【诊断要点】　多见于老年，男、女皆可发生。在正常皮肤或红斑基础上起大疱，直径可达数厘米，为张力性，疱壁紧张，不易破裂，尼氏征阴性。皮损较易愈合，愈合后可留暂时性色素沉着。

皮疹分布全身，对称，肢体屈侧、腹部、腰部、腋部、鼠蹊部多见。可有轻度痒、烧灼感。口腔黏膜较少累及。

有报道大疱性类天疱疮可以合并恶性肿瘤如胃癌、直肠癌、恶性黑素瘤、肺癌等，应提高警惕，注意系统检查。

老年人皮肤上发生张力性大疱，结合组织病理的表皮下水疱、无棘层松懈、疱腔中嗜酸性粒细胞为主的浸润，加上免疫病理检查，基底膜带 IgG、C3 沉积，血清中抗基底膜带抗体阳性，就可以确诊。

【辅助检查】　为表皮下大疱，疱内及真皮上部有嗜酸性粒细胞为主的炎性细胞浸润。直接免疫荧光检查，基底膜带有 IgG、C3 线状沉积。患者血清中可检出抗基底膜带抗体。

【鉴别诊断】　需与天疱疮等大疱性疾病鉴别。

1. 天疱疮　水疱为松弛性，易破裂，不易愈合，尼氏征阳性。大多有口腔黏膜损害。病理为表皮内水疱，有棘层松懈。免疫荧光检查为棘细胞间荧光，血中可测到天疱疮抗体。

2. 大疱性多形红斑　多发生于青、中年女性，皮损为多形性，可见有特征性的虹膜样损害，组织病理和免疫荧光表现亦不同。

【治疗】

1. 西医治疗

（1）一般治疗：包括支持疗法，注意营养和水、电解质平衡，必要时输液、补充白蛋白、输血浆等。

①类固醇皮质激素：一般中等量即可，常用泼尼松（每日 40～60mg），控制后渐减至小量维持。部分患者可以逐步完全撤掉。

②免疫抑制药硫唑嘌呤、环磷酰胺，每日 100～150mg。可与类固醇皮质激素合用。

③氨苯砜（DDS），每日 100～150mg，用于病情轻者，磺胺也可应用。四环素

(每日 1.0g)和烟酰胺(每日 0.3~1.0g)合用,据报道有效,当不能应用激素时可考虑应用。少数病情轻者外用类固醇皮质激素制剂也有效。

(2)局部治疗:同天疱疮。

2. 中医治疗 根据辨证施治,采用清心火、解毒凉血、健脾除湿、滋阴清热除湿治则。常用莲子心、连翘心、栀子、木通、竹叶、茅根、灯心草、牡丹皮、赤芍、板蓝根、白术、茯苓、枳壳、陈皮、泽泻、车前子、黄柏、生地黄、知母等。

中药雷公藤多苷,每日 30~60mg,也有效。

【验案举例】

1. 赵某,男,15 岁。全身起水疱、瘙痒 2 个月。初起颜面起蚕豆大水疱,渐及全身,瘙痒明显,抓破糜烂渗液。曾在某医院服泼尼松(每天 15mg)、马来酸氯苯那敏、维生素 C 片。治疗 7 天,疱没结痂。自行停药 5 天后,全身泛发红斑、水疱,颜面、躯干、四肢泛发大小不等水疱,不群集,疱液清晰,疱壁紧张,部分糜烂,抓痕,尼氏征阴性,舌尖红,苔薄干,脉弦细。诊断为大疱性类天疱疮。证属心火脾湿内蕴,外感风热毒邪,阻于皮肤而成。方选消疱汤。药用茯苓皮、茵陈、重楼、白花蛇舌草各 30g,金银花、连翘、草薢、土茯苓各 20g,牡丹皮、苦参、黄芩各 10g,大黄、黄连各 6g。将上药用水浸泡 30 分钟,煎 30 分钟,每剂煎 2 次,将所得药液混合,每日 1 剂,分 2 次温服。服 10 剂后,部分疱疹结痂,无新发,唯觉口咽干燥,上方加生地黄、玄参各 12g。共进 40 剂,皮损全部消退,胸腹部仅遗数处色素沉着斑。半年后追访,体健如初。

按:类天疱疮是由于心火脾湿内蕴,毒热之邪阻于皮肤而发。心火旺盛,燔灼营血则起红斑,瘙痒;脾湿不运起水疱,糜烂。日久化燥伤阴,故病之后期阴虚则口咽干燥。消疱汤以金银花、连翘、牡丹皮清热凉血解毒,以遏其毒热之势;湿热合邪,如油入面,难以速去,故以草薢、茵陈、茯苓皮、土茯苓淡渗利湿;三黄、苦参清热燥湿;大黄因势利导使邪有出路。疱疹大部分结痂,口咽干燥加生地黄、玄参凉血养阴,脾湿去而不伤阴,阴复而无助湿之嫌;滋阴除湿,并用不悖。治法如抽丝剥茧,用药宗缓进渐图,虽病顽疾,也能获良效(河南中医,2003,10)。

2. 某女,全身皮肤泛起水疱伴剧痒半年,1 个月前曾以类天疱疮在某院住院治疗 1 个月,病情缓解,出院后再次复发。患者既往无冠状动脉粥样硬化性心脏病、糖尿病及高血压病史。股骨颈骨折曾卧床 1 年。现形体消瘦,慢性病容,精神差,全身皮肤散在蚕豆大水疱,双足及四肢为重,大疱紧张丰满,有的破裂,形成糜烂面,易出血,周边被有松弛性衣领状疱膜,散在结痂及色素沉着,口腔黏膜无损害,尼氏征阴性。胸部 X 线片示:①双肺上野陈旧性肺结核,②左肺中野肺部感染。实验室检查:白细胞 12.9×10^9/L,中性粒细胞 0.74,淋巴细胞 0.26,红细胞沉降率 45mm/小时,血红蛋白 124g/L,抗链球菌溶血素"O"阴性,类风湿因子阴性,血脂正常,空腹血糖及餐后血糖正常,尿常规、粪常规正常。诊断为大疱性类天疱疮、肺部感染。给予抗感染,类固醇皮质激素,营养支持,维持水、电解质平衡。由于反复发作,渗出日久加之长期应用糖皮质激素,患者伤阴耗血,血燥生风见皮肤干燥脱屑,瘙痒剧烈,舌质红、苔薄黄。证属风邪袭表,营血热燥,风邪与血燥相搏结。治宜滋阴润燥,清热活血祛风。方选血风汤。药用生地黄 30g,何首乌、玄参各 15g,防风、柴胡、当归、甘草、牡丹皮各 12g,徐长卿、白鲜皮、红花、乌梅、僵蚕、苍耳子各 9g。将上药用水浸泡 30 分钟,煎 30 分钟,每剂煎 2 次,将所得药液混合分 2 次服。随症加减,共住院治疗 50 天,糖皮质激素顺利撤完,痊愈出院,随访 4 个月无复发。

按:大疱性类天疱疮,为一种全身泛发性大疱性皮肤病。临床特征为疱壁紧张,不易破裂。病因尚不完全明了,一般认为本病是自身免疫性功能障碍,多见于老年人,反复发作。该病中医学称为浸淫疮,《医宗金鉴》谓:"此证初生如疥,瘙痒无时,蔓延不止,抓津黄水,浸淫成片,由心火脾湿受风而成"。因此,心火炽盛,脾湿内生,湿热互结,浸淫而成疮。故以当归、红花养血活血;防风、柴胡、苍耳子疏风止痒,辅以僵蚕使散风止痒之效更彰;熟地黄、何首乌养血润燥;生地黄、牡丹皮、玄参益阴凉血清热;生甘草调和诸药。据现代药理研究,乌梅、生地黄、柴胡、防风、甘草、何首乌均属抗变态反应性药物,验之临床对自身免疫性疾病,确有一定疗效,中西医结合治疗可以减少皮质类固醇的用量,缩短疗程(山西中医,2005,3)。

三、家族性良性慢性天疱疮

家族性良性慢性天疱疮,是一种显性遗传性皮肤病,亦可见无家族史病例。可由于摩擦、阳光照射、损伤及细菌感染而激发。由于可形成角化不良,所以家族性良性慢性天疱疮被认为是毛囊角化病的变异,棘层松懈和角化不良可出现在此两种疾病中,两种疾病也可能在同一患者发生。

【病因病机】

1. **西医病因** 本病常在青春期发生,好发于颈部、腕部、腹股沟、外阴、会阴、肛周、股内侧、腋窝等容易摩擦的部位,病变可局限或泛发。基本损害是成群水疱,疱液早期清亮很快浑浊,破裂后留下糜烂或结成厚痂。损害可呈圆形、椭圆形或多环形,有的类似湿疹,但周缘往往有松弛性水疱为家族性良性慢性天疱疮的特征。在腹股沟区域可形成境界清楚的渗出性、有时有恶臭味的损害。水疱尼氏征阳性。不典型的损害有斑丘疹、角化性丘疹、乳头瘤样增殖病变,掌部点状角化性丘疹也偶可见到。患者可有局部刺激或瘙痒症状。

电子显微镜发现张力微丝和桥粒复合体改变或细胞间物质形成障碍,这种潜存的基因缺陷加上外界的刺激如摩擦、热、损伤、冷及细菌和真菌,特别是念珠菌感染可诱发本病。

2. **中医病机** 中医学认为,本病系先天禀赋异常,内有蕴湿,外感风邪,属于风湿毒热之证。

【诊断要点】

1. 大多在青春期发病,男、女均可发生,50％以上的患者有家族史。

2. 皮损好发于颈部、腋窝、脐周、乳房下、腹股沟、会阴、肛周等易摩擦部位,一般局限于 1～2 处,少数患者可以泛发。

3. 本损害为成群小水疱或大疱,在正常皮肤或在红斑基础上发生,可以融合,破溃后形成糜烂面,结痂。愈合后有色素沉着。

4. 有时由于皮损外围新水疱形成而成为环状损害。由于局部温暖、潮湿、摩擦,也可形成乳头瘤样增殖性损害。

5. 病程慢性,反复发作,有明显季节性,夏季加重,冬季减轻。

6. 自觉轻度瘙痒,继发感染时可有疼痛、局部淋巴结肿大。根据大多数患者有家族史、皮疹好发部位、典型临床表现,以及组织病理学特点可以确诊。

【辅助检查】　表皮基底层上方形成大小不等裂隙、水疱、绒毛形成,可见棘层松懈细胞及角化不良细胞,由于表皮细胞大片松懈,大部分桥粒消失,少部分仍保留,因此形成宛如倒塌的砖墙。

【鉴别诊断】　本病应与脓疱疮、体癣、湿疹、间擦疹鉴别,与增殖性天疱疮的鉴别,可通过组织病理学和免疫学检查加以区别,毛囊角化病(达里埃病)组织学与本病类似,但临床上好发部位及毛囊角化性丘疹作为原发皮疹与本病明显不同。

1. 天疱疮　无明显家族史,无一定好发部位,无季节性加重表现,常合并有口腔黏膜损害,组织病理及免疫荧光检查表现亦不同。

2. 湿疹　皮疹为多形性,一般冬季加重,瘙痒剧烈,无一定好发部位,不一定有家族史,组织病理表现不同。

【治疗】

1. 西医治疗

(1)全身治疗:氨苯砜,每日 100～150mg,有一定疗效。抗生素,口服四环素(每日 1～2g),也可口服红霉素等。磺胺类药物也可应用,均有一定效果。四环素每天 1～2g,愈后用 250～500mg 维持,或用青霉素、红霉素治疗。氨苯砜对部分家族性良性慢性天疱疮患者有效,每天 100mg,维持量 50mg。对家族性良性慢性天疱疮重症患者中等剂量的泼尼松被证明有一定疗效,可控制病情。芳维 A 酸或 13-顺维 A 酸亦可考虑选用。

(2)局部用药:根据皮损具体情况,如渗出较多时可用依沙吖啶溶液湿敷,外用依沙吖啶氧化锌油。类固醇皮质激素或抗生素霜剂、软膏外用有较好效果,但一般不主张内服激素。皮质激素和抗生素复方软膏可选用。高锰酸钾溶液有一定治疗作用,很重要的一个方向是避免继发因素如热、晒、摩擦或细菌感染,局部长期类固醇皮质激素治疗后,应防止白色念珠菌的二重感染。软 X 线或境界线每周 1 次,连续 3 次有一定治疗价值。在某些家族性良性慢性天疱疮患者可通过切除皮损,做皮肤移植有满意的效果。

2．中医治疗

（1）湿热熏蒸：皮疹以红斑、水疱及糜烂为主，夏季加重，秋、冬季皮疹明显减轻或消退；伴口渴不欲饮，腰腹痞满；舌质红、苔白或黄，脉弦滑。治宜清热除湿。药用茵陈15g，黄柏10g，六一散30g，茯苓皮15g，薏苡仁30g，白鲜皮30g，地肤子15g，夏枯草15g，栀子10g，藿香10g。每日1剂，水煎服。

（2）脾肾阳虚：病程迁延，红斑、水疱不明显，以湿润增殖病变为主；伴畏寒肢冷，腹胀便溏；舌质淡、苔白，脉沉缓。治宜温补脾肾。药用薏苡仁30g，白术30g，苍术10g，山药30g，扁豆10g，党参10g，制附子5g，茯苓皮15g，山茱萸10g，泽泻10g。每日1剂，水煎服。

第15章

血管性皮肤病

第一节 结节性红斑

结节性红斑是发生于真皮深层中、小血管的炎症疾病。本病急性起病,基本皮损为红色结节和斑块,多累及小腿伸侧及大腿、前臂,经3~6天消退。好发于青年女性,常侵犯下肢伸侧,为对称性红斑结节性损害,可有疼痛或压痛。该病可反复发生。数周至数月,但往往每年春、秋季发作,迁延数年不愈。本病属于中医学驴眼疮的范畴,多因外感风邪、内有湿热、蕴蒸肌肤,以致经络阻隔,瘀血凝滞而成。

【病因病机】

1. 西医病因 本病的病因很多,上呼吸道感染是最主要的原因,细菌、病毒、结核、药物是常见的诱发因素。本病也可以是一些其他疾病的一种皮肤表现,如肉样瘤、麻风、淋巴瘤、白塞病、结缔组织病等,有学者认为本病是一种抗原抗体的迟发型变态反应,也有学者认为属Ⅳ型变态反应。为较小的免疫复合物穿过并损伤血管壁,引起血管炎症反应及浅层脂膜炎。有学者检测了结节性红斑患者的红细胞指数改变,结果表明结节性红斑患者的平均红细胞体积(MCV)明显增大,平均血红蛋白浓度(MCHC)受MCV的影响而降低,红细胞分布宽度(RDW)值明显大于对照组,说明红细胞异常在本病病理生理变化中发挥了一定作用。

2. 中医病机 中医学认为,本病的关键在于瘀血阻络。瘀血之源系素有蕴湿,郁久化热,湿热下注,凝滞血脉,经络阻隔;或因脾虚湿盛,阳气不足,以致风寒湿邪乘虚而入,流注经络,致使气血运行不畅瘀阻而成。

【诊断要点】 临床表现可以有急性单纯型和慢性复发型。

急性单纯型具有如下特征。

1. 小腿胫前出现数个至数十个葡萄至杨梅大的鲜红色结节,稍高于皮面,带水肿性,光滑发亮,有成簇现象,但不互相融合。

2. 皮疹出现之前可有发热、恶寒、乏力、咽痛等前驱症状。

3. 一般好发年龄为 6—16 岁,病程有自限性,2～3 周。有复发倾向。

4. 慢性复发型常伴发其他疾病,年龄可以稍大,皮疹可以更广泛,可互相融合。病程可长,迁延日久。

5. 本病一般愈后不留瘢痕和局部皮肤萎缩。

【辅助检查】 白细胞计数可轻度升高,分类有时淋巴细胞数相对升高。有时抗链球菌溶血素"O"可增高,红细胞沉降率中度加快。伴发其他疾病时,可有相应疾病的实验室改变。组织病理改变为间隔性脂膜炎改变。

【鉴别诊断】 本病根据结节性红斑损害胫前,好发年轻女性,愈后无溃疡及典型的病理改变这几点确诊不难。但仍需与以下疾病鉴别。

1. 硬红斑 起病缓慢,结节主要在小腿的屈面,一般为 3～5 个,暗红色,核桃大小,质较硬,可破溃形成溃疡。

2. 皮肤变应性血管炎 损害以皮下结节为主,几个至几十个不等,常伴有条索状块物,疼痛较轻,反复发作,病程较长。

3. 麻风 也可以见到结节性红斑样损害,但尚有麻风症状,且可查到麻风杆菌,无论男、女老幼皆可发病。

【治疗】

1. 西医治疗

(1)一般治疗:积极寻找致病因素,注意休息,抬高患肢,疼痛明显者应用非类固醇激素消炎药,如吲哚美辛、阿司匹林等。

(2)全身治疗

①抗生素:有明显感染者应用青霉素、磺胺类抗生素。

②类固醇皮质激素:持续剧烈疼痛的患者可选用泼尼松等,剂量为每日 30～40mg。

③非类固醇激素类解热镇痛药如吲哚美辛、布洛芬等。

④10%碘化钾溶液 10ml,每日 3 次,服 2～4 周。

此外,抗组胺药也可适当应用,氨苯砜也有一定的效果,而且应用秋水仙碱治疗也有一定的效果。

(3)局部治疗:皮损处可选用皮质激素药膏外涂或皮损内注射曲安西龙混悬液或倍他米松等。

2. 中医治疗

(1)辨证施治

①湿热兼瘀:本型发展迅速;结节色鲜红,红肿痛甚,多伴有口干喜饮,头痛,关节痛,便秘溲赤。舌红苔黄腻,脉滑数。本型治以清热利湿活血通络。方选凉血五根汤加减。药用紫草根、茜草根、白茅根、忍冬藤、黄柏、防己、鸡血藤、赤芍、红花、木瓜、六一散。每日 1 剂,水煎服。

②寒湿兼瘀:发病略缓,结节色淡,反复发作,双足肿胀,多经久不愈,兼有关节疼痛,遇寒加重,体乏无力,肢冷。舌淡、脉沉细。本型治宜健脾利湿,温阳通络。方选防己黄芪汤合当归四逆汤加减。药用防己、生黄芪、生白术、桂枝、当归、赤芍、吴茱萸、独活、红花、萆薢、茯苓。每日 1 剂,水煎服。

③气滞血瘀:皮损紫暗或暗红,隐隐作痛,常伴胸闷,善叹息,月经不调。舌淡苔薄,脉弦细。治宜行气活血通络。方选祛瘀散结汤加味。药用当归、赤芍、桃仁、红花、牛膝、丹参、生牡蛎、皂角刺。每日 1 剂,水煎服。发热者加生石膏;关节痛者加秦艽、豨莶草;咽痛者加玄参、板蓝根;结节坚硬,久不消退者加土贝母、夏枯草、槟榔、炙山甲、海藻、山慈姑、莪术、三棱;结节触痛明显者加制乳香、没药、延胡索;下肢水肿加防己、陈皮;气虚者加党参、炙黄芪;血虚者加生地黄、熟地黄、当归。

(2)单方成药

①偏于湿热者可用二妙丸,偏于脾虚湿盛者可用除湿丸,气血凝滞明显者加用大黄䗪虫丸、散结灵、血府逐瘀口服液,病程长、气血虚弱者加用八珍丸。

②昆明山海棠或雷公藤多苷,用法前者每次 4～6 片,每日 3 次。后者每次 10mg,每日 3 次;病情重者每次 20mg,每日 3 次。

③复方丹参注射液:10～20ml 加入 5% 葡萄糖溶液或生理盐水 500ml 中,静脉滴注,每日 1 次,15 日为 1 个疗程。

(3)局部治疗:湿热偏重者外用化毒软膏或如意金黄散、芙蓉膏。结节久不消退用紫金锭、蟾酥丸,任选一种,醋磨汁,外涂。

【验案举例】

1. 林某,女,30 岁。2 个月前因患感冒发热,退热后两下肢出现红斑结块,走路痛,于附近医院治疗,时消时起,反复不愈,现两小腿伸侧可见散在大小不等的鲜红色斑块样结节五六处,局部灼热感,结节如樱桃大至指腹大,触痛明显,行走不利。舌质红,苔薄黄腻,脉滑数。诊断为结节性红斑。证属湿热下注,瘀滞肌肤。治宜清热利湿,化瘀通络。药用当归、薏苡仁、丹参各 30g,金银花 15g,香附、牛膝、车前草、赤芍、桃仁、红花、生地黄、茯苓各 10g,地龙 9g。每日 1 剂,水煎服。服 7剂后,红斑基本消退,大便不畅,脉滑、苔薄,前方去香附、丹参,加枳壳 10g,大黄 6g。服 5 剂后,红斑结节随访 1 年未再发。

按:本案湿热与瘀血并重,治宜活血化瘀,清利湿热。方选桃红四物汤加减,加车前草、薏苡仁、茯苓利湿;香附、地龙、牛膝引经通络;金银花解毒,自当瘀血去,湿热利。再诊红斑基本消退,疼痛减,去香附、丹参。因大便不通,加枳壳、大黄理气通便,导毒热从大便去(中医皮科临床经验集,人民卫生出版社,2008)。

2. 赵某,女,28 岁。近 2 个月来双膝关节酸困疼痛,活动后加重。双小腿反复起红疙瘩,硬而痛。曾在外院检查肝功能、类风湿因子、体液免疫七项等,结果均正常;红细胞沉降率稍增,抗链球菌溶血素"O"稍升高。给予布洛芬、吲哚美辛(消炎痛)等治疗,效果不显。近半年易患感冒,经常咽痛,间断低热,大便偏干。现双小腿伸侧散在数个蚕豆至核桃大的红斑,稍隆起,色鲜红,境界清楚,其下可触及小结节,有触痛。舌质红苔白,脉弦。诊断为结节性红斑。证属湿热下注,气血瘀滞。治宜清热除湿,凉血活血,软坚散结。药用白茅根、板蓝根、忍冬藤、鸡血藤各30g,紫草根、茜草根、连翘、夏枯草、丹参、赤芍、红花各15g,黄柏、防己、木瓜各10g。每日1剂,水煎服。外用化毒散膏。服7剂后,双下肢结节缩小,色转暗,疼痛减轻,未出新结节。去连翘、黄柏,加秦艽15g,桃仁10g。又服14剂,双下肢结节全部消退,仅遗留色素沉着斑,关节不痛。改用活血消炎丸,每早服6g,散结灵每午服4片,大黄䗪虫丸每晚服6g,以巩固疗效。

按:本案舌质红,苔白,脉弦滑。依据脉症,证属湿热下注,凝滞血脉,气血运行不畅,经络阻滞而致。故选凉血五根汤加减,紫草根、茜草根、白茅根、板蓝根凉血,黄柏、防己、忍冬藤、连翘清热除湿;丹参、赤芍、红花、鸡血藤凉血活血化瘀;木瓜、夏枯草软坚散结,引经通络。后期以大黄䗪虫丸等以巩固疗效(张志礼皮肤病医案选萃,人民卫生出版社,1994)。

第二节 过敏性紫癜

过敏性紫癜又称出血性毛细血管中毒症或亨诺-许兰综合征,是机体对某些致敏因素的变态反应。临床上除皮肤紫癜外,常有皮疹及血管神经性水肿,还有胃肠道、关节和肾的表现。本病为自限性疾病,也有反复发作或累及肾而经久不愈者。其病因与感染细菌、病毒和肠道寄生虫,鱼、虾、蟹、蛋、牛奶等食物过敏,抗生素、磺胺类药、解热镇痛药、镇静药等,其他如昆虫咬伤、花粉过敏、预防接种药物过敏等因素有关。致敏因素使某些个体细胞免疫低下,抑制性T细胞功能障碍,多克隆B细胞活化,抗体形成,发生Ⅰ型或Ⅲ型超敏反应,引起广泛急性无菌性血管炎。另外,IgA和IgA免疫复合体存在于血液循环中,并沉积于血管壁,发生广泛的毛细血管炎,甚至坏死性小动脉炎,使血管壁通透性和脆性增高,导致皮下组织、黏膜及内脏器官出血及水肿。本病多归属于中医学"发斑""斑疹""阴阳毒""肌衄"等范畴。如《金匮要略·阴阳毒》云:"阳毒之为病,面赤斑斑如锦纹,咽喉痛,唾脓血;阴毒之为病,面目青……"其所云之主要症状与过敏性紫癜颇为相似。继之《诸病源候论》《丹溪心法》《医学入门》《圣惠方》《三因方》等叙述的"发斑"症,均符合过敏性紫癜的临床表现。另外,按其发病类型的不同,临床表现以腹痛、关节痛、腰痛等为不同特征者,中医学又将其分别归属于腹痛、痹证、腰痛、水肿等范畴。

【病因病机】

1. 西医病因 本病的发病原因不甚清楚,可能与下列因素有关。

(1)感染因素:本病是一种对细菌、病毒、寄生虫感染的感染变态反应。细菌中以溶血性链球菌为主,是重要的致敏原。寄生虫感染以蛔虫、血丝虫为多。

(2)食物因素:包括鸡蛋、虾、蟹、牛奶等。

(3)药物因素:常见的诱发本病的药物有水杨酸、青霉素、链霉素、氯霉素、阿托品、抗癫痫药、化学中毒等。

本病的发病机制可能是由于抗原抗体反应、免疫复合物沉积或由于 IgE 中介质损伤血管导致毛细血管和小血管壁及其周围产生炎症,血管壁通透性增高,从而产生各种局部和全身症状。因此,也是一种免疫性毛细血管性血管炎。

2. 中医病机 中医学认为,本病的病因病机大致如下。

(1)血热妄行:系风热外袭或郁久化热,热伤血络,破血妄行,血溢肌肤,瘀滞成斑。

(2)风湿侵络:风湿瘀阻脉络,凝滞不散,进而化热,热破血络,血不行经,溢于肌肤所致。

(3)脾胃湿热:饮食不节,湿热蕴积于肠胃,化火扰动血络,外溢而致紫癜、便血。

(4)气虚不摄:素体虚弱或久病体虚,脾气不足,气失统摄,血无所归,妄行外溢而发斑。

(5)阴虚火旺:先天禀赋不足或久病伤阴,肝肾阴虚,阴虚火旺,内扰血分,血不行经,外溢肌肤而发斑。

【诊断要点】 典型的皮肤损害为帽针头至黄豆大的瘀点或瘀斑,散在或较密集,也可见到红斑或斑丘疹、水疱或风团样损害。多发生在小腿伸侧,有时见于臀部和前臂。对称分批出现。2~3 周后消退,时有复发。

1. 本病好发于儿童及青年,发病前 1~3 周可有上呼吸道感染史。皮肤、关节、胃肠道和肾是最常见的受累器官。

2. 仅以皮肤表现为主的为单纯型紫癜,此型儿童较多,通常无全身症状。

3. 关节型紫癜多发于 20—30 岁的青年人,发病前伴有全身症状,皮疹可多形态,主要是伴有严重的关节疼痛,有时甚至有关节变形。

4. 胃肠型紫癜老幼均可发病,在皮肤损害出现的同时可伴有不同程度的腹部症状,重者可出现肠套叠或肠穿孔。临床上易误诊为阑尾炎或肠套叠。

5. 肾型紫癜的肾损害可在紫癜发生的同时或前后,过敏性紫癜伴肾损害的发生率为 12%~49%,可表现为轻度肾炎,严重时可出现肾功能障碍。成年人有肾功能障碍者预后较差。

【辅助检查】 血小板计数及出、凝血时间正常,少数患者红细胞沉降率增快。对过敏性紫癜的患者应做尿常规检查,以尽早发现肾损害,对伴有腹痛者应做粪隐潜血试验。

组织病理活检可见真皮浅层毛细血管及小血管管壁因纤维素样物质沉积而红

染、结构不清,血管周围有嗜中性粒细胞为主的浸润,可见白细胞破碎和核尘及红细胞外溢。

【鉴别诊断】 本病临床上应与特发性血小板减少性紫癜鉴别,后者血小板计数减少,出血时间延长,凝血酶原消耗试验阳性,有皮肤黏膜出血症状。

【治疗】

1. 西医治疗

(1)一般治疗:应积极寻找原因,若是由于感染引起的应积极控制感染,若是由于药物引起的应避免使用各种可疑的药物,其他原因也应对症处理。如有严重胃肠道症状应请外科医师行紧急手术治疗。伴有严重肾损害者应请内科医师协助治疗。

(2)非特异性抗组胺药物:如使用氯苯那敏、赛庚啶、酮替芬、氯雷他定等。

(3)降低血管壁通透性的药物:给予维生素 C、芦丁、葡萄糖酸钙、维生素 E 等。

(4)在大出血时,可用抗纤溶药物如氨基己酸,2～4g 加入 50% 葡萄糖注射液 40ml 中静脉注射,每 12 小时 1 次;或用氨甲苯酸 0.1～0.2g 加入 50% 葡萄糖注射液 40ml 中静脉注射,每 12 小时 1 次。

(5)类固醇皮质激素:较适用于关节型和胃肠型者,可迅速减轻症状,小儿用量相当于泼尼松每日 2mg/kg,成年人用量相当于泼尼松每日 60mg。有学者认为,激素不能预防新紫癜,也不能治疗和预防肾损害以及改善其预后,故肾损害和瘀点不是应用激素治疗的首选指征。

(6)免疫抑制药:病情迁延者可内服雷公藤多苷 10～20mg,每日 3 次,对顽固性肾型紫癜可酌情加用免疫抑制药,如硫唑嘌呤或环磷酰胺 50mg,每日 2～3 次。

2. 中医治疗

(1)辨证施治

①血热妄行:一般皮疹突然发生,色鲜红,严重者互相融合或出现血疱,伴有发热、口干、咽痛、心烦等症状。舌质红,苔薄黄,脉滑数。治宜清热凉血活血解毒,方选犀角地黄汤加减。也可用凉血五根汤加减。药用金银花 20g,生地黄 20g,牡丹皮 10g,生槐花 20g,防风 10g。每日 1 剂,水煎服。血尿明显者加小蓟、木通、蒲黄、藕节。

②风湿侵络:皮疹呈多形性,可见水疱或血疱,多伴有明显的关节红肿热痛,有时伴有发热,肢体困倦。舌质正常,苔白微腻,脉濡数。治宜祛风除湿,活血通络。方选独活寄生汤加减。药用独活、秦艽、防风、当归各 10g,黄芪、生地黄、海风藤、紫草各 12g,薏苡仁、赤小豆各 30g,赤芍、川芎各 6g。每日 1 剂,水煎服。

③脾胃湿热:皮肤散在出现瘀点或瘀斑,甚至出现血疱,常伴有恶心、呕吐、腹痛、便血。舌质红,苔黄腻,脉濡数。治宜清热利湿,凉血止血。方选清脾除湿饮加减。药用薏苡仁 15g,茵陈 12g,栀子 10g,茯苓 9g,苍术 9g,白术 9g,紫草 9g,地榆

炭 9g,厚朴 6g,木香 6g,生甘草 10g。每日 1 剂,水煎服。

④气虚不摄:发展缓慢,病程长,瘀斑或瘀点色暗淡且稀疏,经常反复发作,伴有面色苍白、头晕目眩,食欲缺乏,气短乏力。舌淡红有齿痕,苔薄白,脉细弱。治宜益气摄血,活血退斑。方选归脾汤加减。每日 1 剂,水煎服。

⑤阴虚火旺:呈多形性,反复发作,病程迁延日久,兼有血尿、蛋白尿或管型。伴有虚热烦躁,面红如妆,或伴有腰膝酸软、耳鸣头晕等症。舌质红,苔少,脉细数。治宜养阴清热,凉血止血。方选六味地黄丸加减。药用生地黄、牡丹皮、玄参、大蓟、小蓟各 12g,山药、白茅根各 30g,知母、黄柏各 10g。每日 1 剂,水煎服。

⑥气滞血瘀:一般与其他各型同时相伴,病程久,皮疹颜色暗紫,瘀斑明显。舌质紫暗、有瘀点或瘀斑,脉弦涩。治宜疏肝理气,活血化瘀。方选祛瘀汤、鳖甲煎丸、桃红四物汤加减。常用药有当归、丹参、桃仁、红花、柴胡各 15g,川楝子、川芎各 10g。每日 1 剂,水煎服。

由于紫癜患者常存在有血瘀指征,故有学者主张将活血化瘀法作为首选方法或配合上述其他方法。笔者认为要灵活掌握应用活血化瘀药的时机,有时应用活血化瘀药会加重皮疹。

加减法:高热加生石膏、羚羊角(代)、水牛角(代)、玳瑁;咽炎、鼻出血加北豆根、大青叶、麦冬、沙参、马勃各 10g;关节红肿、疼痛加鬼箭羽、千年健、海风藤、桑枝、秦艽各 15g;皮疹顽固不退加赤小豆、臭椿皮、鳖甲、知母各 15g;便血加地榆、槐花各 10g,三七 6g;血尿加白茅根、旱莲草、小蓟各 15g;蛋白尿加玉米须、莲须、芡实、冬瓜皮各 15g;腹痛加玄胡、川楝子、广木香、乳香、没药、炒枳壳、厚朴各 10g;恶心、呕吐加黄连、姜半夏、竹茹各 10g;纳呆加砂仁 6g,鸡内金、焦三仙各 10g;气虚加黄芪、党参各 15g。

(2)单方成药

①紫草根适量,水煎或提取物制成片剂,口服治疗本病效果满意。

②重用甘草:用甘草 300g,加水 1200ml,煎 1～2 小时,成 450ml,分 2 次服,至紫癜消失后 3 天停止。有心脏病、肾病及高血压者慎用。

③大枣:大枣 30g,加水 1500ml,小火煎至枣烂,每天 3 次,连水带枣饭前食之。

④三七片:具有活血、止血作用,每次 3～5 片,每日口服 2 次。

⑤雷公藤多苷:具有清热解毒,活血化瘀,祛风通络之功用。用于常规中药疗法效果不好的情况,特别对改善关节疼痛、缓解腹痛及肾损害有一定帮助。成年人用量为每次 20mg,每日 3 次,口服。症状缓解后,可逐渐减量。本品比雷公藤片剂不良反应小。

(3)复方丹参注射液静脉滴注,对瘀血现象明显者也可配合川芎嗪注射液静脉滴注。

(4)针灸疗法:可取曲池、气海、足三里为主穴,配以内关、天枢、筑宾、飞扬。或根据辨证分型采取耳针疗法。

（5）局部疗法：主要是加强局部血液循环，促进瘀斑吸收。可用 10％樟脑、10％鱼石脂、30％松节油软膏外用。

【验案举例】

1. 胡某，男，44 岁，患者每日下午全身发斑，瘙痒不已，屡服消炎、镇静、抗过敏等药物治疗，未能缓解，中药养血祛风，清热败毒，非但无效，斑毒反有增剧之势。目前，全身发斑，尤以下半身为甚，红肿奇痒，入夜尤剧，搔之出血，痛如针刺，躁扰不安，彻夜难眠，极为痛苦。现症形体消瘦，口干饮水，饮不解渴，大便坠胀，小便短黄，舌红而干，苔少，脉细数。诊断为过敏性紫癜。证属血热亢盛，阴伤血燥。治宜清热凉血，养阴润燥。药用生地黄 18g，玄参 12g，炙龟甲、煅牡蛎各 12g，赤芍、牡丹皮、地骨皮、银柴胡、知母、黄柏各 10g，广角（磨汁兑服）6g。上方服 4 剂，下半身红斑大消，继服 5 剂，红斑全消，诸症皆瘥。10 个月后追访，病未复发。

按：本案全身发斑甚久，红肿、痒痛俱齐，此血分邪热亢盛；形体消瘦，口干饮水，饮不解渴，乃津液衰少，血热伤阴，阴虚血燥，虚阳外越。血热宜清，非一般养血和血之品所能奏效；阴虚血燥，虚阳外越，又宜滋阴润燥，佐以潜阳，使其阴血得濡，阳无外扰。若用风燥药，则风燥伤阴，阴损及阳。若用清热败毒之品，未能直达血分更无养阴增液之效。故治以清热凉血，养阴润燥，稍佐潜阳之法，用犀角地黄汤大清血分邪热，合大补阴丸滋阴降火，佐牡蛎潜阳。全方组合，清热养阴，使血宁而无温燥耗血之虚；养阴清解，使阴长而无滋滞之忧，俟其阳平阴秘，血热得清，斑疹自愈。必用清热地黄汤（原名犀角地黄汤）治疗血热发斑，方中芍药作赤芍，专走血分，清热解毒，凉血祛瘀，治疗血热发斑为优（疑难病证中医治验，湖南科学技术出版社，1983）。

2. 崔某，男，16 岁。患者突然出现下肢紫癜，成片成团，紫癜由红转紫变黑，无瘙痒，下肢微肿，至某医院检查血小板在正常范围，给予泼尼松治疗，紫癜无明显好转。脉沉细微数，舌暗淡、苔薄黄，下肢紫癜成片出现，颜色不一样，新出的则鲜红，陈旧的色紫夹黑，复查血小板无异常。诊断为过敏性紫癜。证属气虚血瘀，风毒内犯，气虚不能摄血，风毒迫血妄行，血溢脉外，瘀阻肌腠。治宜益气养血，疏风化瘀。药用赤小豆 30g，黄芪 20g，丹参、玄参、生地黄、赤芍各 15g，防风、连翘、当归、白鲜皮、牡丹皮、地骨皮、紫草各 10g，麻黄 8g。每日 1 剂。服 3 剂后，下肢未发现新鲜紫癜，精神尚好，舌、脉同前，仍守原方加红花 8g，以增化瘀之力，嘱服 5 剂。紫癜部分消退，内、外踝部尚有少许陈旧性紫癜，脉沉细，舌暗红、苔薄黄，嘱再服 5 剂，以竟全功。1 个月后追访，未见复发。

按：过敏性紫癜是一种变态反应性疾病，主要累及毛细血管壁而发生出血症状，除了皮肤紫癜以外，尚有不同程度胃肠道（腹痛、便血）、关节（肿痛）及肾（水肿、尿血）被波及。本病与中医古籍文献所称的紫癜风、肌衄、葡萄疫等病证相类似。

病机多由风毒入于肌肤或夹温热邪毒过犯机体,入于脉络,致使血不循经,溢于脉外,本案辨证为气虚血瘀,风毒内犯,故治以益气养血,疏风化瘀,用玉屏风散、四物汤、麻黄连翘赤小豆汤加减化裁。门诊 3 次,服药 13 剂,竟获很好效果(章真如临床经验辑要,中国医药科技出版社,2000)。

【注意事项】

1. 注意休息,避免劳累,避免情绪波动及精神刺激。防止昆虫叮咬。

2. 去除可能的过敏原,对可疑的食物或药物,应暂时不用;或对可疑的食物,在密切观察下从小量开始应用,逐渐增加。

3. 注意保暖,防止感冒。控制和预防感染,在有明确的感染或感染灶时选用敏感的抗生素,但应避免盲目地预防性使用抗生素。

4. 注意饮食,因过敏性紫癜多由过敏原引起,应禁食生葱、生蒜、辣椒、酒类等刺激性食物和肉类及海鲜,应避免与花粉等过敏原相接触。

5. 为防止复发,患者治愈后应巩固治疗 1 个疗程。

6. 加强锻炼,起居有节,避免劳累,预防感冒。

第三节　皮肤变应性血管炎

皮肤变应性血管炎,与白细胞碎裂性血管炎为同病异名。是一种主要累及真皮浅层小血管及毛细血管的过敏性、炎症性皮肤病,皮损呈多形性,病程慢性,常反复发作。临床上常有明显的皮肤损害如斑丘疹、丘疹、紫癜、瘀斑、结节、溃疡等。可伴有发热、乏力及关节痛。是感染或药物等多种因素所致的过敏性小血管炎,小动脉、毛细血管、细静脉可同时受累。病程较轻,无内脏损害。好发于青年女性,通常急性起病,常累及足踝或小腿,表现为可触及的紫癜、红斑、丘疹、水疱、荨麻疹、脓疱等,皮疹大小不等,部分患者自觉疼痛、灼热或瘙痒,皮疹可于数周或数月内缓解,部分患者可反复发作,病情慢性化,预后遗留色素沉着斑。患者可伴有发热、体重下降、关节痛、肌肉疼痛等系统症状,部分患者可有胃肠道受累,发生食欲减退、恶心、呕吐,可有泌尿系统受累,发生肾小球肾炎。本病可归属于中医学梅核丹、瘀血流注等范畴。

【病因病机】

1. 西医病因

(1)致病因素:本病的致病原因较多,有外源性和内源性两种。

①外源性包括:a. 药物有青霉素、磺胺类、异体蛋白等。b. 环境因素包括吸入或食物等。c. 感染因素包括细菌如链球菌、结核杆菌、麻风杆菌;病毒如乙肝病毒、EB 病毒;真菌如念珠菌。原虫如疟原虫、锥虫;蠕虫如血吸虫。

②内源性指本病有可能伴发系统性红斑狼疮、类风湿关节炎、白塞病等,是其

他疾病的皮肤表现。

（2）发病机制

①主要为Ⅲ型变态反应。当抗原进入血流中，产生相应的抗体，形成抗原抗体复合物随血流沉积于血管壁及周围组织，激活补体产生过敏毒素，引起肥大细胞脱颗粒，释放组胺，致血管扩张，渗透性增加；同时产生白细胞趋化因子，吸引中性粒细胞，聚集于复合物沉积的部位，引起炎细胞浸润。黏附于血小板及中性粒细胞表面的免疫复合物结合补体使补体再激活，导致补体顺序反应，使血小板及中性粒细胞溶解。

②本病67%的患者可发生多形性皮肤损害，但往往以可触及瘀斑为多见，75%的患者有非特异性发热，约2/3的患者有关节痛及关节肿胀，病变可侵犯黏膜，发生鼻出血、咯血、便血，有1/3的患者肾受累，有蛋白尿、血尿，严重肾衰竭是死亡的主要原因，侵犯肠道可有腹痛、脂肪痢、便血、急性胆囊炎等胃肠道症状，可有胰腺炎、糖尿病，胸部X线检查有肺炎表现及结节状阴影、胸膜炎或胸腔积液，可侵犯神经系统，如有头痛、复视、妄想、精神错乱，甚至有脑血栓形成和瘫痪、咽下困难、感觉和（或）运动功能障碍等，心脏损害是心肌梗死、心律失常和心包炎，肾皮质局部缺血可能产生严重高血压，系统性血管炎最常见的眼部表现为巩膜外层炎及视网膜出血，附睾及睾丸的痛性肿胀可能是血管炎的一种表现。

2. 中医病机　中医学认为，本病多因脏腑蕴热于内，寒湿侵袭于外，热与寒湿相互蕴结，脉络闭阻或经脉瘀结，致使冲脉失养，阳气不能下达，气血瘀滞所致。

【诊断要点】

1. 本病多发于青壮年，一般有不规则发热、关节痛、乏力等症状。

2. 皮疹形态多种多样，典型损害为出血性斑丘疹，其他如红斑、丘疹、风团、紫癜、脓疱、血疱、小结节及溃疡等均可出现，部分患者皮损愈合后留有色素沉着及萎缩性瘢痕。

3. 发病部位以下肢为多，亦可累及全身各处，甚至黏膜及内脏。

4. 内脏损害以肾受累较为常见，也可表现为多种器官损害，如胃肠道、肺、心、肝、脾及中枢神经系统。

5. 急性发作期损害成批出现，分布广泛，伴有小腿肿胀，病情较重；病程一般为2～4周，慢性过程者经常反复。

【辅助检查】

1. 红细胞沉降率增快，补体C3及总补体降低，可伴有贫血、白细胞计数升高及嗜酸性粒细胞增高，肾受累时可出现蛋白尿、血尿及管型。

2. 组织病理改变为细静脉与毛细血管壁及其周围组织内中性粒细胞浸润，核破碎及核尘，内皮细胞肿胀，管壁坏死及纤维蛋白沉积，血管周围组织内红细胞外溢或伴有嗜酸性粒细胞、单核细胞、淋巴细胞。典型病变见于早期（8～12小时）的损害。

【鉴别诊断】　根据上述临床症状、损害特征及病理表现诊断不难。还需与下列疾病进行鉴别。

1. 亚急性细菌性心内膜炎　皮肤症状与本病相似,但血培养阳性是其鉴别的关键,治疗不能用激素。

2. 丘疹坏死性皮肤结核疹　皮肤损害见于小腿及前臂,仅有坏疽性脓疱,愈后有凹陷性褐色瘢痕,全身症状及前驱症状缺如。

3. 多形渗出性红斑　本病常有环状虹膜样损害,黏膜易受累。常伴有关节症状。

4. 结节性多动脉炎　经常伴有高血压,因深血管受累,皮肤有大片坏死,自觉剧烈疼痛。

【治疗】

1. 西医治疗

(1)一般治疗:应去除病因以减少抗原来源,对症处理感染因素,应用抗病毒药物及抗生素,停用或慎用可疑药物。

(2)尽量卧床休息,多饮水,多食用水果以补充各种维生素。

(3)可酌情给予下列药物治疗。

①氨苯砜(DDS)50mg,每日 2 次,口服。

②吲哚美辛 25mg,每日 2～3 次,口服。

③秋水仙碱 0.5mg,每日 2 次,口服。

④雷公藤多苷 10～20mg,每日 3 次,口服。

⑤抗组胺药:如氯雷他定、西替利嗪、酮替芬、去氯羟嗪等。

⑥阿司匹林 0.3g,加双嘧达莫 25mg,每日 3 次,可抑制血小板凝集。

⑦损害多发、常规疗法无效、合并内脏受累者可加用皮质类固醇制剂。如泼尼松 30～40mg,分 3 次口服。

(4)外用药:可适当应用皮质激素软膏或联合应用抗生素软膏。

2. 中医治疗

(1)辨证施治

①热毒蕴结:一般见于疾病的急性阶段。损害的颜色较鲜红,有时出现脓疱、血疱,皮疹较多发,成批出现并伴有肿胀和疼痛。口干欲饮,大便干结,尿黄。舌红,苔黄腻,脉弦数。治宜清热解毒,散结通络。方选仙方活命饮加减。药用金银花、连翘、甘草、花粉、浙贝母、当归、赤芍、防风、白芷、穿山甲(代)、皂角刺、陈皮等。每日 1 剂,水煎服。可加用白茅根、茜草根、紫草等。伴有咽痛者加用板蓝根、大青叶等。伴有下肢肿胀者可加用利水消肿之品,如大腹皮、冬瓜皮、茯苓皮、防己、草薢等。

②寒湿阻络:皮疹颜色较淡,伴有发凉及麻木感,遇冷皮疹增多,疼痛加重,口不渴,大便稀。舌淡苔白腻而润,脉沉迟。治宜温经散寒,祛湿通络。方选阳和汤加味。药用熟地黄、鹿角霜、肉桂、炮姜、芥子、附子、鸡血藤、地龙、牛膝。也可用回阳通脉汤,药用附子、肉桂、干姜、桂枝、苍术、黄芪、党参、白芍、穿心莲等。每日 1 剂,水煎服。

③气血凝滞:本型相当于疾病的缓解阶段。皮疹颜色已变紫暗或暗淡,有麻木刺痛或胀痛感。舌紫暗,苔白,脉细涩。治宜行气活血通络。方选桃红四物汤或血府逐瘀汤加减。药用桃仁、红花、赤白芍、丹参、牛膝、鸡血藤、当归、川芎、丝瓜络、地龙、路路通。每日 1 剂,水煎服。

（2）单方成药

①对热毒蕴结者可用连翘败毒丸或配合二妙丸。

②对气滞血瘀、经络阻隔者可用血府逐瘀口服液或活血通脉胶囊、乐脉颗粒也可。

③可配合静脉滴注复方丹参注射液、川芎嗪注射液及脉络宁注射液等。

④白酒 500ml,丹参 90g,浸泡 1 周后,每次饮 30ml,每日 1～2 次。适用于脉管炎初期肢冷麻木者。

⑤赤豆 100g,生、熟薏苡仁各 30g,大枣 7 枚,红糖适量。煮熟后服食。适用于肢体水肿者。

⑥冬瓜皮 60g,黄豆 60g,清水 3 碗。煎至 1 碗,去渣饮用。适用于患肢水肿、全身贫血者。

⑦桃仁 15g,赤小豆 60g,莲藕 100g。洗净切成小块,加清水适量煮汤,以食盐少许调味,饮汤、食赤小豆及莲藕。适用于肢冷血脉不和者。

⑧桑椹子 60g,加清水 3 碗,煎至 1 碗半。用白砂糖或红糖适量调味,去渣饮用。适用于腰酸头晕者。

【验案举例】

1. 李某,女,49 岁。20 余年前发生上呼吸道感染后,出现全身关节疼痛,双下肢多发性红斑,曾就诊于多家医院。给予红霉素、泼尼松治疗,病情一度稳定。后因遇事不遂,左小腿多处开始溃烂、疼痛,时伴发热,体温波动于 37～38℃。多年来奔走求治于天津、大连各大中、西医院,最后,治疗效果不著。近半年来溃疡有加重趋势,入夜瘙痒,伴午后低热、乏力心悸、腰膝酸软等症。现症见形体消瘦,面色无华,少气懒言,左小腿下 1/3 见钱币样大、小溃疡 10 余处,深达肌层,疮口下陷,疮面肉色灰白,疮口周围皮肤呈紫黑色。舌淡苔白,脉细弱。诊断为变应性血管炎。证属湿毒凝聚,脉络瘀滞。治宜益气养血,活血通络,托毒生肌。药用炙黄芪80g,炒白术、焦曲、桑寄生、炒杜仲、木瓜、冬桑枝、鹿角霜各 30g,炒党参、熟地黄各20g,全当归、独活、龙眼肉各 15g,丝瓜络、桂枝、砂仁、红花、炒鸡内金、陈皮、生甘草各 10g,炙乳香、炙没药、细辛各 3g,蜈蚣 1 条,生姜、大枣为引。每天 1 剂,清水煎服,早、晚分温顿服。服药 3 剂后,第 1 天大便次数增多,第 2 天正常,感全身瘙痒(为毒邪外排之征象),仍午后低热。原方去细辛,加荆芥、防风、苦参各 10g,继服 7 剂。诉浑身瘙痒消失,溃疡面缩小,仍时常感午后低热。原方去荆芥、防风,加金银花、大青叶各 15g。左小腿溃疡大部分均已愈合,仅遗留左踝内廉 2 处玉米粒大小溃疡,疮面肉芽组织新鲜。效不更法,继服 14 剂,溃疡痊愈,诸症消失。

按: 变应性血管炎是一种结缔组织疾病,发病机制与变态反应有关。临床可表现为结节、红斑、坏死性溃疡、发热、关节痛等。本病属中医学"膝疮"范畴,根据病程漫长、迁延不愈之特点,为久病必虚,邪气流连,荣卫凝涩,久而成肝肾不足、气血两虚之证。气血运行不畅,致脉络瘀滞。治疗当以益气养血,活血通络为主。方中红花、炙乳香、炙没药、丝瓜络、蜈蚣等有活血通络之功;独活、细辛可入肾经,能搜伏风,使之外出;桑寄生、炒杜仲等祛风湿,补肝肾;重用炙黄芪、炒党参、白术、龙眼肉等益气扶正,正所谓祛邪先补正,正旺则邪自除也(四川中医,2003,11)。

2. 某女,17 岁。患者两足背及踝部多发紫癜、瘀斑、溃疡已 3 年,每年夏天小溃疡发作疼痛,伴局部肿胀。曾在外院用激素治疗,症状缓解。现两足背及踝部反复多发性瘀斑、皮疹已 1 个月余,昼夜作痛,全身无寒热。两足背及踝部散发较多红斑、紫癜,有的中央破溃,周围红肿,皮温高。双足背动脉及胫后动脉搏动良好,双踝部上下肿胀。舌苔薄,脉细。诊断为变应性血管炎(活动期)。证属湿毒阻滞,血分有热。治宜清热利湿,凉血解毒。药用生石膏(先煎)50g,白花蛇舌草、水牛角片(先煎)、半枝莲、藤梨根各 30g,垂盆草、紫草、重楼各 20g,六一散(包煎)、生地黄、牡丹皮各 15g,制大黄 5g。每日 1 剂,水煎服。另用商陆、乌梅各 10g。水煎外洗患处,每天 1 次。并用甲硝唑片研末与云南白药混匀,用甲硝唑液调成糊状外敷局部。服 2 周后,患者入夜疼痛已缓解,但患部偶有作痒感,肿胀消退。皮疹处变为浅溃疡,周围红肿减轻,有分泌物渗出。舌尖红,苔腻。仍宗清营凉血解毒法。口服方继用,重用垂盆草 30g。外洗方加浮萍 15g。外敷药改为祛腐膏。又服药月余,患者精神好转,自觉疼痛消失,患部溃疡明显收敛,多处结痂愈合。两足背及踝部散发较多瘀点、白色萎缩斑,双足背动脉及胫后动脉搏动良好。舌苔薄白,脉缓。此乃变应性血管炎的好转恢复期。继服上药,改为冲剂,巩固疗效。

按: 本案为外感湿热之邪而发,因夏季天气潮湿、炎热,乃湿热之邪最为鼎盛之季,故常于此时发作疼痛,因此应以清热利湿为主。生地黄、牡丹皮、水牛角片、生石膏、紫草清热凉血;生石膏又能清气分热,使气从热分解而不伤气;白花蛇舌草利湿通淋;半枝莲、重楼清热解毒,消肿止痛,而垂盆草利湿退黄,清热解毒;六一散即甘草、滑石同用,解暑热和暑湿。多药合用,有着很强的清热利湿、解毒凉血之功用(中国中西医结合外科杂志,2004,6)。

第四节 色素性紫癜性皮肤病

色素性紫癜性皮肤病是一组以紫癜样丘疹及含铁血黄素沉着为主的慢性皮肤病,系原因不明的毛细血管炎。包括进行性色素性紫癜性皮炎、色素性紫癜性苔藓样皮炎和毛细血管扩张性环状紫癜。

一、进行性色素性紫癜性皮炎

本病又称 Schamberg 病,是指不对称地发于小腿伸面,为针尖至针头大的瘀点组成的大小不一的斑片。中年以后多发,男性多于女性,本病有家族性,常与服药有关。本病的发病原因不明,可能与长期站立、静脉压增高、回流不畅有关;本病有家族史,有的患者胆固醇增高;有的患者有服用利尿药、阿司匹林等药史。由于血管壁通透性增高,红细胞外溢和崩溃以致含铁血黄素沉着而发病。

【诊断要点】

1. 损害初起为针头大红色瘀点,逐渐密集成不规则片状,中心逐渐变为棕色或褐色,周围新疹还不断出现,犹如撒布胡椒粉状。

2. 好发部位为小腿及踝部周围,常首发于单侧,逐渐至两小腿。

3. 病程慢性,进行性发展,也可自行消退。

4. 多见于中年男性,自觉症状为微痒,有时伴有静脉曲张。

【辅助检查】 本病血常规一般正常。组织学上见真皮浅层有大量含铁血黄素。乳头下小血管扩张,内皮细胞肿胀,管壁呈透明变性,并可见淋巴细胞、组织细胞围管性浸润。表皮可以发生继发性萎缩。

【鉴别诊断】 根据小腿伸侧境界清楚的褐黄色斑片,周围有如胡椒粉状分布的新的瘀点,压不褪色,诊断不难。但需与下列疾病相鉴别。

1. 毛细血管扩张性环状紫癜 本病毛细血管扩张明显,呈环状排列,患部有脱毛现象,常伴有风湿痛。

2. 紫癜性色素性苔藓样皮炎 本病皮疹呈苔藓样色素斑,对称分布,自觉瘙痒。

3. 匍行性血管瘤 无一定的好发部位,皮疹为褐色至鲜红色血管瘤状小斑点,可融合成匍行状,周围不发生新疹,无瘀点。

4. 单纯性紫癜 损害也好发于小腿,为针尖至黄豆大瘀点或瘀斑,棕色或棕褐色斑点很少。

5. 瘀积性皮炎 本病多伴发静脉曲张,也好发于小腿,在大片红斑及暗红斑基础上伴有丘疹、水疱、糜烂、渗出,甚至溃疡。

二、色素性紫癜性苔藓样皮炎

本病又称 Gougerot-Blum 病,是一种原因不明的慢性皮肤病,好发于中、老年男性,小腿多发,为红棕色小丘疹性紫癜,相互融合成边界清楚的苔藓样斑片。本病与中医的血瘀相似,如《医宗金鉴·外科心法》记载:"本症由于风热邪气闭塞腠理,血燥多热所致,形如紫疥,痛痒时作,抓痕累累,皮肤出血。"

【病因病机】

1. 西医病因　本病病因不明,有学者认为是局灶性感染所致的变态反应性疾病,还有学者认为本病可能与胆固醇代谢异常、肝功能异常、血管功能障碍及毛细血管脆性改变有关。

2. 中医病机　中医学认为,本病系因内有蕴热,外感风邪,风热蕴阻腠理,郁于血分,溢于脉外,瘀血凝滞,日久耗伤阴血,肌肤失养所致。

【诊断要点】

1. 多见于中年男性。

2. 损害初起为 0.1~0.5cm 大的淡红色丘疹,逐渐变成橙黄色或棕红色,有的互相融合成片状,成轻度苔藓样变,表面有少许鳞屑,伴有毛细血管扩张及紫癜。

3. 好发于小腿,不侵犯颜面、胸部及黏膜。

4. 病程为慢性,也可自愈留有色素沉着。

【辅助检查】　血常规正常,组织病理大致同进行性色素性紫癜样皮炎,真皮上部中等度淋巴细胞浸润及含铁血黄素沉着,小血管扩张,内皮细胞增生。

【鉴别诊断】　根据铁锈色苔藓样紫癜性丘疹,不难诊断本病。但仍需与下列疾病相鉴别。

1. 进行性色素性紫癜性皮肤病　本病为大小不等的红褐色或黄褐色斑疹,无苔藓样改变,旧疹颜色变淡,周围有新的紫癜出现呈胡椒粉状外观,自觉有痒感。

2. 毛细血管扩张性环状紫癜　为毛细血管扩张性出血性斑疹,无苔藓样改变,轻度萎缩,患部有脱毛现象,并常伴有风湿样外观。

3. 高球蛋白性紫癜　皮疹特点为瘀点明显,反复发作,有触痛及灼热感;血清蛋白总量增加,尤以丙种球蛋白大量增加,红细胞沉降率增快。

【治疗】

1. 西医治疗　内服药基本同进行性色素性紫癜性皮炎。苔藓化明显者可加用类固醇皮质激素软膏。

2. 中医治疗

(1)辨证施治

①火毒热甚:病程短,发病急,皮疹色鲜红,很快融合,口干心烦,大便干,尿黄。舌红,苔少,脉数。治宜清热凉血,泻火解毒。方选凉血地黄汤加减。药用生地黄、

当归、玄参、黄连、黄芩、栀子、荆芥、蝉蜕、红花、甘草等。每日1剂,水煎服。

②风邪外侵:起病很突然,皮疹泛发,自觉瘙痒难忍。脉浮,舌红,苔薄白。治宜和血消风止痒。方选消风散加减。药用荆芥、防风、苦参、蝉蜕、炒牛蒡子各6g,当归、赤芍、生地黄、泽兰、益母草各10g,牛膝10g,赤小豆30g。每日1剂,水煎服。

③气虚血瘀:病程长,体质虚弱,皮疹色暗淡,伴有较厚的苔藓化损害。舌暗淡或有瘀斑,苔白,脉沉涩。治宜益气活血化瘀。方选归脾汤合桃红四物汤加减。药用黄芪15g,党参12g,桃仁、红花、牛膝、当归各10g,刺蒺藜15g,荆芥、防风各6g,甘草10g。每日1剂,水煎服。苔藓化明显者加赤石脂、炒枳壳、全蝎、乌蛇。皮肤粗糙、脱皮加胡麻仁、鸡血藤、何首乌藤。痒甚加白鲜皮、苍耳子、地肤子。

(2)单方成药:初起可用马齿苋、金银花、陈艾各30g,川椒10g,煎水外洗。可配合内服防风通圣丸、皮肤病血毒丸等。对慢性损害可配合人参归脾丸和三七片、复方丹参片等。

【验案举例】

1. 尚某,女,44岁。因子宫肌瘤做子宫摘除术2个月后,在左小腿发现细小红色瘀点,并未介意,以后增多,扩大,始觉瘙痒,蔓延到胸背、四肢。院外确诊色素性紫癜性苔藓样皮炎。两下肢呈片状分布的紫癜,中心色沉,四周有米粒大小棕红色光滑丘疹,皮纹增深,有苔藓化倾向,压之不褪色,上覆少量鳞屑,苔薄黄,舌尖有刺,脉弦数,素有大便干结,每3～5日1次。证属阴虚有热,迫血妄行。拟养阴清热,凉血止血。药用生地黄、蒲公英各30g,玄参、土大黄、生槐花、川牛膝各9g,天花粉、侧柏叶各12g,水牛角(先煎)15g,生甘草3g。每日1剂,水煎服。服1周后,大便通畅,瘙痒减轻,皮损由鲜红转暗红,拟前方加益气养血之品,上方去蒲公英、川牛膝,加党参、当归、阿胶(烊化冲)各9g。2周后,皮损大部分逐渐隐退。又服12个月痊愈。为巩固疗效,给服当归片,每日2次,每次5片;肉苁蓉片,每日2次,每次5片。曾有小复发,再服上方仍有效。1年后随访,未复发。

按:本病有以下特征:①开始多在小腿出现针尖或米粒大小的血疹,圆形或多角形褐红色紫癜,压之不褪色;②可逐渐增多,扩大,以致上肢、胸部、背部、腹部皆可累及,有的融合成片;③病程长,有苔藓化和鳞屑。本病中医辨证一般分为两型,即血热及气虚,血热者,素体热盛或感受湿热之邪,热邪迫血妄行,溢于脉外发于皮下而成紫斑;气虚者乃脾胃气虚,中气不足,血失统摄之权,血无以固藏,溢于脉外成为紫斑。本例患者为血热所致,治当凉血止血,养阴清热法治疗,多在1个月内取得疗效,但易复发。后期加益气养血,调补肝肾之品,能够巩固疗效(古今名医皮肤性病科验案欣赏,人民军医出版社,2006)。

2. 周某,女,57岁。近2年双下肢尤其双小腿渐出现暗红色针尖大小的小丘疹,瘙痒,指压不褪色,逐渐增多并扩散融合成片,色泽变暗,上有轻度脱屑。曾诊为"色素性紫癜性苔藓样皮炎",经中、西药物治疗(不详)后,皮疹部分消退但又不断有新疹出现,逐渐加重,遍及双下肢。自觉下肢沉重,午后肿胀无力。双小腿弥漫暗红色针尖大紫癜样皮疹,其间杂以棕红色斑点及融合成片的暗紫色斑块,指压不褪色。踝部及足背轻度肿胀,呈非凹陷性。舌质暗红,苔薄白,脉弦滑。证属内有蕴热,入于血分,热伤经络,溢于脉外。治宜清热凉血,活血消斑。药用紫草根、茜草根、生地黄、丹参、赤白芍、鸡血藤各15g,板蓝根、白茅根、白鲜皮各30g,牡丹皮、当归、红花、木瓜、牛膝各10g。黄连膏、化毒散膏混匀外用。上方服7剂,双下肢皮疹明显变淡,瘙痒减轻。再服14剂,皮疹变平,色素变淡,瘙痒缓解,肿胀明显消退,仅遗留轻度色素沉着斑,临床治愈。

按:色素性紫癜性苔藓样皮炎是与静脉压升高有关的毛细血管炎,与中医文献"血疳"相似。如《医宗金鉴·外科心法要诀》血疳记载:"此症由风热闭塞腠理而成。形如紫疥,痛痒时作。"本病男、女均可发生,多见于中、老年患者。多因内有蕴热,外受风邪,风热闭塞腠理,热伤血络,迫血妄行,溢于脉外,而见发斑。日久耗血伤阴,肌肤失养则皮肤粗糙作痒。治宜清热凉血,活血通络消斑;使气血归经,脉络得通,紫癜得以消退。方用紫草根、茜草根、板蓝根、白茅根、生地黄、牡丹皮凉血清热;丹参、赤芍、红花、鸡血藤活血通络;当归、白芍养血补血;白鲜皮表里相兼,祛风除湿止痒;木瓜、牛膝活血引经,祛湿消肿。诸药协同,使2年积症1周显效,3周治愈(张志礼皮肤病医案选萃,人民卫生出版社,1994)。

第五节　雷诺病

　　雷诺病是血管神经功能紊乱所引起的肢端小动脉痉挛性疾病,其致病原因目前尚未完全明确,临床表现特点为阵发性四肢肢端(主要是手指)对称的间歇发白、发绀和潮红。常为情绪激动或受寒冷所诱发。本病属少见病,多发生于女性,尤其是神经过敏者。男、女比例约为1:10。发病年龄多在20—30岁。在寒冷季节发病较重,少数呈家庭性发病。中医学虽无雷诺病病名,依其临床表现,似属四肢"厥冷""脉痹"等证的范畴。汉代张仲景《伤寒杂病论》中有相似记载:"手足厥冷,脉细欲绝者,当归四逆汤主之。"《诸病源候论·虚劳四肢逆冷候》云:"经脉所行皆起于手足,虚劳由血气衰损,不能温其四肢,故四肢逆冷也。"清代《医宗金鉴》进一步论述:"脉痹,脉中血不和而色变也。"等与本病颇多相似。

【病因病机】

1.西医病因　本病的病因不明,可能与以下几种因素有关。

(1)支配血管的交感神经活动过度。

(2)血管本身的缺陷,对寒冷的刺激敏感。

(3)寒冷、感情冲动、害羞、惊恐等可成为诱因。

(4)血液中存在免疫复合物、儿茶酚胺、血黏稠度高、纤溶系统异常。

2. 中医病机 中医学认为,本病由于素体虚弱,阳气不足,兼感寒邪,寒凝血瘀,经脉闭阻,营卫失和,阳气不能达于四肢末端、温煦肌肤而发。瘀久化热,湿热蕴结可出现溃疡、坏疽等现象。

【诊断要点】

1. 好发于青年女性。秋、冬季多发,寒冷、精神紧张常诱发。

2. 发病的过程有 3 个时期:①"苍白"是早期的表现,发生较突然,局部小动脉痉挛、缺血致皮肤发白;②"青紫"为数分钟后小动脉痉挛缓解,小静脉仍处于痉挛状态,阻碍血流,致血中氧含量降低,还原血红蛋白含量增加所致;③"潮红"是当患者处于温暖状态,血管痉挛消失,小动脉、毛细血管和小静脉反应性扩张所致。

3. 发病部位主要在四肢末端,手指为多,对称发生。也可见于耳、鼻、颊部。

【辅助检查】

1. 激发试验

(1)冷水试验:将手指置于 4℃ 水中,1 分钟后 75% 的患者可诱发典型发作。

(2)握拳试验:两手紧握拳 1 分钟,然后在屈肘平腰状态下松开手指,也可诱发此现象。

2. 甲皱微循环检查 可见毛细血管祥明显减少,管径变细,管祥短小,大多数管祥呈断裂或点状,可见帽状或点状出血。

3. 手指动脉造影 显示管腔变细,动脉呈蛇形弯曲,晚期则内膜增厚,管腔狭窄或闭塞。

【鉴别诊断】 本病诊断一般不难,但仍需与下列疾病相鉴别。

1. 雷诺现象 多继发于其他疾病,可不对称地单发,有时与寒冷无关。

2. 肢端发绀病 病因未明,常累及手足及面部,表现为手足持续性均匀青紫,多无苍白及自觉症状,可伴手足多汗。

3. 血栓闭塞性脉管炎 多见于青年男性,有吸烟史者,常侵犯单侧下肢,足背动脉搏动弱,抬高患足时皮肤发白,垂足时皮肤发红,伴麻木和疼痛。

4. 红斑肢痛症 中年以后发病,诱发因素为受热或运动,表现为手足红斑,局部皮温升高,伴有灼痛或疼痛。

【治疗】

1. 西医治疗

(1)注意保暖,戒烟,调理精神情绪,避免应用血管收缩药。

(2)口服血管扩张药

①妥拉唑啉 25mg,每日 3 次,口服。

②利舍平 0.25mg,每日 3 次,口服。

③烟酸 100mg,每日 3 次,口服。

④硝苯地平 5mg,每日 3 次,口服,逐渐加量。

⑤酚妥拉明 25～100mg,每日 4 次,口服。

⑥双氯麦角碱 1mg,每日 3 次,口服。

(3)甲基多巴 250mg,每日 3 次,口服。逐渐增至每日 3 次,每次 500mg。

(4)维生素 E 800mg,分次口服。

(5)右旋糖酐-40 500ml,静脉滴注。

(6)肱动脉内注射法:利舍平 1mg 加入生理盐水 2.5ml,于肘窝处肱动脉内 30～60 秒注入,24 小时内注意观察血压及脉搏。

(7)局部可用 2%硝酸甘油软膏,对继发感染者可适当应用抗生素药膏。

(8)手术疗法:以上常规疗法治疗无效者可选用交感神经切除术。

2. 中医治疗

(1)辨证施治

①阴寒内盛:本型较常见,表现为肢端苍白、发绀、恶寒较重或麻木疼痛。舌淡红、苔薄白,脉沉细。治宜温经散寒,通络和营。方选当归四逆汤加减。药用当归、黄芪各 30g,桂枝、甘草各 15g,红花 12g,川芎、细辛各 6g,地龙 10g。每日 1 剂,水煎服。

②气虚血弱:表现为四肢末端冰冷、发绀,指尖略有变细、僵硬,伴畏寒无力,面色无华,少气懒言。舌淡红,苔薄白,脉沉细。治宜益气温阳,养血通络,方选益气养血汤加减。生黄芪 25g,党参 20g,当归 20g,桂枝 10g,鸡血藤 15g,熟地黄 10g,延胡索 12g,路路通 12g,白芍 12g,地龙、山甲珠各 6g。每日 1 剂,水煎服。

③瘀血阻络:表现为肢端紫暗明显,疼痛较重。舌紫暗,苔薄白,脉沉涩。治宜活血破瘀通络。药用桃仁、红花、川芎、鸡血藤、赤芍、姜黄、穿山甲、地龙等。每日 1 剂,水煎服。

④湿热内蕴:病程日久,瘀久化热,手足肢端肿胀发红,灼热疼痛,或出现局限性溃疡或坏疽。舌质红,苔黄腻,脉滑数。治宜清热利湿,兼化瘀通络。方选四妙勇安汤加味。药用金银花、玄参各 30g,当归、赤芍各 15g,黄柏、黄芩、栀子、连翘、苍术、防己、紫草、生甘草各 10g,红花 6g,木通 6g,鸡血藤 30g,苏木 15g。每日 1 剂,水煎服。

(2)外治法

①红灵酒外涂,每日 2 次。

②麻黄、细辛各 15g,苍耳子、威灵仙各 30g,加水煮沸,熏洗。每日 2 次。红肿、糜烂者可选用马齿苋水湿敷,红肿的地方用金黄膏或芙蓉膏,久不收口者外用龙珠软膏。

③可用透刺加艾灸或温灸的方法。

④静脉注射复方丹参注射液或川芎嗪注射液或脉络通注射液等。

【验案举例】

1. 葛某,女,40 岁。四肢末端发凉、发麻 3 年。3 年来四肢末端经常发凉、发麻,以两手手指为重,时而苍白,时而发绀,冬季尤甚,手指疼痛,尤以指端明显。脉沉细,苔薄黄腻。诊断为雷诺病。证属阳气不达于肢末,气血不荣。治宜温经散寒,通络和营。药用当归、黄芪各 30g,桂枝 15g,红花 12g,炙乳香、没药各 9g,川芎、细辛各 6g,甘草 5g,每日 1 剂,水煎服。连服 5 剂后,指痛减轻,发凉亦减。近因外感风邪,全身泛发风团。前方去细辛、川芎、乳香、没药,加荆芥、羌活、地龙各 9g。服药 5 剂后风团少起,前方加鸡血藤 15g。以后以前方加减,病情逐渐减轻。给予丸药方。药用当归、赤芍各 90g,桂枝、红花、干地龙各 60g,黄芪、甘草、炙乳香、炙没药各 30g。研末,炼蜜为丸,每丸 6g,每日早、晚各服 1 丸。服 1 年后症状已轻,后以当归四逆汤改成水丸续服,以收全功。

按:雷诺现象往往继发于其他疾病,如血栓闭塞性脉管炎、闭塞性动脉硬化、硬皮病等。当其于寒冷受冻、情绪激动时,肢端就出现苍白、发凉、发绀、麻刺、疼痛,病程缓慢。本案系热毒阻络,气滞血瘀所致,属于中医学"丹"的一类,治疗以清热解毒、活血化瘀为法。方中金银花、连翘、栀子、大青叶清热解毒;生地黄、天花粉养阴清热;当归、赤芍、桃仁、红花、炙乳香、炙没药活血化瘀;姜黄破血行气。药后每次发作症状逐渐减轻,发病间隔期延长,每年发作 1 次,以至完全不发(朱仁康临床经验,人民卫生出版社,1979)。

2. 朱某,女,30 岁。两手发紧、麻木、厥冷、抽搐、发绀,3 个月前两手指尖发白,继而发绀、麻木,放入热水中则痛,经中西医药及针刺疗法均未效。至 12 月份,右手示指末梢指腹发现血瘀发绀小点,逐渐扩大如豆粒,日久不消,最后破溃,溃后日久,稍见分泌物,创面发绀,现已 2 个月,经外敷药物治疗无效。诊其两脉细弱,舌尖红,两侧有白腻苔,双手置于冷水中经 5 分钟后指腹变暗,10 分钟后指腹即现发绀,15 分钟后发绀更加明显,尤以中指为甚。余无其他阳性体征。诊断为雷诺病。证属脾肾阳虚,寒凝四末。治宜通阳和营。方选当归四逆汤。药用木通(《伤寒论》原方系通草,考古之通草即今之木通)15g,当归 9g,白芍、桂枝各 6g,炙甘草 4.5g,细辛 3g,大枣 5 枚。每日 1 剂,水煎服。服 3 剂后手指遇冷则发绀如前。惟左脉现紧象,前方加生姜 6g,吴茱萸 4.5g,同时针刺足趾相应部位出血。前方共服 16 剂,指腹发绀大为减退,右手示指创口愈合,舌两侧之苔渐退。脉稍见有力。前方又服 17 剂,手指创口愈合未发,指腹入冷水试验疼痛减轻,脉已渐大,舌两侧白腻苔已不甚明显。唯于晨起口干,右侧腰痛。原方当归、芍药各加 3g,又服 6 剂,停药观察,经随访,入冬后又犯,手指坏疽未复发。

按:雷诺病是由寒冷或情绪波动以及其他因素诱发肢端细小动脉痉挛而表现出的阵发性发白、发绀,而后变潮红,伴有疼痛、麻木甚至失去知觉。随温暖而恢复正常的血管功能性疾病。原发者称为雷诺现象或称肢端动脉痉挛症;继发于其他疾病如硬皮病、内分泌疾病或某些药物性因素等称为雷诺现象。中医学称为脉痹，四肢厥冷，多由脾肾阳虚，感寒，阳气衰微不能温煦四肢；或因血虚寒凝四末而成。本案病情在进行中，已引起坏疽及继发感染，局部病灶经多方治疗无效，自服当归四逆汤之后，逐渐愈合，此例经年随访虽未根除，然当时疗效尚好。两手发紧、麻木、发凉、发绀，甚至形成坏疽，脉细弱等症，当属厥阴病，厥阴经最里，外邪侵入则阴血阻滞，不能荣于四肢末端，故现脉细肢厥之症。当归四逆汤方中以当归为主，以和其周身之血脉，以桂枝、白芍和荣卫之气；佐以细辛通表里上下之经络；使以木通开内、外之孔窍；又以大枣补中宫而增血液；甘草和诸药而益中气。综合观之，可谓通阳和营之方。后诊得脉紧则加吴茱萸、生姜，取其温肝暖下，泻其寒实之邪，如此周身经络皆可通和，无须参苓之补，姜附之峻，而脉微、肢厥、发绀、坏疽等症，均可得以消失（古今名医皮肤性病验案欣赏，人民军医出版社，2006）。

【注意事项】

1. 防寒保暖，避免外伤。

2. 戒烟，避免应用血管收缩性药物。

3. 属于神经质类型者，要保持心情舒畅，必要时可服地西泮、氯氮䓬、谷维素等。

4. 有糖尿病应同时治疗。加强肢端及皮肤护理，预防局部创伤，防止继发感染。

5. 戒烟，可适当少量饮酒。注意保暖，避免寒冷刺激。

6. 可给予泡足和足部按摩。早期诊治，防止病情恶化。

第六节　红斑性肢痛症

红斑性肢痛症，又称肢端红痛症或灼热足综合征，是一种好发于两足的，以阵发性潮红、灼热、疼痛、肤温升高为特征的少见皮肤病。主要表现为手、足皮肤充血、发红，有灼痛感，皮温升高，疼痛可为阵发性，发作时难以忍受，举高肢体或用冷水浸泡则疼痛减轻。分原发性和继发性两种，继发者可伴有下列疾病：真性红细胞增多症和血小板增多症等骨髓增生性疾病及高血压、痛风、多发性硬化症、脊髓炎、红斑狼疮、梅毒以及锡、汞、砷、铊等重金属中毒。本病属中医学"热痹""血痹"范围。

【病因病机】

1. 西医病因　本病的病因病理不甚明确，温热刺激可能是一个诱因，其发病可能与调节血管运动的自主神经功能紊乱，致使局部充血，血管内张力增加，压迫或刺激神经末梢而产生症状。也有学者研究认为激活的血小板所释放的前列腺素可能是引起炎症的介质。还有学者认为本病是血小板介导的小动脉炎症反应和血栓形成所致。

2. 中医病机　中医学认为,本病的主要发病机制在于气血瘀阻,不通则痛。导致气血瘀阻的原因主要有湿热羁绊或郁火搏结。素体脾虚,运化失职,水湿内停,郁久化热,湿热之邪,下注肢末,湿热入络,热蕴络痹,使气血凝滞不通而发病。若素体阳热偏盛,内有蕴热,或外受火毒之邪,或外受风寒湿邪入里化热,或情志过激,五志化火,火聚结不散,搏结于手足末端,致脉络闭塞不畅,气血流行不通而发病。

【诊断要点】

1. 本病男、女均可发病,以中、老年人为多。有学者观察到原发者多见于青年女性,继发者多见于中年以后,症状轻。

2. 主要侵犯手、足,以两足为最常见。

3. 发作时局部肢端红、肿、热、烧灼样疼痛,动脉搏动有力,出汗增多。为阵发性发作,可持续数分钟或几小时,甚至数日。遇热、运动后加重,抬高患肢或浸入冷水,或放在冷砖地上可缓解。

4. 本病可持续数年,继发者预后取决于原发病。

【辅助检查】　本病无特殊的实验室检查。

【鉴别诊断】　本病根据阵发性肢端潮红、疼痛、皮温增高、脉跳有力,遇冷减轻,诊断不难。但常应与雷诺病和肢端发绀症相鉴别。

1. 雷诺病　本病患者以青年女性居多,病变发生在手部为多,两足很少。发病诱因多为遇冷刺激后肢端苍白、发绀,然后潮红,可有疼痛,但程度较本病为轻。

2. 肢端发绀症　本病是因寒冷引起的手足对称性持久性发绀,可因温暖环境而缓解。

【治疗】

1. 西医治疗

(1)一般治疗:积极寻找原因,对继发者找到原发病后给予恰当治疗,避免温热刺激,发作时尽量休息,抬高患肢,注意居处的温度不要太高。

(2)阿司匹林 0.3g,每日 2～3 次,口服。

(3)盐酸麻黄碱 25mg,每日 2～3 次,口服。

(4)吲哚美辛 25mg,每日 2～3 次,口服。

(5)苯噻啶 0.5mg,每日 1～3 次,口服,2 周后可缓解。

(6)硫酸苯丙胺 2mg,每日 3～4 次,口服。

(7)氯丙嗪 50mg,每日 3～4 次,口服。

(8)美西麦角 2mg,每日 3 次,口服。

(9)1％普鲁卡因注射液 500ml 加维生素 C 2g,静脉封闭。

2. 中医治疗

(1)辨证施治

①湿热羁绊：患肢肢端颜色鲜红，肿胀明显，灼热、疼痛剧烈。有患者由于疼痛难忍而撞墙。有时可出现水肿，遇热加重，得凉缓解，心烦、口渴。舌红，苔黄腻，脉弦数。治宜清热利湿，活血通络。方用龙胆泻肝汤加防己、木瓜、海风藤等。也可用五味消毒饮合二妙丸加减。每日 1 剂，水煎服。

②郁火搏结：患肢肢端颜色非常鲜红，肿胀不甚明显，肤温高，疼痛剧烈，得凉缓解。舌质红，苔黄脉数。治宜清热解毒，泻火止痛。方用犀黄丸或四妙勇安汤加紫花地丁、地龙。疼痛甚者加延胡索、姜黄等。每日 1 剂，水煎服。

③气血瘀阻：一般病程长，发展缓慢，肢端发绀而剧痛，神疲烦躁。舌质紫暗或有瘀点，舌下青筋，脉沉细涩。治宜理气活血通络。药用郁金、生地黄、路路通、红花、土鳖虫、王不留行、桃仁、赤芍等，每日 1 剂，水煎服。也可加忍冬藤、海风藤、冬瓜皮、茯苓皮等。气滞者加木香、香附；寒重者加附子、川乌、桂枝；血虚者加何首乌、鸡血藤、熟地黄等；气虚者加白术、当归、黄芪、黄精；热甚伤阴，口干舌燥者加沙参、玄参、天花粉；下肢痛加牛膝、杜仲。

(2)其他疗法

①可用中成药如二妙丸、连翘败毒丸、六神丸、活血通脉胶囊等。

②静脉滴注复方丹参注射液、川芎嗪注射液等。

③外用罩捞藤：将生药切碎加淘米水煮沸 30 分钟，取药汁浸泡 30 分钟，或煎煮后内服也可。也可用马齿苋煎水外洗。

④外用金黄膏或芙蓉膏等。

(3)针刺疗法：可以采用邻近取穴和循经取穴两种方法。

①邻近取穴：可针刺患肢指(趾)尖井穴，用三棱针少许放血。

②循经取穴：主穴采用三阴交、太溪、太冲。配穴有内庭、行间、解溪、丘墟、中封。发于手部者加曲池、合谷、阳溪、外关、阳池。主要用泻法，留针 15 分钟。每 2 天 1 次，7 天为 1 个疗程。也可用耳针疗法。

【验案举例】

1. 叶某，男，40 岁。12 年前因穿鞋不适参加篮球比赛，遂致足掌部出现红斑，鳖胀灼热，疼痛难忍，虽经多处医治，仍未治愈，遇劳累即发，红斑多局限于单侧足掌，偶尔也出现在手掌鱼际处。半个月前，患者出差回来后，即觉右足掌剧痛难忍，症见掌面有大小不等的红斑，患处肤色稍暗，皮表温度高，触之刺痛，边界模糊，日夜痛楚，放入被内得暖则疼痛更甚，浸入冷水中则痛减，行走困难。曾服解热镇痛类药物治疗无效。来诊时痛苦面容，大便干，小便黄，舌质红，苔根部黄厚，脉象沉弦数。诊断为红斑性肢痛症。证属湿热下注，气机郁滞，瘀阻经脉。治宜清热祛湿，活血通络。药用鸡血藤、丹参各 30g，木瓜、忍冬藤各 20g，黄柏、当归、牛膝各 15g，牡丹皮、赤芍、地龙、威灵仙各 12g，红花 10g。每日 1 剂，水煎服。服 5 剂后，疼痛大减，红斑渐消，皮温降低，继服 6 剂后，红斑消失，皮色正常，无疼痛感，温度降为正常。上方去黄柏加生地黄20g,地骨皮10g。服3剂以巩固疗效。随访2年未复发。

按:红斑性肢痛症又称灼热足综合征。是以肢端红、肿、热、痛为主要临床表现的一种血管神经功能紊乱性疾病,发病机制尚未明了,临床比较少见。中医古籍文献中有类似记载,如清代陈土铎《石室秘录》中有"足板红""手足痛"等叙述。本例患者足部红、肿、热、痛达12年之久,因多年不愈,湿热下注,络伤血凝,致瘀热互结,气血运行不畅,经脉郁阻不通而作痛。治以清热祛湿,活血通络。方中黄柏、木瓜、牡丹皮、忍冬藤清热祛湿凉血;牛膝、地龙、威灵仙、鸡血藤走窜通经活络;红花、丹参、当归、赤芍活血化瘀以止痛。诸药合用,共奏清热祛湿,活血通络之效,故症除病愈(河南中医,1990,3)。

2. 李某,女,58岁。2个月前首先发现左下腿胫骨前区出现红紫小点,逐渐向足部扩散,足背水肿,呈发作性灼热作痛,每次疼痛可发作1～2小时,伴以发麻,足底灼热,痛时喜冷。夜间发痒,每于夜间发作较重,或于走路或肢体下垂均可诱起发作疼痛,走路时患肢发胀,抬腿无力。小便时清时黄,食欲、大便正常。舌苔薄白,脉稍细数。诊断为红斑性肢痛症。证属外感风热,阻塞经络。治宜清热解毒,通络祛风。药用忍冬藤、桑枝、生地黄各30g,连翘25g,威灵仙、赤芍、白芍各15g,防风、荆芥穗、丹参各9g,红花6g,防己5g,牛膝4.5g。每日1剂,水煎服。外用荆芥穗、防风、地肤子各15g,蝉蜕3g。水煎乘热洗患部,每日1次。服3剂后,左下腿发作性疼痛、灼热感、肿胀、麻痒后发红处明显减轻,又服3剂而逐渐痊愈。愈后随访16年,未复发。

按:红斑性肢痛症又称胫前灼热痛综合征或胫前综合征等。其真实病因尚未十分清楚,然从中医学而论,虽然无此诊断名称,就其主要症状为发作性灼热痛,患部红、肿、热、痛、麻、痒等综合观之,当为风热阻塞经络为患,故试予清热解毒,通络祛风法治疗。方中忍冬藤、连翘、威灵仙、桑枝以清经络之热而解毒;局部红肿而热,脉象细数,为热伤于阴而入血,又以生地黄、赤芍、白芍、丹参、红花以养阴凉血清热活血;治风先治血,血行风自息,更佐以防风、荆芥穗以助祛风止痒;用防己以祛风胜湿而消肿;以牛膝引药下行。又加外洗法以加强养血熄风之力。诸药共奏清热解毒,通络祛风之功。6剂而愈。愈后18年未发(临床验集,第2版,科学技术文献出版社,1985)。

【注意事项】

1. 做好身心调护,解除思想顾虑,树立战胜疾病的信心。

2. 寒冷季节,注意肢端保温,鞋、袜保持干燥;长时间乘车、站立、哨卫、步行时,宜及时更换姿势,定期下车活动,可预防或减少发作,或减轻症状。

3. 患者适宜吃高热量、富营养、易消化的流质或半流质食物。禁食刺激性食物以免刺激口腔溃烂;禁食鱼、虾、牛奶等易过敏的食物,防止发生再过敏而诱发皮疹。

4. 发病时可给予局部冷敷或冷水浸泡患肢,以减轻症状;抬高患肢、避免过热或抚摸等不良刺激;口服利舍平、氯丙嗪、利福平等可能改善症状。骶管内神经阻滞及腰交感神经阻滞有较好疗效。

5. 发病住院时严格控制陪伴人数和探视次数。用含氯消毒液湿拖病室地面(每天 1~2 次)并擦拭床头柜、椅、门窗(每天 1 次),床单、被套以及被服均高压灭菌后使用,并及时更换,被服以棉制品为宜。一切治疗、检查和护理前后,医护人员及时洗净双手,并用新洁灵喷双手消毒。体温表、血压计等用物固定使用,并对家属进行相关教育。

第16章

角化性皮肤病

第一节 掌跖角化病

掌跖角化病是一组以掌跖部弥漫性或局限型角化过度为特征的遗传性皮肤病。本病属中医学"手足发胝"范畴;是一种掌部皮肤呈弥漫性或局限性角化过度的遗传性皮肤病。以掌跖部角质蛋白过度形成,产生弥漫性或局限性的掌跖皮肤增厚为特征。本病多在婴儿期开始发病,随年龄增长而加剧,少数可自青春期发病,可持续终身。男、女发病率大致相等,常有家族史。中医古代文献中未见明确病名记载。有学者认为隋《诸病源候论》记载的"手足发胝候",与本病有近似之处。本病属癣、斑的范畴。

【病因病机】

1. 西医病因 本组疾病分为三大类。

(1)先天性掌跖角化病:有显性遗传、性连锁遗传和隐性遗传的不同。

(2)获得性掌跖角化病:可能与内分泌等因素有关。

(3)症状性掌跖角化病:许多皮肤病也可出现掌跖角化。

2. 中医病机 中医学认为,本病是脾胃虚弱,营血不足,津液不布,四肢末端失于滋养而感。

【诊断要点】 皮损对称性分布于双掌和跖部,轻者皮肤干燥、粗糙、增厚,重者出现黄白色角化性斑块。境界清楚,可伴有破裂和疼痛。

1. 先天性掌跖角化病

(1)弥漫性掌跖角化病:常染色体显性遗传,婴儿期发病。掌跖弥漫性角化过度,呈胼胝状。可伴有多汗、甲板增厚、浑浊,皮损持续不退。

(2)点状掌跖角化病:常染色体显性遗传,10-45岁发病,掌跖散在性圆形黄色角化性丘疹,剥除后见有弹坑样凹陷,受压部位皮损较多、较大,也可同时侵犯手、足背和肘关节、膝关节。可伴有甲营养不良。皮损终身不退。

（3）Howel-Evans 综合征:常染色体显性遗传,5－15 岁时出现弥漫性掌跖角化病样皮损,30－45 岁时发生食管癌。

（4）进行性掌跖角化病:常染色体显性遗传,婴儿期发病,掌跖弥漫性角化,并向手足背和四肢发展,可到 40 岁时才停止,局部伴有红斑、鳞屑。

（5）残毁性掌跖角化病:常染色体显性遗传,婴儿期发病,掌跖弥漫性角化,上有蜂窝形小凹,手足背呈星状角化,肘、膝部呈线状角化,4－5 岁时指（趾）发生纤维性缩窄带,形成"假性阿洪病"而自截,以小趾或小指多见,严重者可影响多个趾（指）。可伴有鱼鳞病、指节垫、秃发、高音频性聋等。

（6）Meleda 病:常染色体隐性遗传,可在出生时即发病,掌跖红斑、鳞屑,弥漫性或岛状角化过度,如手套样向手足发展,局部多汗,也可累及身体其他部位。可伴有体格发育不良,短指（趾）、甲改变、假性阿洪病,脑电图异常。

2. 获得性掌跖角化病

（1）绝经期角皮病:可能与内分泌变化有关,多见于 45 岁以上肥胖妇女,在掌跖凸出或受压处出现角化性丘疹和斑片,伴有破裂和疼痛,冬季加重。病程缓慢,可逐渐好转。

（2）进行性指掌角皮症:可能与内分泌功能紊乱有关,好发于年轻女性。皮损好发于指腹及掌前部 1/3,表现为皮肤干燥,色淡红,略有光泽,伴有碎玻璃样浅表裂纹及少量角化性鳞屑,重者指间变细,关节屈曲,皮损多为对称性分布。无明显自觉症状,慢性进行性发展。

3. 症状性掌跖角化病　在银屑病、鱼鳞病、手足癣、扁平苔藓、毛发红糠疹、汗管角化症、胼胝性湿疹、汗疱疹、Reiter 病、梅毒、雅司病、毛囊角化病、对称性进行性红斑角化病、淋巴水肿性角化症、砷剂角化症、癌角化症等病中,掌跖角化可作为一个症状出现。

【治疗】

1. 西医治疗

（1）全身治疗

①维 A 酸:异维 A 酸或阿维 A 酯,每日 0.5～1mg/kg,分 2～3 次口服,需严格掌握其适应证和禁忌证,经常随访,防止不良反应的发生。

②雌激素:绝经期角化病、进行性指掌角化症患者可试用己烯雌酚 0.1～0.25mg,每日 1 次,在月经第 6 天开始服药,连服 21 天。

（2）局部治疗:经常浸泡掌跖,使角质层变软发白,再用刀片削去厚的角化斑块,以减轻症状。

①角质松懈剂:0.1%维 A 酸软膏,10%～20%水杨酸软膏、20%～40%尿素软膏外涂或封包。

②强效激素软膏外涂或封包。

③小剂量 X 线照射。

④严重者手术切除后植皮。

2. 中医治疗

(1)辨证施治:营血不足,掌跖皮肤粗糙、增厚,触之如茧,夏季汗渍发白,冬季破裂疼痛。可伴有舌淡少苔,脉细弱。治宜健脾除湿,养血润肤,方用理中汤或养血润肤饮加减。每日 1 剂,水煎服。

(2)单方成药:加味苍术膏 1 匙,每日 2 次,开水冲服。

(3)局部治疗:泡洗方浸泡掌跖,外用风油膏、玉黄膏。

【验案举例】

1. 某女,52 岁,双手掌跖部皮疹,伴瘙痒、渗出 16 年,曾用各种软膏和中西药内服(药不详)均只能暂时缓解症状。现双手掌跖皮肤粗糙,色褐黑,可见少许丘疹及水疱,皲裂明显,部分指甲增厚、浑浊,显微镜检查未发现真菌孢子及菌丝,诊断为掌跖角化病。给予苦参汤外用,1 个疗程后即感明显好转,2 个疗程结束,瘙痒消失,皮损消退,外观趋于正常,嘱继续巩固治疗 1 个月余,6 个月后随访无复发。

按:掌跖皮肤病临床较为多见,中医学认为其机制不外湿毒浸淫、积聚肌肤所致。该方中苦参、蛇床子、黄柏、白鲜皮、野菊、威灵仙等均具有清热解毒、祛湿之功;百部、川椒具有止痒杀虫之效。现代药理研究表明,上述药物均具有不同程度的抗炎、抗真菌及抗过敏作用。治疗结果及追踪随访表明,该方对湿疹、手足癣、汗疱疹、接触性皮炎疗效较好,尤其对急性渗出性皮损收效更快,但对掌跖脓疱病疗效稍逊且易于复发,可能是因为掌跖脓疱病往往具有病因学上的免疫异常基础有关。总之,该法简便、实用、经济、效佳、无不良反应,可供临床参考使用(中医外治杂志,1999,4)。

2. 张某,男,58 岁。以掌跖部皮肤肥厚、阵发性瘙痒 5 年为主诉就诊。5 年间曾内服多种抗组胺类药物,外用激素类软膏、尿素软膏、0.1%迪维霜等药,效果欠佳,皮损时轻时重。现双掌大部分皮肤肥厚、角化、皲裂,少量渗出,轻度瘙痒,双跖部仅有小片角化、皲裂,舌淡,苔稍白腻,脉弦。真菌镜检阴性。诊为掌跖角化病。证属阳虚湿困,肌肤失养。治宜温阳除湿。药用威灵仙 30g,地肤子、苦参、大风子各 20g,艾叶、红花各 15g,生川乌、生草乌各 10g。每日 1 剂,加水煎取 2000ml,温泡手足,每次 30 分钟,每日 2 次,3 周为 1 个疗程。治疗期间双手忌直接接触食物和各种洗涤用品。1 周后皮损明显减轻,瘙痒消失,继用 3 周病告痊愈。6 个月后复发,但皮损轻微,守原方治疗 10 天而愈,至今未再复发(国医论坛,2003,3)。

【注意事项】 避免接触肥皂、洗衣粉等洗涤用品和汽油、乙醇等化学物质。

第二节 对称性进行性红斑角化病

对称性进行性红斑角化病,又名对称性进行性先天性红皮症或 Gottron 综合征,是一种罕见的常染色体显性遗传性皮肤病,皮损为对称分布于四肢的红色角化性斑块,呈慢性进行性向近端发展。中医学文献尚未见到与本病相类似的描述。

【病因病机】

1. 西医病因　本病是一种常染色体显性遗传病,但约有 50％的病例为散发,也有学者认为是毛发红糠疹的亚型。

2. 中医病机　中医学认为,本病为风热蕴阻肌肤,日久瘀血凝结,肌肤失养,或阴血亏虚,血虚风燥,肌肤失荣而发病。

【诊断要点】　本病从婴儿期发病,皮损对称性分布于肢端、臂部和颊部,为红色角化性斑块,境界清楚,上布鳞屑,边缘可有色素沉着,可波及躯干,可发生掌跖角化,皮损呈进行性向近端发展,至青春期皮损面积扩大,以后趋于稳定或逐渐消退。部分患者有同形反应,热、冷、风或情绪可使病情加重。

【辅助检查】　组织病理,表皮角化过度,角化不全,棘层显著肥厚。真皮有不同程度的非特异性炎症。

【鉴别诊断】

1. 毛发红糠疹　具有毛囊性角化性丘疹,皮损分布广泛。

2. 变异性红斑角化病　境界清楚的红色角化斑片在短时间内形态、大小和位置上发生改变。

【治疗】

1. 西医治疗

(1)可口服阿维 A 酯,成年人为每日 0.75～1mg/kg,儿童为每日 0.5mg/kg,分 2～3 次服用。

(2)局部治疗:外用 20％～30％尿素软膏、10％～20％水杨酸软膏和 0.1％维 A 酸软膏,皮损局限顽固者可用 PUVA 或 X 线照射。

2. 中医治疗

(1)辨证施治

①风热瘀阻:发病初期,皮损逐渐扩展,四肢末端红斑、角化、鳞屑。舌红苔薄黄,脉弦滑数。治宜祛风清热,凉血活血,方选皮癣汤加减。每日 1 剂,水煎服。

②血虚风燥:皮损稳定,不再扩散,四肢等处红斑浸润肥厚、角化过度。舌淡,脉弦细。治宜养血熄风,润燥生津法,方选养血润肤饮加减。每日 1 剂,水煎服。

(2)局部治疗:外涂生肌白玉膏或玉黄膏。

【注意事项】　保持情绪稳定,避免寒冷刺激,局部减少热水、肥皂的洗浴。

第三节　鱼鳞病

鱼鳞病是最常见的一种先天性角化病。对称地发生于四肢伸侧,皮肤干燥、粗糙,摸之涩手。形似鱼鳞状,夏轻冬重。与中医文献中记载的"蛇身""蛇皮"等相类似。如《诸病源候论·蛇身候》记载:"蛇身者,谓人皮肤上如蛇皮而有鳞甲,世谓之蛇身也。此由血气否涩,不通润于皮肤故也"。又如《诸病源候论·蛇皮候》记载:"蛇皮者,由风邪客于腠理也,入腠理受于风,则闭密,使血气涩浊,不能荣润,皮肤斑驳,其状如蛇鳞,世呼蛇体也,亦谓之蛇皮也"。

【病因病机】

1. 西医病因　寻常性鱼鳞病为常染色体显性遗传,病因不明。性联鱼鳞病患者缺乏类固醇硫酸酯醇,90%的患者 X 染色体短臂二区二带三亚带酶基因缺失,从而使硫酸胆固醇积聚,抑制溶解角质桥粒的蛋白酶,限制了角质细胞的脱落。片层状鱼鳞病为常染色体显性遗传,病因不明。表皮松懈性角化过度症为常染色体显性遗传和 K1 和 K10 角蛋白基因突变所致。

2. 中医病机　中医学认为,本病为先天禀赋不足,营血亏虚,生风化燥,皮肤失养,或肝肾阴虚,精血不足,皮肤无以润养之故。

【诊断要点】

1. 寻常性鱼鳞病　又名干皮病,常在婴幼儿期发病,四肢伸侧出现淡褐色至深褐色鱼鳞状鳞屑,鳞屑边缘略翘起,以后可影响躯干和肢体屈侧。皮肤干燥,皮损冬重夏轻,一般无自觉症状,可伴有毛周角化、掌跖角化和异位性皮炎等。随着年龄的增加,病情可得到改善。

2. 性联鱼鳞病　又名黑鱼鳞病,几乎均影响男性,1 岁之前发病,皮损为粗大黑色鳞屑,以面部、颈部、头皮最为明显,也可侵犯躯干、四肢及皱褶部位。温暖、潮湿气候可使皮损明显减轻,但不会随着年龄增加而减轻,可伴发 Kallmann 综合征、点状软骨发育不良综合征、鱼鳞病样红皮病-侏儒综合征。

3. 片层状鱼鳞病　出生时即有弥漫性红斑和 5～15mm 大灰棕色四边形鳞屑,中央黏着,边缘游离,严重者鳞屑厚如盔甲,部分患者经过连续发生板样表皮脱落而留下正常皮肤。掌跖中度角化过度,可有臭汗症,毛囊口呈火山口样。1/3 患者出现睑外翻。

4. 表皮松懈性角化过度症　又称大疱性鱼鳞病或大疱性先天性鱼鳞病样红皮病。出生时有泛发性红斑和松弛性大疱,数天内形成疣状鳞屑,主要分布于四肢屈侧和皱襞处,也可波及其他部位。儿童和 20%的成年患者可反复出现水疱和大疱,新生儿可因继发感染、水和电解质失衡而死亡。皮损分布既可泛发,也可局限,或呈局限性线状疣状损害(豪猪状鱼鳞病)等表现。掌跖轻至中度角化。随着年龄的增加,症状逐渐改善。

【辅助检查】　组织病理:基本表现是致密的中等程度角化过度,可见毛囊角栓。寻常性鱼鳞病可见表皮变薄,颗粒层减少或缺乏,性联鱼鳞病见角质层和颗粒层增厚、钉突显著。片层状鱼鳞病见角化过度明显,颗粒层局灶性增厚,棘层增厚。

表皮松懈性角化过度症见有明显的角化过度,颗粒层明显增厚,表皮上部网状间隙,细胞内透明角质颗粒增多。

【鉴别诊断】　结节病、麻风、重度营养不良、甲状腺功能减退、Hodgkin 病、蕈样肉芽肿、多发性骨髓瘤、癌症患者可出现鱼鳞病样改变,一些系统性遗传病也可伴有鱼鳞病样皮损。

【治疗】

1. 西医治疗

(1)寻常性鱼鳞病:用羟基酸软膏、12%乳酸铵洗剂、10%尿素软膏外用,5%水杨酸软膏可外用于局限性皮损,40%～60%丙二醇水溶液每晚封包和盐水洗浴也有效。

(2)性联鱼鳞病:外用 10%胆固醇霜、12%乳酸铵洗剂。严重者可口服阿维 A 酯。

(3)片层状鱼鳞病:口服异维 A 酸或阿维 A 酯有效,但由于不良反应不能长期使用。外用 0.1%维 A 酸软膏有效,也可采用治疗寻常性鱼鳞病的药物治疗。

(4)表皮松懈性角化过度症:水疱阶段可口服皮质激素,但不能长期应用,湿润的皮肤外用 10%甘油和 3%乳酸水溶液。化脓性感染可选用适当的抗生素治疗。角化性鳞屑可外用 0.1%维 A 酸软膏、12%乳酸铵洗剂,或盐水洗溶后外用 10%食盐羊毛脂软膏。

2. 中医治疗

(1)辨证施治

①血虚风燥:皮肤干燥粗糙,上布污秽色鳞片,状如蛇皮,肌肤甲错,伴体质瘦弱,面色无华。舌质淡红,脉弦细。治宜养血活血,润燥熄风,方选养血润肤饮加减。每日 1 剂,水煎服。

②肝肾阴虚:全身皮肤干燥,布有鱼鳞状鳞屑,触之甲错,毛发干而少泽。舌淡苔少,脉虚缓。治宜滋补肝肾,养血润燥,方选鱼鳞汤加减。每日 1 剂,水煎服。

(2)单方成药:血虚风燥者口服鱼鳞病片 6～8 片,每日 3 次;阴虚风燥者口服鱼鳞病片 6～8 片,每日 3 次。

(3)局部治疗:外用胡桃膏、润肌膏或当归膏。

【验案举例】

1. 高某,男,14 岁。半岁时,其母发现患者四肢皮肤干燥、粗糙,有黄褐色脱屑,形如鱼鳞,洗浴后减轻,旋即复发,患者舅父亦有此病,西医见患者以四肢伸侧为主,有深褐色大片鱼鳞状脱屑,局部皮肤干燥、粗糙,舌色紫暗,脉干燥。诊断为鱼鳞病。证属淤血内阻,肌肤失养。药用大黄䗪虫丸(大黄、土鳖虫、水蛭、虻虫、蛴螬、干漆、桃仁、杏仁、黄芩、生地黄、白芍、甘草)。每日 2 次,每日 1 丸。禁用碱性肥皂洗浴并禁食刺激性食物。继服 3 个月后停药。1 个月后鳞甲脱落,皮肤变光滑,随访至今未复发。

按：鱼鳞病中医学称为蛇皮癣,是一种遗传性慢性角化异常性皮肤病。主要表现为四肢伸侧或躯干部发生形如鱼鳞或蛇皮的角质层增厚,皮肤干燥粗糙,夏轻冬重,一般治疗效果不理想。本例患者病变虽在皮肤,但均为淤血内阻,新血不生致肌肤失养而发病。大黄䗪虫丸以大黄、土鳖虫、水蛭、虻虫、蛴螬、桃仁、干漆活血通络,攻逐淤血；黄芩、杏仁清肺卫,肺外合皮毛,输布津液,卫气于皮毛,肺卫得清,肌肤得养,且黄芩配大黄清淤热,杏仁配桃仁润燥结；重用生地黄和白芍养血滋阴；甘草和中补虚,与蜜为丸缓和药性。诸药相合,祛淤血,清淤热,滋阴血,润燥结,攻补兼施,峻剂丸服,缓消淤血,祛淤不伤正,扶正不留邪,使淤去新生,肌肤得养而获效(甘肃中医,2000,2)。

2. 某男,5岁。患儿出生后不久,其皮肤即变为灰色,干燥、粗糙,上有鳞屑,紧附皮肤,边缘翘起,状如蛇皮。现患儿全身皮肤干燥粗糙,上覆多角鱼鳞状屑片,状如鱼皮,触之有刺手之感,舌淡苔薄白,脉细稍数。诊断为鱼鳞病。证属血虚生燥、肌肤失养。治宜养血滋阴、荣肌润肤。方选生血润肤饮。药用当归、生地黄、熟地黄、黄芩、天冬、麦冬、五味子、黄芪、瓜蒌、桃仁、红花、升麻各9g,黄芩、天花粉、威灵仙各6g。每日1剂,水煎2次,分3次服。外用椒黄膏(川椒、黄连各30g,共为细末,医用凡士林500g,与上药末混合均匀)涂患处,隔日1次。服上方及外用药后,皮肤干燥减轻,鳞屑片变软,触之已不碍手。药已中的,遂于上方加蝉蜕5g继服,外治法同前,服10剂后,鳞屑开始脱落,50剂后鳞屑全部脱落,皮肤红润光泽,已如常人皮肤。1年后随访,冬季皮肤仍较干燥,但已无鳞屑形成,夏季已如常人皮肤。多年痼疾,终获痊愈。

按：本案系因血虚生风,风盛则燥,瘀血内阻,新血不生,肌肤失养所致。遵照刘河间"诸涩枯涸干劲皲揭皆属于燥"之说,治宜养血滋阴润燥为主,兼以活血祛风清热,倡内服外用并举。方选生血润肤饮加减内服,外用椒黄膏。方中黄芪、当归、熟地黄益气生血；天冬、麦冬、生地黄滋阴润燥；佐桃仁、红花润燥活血散瘀；天花粉清热滋阴兼消瘀血；黄芩清肺走表；五味子敛肺益肾；威灵仙祛风达表,共奏滋阴润燥、生血养肤祛风之效。外用椒黄膏,川椒《神农本草经》载其"逐骨节皮肤死肌"；黄连《珍珠囊》谓"诸疮必用黄连"；凡士林直接作用局部润燥养肤。内外合用,相得益彰而获愈(皮肤病验方妙用,科学技术文献出版社,2010)。

【注意事项】

1. 加强皮肤护理：冬季是护理的重点,多吃富含维生素A的食物,如胡萝卜及猪肝等。冬季洗澡不宜过勤,洗澡后要搽用护肤油脂,可保护皮肤柔润,使鳞屑减少,并保持适当的水分和足够的营养成分。

2. 经常要保持心情舒畅,注意劳逸结合,不要太疲劳,工作压力不要太大,不要过分紧张、激动、压抑、急躁等。

3. 日常生活中尽量少接触有刺激性的东西,如香皂、洗衣粉、染发剂等化学药物。

4. 少吃有刺激性的和能导致皮肤过敏的食物,如白酒、海鲜、牛羊肉等,多吃富含膳食纤维的饮食及鱼类。

5. 清洗患处时,动作要轻揉,不要强行剥离皮屑,以免造成局部感染,如红、肿、热、痛,影响治疗,使病程延长。

第17章

色素性皮肤病

第一节　雀　斑

雀斑是常见于面部较小的黄褐色或褐色的色素沉着斑点。雀斑为常染色体显性遗传,尤以夏季重。其病因较为复杂,与遗传、内分泌、日晒、化学刺激以及饮食、睡眠、情绪等有关。多见于女性,儿童期就出现,往往 6—7 岁以后开始出现,到青春期最为明显。到夏季时,日晒皮损加重,冬季减轻。皮损为淡黄色、黄褐色或褐色斑点,呈圆形、卵圆形或不规则形,主要集中在面部,尤其是双眼到两颧凸出的部位。

【病因病机】

1. 西医病因　本病是一种遗传性皮肤病,遗传方式为常染色体显性遗传。患者黑素细胞内酪氨酸酶活性增加,导致黑素合成增多。

2. 中医病机　中医学认为,本病发生是由于肾水不荣于面,浮火滞结所致,或由于邪郁于血分,外感风邪,风火相结而发病。

【诊断要点】

1. 发病早,一般在幼儿期出现,青春期加重。女性多于男性。

2. 皮损为圆形、椭圆形、多角形 3～5mm 大小浅褐色到深褐色斑点,境界清楚,不融合,数目不定,由少数到数十个不等。

3. 皮疹分布在外露部,面部(尤以鼻、颊部)最常见,少数患者手背、颈部、肩部也可发生。夏季重,冬季轻,病情和日晒有明显关系。

4. 常有家族发病史。

【鉴别诊断】　根据临床特点一般诊断不难。需要和本病相鉴别的疾病如下。

1. 颧部褐青色痣　发病年龄较晚,多在 16 岁以后,皮损主要分布在颧部,为灰褐色到黑褐色境界清楚色素沉着斑,病理检查见真皮上部有痣细胞。

2. 雀斑样痣　颜色较深,为黑褐至黑色,部位不定,与日晒无关,病理检查结果示痣细胞。

【治疗】

1. 西医治疗

(1)防晒遮光剂应用:可用物理或化学遮光剂,如氧化锌软膏、5%二氧化钛霜、5%对氨基苯甲酸霜、2%肉桂酸酯霜等。

(2)脱色剂可用 3%过氧化氢溶液、5%~10%氧化氨基汞软膏、3%氢醌霜、20%壬二酸霜、2%曲酸霜等。

(3)冷冻治疗常用液氮。

(4)剥脱剂如苯酚、三氯醋酸等,因不良反应多,现已很少应用。

2. 中医治疗　可试服六味地黄丸、加味逍遥散、疏肝活血汤、化瘀丸等。少数皮疹可用水晶膏点蚀。

各种治疗均可以收到暂时效果,但长期效果很难肯定,复发难以避免。

【验案举例】

1. 王某,女,30 岁。因经常便秘诱发痔疮前来就诊。7 年多来,皮肤干燥,面部布满大小不一的黄褐色斑点,常因感冒诱发咳嗽、咳痰,质黏稠呈灰色颗粒状者多见,舌淡、苔黄稍腻、根部有芒刺,脉细按濡。诊断为雀斑。证属燥热犯肺,血行不畅,因患者不便服中药煎剂,建议患者每日用 2~3g 生大黄泡水当茶饮。5 天后患者说痔疮已好一大半,每 1~2 日排便 1 次,舌淡、苔薄黄,脉细濡。嘱每日取 1~2g 生大黄泡水当茶饮。半个月后患者痔疮已好,也不便秘,面部皮肤嫩滑,自我感觉良好。以后每日 0.5~1g 生大黄泡水当茶饮,半年多后患者满脸的雀斑消失。

按:本案属燥热犯肺,致使肺的宣发与肃降功能失调。因肺与大肠相表里,肺移热于大肠,故见便秘诱发痔疮;又肺主皮毛,肌肤不得濡养则皮肤干燥失去弹性,且皮肤新陈代谢缓慢,气血运行不畅,易使色素沉着,出现雀斑。针对病情选用生大黄,取其泻下清热、活血化瘀之性,从而达到治疗目的(江西中医药,1997,4)。

2. 某女,21 岁。11 年前面部开始出现散在浅黄褐色斑点,随年龄增长而逐渐增多,近 1 年来,两颧及鼻梁斑点明显加重,呈圆形或椭圆形黄褐色斑点,对称分布,压之不褪色,经日光照晒后颜色加深。伴有腰酸,月经量少、色暗、有块,咽干口燥,舌质暗红,脉细弱,尺脉尤甚。诊断为雀斑。证属肝肾亏虚,精血不足,瘀血停滞。治宜滋补肝肾、益精养血、活血化瘀。采用药物配合耳穴贴压法进行施治。方选六味地黄汤合四物汤加减。药用熟地黄、黄芪、当归各 15g,赤芍、白芍、枸杞子、山药、龙眼肉、茯苓、白蒺藜各 12g,山茱萸、川芎、防风各 10g,蝉蜕 9g,升麻 6g。每日 1 剂,水煎,分早、晚 2 次温服。连服 30 剂后,上药炼蜜为丸,每丸 9g,每服 1 丸,每日 2 次。与此同时,配合王不留行子置 5mm×5mm 橡皮膏上,分别贴压于神门、肝、肾、脾、肺、面颊、内分泌等穴,每次贴 5 个穴位,每 2 日换药 1 次,两侧耳穴交替使用。患者服汤药 3 个月后,面部斑点全部消失,病告痊愈。

按:本案属肝肾亏虚,精血不足,瘀血停滞,积聚面部。因此,针对病因立法施治,肝肾得补、精血得充、瘀血得散,则病得癒。运用药物配合耳穴贴压两法治疗,具有协同作用,相得益彰,可以提高疗效。其中熟地黄、山茱萸滋补肝肾;当归、白芍、枸杞子、龙眼肉益精养血,黄芪、山药、茯苓益气补血;赤芍、川芎活血化瘀;白蒺藜、防风、蝉蜕祛风散瘀;升麻载药上行,直达病所。神门具有强壮作用,促进气血生成;肝、肾、脾点可以滋补肝肾、益气养血;肺主皮毛,能宣发卫气,促使皮疹消散;内分泌穴调整体内激素水平,从而有利于斑点消退;面颊穴主治面部皮肤诸疾(新疆中医药,2000,4)。

【注意事项】

1. 寻找病因,加以去除。色斑常与疾病有关系,尤其是妇科病,发现乳腺增生、痛经、月经不调等应就医。

2. 睡眠与饮食对皮肤很重要,特别是睡眠,闭目养神 10 分钟也好,只有在不缺氧、不缺水的情况下,皮肤才会光彩照人。同时要多喝水、多喝汤,多吃水果。鸡蛋和瘦肉中的优质蛋白质对皮肤的光滑细腻也有帮助。

3. 防晒,因为色斑大部分都因为光老化引起。所以从青少年开始就应该防晒,帽子、遮阳伞、防晒护肤品都是防晒的好帮手。值得提醒的是,不是长时间暴露在阳光下不需要使用防晒系数(SPF)很高的防晒品,一般 SPF15 就足够了,使用 SPF30 以上的防晒品应 2～3 小时后清洗掉,因为防晒系数太高的防晒产品对皮肤也有刺激作用。

4. 保持均衡的营养,注意各种维生素的均衡摄入。

5. 与服用药物有关的色斑患者,应停止服用相关药物。

第二节 黄 褐 斑

黄褐斑又称肝斑,俗称蝴蝶斑,是一种发生于面部的色素代谢异常、沉着性皮肤病。本病多见于中、青年女性,皮损为浅褐色至深褐色,两颊对称,呈蝶形,亦可见于额部、眉部、颧部、鼻部及口周等处,边界清,无自觉症状。本病属于中医学"面尘""肝斑""黧黑斑"范畴,多因脾虚失健,不能化生精微,气血两亏,肌肤失于荣养,湿热熏蒸而成;或因肾水不足,不能制火。虚热内蕴,郁结不散,阻于肌肤所致;或肝气郁结,郁而化火,火热灼津,津液亏损,不能养肤而致。

【病因病机】 病因尚未完全清楚,和下列因素有关。

1. 内分泌因素:雌激素、孕激素、促黑素细胞激素均可使黑素合成增加,故在妊娠、口服避孕药时易发生黄褐斑。

2. 药物如苯妥英钠、氯丙嗪等。

3. 慢性病如肝病、结核、女性生殖器疾病(慢性盆腔炎、附件炎等)、慢性酒精中毒、甲状腺疾病等。

4. 化妆品：与其中某些成分如氧化亚油酸、枸橼酸、水杨酸盐、防腐剂、香料有关，劣质化妆品更易发生。

5. 遗传因素：特别是与男性患者关系更密切。

6. 日晒亦为重要因素之一。

【诊断要点】

1. 好发于青、中年妇女，男性也可发生。

2. 皮损分布于面部，尤以颧部、颊部、额部、鼻部及上唇部，对称分布，常呈蝶形，为黄褐色斑片，夏季重、冬季轻，无自觉症状。

3. 按皮损发生部位分为 4 型：蝶形型、面上部型、面下部型、泛发型。按病因可分为特发型、继发型。

【鉴别诊断】　根据典型临床表现，即可诊断。需要和下列皮肤病相鉴别。

1. 雀斑　发病早，有家族史，皮疹为斑点状，散在分布，不融合。

2. 颧部褐青色痣　皮疹分布于颧部，为散在、境界清楚的小斑片，不融合，病理检查见真皮有痣细胞。

3. 黑变病　皮损为青灰色，可呈网状，耳前、颞部、额部好发，颈部、躯干部也可有皮疹，病理检查见有基底液化、色素失禁、真皮部较多噬黑素细胞。

【治疗】

1. 西医治疗

(1)全身治疗

①维生素 C、维生素 E：口服，有一定疗效。严重者可用大剂量维生素 C(每日 1～3g)静脉注射，疗效更好。

②谷胱甘肽 0.4g＋维生素 C 1.0g，静脉注射，每周 2 次，亦有效。

③尽可能找出病因，对症处理。

(2)局部治疗

①防晒：应用防晒剂，遮光剂，如 5％二氧化钛霜、5％对氨基苯甲酸(PABA)霜等。

②脱色剂：酪氨酸酶活性抑制药，如 2％～5％氢醌、1％～2％曲酸、15％～20％壬二酸、3％熊果苷，以及目前正在开发研究的甲基龙胆酸盐和杨梅、甘草、小构树、长春花等提取物。

③黑素细胞毒类药物：5％～8％ 4-羟基苯甲醚、4％ N-乙酰基-4-S 半胱氨基酚。

④自由基清除剂：如超氧化物歧化酶(SOD)、生育酚、褪黑激素。

⑤影响黑素代谢类药物：如 0.025％～0.1％维 A 酸、亚油酸制剂。

⑥其他：如剥脱剂三氯醋酸、苯酚等，已基本不用。

（3）冷冻、激光：一般不作为常规治疗。

2. 中医治疗　此病多为忧思抑郁，伤及肝、脾，脾虚肝郁，血弱不华；或因肝肾阴虚，气血瘀滞。临床可分为4型：肝郁气滞型，与情志有关。肝脾失和型，气血不能上荣于面。脾湿上浮型，由于疲劳、饮食偏嗜等损伤脾土，水湿久而生痰，阻碍气机。肝肾阴亏型，肾水不足，由于先天不足或久病伤肾阴。可采用滋阴补肾、调和气血、活血化瘀、养血活血的消斑治则，常用六味地黄丸、左归饮、逍遥散、柴胡疏肝散、疏肝活血汤、桃红四物汤、苓桂术甘汤、知柏地黄汤等加减。

【验案举例】

1. 高某，女，40岁。近1年来，面部色斑分布弥漫，以眼周为明显，面色无华，略带青色，色斑边界清楚。兼见心情烦躁，易怒，纳食不香，胸胁胀满，喜叹息，经期不定，以错后为多，行经腹痛，有血块，时有腹胀，白带多，便干，多梦。舌暗红苔白，脉弦滑。诊断为黄褐斑。证属脾虚肝郁，气血郁滞。治宜健脾疏肝，理气活血。药用丹参、茯苓、瓜蒌、野菊花各15g，柴胡、枳壳、郁金、香附、当归、益母草、白术、赤芍、白芍、熟大黄各10g。每天1剂，水煎服。服14剂后，胸胁胀满消失，便调，仍有纳食不香，腹胀，前方加厚朴、黄芩。继服28剂，面色明显好转，滋润而有光泽，眼部的褐斑已散至双侧眉骨外侧，色淡，行经腹痛消失，烦躁、易怒等症基本消失。嘱患者继续服用1个月，以巩固疗效。

按：本案患者接近围绝经期，心烦易怒，胸胁胀满，喜叹息，经期不定，明显属于肝郁情志失调，肝属木，脾属土，木旺乘土，导致脾虚，表现为纳食不香。方用柴胡疏肝散加减以行气疏肝，活血消斑。柴胡透邪升阳以疏郁，枳壳下气破结，两药合用升降调气；当归、芍药益阴养血，郁金、香附、益母草行气活血调经；白术、茯苓健脾益气，熟大黄清热通便，瓜蒌宽胸，润肠通便。后予厚朴下气除满，黄芩清热祛湿以促进脾胃运化(张志礼医话验案精选，人民军医出版社，2008)。

2. 患者，女，33岁，面部对称性深褐色斑2年余，平素性情急躁、易怒，每行经前乳房胀痛，经行腹痛，色暗黑有血块，口渴不欲饮，以前从未接受过治疗。现症见面颧部鼻翼旁深褐色斑，对称分布，面色晦暗，口唇发绀，舌暗红有瘀斑，苔薄，脉弦涩。诊断为黄褐斑。证属情志不畅，气郁血瘀。治宜疏肝理气，活血消斑。药用益母草15g，桃仁12g，当归、川芎、丹参、郁金、香附、赤芍、生地黄、柴胡、红花、枳壳、桔梗各10g，牛膝9g，甘草5g。每天1剂，水煎服，早、晚分服。外用白芍、白芷、茯苓、僵蚕、白菊花、丹参、牡丹皮各10g。制成颗粒剂，加蛋清调成糊状，均匀涂于患处，保留1~2小时，清水洗去，每日2次。服14剂后，斑色部分变淡，面色较以前红润有弹性。原方加薏苡仁30g，白术10g。外用药继续应用。服7剂后，斑色变淡，部分减退。上方去郁金、香附、柴胡，加白菊、僵蚕各15g，白及、茯苓、白芍、白芷各10g。冲服三七粉以加强祛斑增白的效果。外用药继续应用。服14剂后，斑色明显变淡，面色较以前红润而有光泽、有弹性。临床常见黄褐斑患者均有肝肾不足、气血亏虚之证象。故上方加熟地黄 20g,女贞子、墨旱莲各 15g。外用药继续应用。继服 14 剂后,面部褐色斑大部分已退。守方随症加减,连续治疗 3 个月,面部黄褐斑基本消除。随访半年,诸症悉除。

按:本病在脏乃肝肾不足,肝、脾、肾三脏功能失调,在气血则为气血亏虚,无以濡养或运行滞涩,瘀阻肌肤所致。肝、脾、肾功能失调,情志失调,阴阳失衡及各种原因均可引起气滞血瘀。气、血、精不能上荣于面而发为黄褐斑。患者平素性情急躁、易怒,每行经前乳房胀痛,提示患者肝气郁结;经行腹痛,色暗黑、有血块,提示患者体内有血瘀。故用血府逐瘀汤理气活血、消斑。用药 15 日后,患者出现脾虚症状,原方加白术、薏苡仁健脾祛湿,促进药物吸收。肝郁症状好转,故去郁金、香附、柴胡,加白及、茯苓、白芍、白术、白菊花、白芷、僵蚕,以祛斑增白,加三七粉加强化瘀祛斑效果。用滋补肝肾养血药,有助于黄褐斑的消退,加女贞子、墨旱莲、熟地黄滋阴补肾,更能加强祛斑效果(广西中医药,2009,2)。

【注意事项】

1. 低盐饮食,少吃油腻过多,虾等食物,少吃辛辣刺激性食物。多食新鲜水果、蔬菜、番茄等富含维生素 C 的食物。

2. 不用劣质化妆品:皮肤受化学物品刺激,会加速黑色素沉着。

3. 保持情绪稳定、愉快,有助内分泌平衡。

4. 充足睡眠:皮肤有充分休息,营养好,都能避免黑色素沉着。

5. 避免便秘:因毒素在肠内积聚,能进入血液,使皮肤变黑。

6. 防晒:避免长时间日晒或在紫外线强烈的中午外出,在室外工作或活动时最好能用遮阳伞或戴帽,并涂上具有防晒作用的护肤品或化妆品。

第三节　黑　变　病

黑变病,是一种色素障碍性皮肤病,临床表现为面部、颈部、四肢暴露处有明显的斑状或网状色素沉着,颜色由青灰色到暗褐色,大多数患者伴明显的毛囊角化及全身症状。目前发病机制尚不明确,但越来越多的研究表明其发病可能是长期搽用某些化妆品或其他香脂和霜剂后产生的一种光敏性皮炎。或在缺乏 B 族维生素的基础上,暴露于日光所致。本病男、女都可罹患,但女性较男性多,有时也可见于小儿以及没有用过化妆品者。

【病因病机】

西医病因　目前尚不清楚,可能是多种因素共同作用的结果。

(1)内因:包括营养不良、维生素缺乏、内分泌变化、精神不安定、自主神经功能紊乱等。

(2)外因:包括接触沥青、焦油等碳氢化合物,染料、油彩、劣质化妆品的应用,日晒引起光敏等。

【诊断要点】

1. 多见于成年女性。

2. 皮损好发部位为面部(尤以额部、颞部、颧部、耳前后部位)、颈部、胸部、背上部。皮损为青灰色、蓝褐色到黑褐色斑,境界不清,呈网点状,可融合成片。开始可有轻度红斑或稍有痒感,也可有微细鳞屑。

3. 少数患者可有头晕、头痛、食欲缺乏、消瘦等全身症状。

4. 在以面部为主的外露部位发生青灰色网状色素沉着时要考虑本病,如果有接触沥青、焦油等历史就要更注意。

【鉴别诊断】 本病要和艾迪生病鉴别。艾迪生病的色素沉着分布广泛,在皱褶处、乳晕、外阴、黏膜、口周更明显,同时艾迪生病有肾上腺皮质功能低下的表现,如疲乏、消瘦、食欲缺乏、低血压、低血糖,血 Na^+、血 Cl^- 降低,血 K^+ 升高,尿中 17-羟类固醇排出减少等。

本病还要和皮肤异色症鉴别,皮肤异色症不但有色素沉着,还有明显的色素脱失斑、毛细血管扩张和萎缩。

【治疗】

1. 西医治疗

(1)避免和纠正与发病有关的因素,如脱离接触碳氢化合物、不使用劣质化妆品,避免日晒、纠正内分泌紊乱等。

(2)大剂量维生素 C、维生素 E 口服或静脉注射大剂量维生素 C。

(3)外用脱色剂,同黄褐斑治疗。

2. 中医治疗 中医学称本病为黧黑斑,多有肾阴阳两虚,兼有气血瘀滞的表现。可采用温肾阳、补肾阴、养血活血方法,常用方为金匮肾气丸、左归饮、右归饮、桃红四物汤加减。也可采用疏肝活血汤,有一定疗效,尤其对女子面部黑变病效果较好。

【验案举例】

1. 崔某,女,25 岁。半年前为业余宣传队演员,经常化装演出,面部偏右侧出现灰黑色,如沾一层灰尘,但无自觉症状。前额两侧发际处、右面睑周围、右面颊部、鼻右侧可见片状淡褐色斑,色如烟煤。脉细滑,舌质绛,苔净。诊断为中毒性黑变病。证属水亏火盛,肾色外露。肾主水,其色黑,肾之本色显露于外。治宜滋水降火。药用丹参、生地黄、熟地黄各 60g,牡丹皮、龟甲、知母、黄柏各 30g。研末,炼蜜为丸,每丸 9g,每日服 2 丸。服完药丸后,面部灰黧色明显转淡,但未来续治。最近又有变深现象,因此要求继续治疗。药用生地黄、熟地黄、茯苓、泽泻、牡丹皮、丹参各 60g,黄柏、川续断各 30g。研末,炼蜜为丸,每丸 9g,嘱日服 2 丸。服药后面部灰黧色显见转淡,仍配前方继续治疗而愈。

按:本病多见于面部、颈部等露出部位或在胸部、颈部、腋窝、脐部、腹股沟等处,出现点片状褐色斑,初起可发红,以后渐呈黯褐色,可融合成片,境界不清,无明显自觉症状。有些学者认为里尔黑变病与中毒性黑变病可能是同一疾病。肌肤出现的黧黑色斑,均与脏腑病机——肝肾两经有关。一则由于肝气瘀滞,郁久化火,肝阴受损,血弱无华;一则由于肾阴不足,水亏火旺,肾本色显露于外,而面现黧黑色斑。本例属于后者类型,故以滋水降火之法治之(朱仁康临床经验集,人民卫生出版社,2005)。

2. 患某,女,40 余岁。因葡萄胎做子宫切除术,术后数年,体形日渐肥胖。并在鼻之山根、目下、鼻准上部之间,隐约出现尘垢色黑斑数块,大小不等。其后色渐深,数渐多,形渐大。逾年,颜色深黑,边缘清楚,俨然似一只全为黑色而形态整齐的蝴蝶标本,紧贴在面部中央。无痛痒感觉,其与正常皮肤完全相平,除色黑枯黯外,触之稍觉皮肤粗糙,似有皮屑欲脱之象。患者舌微红而无苔,脉弦稍数。诊断为里尔黑变病。证属忧思过度,伤及肝脾。治宜清热凉血,疏肝解郁,养血健脾。方选丹栀龙胆逍遥汤。药用柴胡、当归、白芍、白术、茯苓各 12g,生姜、牡丹皮、栀子、龙胆草各 10g,甘草、薄荷各 6g。每日 1 剂,水煎服。连服 4 剂之后,方中去当归、白术,而加入丹参、生地黄、山药,又进 10 剂,其面部整齐一片的黑色,变为边缘模糊的零星数块,且各块黑色有深有浅。原方中去龙胆草,嘱其再进 10 剂后,各块黑色均再减,边缘不清。又嘱患者照原方将诸药研末为粉剂,每日服用 2～3 次,每次服 4.5g。又服 1 个月余,患部皮肤已基本如常,此停药观察。逾年,未见复发。

按:本案患者面部黑色素沉积,其病因病机,多因其忧思过度或抑郁不遂,影响情志,为时日久,渐伤肝脾,气耗血虚,继则化火,血弱不华,终致火燥郁滞而成本病。治当宜清热凉血,疏肝解郁,佐以养血健脾。故其治疗以逍遥散为基本方,此例治验,是否说明该方加减而用,可否有调节内分泌功能之作用,因为尚有不少学者认为此种色素沉积,尚与内分泌功能紊乱有某种关系,此实值大家共同进一步观察研究(千家妙方,战士出版社,1982)。

【注意事项】 同黄褐斑。

第四节 白 癜 风

白癜风是一种常见多发的色素性皮肤病。该病以局部或泛发性色素脱失形成白斑为特征,是一种获得性局限性或泛发性皮肤色素脱失症,是一影响美容的常见皮肤病,易诊断,治疗难。中医学称为"白癜风"或"白驳风"。白癜风是后天性因皮肤色素脱失而发生的局限性白色斑片,使得局部皮肤呈白斑样。临床上通常把这种病变称为色素脱失。此病世界各地均有发生,印度发病率最高,我国约有万人发病,可以累及所有种族,男、女发病率无显著差别。

【病因病机】

1. 西医病因　目前确切的发病原因还不十分清楚,有下列几种学说。

(1)自身免疫学说:白癜风与自身免疫关系密切,理由如下:白癜风患者发生其他自身免疫病和其他自身免疫病患者发生白癜风的频率都较正常人显著增高。白癜风患者存在细胞免疫和体液免疫异常,患者血清中可查到多种自身抗体,特别是50%～90%的患者可检出抗黑素细胞抗体。白癜风病程迁延慢性,对治疗抵抗,有时损害可自行消退,符合一般自身免疫病规律。白癜风不仅影响皮肤黑素细胞,也对眼底、内耳黑素细胞有影响,类固醇皮质激素治疗白癜风有效,这些都支持白癜风的自身免疫发病机制。

(2)黑素细胞自身破坏学说:黑素代谢的中间产物,如酚类、醌类化合物,对黑素细胞有选择性细胞毒性,能破坏黑素细胞。正常情况下,人体的保护机制消除了这种作用,一旦保护机制出了问题,疾病便会发生。

(3)神经化学因子学说:神经末梢释放的某些化学介质,可能对黑素细胞有损伤作用。

(4)生长因子缺乏学说:由于角质形成细胞分泌的某些对黑素细胞生长必需的细胞因子(如碱性成纤维细胞生长因子、内皮素-1)减少或缺乏,造成黑素细胞破坏。

(5)遗传因素:部分患者有家族史,但遗传方式尚未肯定,有学者认为多基因遗传。

2. 中医病机　中医学认为,本病乃由风邪搏于皮肤,致使气血失活或由于血瘀于皮里而发病。

【诊断要点】　男、女均可发生,任何年龄皆可发病,约50%的患者在20岁以前发病。部分患者有家族史。

皮损为大小不一、数目不等、部位不定、形状不同的色素脱失斑,大多对称分布,也可局限在某个部位或单侧发生沿皮节分布,一般无任何自觉症状。白斑部位毛发可变白,有的白斑周围有一色素增加带。

活动期患者同形反应可阳性。

临床上本病为2型,即寻常型和节段型。寻常型又分为4个亚型,即局限性、散发性、泛发性、肢端性。

按病情活动情况,本病分为进展期和静止期。

【辅助检查】　血清中可查出多种自身抗体,如抗核抗体、抗甲状腺抗体、抗胃壁细胞抗体、抗血小板抗体等。大多数患者血清中可查到抗黑素细胞抗体、外周血T淋巴细胞亚群的变化和其他细胞免疫及体液免疫功能的变化。

病理检查:白斑部黑素细胞消失,真皮上部可有少量单核细胞浸润,角质形成细胞、朗格汉斯细胞亦有变性变化,白斑边缘部变化尤其明显,患者正常部位皮肤也有变化。

【鉴别诊断】　根据临床特点即可诊断,但需要和下列疾病相鉴别。

1. 贫血痣　为色素减退而非色素消失,一般局限在某一部位或单侧分布,发病较早,出生或生后不久即发生,以后本身不再扩大。用力摩擦局部或加温后,白斑不发红。

2. 脱色素痣　为境界清楚的色素减退斑,生后或生后不久即发生,持续终身不变。一般为单侧分布或局限在某个部位。

3. 特发性滴状色素减退　为圆形或多角形白斑,直径 5mm 左右,不融合,常见于四肢伸侧,随年龄增加而增多。

4. 老年性白斑　发生于中、老年人,为豆大、圆形白斑,稍凹陷,不融合,70 岁以上的老年人几乎 100％发生,为皮肤老化的表现。

5. 斑驳病　有明确家族史,皮疹出生时即有,最常见于额部,呈倒三角形,局部毛发亦变白,白斑中常有点状正常色素岛,皮损大小不随年龄增长而变化。

6. 花斑癣　多发生于胸部、背部、腋部,开始为棕褐色斑,表面有鳞屑,真菌检查呈阳性。

【治疗】

1. 西医治疗

(1)全身治疗

①8-甲氧沙林(8-MOP)0.3～0.6mg/kg 或 3-甲基补骨脂素(TMP)0.6～0.9mg/kg,口服 1.5～2 小时后照长波紫外线(UVA)或晒太阳(光化学疗法 PU-VA)。每周 2～3 次,连续治疗 3 个月以上。8-甲氧沙林也可以肌内注射。

②类固醇皮质激素,一般用泼尼松(每日 15～20mg),见效后再逐渐减量至停药。一般只应用于泛发型进展期患者。

③免疫制剂如转移因子、左旋咪唑、胎盘组织液等也可作为辅助治疗。

(2)局部治疗

①0.1％ 8-MOP 溶液外用,也可结合照紫外线或日晒。

②类固醇皮质激素外用,常用的制剂有 0.1％曲安西龙霜、0.05％地塞米松霜、0.1％糠酸莫米松霜、0.1％丁酸氢化可的松霜、氟轻松、卤美他松(适确得)等。激素治疗白癜风需长期应用,故要注意激素的不良反应。

③0.05％氮芥乙醇外用有一定效果,但有时有局部刺激不良反应。

(3)自体表皮移植:一般用负压起疱法,在皮损和正常皮肤部位同时起疱,将正常皮肤疱顶移植于皮损部。还有自体表皮细胞悬液移植,以及正在研究的自体黑素细胞移植。适用于局限型、节段型的静止期患者。

2. 中医治疗　本病临床常见的有气血不和、湿热内蕴、肝郁气滞、肝肾不足、脾肾阳虚、经络阻滞 6 个证型。其中气血不和型症见白斑色淡,边缘模糊,发展缓慢;湿热内蕴型症见白斑粉红,边界清楚,发病快;肝郁气滞型症见白斑不固定,色泽时暗时明,皮损发展较慢,与情绪有关;肝肾不足型,症见白斑边界清楚,脱色明显,白斑部毛发亦变白;脾肾阳虚型症见白斑呈纯白色,局部毛发亦变白,病情迁延,慢性发展;经络阻滞型白斑多局限不对称,边界清楚,斑内毛发变白,发展缓慢。

根据中医对本病的认识,采取辨证施治的原则,对本病采用调和气血、疏肝理气、活血祛风、扶正固本的治则;常用药物有何首乌、白蒺藜、茯苓、紫草、鸡血藤、当归、丹参、桃仁、红花、赤芍、苍术、补骨脂、墨旱莲、黄芪等药物。并根据临床分型进行加减,常能取得较好效果。目前市场已有一些成药,如白驳丸等,也可选用。中药外用如 25%～50%补骨脂酊,也有一定效果。

对白癜风的治疗,要坚持较长时间,1个疗程至少 3个月,最好采用综合疗法。

【验案举例】

1. 王某,女,45 岁。3 周前因争吵心情不畅,出现胸闷、气短、心烦、失眠等症,继之洗澡受风之后,面部起白斑,如钱币大小,曾在某医院口服中药汤剂,症状无缓解,白斑扩大,胸闷,气急诸症加重,并伴停经。现面部大部分皮肤正常。舌质淡红,苔薄白,脉弦滑。诊断为白癜风。证属气滞血瘀,风邪袭腠。药用白芍、丹参、茯苓各 15g,柴胡、枳壳、防风、当归、白术、香附、郁金、川芎、红花、益母草各 10g,白附子 6g。每日 1 剂,水煎服。外用复方补骨脂酊。服 14 剂后,胸闷气短、心烦失眠等症状基本消失,月经来潮,面部色素岛面积扩大,数量增多,色素脱失面积不再扩大。舌质红,中心苔少,脉细弦。在理气活血的基础上加入养血益阴之品,于前方去防风,加女贞子 30g,菟丝子、枸杞子各 10g。服上方 28 剂,面部色素脱失斑明显缩小,仅留有 3～4 处硬币大小白斑,舌红苔薄白,脉细。继服上方 14 剂,面部皮肤基本恢复正常,临床治愈。

按:肝喜藏血,性喜条达而主疏泄。本案情志不舒,致肝气郁结,气机不畅,而出现胸闷气短,心烦失眠等症,复感风邪搏于肌腠,使局部皮肤气血失和,发为本病。首先用柴胡、枳壳、白芍舒肝柔肝、理气解郁,以白术、茯苓健脾益气,与白附子、防风共奏扶正疏风之效。另外,"气为血之帅,血为气之母",气滞则血瘀,血凝则气更滞,故行气通络,还需活血化瘀,故用当归、香附、川芎、丹参、红花、益母草。三组药物共达理气解郁,化瘀通络,疏风通络之的目的(张志礼医话验案精选,人民军医出版社,2008)。

2. 宋某,男,55 岁。13 岁时发现右小腿内侧约有鸡蛋大小白斑一处,几十年来曾多方求治,均不见效,但发展较慢,近半年来右小腿内侧白斑发展迅速,头、面部也相继发生,并伴有头晕、耳鸣、腰膝酸软、失眠、盗汗等症状。现右小腿内侧白斑有掌大一片,白斑固定,境界清楚,边缘色素加深,前额有 2cm×3cm 的白斑,皮损处色略粉红,头部有多处大小不等的白斑,白斑内毛发多变白。诊断为白癜风。证属肝肾阴虚,精血亏乏。药用盖白灵[川续断、怀牛膝、炒杜仲、当归、川芎、血竭、桃仁、红花、三七、郁金、全蝎、僵蚕、白附子、白蒺藜、玄参、百合、五味子、党参、苍术、何首乌,病情重者加穿山甲(代)]内服,每次 6g,每日 3 次,外涂盖白灵液(盖白灵内服药加 2～3 倍乙醇,浸泡 30 天,滤出药酒即为盖白灵液),每日 2～3 次,轻轻摩擦,用药 1 个疗程,腿部白斑处色素再生,出现以毛囊为中心之色素岛,四周色素带加深,前额部白斑呈黯红色,并出现散在深褐色斑点,头部白斑缩小,毛发逐渐变黑,头晕、耳鸣等症消失。2 个疗程后腿部白斑形成大片色素斑。连续用药 3 个疗程,腿部、头面部色素沉着如正常皮肤而痊愈。嘱其再继续用药 1 个疗程,以巩固疗效。

　　按:白癜风为一种常见的色素脱失性疾病,常给患者精神上带来很大的痛苦。此病病因可能与遗传因素、自身免疫等有关。还有学者提出黑素细胞自身破坏学说、神经化学假说等。中医学对本病的认识有极为丰富的理论,把它称为"白癜""白驳风"等,《诸病源候论》曾这样指出:"面及颈项身体皮肉色变白,与肉色不同,亦不痒痛,谓之白癜"。认为七情内伤,五志不遂,肝肾阴虚,精血亏乏,邪气侵扰肌肤,是其成病之因,历代医家对白癜风的治疗积累了丰富的经验,认为该病的病理为肝肾不足,血虚风燥,以致肌肤失荣,腠理失养而致病。方中白蒺藜、川续断、杜仲、怀牛膝、何首乌,补肝肾、养阴血,提高机体免疫功能,增强皮肤腠理的抗病能力,使黑色素得以正常合成;当归、川芎、红花、三七养血活血,使气血融合,精血充盈,肌肤得以滋养;全蝎、僵蚕、白附子祛风通络,解毒散瘀结;郁金、血竭活血化瘀,通经络、畅血脉;方中还有党参、白术、玄参、百合、五味子,益气生津润燥、养血。诸药相配,具有补肝益肾、养血祛风、润燥生津,调整人体阴阳、气血、经络之作用。可使气血融合,肌肤濡养,其病自愈(河北中医,1995,3)。

　　【注意事项】

　　1. 进行期慎用刺激性药物,勿损伤皮肤,避免机械性摩擦,衣服宜宽大、舒适。

　　2. 注意劳逸结合、心情舒畅,积极配合治疗。焦虑、紧张均可激发本病,所以患者要性情开朗、要有与世无争的胸怀。

　　3. 平时尽可能少食富含维生素 C 的食物,因为维生素 C 能使已形成的多巴醌还原成多巴,从而中断黑色素的生物合成。另一方面,维生素 C 既会减少肠道吸收铜离子,又能降低血中血清铜氧化酶活性,从而影响酪氨酸酶活性。故患者平时宜多进食豆类及其制品。

　　4. 适当增加日晒,但切忌过度,以防晒伤。

　　5. 避免皮肤外伤,以免发生同形反应。

　　6. 不可应用刺激性强的化妆品和外用药。

第18章

附属器疾病

第一节 寻常痤疮

痤疮,是一种由毛囊皮脂腺引起的慢性炎症性皮肤病。好发于皮脂溢出部位。常伴有皮脂溢出,在面部、胸背部发生粉刺、丘疹、脓疱、结节、囊肿及瘢痕等损害。主要发生于青年男、女,一般到成年、中年后逐渐减少而自愈,但化脓性痤疮或瘢痕性痤疮往往反复难愈。本病与中医学文献中记载的肺风、粉刺相类似。如《医宗金鉴·外科心法·肺风粉刺》记载:"此证由肺经血热而成,每发于面鼻,起碎疙瘩,形如黍屑,色赤肿痛,破出白粉汁"。

【病因病机】

1. 西医病因病理 痤疮是一种多因素疾病,其发病机制目前尚未完全清楚。大多数学者认为内分泌因素、皮脂的作用、毛囊内微生物是痤疮发病的主要因素。

(1)内分泌因素:本病在青春期以前很少发病,阉割者不发生痤疮,女性在月经前常有痤疮发作或加重。青春期雄激素水平升高,同时皮脂腺对雄激素的敏感性亦升高。因此,痤疮的形成与毛囊皮脂腺单位雄性激素受体水平升高或雄激素受体与雌激素受体之间的比例失调,或与雄激素受体对正常血清水平的雄激素敏感性升高有关。

(2)皮脂作用:皮脂腺的发育和皮脂的分泌虽然受雄激素的支配,但雄激素作用产生的皮脂为含鲨烯、蜡酯和三酰甘油的脂类混合物,并无游离脂肪酸,而表皮脂类却含有相对较多的游离脂肪酸,这些脂肪酸来自脂肪酶对皮脂中三酰甘油的水解作用。

(3)皮脂毛囊内微生物:皮脂毛囊中所存在的3组微生物(痤疮丙酸杆菌、白色葡萄球菌、卵圆形糠疹芽孢菌)能分解脂肪,其中以痤疮丙酸杆菌最为重要。它可产生脂酶、蛋白分解酶及透明脂酸酶等。脂酶能水解皮脂中的三酰甘油成为游离脂肪酸。

(4)游离脂肪酸:可导致毛囊储留性角化过度,同时与两种酶一起能侵蚀和破坏囊壁,有致炎症作用,使毛囊壁损伤破裂。剥脱的角化细胞、皮脂和皮脂中的游离脂肪酸以及痤疮棒状杆菌等逸入真皮中,从而引起毛囊周围程度不等的深部炎症。

(5)其他因素:有学者认为,人体对痤疮杆菌的免疫反应可导致痤疮的炎症反应。微量元素,特别是锌缺乏也是本病发病的原因之一。痤疮的发生也与遗传、精神因素、环境因素、药品及化妆品等有关。

2. 中医病机　中医学认为,本病多因饮食不节,过食肥甘厚味,致肺胃内蕴湿热,复感风邪,风热上蒸头面而发病。

【诊断要点】　初起损害为与毛囊一致的大小不等的丘疹,挤压时可见有头部呈黑色而体部呈黄白色半透明的脂栓排出,称为黑头粉刺。也有的皮疹毛囊开口不明显,不易挤出脂栓,称为白头粉刺。皮疹顶端可出现脓疱,破溃后遗留色素沉着及可凹陷性小瘢痕。严重者,除有黑头粉刺、丘疹、脓疱外,尚可有蚕豆至指甲大的炎性结节或囊肿。化脓后形成脓肿,破溃后常形成窦道和瘢痕,好发于颜面,尤其是 T 字部位及胸背部多脂区,一般对称分布。本病多无自觉症状,炎症明显时可引起疼痛及触痛。多见于青壮年,青春期后大多能自然缓解或痊愈。根据多为青春期发病,好发于颜面及上胸背部,有黑(白)头粉刺、丘疹、脓疱或囊肿、结节等,对称分布等特点可诊断。

【鉴别诊断】　应与以下疾病进行鉴别。

1. 溴、碘所引起的痤疮样药疹　有服药史,皮损为全身性,无典型的黑头粉刺,发病年龄不限。

2. 职业性痤疮　与焦馏油、机器油、石油、石蜡等接触者可引起痤疮样皮炎,损害密集,可伴毛囊角化,常发生在接触部位。

3. 酒渣鼻　发病年龄较痤疮晚,大多为壮年,尤以中年女性为多见,皮损只发生在面部,发疹较单纯,常伴毛细血管扩张。

4. 面部播散性粟粒狼疮　多见于成年人,损害为半球状或略扁平的丘疹,往往对称分布于颊部、眼睑及鼻唇沟,在下眼睑往往有数个丘疹融合成堤状,无黑头粉刺,用玻片按压丘疹可显出黄色或褐色小点。

【治疗】　治疗原则是消炎、抑脂、抗雄性激素、抗角化,避免瘢痕或囊肿形成。

1. 西医治疗

(1)维生素类

①B 族维生素:常用的有维生素 B_1、复合维生素 B 及泛酸钙。

②维生素 A:每天 15 万 U,连服 4～8 周。

③维生素 A(每天 15 万 U)和维生素 E(每天 50mg),连服 4～8 周,可用于一些顽固性痤疮。

(2)维A酸类:维A酸可抑制皮脂分泌,减轻毛囊皮脂腺导管的角化异常,改变皮肤菌群。口服维胺脂25mg,每日3次,1个月为1个疗程。13-顺维A酸,每日0.5~1mg/kg;阿维A酯,每日0.5~1mg/kg。

(3)内分泌制剂

①性激素:己烯雌酚1mg,每日1次,10天为1个疗程,女性患者,要在月经第5天开始服用;绒毛膜促性腺激素500~1000U,每周2次,肌内注射;月经前加重的女患者,可在月经来潮前10天肌内注射黄体酮10mg,来潮前1天再注射5mg;口服避孕药。

②抗雄性激素:复方炔诺酮,每天1片,连服4周;螺内酯,每日40~60mg,连服1个月。

③类固醇皮质激素:泼尼松,每日30mg,病情好转后逐渐减量。一般用于囊肿性痤疮及聚合性痤疮。可用泼尼松与雌激素或泼尼松与抗雄性激素联合使用。

(4)抗生素制剂:常用米诺环素,每日0.1g,连服1个月;罗红霉素150mg,每日2次。

(5)类固醇制剂:泼尼松(每日15~20mg),或曲安西龙混悬液肌内注射,每次40mg,4~6周为1个疗程。

(6)锌制剂:硫酸锌,每天2~3次,每次0.2g。

(7)局部治疗

①维A酸:有角质剥离作用,如0.05%维特明霜,从低浓度开始,每晚外用1次。

②抗生素:红霉素软膏、达维邦等。

③过氧化苯酰乳剂、洗剂、凝胶等制剂,外涂,每日1~2次。

④复方硫黄洗剂,5%硫黄霜。

⑤2%间苯二酚。

⑥15%的壬二酸霜有抑菌及减少皮脂分泌的作用。

(8)其他疗法:紫外线照射(红斑用量)、冷冻、皮损内注射激素及外科手术等。

2. 中医治疗

(1)辨证施治

①肺胃积热:过食辛辣肥甘之味,中焦不化,郁而化热,或素体阳盛,积久生热,或复感风邪,风热循经上行,则成红疹粉刺(多为痤疮初起,Ⅰ~Ⅱ度):皮疹色红,散在分布,以丘疹、粉刺为主,或有痒痛。舌红,苔薄黄,脉浮数。治宜清肺散风,方用枇杷清肺饮加减。药用枇杷叶10g,桑白皮10g,黄连6g,黄柏15g,野菊花10g,黄芩10g,栀子10g。每日1剂,水煎服。

②湿热蕴结:素体湿盛,或过食滋腻,伤及脾胃,脾失健运,湿邪中阻,湿浊内蕴,郁而化热,湿热相搏,熏蒸头面,则成脓疱红肿等证。红肿疼痛,或有脓疱、口

臭、便秘、尿黄。舌红,苔黄腻,脉滑数(多为中、重度,Ⅱ～Ⅲ度):皮疹较前增大,红肿疼痛,或有脓疱,常伴口臭,便秘,尿黄。舌红,苔黄腻,脉滑数。方用枇杷清肺饮合黄连解毒汤加减:金银花15g,连翘15g,枇杷叶10g,黄柏10g,黄连6g,栀子10g,车前草10g,赤芍15g,茅根30g,苦参15g。或加蒲公英、紫花地丁。每日1剂,水煎服。

③痰湿凝结:病之日久,风火湿热郁久,痰湿相结,致气血郁滞,经脉失畅,则皮疹缠绵,结成肿结。皮疹结成囊肿或结节,可伴有纳呆,便溏。舌淡胖,苔薄,脉滑。瘀血阻滞(多为囊肿或结节,迁延不愈):皮疹反复发作,经久不愈,或结成囊肿或结节,皮肤高突不平,色紫红,破溃后遗留瘢痕。可伴有纳呆,便溏。舌淡胖,苔薄,脉滑。方用海藻玉壶汤、参苓白术散合四物汤加减。药用海藻15g,昆布15g,夏枯草15g,连翘15g,生龙牡各30g,茯苓15g,泽泻10g,薏苡仁30g,生白术10g,益母草15g,桃仁10g,浙贝母15g。每日1剂,水煎服。

(2)外治:颠倒散洗剂外搽,每天3～5次;颠倒散用茶水或凉开水调成糊状外涂,每日1～2次或晚上涂搽,次晨洗去。猪牙皂30g,透骨草30g,水煎外洗。

(3)单方成药:白花蛇舌草35～50g,煎水内服;茵陈50g,煎水内服;丹参30～50g,煎水内服;栀子金花丸、归参丸、小败毒膏、连翘败毒丸、散结灵、大黄䗪虫丸、丹参酮等均可选用。

【验案举例】

1. 王某,男,20岁。患者从18岁开始,面部出现黑色粉刺及红色丘疹,近1年,红色丘疹、脓疱此起彼伏,有所加重。现额部、鼻部及下颌部均可见散在高粱米大小的红色丘疹、丘脓疱疹,鼻部皮损略密集,面部的油脂分泌较多,大便干结,口臭。舌质红,苔薄黄,脉弦滑。诊断为痤疮。证属肺胃蕴热,外感毒邪。治宜清肺胃热,佐以解毒。药用蒲公英、生地黄各30g,瓜蒌、金银花、连翘、紫花地丁、桑白皮、野菊花、地骨皮各15g,黄芩、栀子、赤芍、牡丹皮、熟大黄各10g。每日1剂,水煎服。服14剂后,面部红疹未见新出,丘脓疱疹消退,面部油脂仍多,同时有许多白头粉刺、黑头粉刺。每日排便1次,口干缓解。前方续用,同时外用硫黄洗剂,涂氯柳酊。前方连续服用28剂,面部红疹基本消退,仅见色淡紫的色素沉着,鼻翼两旁油脂稍多,色微红,前方去瓜蒌、熟大黄,加玫瑰花、鸡冠花、凌霄花续服,巩固疗效,并嘱其温水肥皂洗面,每日3次,少食油煎及甜食。

按:本案皮疹以额头、鼻周为甚,是为肺胃蕴热之征兆。因肺主皮毛,开窍于鼻。加之患者血气方刚,素体热盛,阳热偏盛,方中使用大量清热解毒的金银花、连翘、蒲公英、野菊花等。佐生地黄、赤芍、牡丹皮、地骨皮等凉血养阴之药。桑白皮、黄芩清肺热;栀子清胃热,兼以清三焦实火;瓜蒌、熟大黄泻热通便,肺与大肠相表里。该方清肺脏泻肠腑之两热并举,使邪热沿表里之经传于体外。此方此法值得效法(张志礼医话验案精选,人民军医出版社,2008)。

2. 狄某,女,18岁。颊面部发疹4个多月。春节前后吃火锅,发现面部长疹几粒,自行抓之出血,继而颊面部多发,红色疹粒遍布,米粒状黑色疹粒可挤出白色粉状物,局部轻痛感,在月经前加剧,月经过后自行有减轻,平时睡眠欠佳,易做梦。现双侧面颊部泛现红色斑丘疹,周边有3~5个针尖状脓疱,周围炎性潮红。颈背部有散在性类似皮疹,唇红,口干。舌质淡,苔薄黄。脉弦细略数。证属肾水不足,阴虚火旺。治以滋阴降火,清热凉血。药用生地黄、生石膏、决明子各15g,山茱萸、茯苓、牡丹皮、泽泻、知母、黄柏、白芍、黄芩各10g。每日1剂,水煎,分2次服。服药10剂,面颊部红斑丘疹或脓疹已减少1/3,无特殊不适,守方15剂。面颊部皮损消失。给予知柏地黄丸善后。

按:本案患者正值青春期,本身体瘦,且平时睡眠欠佳、易做梦,于进食火热之品而发病,所以患者系阴虚火旺体质,又因火热诱发,故在治疗上标本兼治,采用知柏地黄丸加减获得良效。气血正旺,故去熟地黄、山药滋补之品,只用山茱萸。用泽泻、牡丹皮、茯苓以泻肾浊,去肝火、渗脾湿。知母、黄柏清虚热,石膏泻胃火,黄芩去湿热,白芍养阴血,决明子以轻泻通便除湿热。在诊治痤疮时,虽大多与肺胃积热有关,但不可一概而论,要明确病证,再对症用药(欧阳恒临床经验集,人民卫生出版社,2008)。

【注意事项】

1. 不要用手随意去触面部,因为手上易携带细菌,还会因触碰而刺激产生不必要的痤疮。更不要用手挤压痤疮,以免引起感染,脓疱破溃后形成瘢痕和色素沉着,影响美观。未经消毒的皮肤和手指器械、不专业的手法等,很容易在挤压痤疮时伤及真皮层,留下的凹洞(永久性的)和色斑是终身消除不去的遗憾。

2. 油性皮肤者不仅要勤洗脸,还要勤洗头,因为头皮的油性也容易在头发与面部相接触时而引发痤疮。最好不留长发或是将头发散在脸上,都容易刺激皮肤引发痤疮。

3. 保持心情愉快、睡眠充足,避免肝火上升,造成内分泌失调。另外,养成每日早起排便的习惯,多运动,作息正常,或是多喝优酪乳来改变肠道的益菌生态。

4. 面部已有痤疮时要注意防晒,尽量不要晒太阳,否则,易使痤疮恶化,如在海边或是游泳池,不但紫外线强,池水对于有痤疮的皮肤也是一大刺激。

5. 如果面部已有痤疮,要避免使用粉底、化妆品,有的人想以粉底来掩饰,这样反而造成相反的效果。

6. 皮脂腺分泌较旺盛的油性皮肤,避免按摩,以免刺激油脂分泌,引发痤疮。

第二节　酒渣鼻

酒渣鼻中西医同名,是指以鼻尖及鼻翼两侧皮肤潮红、丘疹、脓疱,甚至鼻头增大、变厚为主要表现的损害性皮肤病。其经常性的血管扩张,与嗜酒、喜食辛辣食物、习惯性便秘、月经不调、更年期易怒、毛囊蠕行螨寄生等有关。患者以男性居多,常在中年以后发病。中医学认为,鼻为肺之窍,乃血脉多聚之处,且鼻之外象又属脾土,故本病之辨证论治常从肺、脾(胃)郁热或血分郁热认识为主,亦有湿热熏蒸、阴虚郁热上干、阴虚湿热熏蒸以及寒湿内郁上干鼻窍等。对本病的治疗,一般以内服配合外治为主,少数内治也可取效。中医文献《诸病源候论·酒渣候》中记载"此由饮酒,热势冲面,而遇风冷之气相搏所生,故令鼻面生渣赤疱帀帀然也"。

【病因病机】

1. 西医病因　本病发病原因尚未完全明了。

在皮脂溢出的基础上,患部血管舒缩神经失调,致毛细血管长期处于扩张状态,因此出现局部潮红。

近年来,有学者认为 90% 的酒渣鼻有螨虫感染。另外,体内病灶感染、胃肠功能紊乱、维生素缺乏、内分泌障碍以及喜食辛辣食物、嗜酒、情绪易激动、反复高温和寒冷刺激等都能成为本病发病的诱因。

2. 中医病因病机　中医学认为,本病多因饮食不节,肺胃积热上蒸,复感风热或风寒之邪,致血瘀凝结而成;或嗜酒之人,酒气熏蒸,复遇风邪,阻于肌肤所致。

【诊断要点】　本病好发于中年以后的男、女或素嗜酒之人,女性较多见,但男性患者症状严重。经过缓慢,多累及鼻准、鼻翼、两颊、前额或额部。可分为 3 期。

1. 红斑期　多发于颜面中部,皮肤呈弥漫性潮红。红斑初期常是暂时的,时隐时现,寒热或饮食刺激或情绪紧张时,红斑变得明显。日久则持久不退,毛细血管扩张,表面油腻光滑。

2. 丘疹脓疱期　在红斑基础上,出现散在性痤疮样丘疹或小脓疱,有的呈豆大、坚硬的丘疹,但无粉刺形成,鼻部有明显的毛细血管扩张,纵横交错,自觉轻微瘙痒,皮色由鲜红逐渐变成紫褐。

3. 鼻赘期　病之晚期,鼻部结缔组织增生形成大小不等的结节状隆起,表面皮脂腺增大,致使鼻尖部肥大,表面凹凸不平,皮脂腺口明显扩大,挤压有白色黏稠分泌物溢出,毛细血管明显扩张,皮色紫红。

肉芽肿性酒渣鼻是一种特殊形式的丘疹性酒渣鼻,不但发生在颜面中部,而且在面部两侧及口周围也可发生这种酒渣鼻。这些丘疹用玻片压视呈黄褐色小结节,组织学表现为非干酪性上皮样细胞肉芽肿。

【鉴别诊断】　根据发生于鼻及颜面中部,各期典型症状及好发年龄等,诊断不困难。但应与以下各病相鉴别。

1. 痤疮　好发于青春期男、女,有典型的黑头粉刺,常有侵犯鼻部,除面部有皮损外,胸背部也常受侵犯。

2. 脂溢性皮炎　分布部位较为广泛,有油腻性鳞屑,无毛细血管扩张,可有瘙痒。

【治疗】

1. 西医治疗

(1)B族维生素药物,如维生素 B_1、维生素 B_6 及复合维生素 B。

(2)甲硝唑 0.2g,每日 3 次,连服 2 周后减为每日 2 次,连服 1 个月。

(3)抗生素如四环素、红霉素、米诺环素等,用量与用法见寻常痤疮。

(4)氯喹 0.125g,每日 3 次,服用 1~2 个月。

(5)胎盘组织液肌内注射,每日 1~2 支。

(6)维 A 酸,每日 0.5~1g/kg。

(7)绝经期女性可用己烯雌酚,每日 1mg,连用 2 周。

(8)局部治疗:原则是抑制充血、消炎、剥脱、去脂。用药基本同寻常痤疮。常用药物有硫黄、鱼石脂、硫酸锌、间苯二酚及 1% 甲硝唑霜、5% 的过氧化苯酰乳剂等。对有鼻赘或毛细血管扩张明显者,可用液氮冷冻及手术切割术。

2. 中医治疗

(1)辨证施治

①肺胃热盛:红斑多发于鼻尖或两翼,压之褪色,遇热加重,皮肤油腻光亮,常嗜酒,伴便秘、口干口渴。舌红,苔薄黄,脉弦滑。红斑期患者大多属肺胃热型。因肺开窍于鼻,若肺经热盛,热入肺窍,或胃有积热,热郁化火,火热循经熏蒸故使鼻部红赤。治宜清泻肺胃积热,方选枇杷清肺饮加减。药用炙枇杷叶、黄芩、地骨皮、栀子、牡丹皮各 10g,桑皮 12g,大黄 6g,生石膏 30g,甘草 10g。每日 1 剂,水煎服。

②热毒蕴肤:在红斑上出现痤疮样丘疹、脓疱,毛细血管扩张明显,局部灼热。口渴喜冷饮,便秘。舌红绛,苔黄。丘疹期患者多属此型。由于肺胃积热日久,郁而化火,火热入于营血,致血热内燔,上炎头面而成本病。治宜凉血、清热、解毒,方选凉血四物汤合黄连解毒汤加减。药用生地黄、黄芩、生石膏各 15g,赤芍、桑皮、枇杷叶各 10g,白茅根 30g,地榆 10g,牡丹皮 10g,甘草 10g。每日 1 剂,水煎服。

③气滞血瘀:鼻部组织增生,呈结节状,毛孔扩大,舌略红,脉沉缓。鼻赘期患者多为此型。多因气血阻滞,或热郁阻络,经脉不通,久之则气血凝结,使鼻色黯红,甚或成赘。治宜活血化瘀,软坚散结,方用通转活血汤加减。药用赤芍 15g,川芎 12g,桃仁 10g,红花 10g,夏枯草 15g,连翘 15~30g,鬼箭羽 15g,生薏苡仁 30g。每日 1 剂,水煎服。

(2)局部治疗:鼻部有红斑、丘疹者,局部可用颠倒散清水调敷或黄连膏外搽。

(3)单方成药:湿热盛者可服栀子金花丸、连翘败毒丸、当归苦参丸;风盛者可用防风通圣丸;血瘀者用大黄䗪虫丸等。

【验案举例】

1. 黄某,女,42 岁。诉鼻外发红、干、热、痒感 2 年,口臭,失眠,月经量少。查见鼻尖及两翼处毛细血管扩张,皮肤增厚。舌红,苔黄,脉弦滑。诊断为酒渣鼻。证属脾胃郁热,熏蒸鼻窍。药用生石膏、鸡血藤各 20g,赤芍、生地黄、昆布各 15g,黄芩、知母、当归、川芎各 10g,生大黄(泡服)、红花各 3g。每日 1 剂,水煎服。服 16剂,外涂颠倒散。鼻尖红赤基本消失,局部皮肤干燥、脱屑,鼻翼处红赤、增厚亦减,脉弦缓略滑。郁热有减,瘀滞未除,兼见阴燥之象。药用生地黄、牡蛎各 30g,生石膏 20g,当归、赤芍各 15g,黄芩、知母、桃仁各 10g,川芎、甘草各 6g,红花 3g。外用药同前。继续服上方 36 剂,并坚持外治,诸症大为好转,鼻部皮肤光洁,仅鼻翼处少许血管扩张,隐约可见。有时腹痛,食纳略减,舌苔薄白,脉缓。郁热已清,脾胃虚寒,拟益气健脾,行气活血。药用薏苡仁 20g,党参、白术、柴胡、枳壳、桃仁、当归、川芎、赤芍、生地黄各 10g,红花 5g。外治同前,续服 15 剂收功。

按:本案病机,从脾胃积热上攻,外鼻气滞血瘀认识。方中生石膏、生大黄、黄芩、知母清泻脾胃之热;当归、川芎、赤芍、生地黄、红花、鸡血藤行气活血,化瘀通络;昆布软坚散结。服后郁热有减,瘀滞未除,兼见阴燥之象,故用黄芩、知母、生石膏、甘草清热;桃仁、当归、赤芍、川芎、红花、生地黄活血化瘀;牡蛎软坚散结。前药已服 50 余剂,郁热已清,脾胃不胜苦寒,从益气健脾,行气活血为治。方中党参、白术、薏苡仁益气健脾;柴胡、枳壳行气,助桃仁、当归、川芎、赤芍、生地黄、红花活血化瘀。外用颠倒散活血化瘀,解毒杀虫(新中医,1990,9)。

2. 张某,男,46 岁,鼻尖部及面颊部长丘疹、脓疱近 15 年,鼻尖部弥漫性皮肤潮红、毛细血管扩张且有数个紫红色结节,口渴欲饮凉,舌质红,苔黄厚少津,脉滑微数。既往有慢性支气管炎病史及习惯性便秘。患者平素喜食辛辣,爱饮补肾之药酒,嗜烟。1986 年起曾在多家医院皮肤科及中医内、外科求治,均诊断为"酒渣鼻""寻常痤疮",口服过四环素、红霉素、多西环素、甲硝唑、氯喹、1%硫酸锌合剂及复合维生素 B、中药汤剂等,外用过复方硫黄洗剂、硫黄霜(膏)、白色洗剂、1%~2%甲硝唑霜、2%过氧化苯甲酰洗剂等,还行过封闭疗法及针刺疗法,均疗效不佳,接诊后辨证为湿热内蕴日久致痰湿郁肺,治以清肺泻热,祛痰化湿,因患者有热盛津伤之象,用清宁散加味方。药用桑白皮 15g,枇杷叶 15g,葶苈子 20g,赤茯苓 15g,车前子 15g,生石膏 20g,鱼腥草 15g,黄芩 30g,熟大黄 12g,厚朴 15g,枳实 12g,玄参 25g,麦冬 15g。先将上药浸泡 2~4 小时,然后煎熬 30 分钟左右,取汁 400ml,每日 1 剂,分 2 次饭后服,每次 200ml,有丘疹、脓疱者再煎取汁湿敷患处,15 天为 1 个疗程。治疗期间宜清淡饮食,忌食辛辣及肥甘厚腻之品,戒烟酒。口服并外用,服 3 剂后每日排便 2~3 次,如释重负。服 25 剂后,丘疹结节消失,脓疱干燥结痂,多年之便秘消失,慢性支气管炎所致咳嗽、咳痰明显好转,鼻尖部之弥漫性皮肤潮红及毛细血管扩张均显著好转,遂将上述减至前方中用量,服 45 剂时鼻尖部及面部皮肤恢复如常人。嘱患者平素坚持清淡饮食、戒烟酒,保持大便通畅。

按:本病病位主要在肺,故应从肺论治。因此,中医治疗当清肺泻热、祛痰化湿。自拟"清宁散加味",方中桑白皮、葶苈子清肺涤痰,赤茯苓、车前子引热下行,生石膏、黄芩、鱼腥草、枇杷叶清肺热;熟大黄、厚朴、枳实泻热通便,使太阴之热下移于阳明大肠而从后阴而泻;玄参、麦冬甘凉濡润,既能清热泻火、解毒散结,又能滋阴养津。诸药合用,清肺泻热,祛痰化湿,因势利导,邪去正安。从现代医学角度来看,上述诸药几乎均有抗菌消炎之功效,厚朴、枳实、大黄等还有调节胃肠功能及血管舒缩功能之效果。本方偏重于清肺泻热,故苦寒之药较多,病趋愈时,黄芩、大黄、生石膏等应酌情减量,以免伤正。鼻赘期可加丹参、毛冬青、菊叶、三七以活血化瘀,解毒消肿,因为从中医学的角度来看,痰蚀内停日久可致瘀,故应兼以活血化瘀治疗,从现代医学角度来看,活血化瘀药物可改善微循环,能抑制胶原的成熟和合成,且使胶原降解增加,有利于鼻尖增生、肥大之皮脂腺和结缔组织所形成的结节或肿瘤样隆起的消失。值得一提的是,本组患者所伴发之痤疮及脂溢性皮炎在口服及外用本方后均同时治愈,反过来也说明了皮肤疾病从肺论治的正确性(山东中医,2004,3)。

【注意事项】

1. 一定要避免使用油性或粉质化妆品,尤其注意不要浓妆。睡前应彻底清除当天的化妆品,并且睡前最好不要涂抹营养霜、药膏等化妆品,应使夜间的皮肤得到轻松、畅通、充分地呼吸。

2. 保持皮肤的清洁卫生。对油性皮肤要经常用肥皂和温水清洗;对干性皮肤则应少用肥皂,同时不要用碱性肥皂清洗。

3. 保持大便通畅,肺与大肠相为表里,大便不通,肺火更旺。

4. 应注意避免冷、热刺激,避免情绪激动、精神紧张。

5. 不宜在夏季、高温、湿热的环境中长期生活或工作。

6. 禁止在鼻子病变区抓、搔、剥及挤压,以防感染。

第三节 多 汗 症

出汗是人体的一种生理现象。如果是在天气炎热、穿衣过厚、饮用热汤、情绪激动、劳作奔走的情况下,出汗增加,属于正常现象。但如果在安静状态下,身体全身性、偏侧性或局限性不自觉地出汗,则属于病态。尤以手掌、足底、腋窝和其他褶皱部为多见,中医学文献中有汗症的记载,如《张氏医通·杂门·手足汗》中记载:"脾胃湿蒸,傍于四肢,则手足多汗"。

【病因病机】

1. 西医病因 多汗症可分为功能性多汗症和器质性多汗症。前者多由于精神紧张、情绪激动、恐惧、焦虑、愤怒所引起;后者常为某些系统疾病如内分泌功能失调、神经系统疾病等引起。而最常见的多汗症是由自主神经功能紊乱所致。

(1)神经性多汗症:其机制有以下两种。

①由于神经损伤或感情冲动致使神经冲动增加,乙酰胆碱分泌量增多出现多汗。a. 皮质性:情绪变化、先天性疾病及体位性、压力性多汗;b. 下丘脑性:体温调节、运动、药物中毒、传染病,某些代谢性、心血管性和神经系统疾病;c. 脊髓性:生理性味觉出汗、横断损伤、轴突反射。

②由于汗腺神经紧张性增加,使其对正常强度的神经性和非神经性刺激的出汗反应增强。

(2)非神经性多汗症:如温热、药物、血流、汗腺变化等。

2. 中医病机 中医学认为,此病系脾胃湿热,蕴蒸肌肤,迫津外泄;或因先天禀赋不足,或久病之后,阳气虚弱,腠理不固,津液外溢所致。

【诊断要点】

1. 全身性多汗:见于发热性疾病及热带环境等情况;或内分泌紊乱,如甲状腺功能亢进症、神经系统疾病;或身体虚弱者,某些药物如阿司匹林、毛果芸香碱等引起。还有一部分是生理性全身性多汗,如食入辛辣食物、大量运动后。

2. 局部多汗:多见于掌、跖、前额、腋下、外阴等处,一般对称发生,掌跖多汗最为常见,情绪激动时出汗更为明显。手足常常湿冷,掌跖青紫,易发生真菌或细菌感染。由于汗液分解,可产生特殊臭味。交感神经任何部位的损害均可引起局限性多汗,多为一侧,可局限于某一小片部位。

3. 体位性多汗和压力性多汗:体位变化、侧卧、半侧或部分躯体受压时发生。可能与皮肤压力感受器以及皮质抑制中枢有关。

4. 发生在遗传性综合征的多汗症常合并有其他的先天性异常。

5. 局部或全身多汗,即可诊断。

【治疗】

1. 西医治疗

(1)全身治疗

①镇静药:如苯巴比妥、氯丙嗪、利舍平、谷维素等对情绪性多汗有效。

②抗胆碱能药物:如阿托品、颠茄、溴丙胺太林、溴甲胺太林、山莨菪碱等,有暂时性效果。

(2)局部治疗:局部止汗药如3%～5%甲醛溶液、5%明矾溶液、5%鞣酸溶液、0.5%的醋酸铝溶液;对严重的掌跖多汗可用浅层X线照射;自来水电离子透入法。腋部多汗可手术切除大汗腺。

2. 中医治疗

(1)辨证施治

①湿热蕴阻:皮肤潮湿多汗,口淡无味而黏腻,可伴四肢沉重,或有关节沉痛或见有腹胀饱满,大便不爽,小便短少。舌苔腻,脉弦滑或沉缓。多由思虑过度,劳伤

心脾,脾失健运,湿浊不化,湿热内蕴,熏蒸肌肤,迫津外渗而致。证属湿热内蕴,迫津外泄,治宜清热利湿止汗,方选二妙丸、除湿胃苓汤加减。药用茯苓 30g,苍术 10g,黄柏 10g,黄芩 10g,栀子 10g,泽泻 10g,淡竹叶 10g,茵陈 15g,枳壳 10g,陈皮 6g。每日 1 剂,水煎服。

②阳气虚弱:手足湿冷,冷汗黏腻或自汗不止,可伴有畏寒肢冷,食少纳呆。舌质淡,苔薄白,脉沉细而缓。多由素体虚弱或久病之后,阳气不足,卫外不固,失于收摄则津液外溢。证属阳气不足,腠理不固,治宜益气固表止汗,方用玉屏风散加减:黄芪 15～30g,白术 15g,党参 12g,茯苓 15g,炒薏苡仁 30g,白芍 15g,桂枝 10g,浮小麦 15g,防风 10g。每日 1 剂,水煎服。

(2)局部治疗:葛根 30g,枯矾 15g。煎水泡洗,每次泡洗 20～30 分钟。

(3)单方成药:二妙丸、参苓白术散、玉屏风散等。

【验案举例】

1. 患者,女,48 岁。患者患头汗症 16 年,间歇性发作,心烦口渴,但渴不欲饮,头面出汗时伴有汗出部位皮肤针刺样痛感,舌质紫暗,脉弦涩。行颅脑 CT 检查,未发现脑器质性病变。诊断为多汗症。证属阴阳失调,汗孔失密。治宜活血化瘀为主,佐以生津止渴。方选血府逐瘀汤化裁。药用当归、沙参各 15g,红花、赤芍、白芍、川芎、桃仁、枳壳、桔梗、栀子、玉竹、麻黄根各 10g,柴胡 5g。每天 1 剂,水煎服,分 2 次服。服 5 剂后,头汗、心烦大减,口渴欲饮。上方去栀子、玉竹,加乌梅 10g。服用 16 剂,诸证悉除。随访 2 年无复发。

按:血府逐瘀汤具有活血化瘀、行气止痛之功效,酌加固表止汗之品治其标,用于治疗局部汗出证属瘀血所致者,疗效甚佳。清代医家王清任对多汗证的治疗,同样主张活血化瘀,如谓"竟有用补气固表,滋阴降火服之不效,而反加重者,不知血瘀亦令人自汗、盗汗,用血府逐瘀汤"。验证临床,此言绝非偏见(河南中医,2003,5)。

2. 患者,男,56 岁。前胸部位多汗 4 年,动辄尤甚,每逢汗出时,似有数十口毫针在胸部皮肤上交替扎刺,汗减少时,扎刺感徐徐消失。舌质暗红,舌边有瘀斑,脉沉涩。动态心电图检查未见异常。诊断为多汗症。证属阴阳失调,腠理不固。治宜活血化瘀。方选血府逐瘀汤加减。药用浮小麦 30g,丹参 20g,当归 15g,桃仁、红花、赤芍药、川芎、白芍、桔梗、枳壳、麻黄根各 10g。每天 1 剂,水煎,分 2 次服。药进 5 剂,汗出减少,皮肤刺痛感减轻。去麻黄根,加太子参 15g,大枣 10 枚。连服 30 剂,心胸汗出消失。随访半年未复发。

按:多汗症虽属阴阳失调,腠理不固之疾,却病因多端,瘀血所致的汗液布局不均,每兼见局部刺痛,渴不欲饮,舌隐青或有瘀点瘀斑、脉涩等。当用活血化瘀为治疗大法。血府逐瘀汤用于治疗局部汗出证属瘀血所致者,疗效甚佳。(河南中医,2003,5)。

【注意事项】

1. 精神因素所致的多汗症,应积极自我调整心态,避免精神紧张、情绪激动、愤怒、恐惧及焦虑等。

2. 单纯的味觉性多汗应避免进食辛辣和刺激性食物及饮料。

3. 所穿的衣物不要太紧,以免妨碍局部的血液流通。

4. 注意个人卫生,勤洗澡、勤换衣。

第四节　剥脱性唇炎

剥脱性唇炎是唇部黏膜的慢性脱屑性炎症。其特征为口唇干燥、肿胀,反复脱屑,有裂纹及痂皮,黏膜浸润肥厚。有学者认为,该病与慢性光线性唇炎和慢性接触性唇炎是同一种疾病。本病与中医学文献中所记载的"唇风""紧唇"相类似。如《诸病源候论》紧唇风记载:"脾胃有热,气发于唇,则唇生疮,而重被风邪、寒湿之气搏于疮,则微肿湿烂,或冷或热,乍瘥乍发,积月累年,谓之紧唇"。又如《外科正宗·唇风》记载:"阳明胃火上攻,其患下唇发痒作肿,破裂流水,不疼难愈"。

【病因病机】

1. 西医病因　本病病因不明。日光照射、局部化学因素的刺激如唇膏、口红、牙膏以及嗜食辛辣刺激性食物、附近病灶或不良习惯等可能有一定关系。有的与情绪及特异体质有关。

2. 中医病机　中医学认为,本病多因偏食辛辣肥甘,胃中积热化火,复外感风热,风火相搏,熏蒸唇部而成;或若过食辛热之物,湿热困脾,郁久化火,或思虑伤脾,内耗阴血,致血虚化燥生风;或素体虚弱,气虚不能收摄,脾湿蕴郁,复感风邪,风湿上扰,则口唇红肿脱屑。

【诊断要点】

1. 多见于女孩及青年妇女。

2. 损害局限于唇红部,常由下唇中部开始,逐渐向整个下唇或上、下唇发展。

3. 口唇干燥、肿胀,有时结痂、裂口,鳞痂脱落后显露出红色光滑面。大多数患者局部有刺感或烧灼感或疼痛。

4. 经过缓慢,可持续数月到数年不等。本病无明显季节性。有的患者可能伴有精神或情绪方面的异常。

5. 慢性剥脱性唇炎有时伴有念珠菌感染。

【鉴别诊断】　剥脱性唇炎原因不明,以慢性脱屑为主。须与以下唇炎相鉴别。

1. 接触性唇炎　有明确接触史,症状轻重、面积与接触物的性质、浓度及接触面积有关。急性期唇部黏膜可有肿胀、水疱甚或有糜烂等症。

2. 光线性唇炎　与日光有直接关系,多见于夏季和户外工作者。症状轻重与日光照射时间长短有关系。

3. 腺性唇炎 以下唇增厚、外翻伴有唇黏液腺增生、导管扩张和不同程度的炎症反应为特征。

【治疗】

1. 西医治疗

(1)一般无须全身治疗,可口服维生素类药物,严重者可试用氨苯砜(DDS)50mg,每日 1～2 次。

(2)类固醇皮质激素软膏、红霉素软膏等外用。

(3)对慢性、顽固、久治不愈者可用浅层 X 线或激光照射。

2. 中医治疗

(1)辨证施治

①胃经风热证:发病急速,下唇肿胀,红肿痒痛,反复脱屑,伴口渴口臭,喜冷饮,便干溲赤。舌质红,苔薄黄,脉滑数。因阳明胃经挟口环唇,下交承浆,故下唇肿胀脱皮与胃经关系最为密切。若胃腑积热化火,复受风热外袭,风火搏结,上蒸口面,气血凝结而致本病。治宜清热泻火,凉血疏风。方选白虎汤加减。药用生石膏 30g,知母 12g,黄芩 12g,栀子 10g,滑石 15g,白茅根 30g,生槐花 10g,防风 10g,连翘 15g,牛膝 10g,生甘草 10g。每日 1 剂,水煎服。

②脾虚血燥证:发病徐缓,唇部肿胀,干燥如火燎,皲裂脱屑或结污褐色痂皮,有烧灼感或疼痛,伴口中黏腻,大便不爽,小便黄赤。舌质红,苔干少津,脉细数。因脾开窍于口,其华在唇,主统血。过食肥甘香燥之物,致脾经蓄热,耗伤阴血,口唇失却滋养故唇干裂脱皮。治宜凉血润燥,健脾祛风。方用归脾汤加减。药用黄芪 15～30g,党参 12g,白术 12g,茯苓 15g,生地黄 15g,当归 15g,赤芍 15g,防风 10g,白蒺藜 15g,甘草 10g。每日 1 剂,水煎服。

③湿阻风盛证:得病日久,唇色淡红,略呈肿胀,脱屑细碎,伴气短乏力,食少腹胀,大便溏泻。舌淡红,苔薄白,脉沉细。多因素体虚弱,或思虑伤脾,脾不运化,脾湿蕴阻,复感风邪,风湿相结,上扰口唇,则口唇红肿,破裂。治宜健脾除湿,益气疏风。方用除湿胃苓汤加减。药用苍术、白术各 10g,茯苓 15g,猪苓 10g,炒枳壳 10g,炒栀子 10g,黄芩 10g,薏苡仁 30g,防风 10g,白蒺藜 30g,车前草 12g,苦参 12g,金银花 15g。口干渴者加花粉、石斛、芦根。每日 1 剂,水煎服。

(2)局部治疗:蛋黄油、甘草油外涂;清凉膏外用。

(3)单方成药:养阴清肺丸、二妙丸、除湿丸、参苓白术散均可选用。

【验案举例】

1. 夏某,男,27 岁。患者从事公安工作,生活欠规律,时常熬夜,饮食失节。翌年入秋以来,周期性并发口唇皲裂,脱皮干燥如火燎,难受不堪,到处求医无效。症见形体消瘦,精神疲倦,面色少华,口唇稍肿,皲裂脱皮,干燥如火燎,唇色如丹,食少时腹胀,大便溏,每天 4~5 次。舌尖稍红,舌苔薄,脉细弱。诊断为剥脱性唇炎。证属脾阴亏乏,阴火内生。治宜健脾益气,降泻阴火。方选参苓白术散加减。药用太子参 12g、煨葛根 15g、炒白术 10g、生白芍 15g、冬桑叶 10g、山药 18g、石斛 10g、梅花 10g、炒扁豆 15g、麦冬 10g、炒麦芽 15g、黄连 6g、炒谷芽 15g、淡竹叶 6g、生甘草 6g。每天 1 剂,水煎 400ml,分早、晚各服 1 次。服药 5 剂后,唇色变淡,肿消,皲裂脱屑明显好转,纳食增进,舌苔薄,脉弱。上方去黄连,加胡黄连 6g、乌梅 10g。继服 7 剂。服药后大便已正常,口唇皲裂已瘥,脉舌正常。上方去乌梅、胡黄连,加砂仁(后下)6g,继服 10 剂以巩固疗效。随访半年,未见复发。

按:本案系脾胃气虚,导致阴火内生。患者劳倦饮食内伤脾胃,脾虚运化失职,则形体消瘦,纳差便溏次多。脾开窍于口,其华在唇,脾虚阴火上升则口唇皲裂,色如涂丹。用太子参、炒扁豆、白术、山药、甘草益气健脾治本;生白芍、石斛、甘草补脾阴;黄连、冬桑叶退阴火;煨葛根止泻。全方共奏益气健脾降火之功,故疗效较好(实用中医药杂志,2003,6)。

2. 刘某,男,40 岁。下唇干裂脱屑 1 年。患者素嗜烟酒,无明显诱因出现下唇肿胀不适,干燥时疼痛,西医治疗未见好转,病情日甚。患者纳食无味,牙龈时有出血,大便干结,体倦乏力。唇部稍肿呈黯红色,边缘不清,干燥脱屑,皲裂。舌脉象:舌边尖红,有瘀斑,苔黄,脉弦细数。诊断为剥脱性唇炎。证属阴虚血燥,风热相搏。治宜清热生津,滋阴润燥。药用赤芍 10g,生地黄 15g,当归 12g,竹茹 10g,石斛 10g,乌梅 15g,沙参 15g,玉竹 10g,甘草 6g,生地黄 15g,玄参 15g,麦冬 15g。每日 1 剂,水煎服。嘱其戒烟酒。唇肿、唇干、渴饮等症有所减轻,效不更方,继服 10 剂。唇红润,无脱屑。继以知柏地黄丸善后。

按:《医宗金鉴·外科心法要诀》云:唇风"此证多生下唇,由阳明胃经风火凝结而成,初起发痒,色作红肿,日久破裂流水,痛如火燎,又似无皮,日久口唇润动不止。"相当于今天唇部黏膜慢性炎症性疾病。以局部红肿痒痛,干燥开裂,溃烂流黄水,反复脱屑为临床特征。其发病是因脾胃积热蕴于内,复感外邪,而成风热相搏之势,上熏于口唇而成。根据唇部经络所属多为脾胃伏热所致,治宜清胃凉血,泻脾胃伏火,主拟脾胃清泄汤,缓缓图之,一般多能见效。案例为阴虚血燥症,主用滋唇饮、养胃增液汤化裁而成的滋阴养血汤,病去大半,续以滋阴清热之丸剂善理。其他如双解通圣散、生血润肤饮等,清热、疏风润燥之品亦可酌情选用之。患者应注意戒除用牙齿咬唇或用舌舔唇部之不良习惯。勿过食炙烤肥腻之品。干燥之秋、冬季节,唇部可经常涂搽滋润油脂,防止燥裂(中医皮科临床经验集,人民卫生出版社,2008)。

第五节 斑 秃

斑秃是一种突然发生的局限性斑片状脱发,可发生于身体的任何部位,头发全部脱落称为全秃,全身毛发均脱落称为普秃。本病病因尚不清楚,可能与遗传、情绪、应激、内分泌失调、自身免疫因素有关。本病中医学俗称"鬼剃头"属"油风"范畴,多由血虚毛发开张,风邪乘虚袭入,风盛血燥,发失所养而致头发成片脱落;或情志抑郁,肝气郁结;或过度劳累,损伤心脾,有伤生化之源,毛发失养所致。而肝主藏血,发为血之余,肾主骨,其容在发,病久毛发全脱,精神抑郁,肝肾两亏致发失濡养而发病。中医称本病为"鬼舐头""油风"。如《诸病源候论·鬼舐头候》记载:"人有风邪,在于头,有偏虚处,则发秃落,肌肉枯死……或如钱大或如指大。发不生亦不痒,故谓之鬼舐头"。又如《外科正宗·油风》记载:"油风乃血虚不能随气荣养肌肤,故毛发根空,脱落成片,皮肤光亮,痒如虫行。"又如《医宗金鉴·外科心法》记载:"油风毛发干焦脱,皮红光亮痒难堪,毛孔风袭致伤血"。

【病因病机】

1. 西医病因　其发病原因不十分清楚,可能与以下因素有关。

(1)遗传:10%～20%的斑秃患者有家族史。

(2)自身免疫性疾病:斑秃常与一些自身免疫性疾病并发,如慢性淋巴细胞性甲状腺炎、恶性贫血、自身免疫性溶血性贫血、系统性红斑狼疮、白癜风等,糖尿病患者斑秃的发生率高于正常人。血清中可查出抗甲状腺抗体、抗胃壁细胞抗体、抗肾上腺抗体、抗平滑肌抗体。类固醇皮质激素治疗可使病情逆转。患者 T 淋巴细胞数与对照者相比有明显的减少,有自身抗体的患者比没有自身抗体的患者减少得更多。

(3)精神神经因素:如精神创伤及过度紧张、惊恐等可诱发或加重病情。

另外,也可能与局部病灶感染、中毒、肠寄生虫及内脏疾病有关。也有学者认为患处局部存在微循环障碍,患者的血黏度增高。

2. 中医病机　中医学认为,本病为或过食辛辣、肥甘厚味,或情志抑郁化火,耗伤阴血,血热生风,风热上窜巅顶,毛发失养而脱落;或血行不畅,瘀血阻络,清窍失养,发脱不生;或素体虚弱或久病之后,致气血两虚,肝肾不足,精不化血,血不养发,毛根空虚而发落。

【诊断要点】　本病可发生于任何年龄,但以青年人为多。

1. 头发突然成片迅速脱落,脱发区皮肤光亮,呈圆形或椭圆形或不规则形,小如指甲,大如钱币或更大,数目不等,境界清楚,可相互连接成片。

2. 脱发区无任何自觉症状。多在无意中发现,经过徐缓,有时可长期静止,有自愈倾向,亦可迅速进行,病损扩大增多,头发全部脱光成为全秃,甚或全身毛发脱落而成普秃。

3. 约 30%的斑秃患者有指甲的改变,表现为甲凹点、甲剥离、甲纵嵴、脆甲等。

4. 根据头部突然出现圆形或椭圆形的脱发区,局部皮肤光亮、无炎症反应,即可诊断。

【鉴别诊断】　应与以下疾病相鉴别。

1. **黄癣**　脱发多见于儿童,有黄癣痂,局部有萎缩性瘢痕,真菌检查呈阳性。

2. **假性斑秃**　症状类似斑秃,但患处皮肤萎缩,毛囊口不明显,毛发不能复生。

3. **秃发性毛囊炎**　先有化脓性毛囊炎,愈后呈萎缩性瘢痕,易反复发生。

4. **头皮局限性硬皮病**　常呈条状,局部头皮变硬、萎缩。

5. **拔毛癣**　患者常不自主地拔除毛发,由病史及临床表现即可鉴别。

【治疗】

1. 西医治疗

(1)全身治疗

①有明显精神因素者可给予镇静药如地西泮 1mg、谷维素 10mg,每日 3 次,口服。

②胱氨酸 50mg,每日 3 次;以及 B 族维生素和维生素 E。

③对全秃或普秃患者可给予泼尼松,每日 15~30mg,数周后减量。

④米诺地尔 5mg,每 12 小时 1 次,口服。

⑤环孢素,每日 6mg/kg,分 2 次口服,共服 12 周。

(2)局部治疗

①局部外用:1%米诺地尔霜;0.1%~0.2%蒽林软膏;0.02%盐酸氮芥;30%补骨脂酊。

②局部注射:激素,秃发区皮下或皮内注射;阿托品 5mg 局部做皮下注射;山莨菪碱 5~10mg 做皮内注射。

③二硝基氯苯(DNCB):配制成 0.1%、0.5%、1.0%、2.0%丙酮溶液,首先致敏,用 1.0%~2.0% DNCB 溶液直接涂于脱发区,每周 1 次,连续 1~2 周,使机体致敏,致敏后再用 0.1%~0.5% DNCB 溶液涂拭在脱发部位,使之产生轻度炎症反应,炎症消失后,每周或更长时间反复激发,直至毛发生长为止。

④二苯环丙烯酮(DPCP):方法与 DNCB 溶液类似。一般先用 0.1% DPCP 丙酮溶液致敏,每周 1 次,连续 1~2 周,如不成功可增加浓度,致敏后用 0.001%~1.0%丙酮溶液激发,使用浓度根据患者对过敏原反应情况而调整,原则是保持有轻度红斑、丘疹而不发生水疱或渗出。

⑤鲨烯酸丁二酯(SADBE):先用 2% SADBE 丙酮溶液 0.1ml 致敏,局部出现反应后即可开始治疗。治疗浓度为 0.1%(0.001%~0.1%)SADBE 丙酮溶液、异丙醇溶液或亲水软膏,每周 2~3 次外涂,达到局部产生和维持轻微的皮炎为宜。

(3)光化疗法:外搽 0.5%的 8-甲氧补骨酯酊或霜,45 分钟后照射长波紫外线,每周 2 次,每次 10~30 分钟。

(4)局部可做激光或冷冻治疗。

2. 中医治疗

(1)辨证施治

①血热风燥型:发病急,多发生于青壮年。脱发进展迅速,偶有头皮瘙痒或局部有灼热感,伴心烦失眠,急躁易怒。舌红苔薄,脉弦。血为水谷精微所化,以奉养周身。若过食辛热或情志抑郁化火,或年少气血刚盛,肝木化火,耗伤阴血,血虚生风或血热生风,风热随气上窜巅顶,毛根得不到阴血滋养,毛根动摇,故而突然脱发成片。治宜凉血熄风,养阴护发,方选六味地黄汤合犀角地黄汤加减。药用生地黄30g,赤芍15g,牡丹皮12g,紫草10g,川芎15g,莲子心15g,地榆10g,防风10g,白蒺藜30g,白芷6g。每日1剂,水煎服。

②肝郁血瘀型:多发生于肝郁气结之人,病程较长,脱发前可有头痛或胁肋胀痛,可伴口苦咽干,夜多噩梦,烦乱失眠,女性或有月经不调,小腹坠胀,经行有血块。舌有瘀斑,脉沉细。或遇情志不畅,或精神抑郁而诱发,清《血证论·瘀血》中说:"凡离经之血,与养荣周身之血已绝而不合,瘀血在上焦,或发脱不生。"《医林改错》中也说"……头发脱落,各医书皆言伤血,不知皮里肉外血瘀,阻塞血路,新血不能养发,故发脱落。"血瘀毛窍,经脉不畅,新血难以灌注于发根,发失其濡养,则发脱成片。治宜疏肝理气,活血通窍,方选通窍活血汤加减。药用赤芍、白芍各15g,川芎15g,川楝子10g,枳壳10g,桃仁10g,红花10g,川地龙10g,鬼箭羽12g,当归10g,白蒺藜30g。每日1剂,水煎服。

③气血两虚型:多于大病之后或产后,头发成片脱落,渐进性加重,或成全秃,毛发稀疏干枯,伴心悸气短,倦怠乏力,面色苍白。舌淡,苔薄,脉细弱。发为血之余,营血虚损,气血不充,则毛发失养,或见发枯不润,或见萎黄稀少,甚至毛发脱落。《诸病源候论》说:"冲任之脉,谓之血海,其别络上唇口。若血盛则荣于须发,故须发美;若血气衰弱,经脉虚竭,不能荣润,故须发秃落。"治宜益气补血,养血生发,方选八珍汤加减。药用党参10~15g,茯苓15g,白术15g,黄芪15~30g,当归15g,白芍15g,生地黄15g,川芎10g,何首乌30g,黑桑椹30g,黑芝麻30g。每日1剂,水煎服。

④肝肾不足型:病程日久,重时毛发全部脱落,甚或全身毛发均脱落,伴头晕目眩,耳鸣,五心烦热,腰膝酸软,遗精盗汗,夜寐不安等。舌淡,苔剥,脉沉细。《内经》所言:"女子七岁,肾气实,齿更发长……五七,阳明脉衰,面始焦,发始坠……丈夫八岁,肾气实,发长齿更……五八,肾气衰,发落齿枯……"肝藏血,肾主骨生髓,其华在发,肝肾不足,阴血不生,致毛发失养,故见毛发脱落或须发早白。治宜滋补肝肾,益精生发,方选二至丸合七宝美髯丹加减。药用何首乌30g,牛膝15g,菟丝子15g,当归15g,枸杞子15g,女贞子15g,墨旱莲15g,茯苓15g,桑椹30g,熟地黄15g。每日1剂,水煎服。

(2)局部治疗:生发酊外搽;梅花针敲打;针灸。

（3）单方成药：斑秃丸、七宝美髯丹、八珍丸、养血生发胶囊、六味地黄丸等。

【验案举例】

1. 刘某，女，25 岁。脱头发已有 2 年，开始发现头部有一小块头发脱落，由指甲大发展成为大片脱落，皮肤光秃，偶痒，不脱皮，自用生姜外搽效果不显，后又外搽乙醇制剂多种及服中西药，效果均不理想，眉毛、睫皮也开始脱落，不思饮食，大小便正常，月经错后，夜寐不安，多梦。现头发及眉毛、睫毛约 2/3 脱落，头皮光亮。其间散在少许毳毛，残存之毛发稍触动即容易脱落。脉缓弱无力。舌苔薄白而滑，舌质淡红。诊断为斑秃（全秃）。证属肝肾不足，发失濡养。治宜滋补肝肾，养血生发。药用黄芪 30g，生地黄、熟地黄、桑椹、鸡血藤、何首乌藤、白芍各 15g，川芎、墨旱莲各 9g，明天麻、冬虫夏草、木瓜各 6g。每日 1 剂，水煎服。服 1 个月后，头皮部分可见少许新生之毳毛，原残存之毳毛较前变黄，色稍深，变粗，变硬，未再继续脱发。月经已正常，睡眠稍安定。继服 2 个月后，头部毳毛已有新生，原有之毳毛已大部分变黄或棕黑色，较粗硬，饮食调，夜寐安，精神已较愉快。改用桑椹膏和七宝美髯丹，服药 1 个月后头发大部分恢复正常。唯毛发及眉毛颜色稍淡、稍软，临床已基本治愈。

按：本案脱发 2 年，不思饮食，月经错后，夜寐不安，多梦，属肝肾亏虚，而肝主藏血，发为血之余，肾主骨，其容在发，病久毛发全脱，精神抑郁，肝肾两亏致发失濡养而发病。影响脾胃功能导致不思饮食。心主血，主神志，故而表现为心神不宁，多梦。故治以滋补肝肾为主，用两地两藤，有乌发之功。天麻以通络，木瓜以和胃通络，冬虫夏草以补肾。诸药共奏良效（赵炳南临床经验集，人民卫生出版社，1995）。

2. 王某，女，23 岁。1 年前头皮瘙痒，继而零散脱发，日渐加重。体格检查：头顶部头发稀疏，毛发枯燥，头晕纳呆，胸闷，口干不欲饮，周身倦怠；舌质红，苔薄白稍腻，脉弦滑。诊断为斑秃。证属脾胃湿热，外感风邪。治宜清热渗湿，祛风活血。方选防风通圣散合四物汤化裁。药用白鲜皮 30g，赤芍 15g，大黄、栀子、当归、苦参、白术各 10g，防风、薄荷、川芎各 9g，荆芥穗、甘草各 6g。每日 1 剂，水煎服。服 6 剂后，饮食增加，头晕、胸闷均愈。头皮瘙痒悉除。诊其脉和缓，知湿热已解，改以四物汤加何首乌、菟丝子、菊花、白鲜皮、枸杞子、白术、苦参、黄芪、茯苓等药，继服 20 剂，脱发全部再生。半年后新发色黑，光泽如常，追访 4 年未复发。

按：本案治疗当以清利湿热、祛风活血为主，选用防风通圣散表里双解，清热利湿祛风。配以四物汤养血活血。方中用四物汤补血养血生发；加何首乌、菟丝子、枸杞子补肾以壮生发之源；配以黄芪、白术、茯苓健脾，使气血得以充分生化；苦参、白鲜皮清热利湿止痒。诸药相伍，继服 20 剂，脱发全部再生，半年后新发色黑，光泽如常，本案告诫医者，同为脱发，病因不同，证型各异，不能凡见脱发一味追求补肾养血之大法，要正确辨证论治（古今名医皮肤性病科医案赏析，人民军医出版社，

2006）。

【注意事项】

1. 不用尼龙梳子和头刷，因尼龙梳子和头刷易产生静电，会给头发和头皮带来不良刺激。最理想的是选用黄杨木梳和猪鬃头刷，既能去除头屑，增加头发光泽，又能按摩头皮，促进血液循环。

2. 勤洗发，洗头的间隔最好是2～5天。洗发的同时需边搓边按摩，既能保持头皮清洁，又能使头皮活血。

3. 不用脱脂性强或碱性洗发剂，这类洗发剂的脱脂性和脱水性均很强，易使头发干燥、头皮坏死。应选用对头皮和头发无刺激性的无酸性天然洗发剂或根据自己的发质选用。

4. 戒烟、限酒：吸烟会使头皮毛细血管收缩，从而影响头发的发育、生长。节制饮酒，白酒，特别是烫热的白酒会使头皮产生热气和湿气，引起脱发。即使是啤酒、葡萄酒也应适量，每周至少应让肝"休息"2日（即停止饮酒）。

5. 消除精神压抑：精神状态不稳定，每天焦虑不安会导致脱发，压抑的程度越深，脱发的速度也越快。对女性来说，生活忙碌而又保持适当的运动量，头发会光彩乌黑，充满生命力。男性相反，生活越是紧张，工作越忙碌，脱发的机会越高。因此，经常进行深呼吸、散步、做松弛体操等，可消除当天的精神疲劳。

6. 烫发、吹风要慎重。吹风机吹出的热风温度达100℃，会破坏毛发组织，损伤头皮，因此要避免总吹风。烫发次数也不宜过多，烫发液对头发的影响也较大，次数多了会使发丝大伤元气。

7. 多食蔬菜、防止便秘。要常年坚持多吃谷物、水果。如蔬菜摄入减少，易引起便秘，影响头发质量，患痔疮还会加速头顶部的脱发。

8. 空调要适宜。空调的暖湿风和冷风都可成为脱发和白发的原因，空气过于干燥或湿度过大对保护头发都不利。

9. 注意帽子、头盔的通风。头发不耐闷热，戴帽子、头盔者会使头发长时间不透气，容易闷坏头发。尤其是发际处受帽子或头盔压迫的毛孔肌肉易松弛，引起脱发。所以应做好帽子、头盔的通风，如垫上空心帽衬或增加小孔等都可有效预防斑秃的发生。

第六节　脂溢性皮炎

脂溢性皮炎，是一种皮脂溢出过多而引起的慢性炎症性皮肤病。多发生在头面、胸背等皮脂溢出较多的部位。通常自头部蔓延至其他脂溢部位，伴有不同程度的瘙痒。成年人及新生儿多见。初发表现为毛囊周围红色小丘疹，随病情发展，丘疹互相融合而成大小不等的黄红色斑片，境界清楚，其上有油腻性鳞屑或痂皮。多由血燥之体,复遭风热,郁而化燥,耗伤阴血,肌肤失于濡养而致皮肤粗糙,迭起白屑;或过食肥甘、辛辣、酒类,以致脾胃运化失常,生湿生热,湿热蕴结肌肤而致皮肤油腻、瘙痒。本病与中医学文献记载的"面游风""白屑风"相类似。如《医宗金鉴·外科心法·面游风》记载:"此证生于面上,初发面目水肿,痒若虫行,肌肤干燥,时起白屑。次后极痒,抓破,热湿盛者津黄水,风燥甚者津血,痛楚难堪"。又如《医宗金鉴·外科心法·白屑风》记载:"此证初生发内,延及面目耳项燥痒,日久飞起白屑,脱去又生"。

【病因病机】

1. 西医病因病理　本病病因尚不十分明确。有学者认为与遗传有关,家族中常有同患此病者。性激素平衡失调,尤其是雄性激素增高,致使皮脂腺分泌增多。在此基础上,可能使存在于皮肤上的正常菌群大量繁殖侵犯皮肤或使一些微生物如痤疮棒状杆菌,分解出游离脂肪酸,刺激皮肤所致。另外,精神因素、饮食习惯、B族维生素缺乏及嗜酒等也对本病的发生起一定的作用。

2. 中医病因病机　中医学认为,本病因平素血燥之体,复感风热外袭,郁久化燥,肌肤失养,以致皮肤粗糙干燥。或过食肥甘、辛辣、酒类,脾胃运化失常,致内蕴湿热,再复感风邪,湿热蕴阻肌肤,湿热上蒸而成本病;或热郁日久,致阴血暗伤,血虚阴伤,肌腠失其温煦,则生风化燥所成肤燥脱皮之证。

【诊断要点】　好发部位主要在皮脂溢出较多、多毛、多汗的部位,往往局限或开始于头皮,症状加重时向面部、耳后、腋窝、上胸背,肩胛部,以至腋窝、耻骨部及腹股沟等部位发展。

1. 初起常表现为毛囊周围红色小丘疹。渐互相融合成大小不等的黄红色鳞屑性斑片或痂皮,边界清楚。

2. 头部为散在性、大小不等、颜色鲜红或黄红色的鳞屑斑,重者为油腻性、鳞屑性地图状斑,可伴有渗出和厚痂,瘙痒剧烈,更甚者全头部覆有油腻性厚痂,并有臭味。可蔓延至前额、耳后及鼻唇沟和鼻翼部位。

3. 躯干部位的皮损多为钱币大小圆形或椭圆形或不整形的黄红色或褐红色油腻性斑片,境界清楚,数目不一,邻近皮损可相互融合。经过中可中心向愈,形成环状或多环状损害。多见于腋窝边缘、阴股部等部位。

4. 皮损蔓延可侵犯全身,甚至可发展为红皮病,全身弥漫潮红,富于鳞屑。

5. 本病经过慢性,伴有不同程度的瘙痒。患病时久者,可呈现慢性皮炎样改变,皮肤浸润肥厚。头皮的损害常可引起脱发(脂溢性脱发)。

6. 好发于成年人和新生儿。成年人脂溢性皮炎为慢性过程;新生儿脂溢性皮炎常发生在出生后第 1 个月,头皮局部或全部覆有油腻的灰黄色或黄褐色厚薄不等的痂皮或鳞屑。一般患儿于 3~4 周痊愈。

7. 根据本病好发部位及皮损特点,带油腻性脱屑的黄红色斑片,可以结成厚薄不一的痂皮。有不同程度的瘙痒,皮损由头部开始,渐向下蔓延,经过慢性等可以诊断。

【鉴别诊断】 应与以下疾病相鉴别。

1. 玫瑰糠疹　主要发生于躯干及四肢近端,多先有一个圆形或椭圆形的母斑,有细薄鳞屑,之后陆续出现同类斑片,皮损长轴与皮纹一致。

2. 银屑病　尤其是头部银屑病,其皮损为浸润性斑片,附有多层白色鳞屑,斑片处毛发呈束状。

3. 痤疮　无油腻性鳞屑及结痂。

4. 湿疹　有一定的好发部位,也有油腻性鳞屑。境界不明,皮损多形性,瘙痒剧烈。

5. 体癣　损害中心向愈,周边炎症明显,无油腻性鳞屑。

【治疗】 本病的治疗原则为抑脂、消炎、止痒。

1. 西医治疗

(1)内用药:口服维生素 C 及复合维生素 B。

(2)瘙痒显著者可用止痒药。

(3)抗生素:炎症较重时或有明显渗出时,或有继发感染时可选用抗生素,如红霉素或四环素等。

(4)抗真菌药:本病的发生可能与局部卵圆形糠秕孢子菌的繁殖有关,可选用伊曲康唑及特比奈芬等。

(5)外用药:维生素 C 霜、5%硫黄霜、抗生素制剂、间苯二酚制剂、鱼石脂及激素制剂。

2. 中医治疗

(1)辨证施治

①肺胃热盛型:急性发病,皮损色红,并有渗出、糜烂、结痂、瘙痒。可伴有心烦、口渴、大便秘结。舌红,苔黄,脉滑数。平素为血燥之人,食入辛辣厚味、油腻、酒类,致脾胃运化失常,内蕴积热,复感风热之邪,使之血热风燥,肤失濡养而成本病。治宜清热利湿,佐以凉血止痒,方选枇杷清肺饮加减。药用枇杷叶 10g,桑白皮 10g,黄连 6g,黄柏 15g,野菊花 10g,黄芩 10g,栀子 10g。每日 1 剂,水煎服。

②脾虚湿困型:发病较缓,皮损淡红或黄,鳞屑油腻,可伴有便溏。舌淡红,苔白腻,脉滑。素体湿盛之人,多食肥甘,致脾失健运,湿邪困脾,湿邪内蕴,发于肌肤则成本病。治宜健脾除湿,佐以清热止痒,方选参苓白术散合四物汤加减。药用海藻 15g,昆布 15g,夏枯草 15g,连翘 15g,生龙骨、牡蛎各 30g,茯苓 15g,泽泻 10g,薏苡仁 30g,白术 10g,益母草 15g,桃仁 10g,浙贝母 15g。每日 1 剂,水煎服。

③血虚风燥型:症见皮肤干燥,有糠秕状鳞屑,瘙痒,头发干燥无光或伴有脱发。舌红,苔薄白,脉弦。热邪久郁,伤及阴血,或素体阴虚血亏,肤腠失温煦,则愈

生风化燥,风为阳邪,郁而化火,更伤阴血,二者互为因果,则本病难愈。治宜养血润燥,祛风止痒,方选当归饮子加减。药用当归 15g,白芍 15g,生地黄 15g,何首乌 15g,防风 10g,川芎 10g,牡丹皮 10g,白蒺藜 30g,白鲜皮 30g。每日 1 剂,水煎服。

④局部治疗:油腻性鳞屑可用透骨草 60g,龙葵 30g,煎水外治。

(2)单方成药:二妙丸、龙胆泻肝丸、栀子金花丸等。

【验案举例】

1. 赵某,女,26 岁。头面部起糠秕样白屑 2 年。无明显诱因面部出现糠秕样白屑,微痒。在当地医院就诊,疗效欠佳。月经量中,色黯红,夹有血块。现形体较瘦,头皮堆叠性鳞屑斑块,梳之如雪花样飘落,面部起糠秕样白屑,以颧、额部为甚,基底紫黯,边界不清,白屑分布以中央多边缘少。舌淡红,苔薄白,脉弦细。诊断为脂溢性皮炎。证属血虚风燥,肌肤失养。治宜祛风通络,养血润燥。药用白鲜皮 15g,当归 12g,桃仁、红花、天麻、僵蚕、川芎、赤芍、熟地黄、独活各 10g,柴胡、荆芥各 6g,薄荷 5g。每日 1 剂,水煎服。服 7 剂后,面部白屑范围缩小,基底色黯,不痒。治以益气养血,前方加桃仁、红花、天麻、僵蚕各 10g。服 14 剂后,面色红润,仅两颧下有 5 分硬币大小白屑区,但屑量少,基底色泽无明显异常,前方加益母草膏 15g,每日 3 次,服用 1 个月,面部光润,白屑全无。随访 1 年未复发。

按:本案系血虚风燥,肌肤不荣,乃至肌肤层层白屑,患者月经瘀块。总而观之,血虚兼有血瘀,又因外染风邪,故以活血养血化瘀之代表方桃红四物汤加减,寓意"治风先治血,血行风自灭"。方中加荆芥、薄荷疏散风邪,柴胡、独活均为引经通络之要药,天麻疏散头风。后期以养血为巩固治疗,故取良效(中医皮科临床经验集,人民卫生出版社,2008)。

2. 张某,男,27 岁。颜面眉弓、鼻唇沟、耳后皮肤潮红,表面见糠皮状油腻性鳞屑覆盖,瘙痒。口服维生素 B$_6$ 片、特非那定等,病情虽有好转,但易反复发作,大便干,舌红、苔黄腻,脉滑数。诊断为脂溢性皮炎。证属湿热内蕴,外窜肌肤,兼感风邪。方选泻黄散加味。药用薏苡仁 30g,土茯苓、生石膏各 20g,黄芩、山楂、野菊花、金银花、茵陈、防风各 15g,荆芥、焦栀子、皂角刺、藿香各 10g,甘草 6g。每日 1 剂,水煎服。脂溢洗剂(王不留行、苍耳子、侧柏叶、明矾等组成),煎水取药汁冷湿敷,每日 1～2 次。服 7 剂后,病情好转,皮肤颜色退淡,鳞屑减少,瘙痒减轻,无烦躁易怒,舌红、苔黄,脉弦滑。拟上方生石膏改为 10g。服 5 剂后,皮损全部消退,病告痊愈。

按:加味泻黄散,立法用药紧扣病机,为治疗脂溢性皮炎之有效方药。方中石膏辛甘寒直入脾胃以清其热;山栀子苦寒以泻其火;防风升散脾中伏火,与石膏、栀子配伍合用。使之清降而不伤脾胃之阳,并散解伏积之火;藿香芳香醒脾以振奋脾胃气机,并助升散脾中伏火;黄芩清热泻火解毒;荆芥散风止痒、宣毒透疹;薏苡仁、土茯苓、山楂清热解毒、消食化积、除湿祛脂;皂角刺活血消肿、搜风止痒;甘草泻火和中而调诸药。诸药和用,共奏清泻脾胃实火之功,使之中热得泻,伏火潜消,诸症随之而退。再配合有祛风除湿、收敛止痒之功效的脂溢洗剂局部外洗,直达病所,使皮疹得以迅速消退(浙江中医杂志,2007,8)。

【注意事项】

1. 脂溢性皮炎临床上变化多端,有的进展缓慢,反复发作。有的可局限于头部。有的分布于其他部位或全身,由于瘙痒、搔抓可造成红皮病、毛囊炎、疖肿、淋巴结炎等。亦有处理不当而引起接触性皮炎或湿疹样变。

2. 勤洗头,一般每 3～5 天 1 次,宜用硫黄软皂,禁烫洗和搔抓。勤洗澡,保持皮肤清洁,以减少微生物寄生。皮肤油脂较多者,应每天用温水、硫黄皂洗脸 2～3 次,少用或不用化妆品。

3. 营养和饮食:限制多脂、多糖饮食,少吃动物脂肪、糖类及刺激性食物,避免烟、酒,多吃新鲜蔬菜、水果及富于 B 族维生素的食物。

4. 调节胃肠功能,保持大便通畅,必要时可用适量番泻叶泡水代茶饮。

5. 要保持生活规律和充足睡眠,精神要愉快,按时服药。

6. 急性期要避免风吹日晒,不要用刺激性强的药物。

第七节　瘢痕疙瘩

瘢痕疙瘩或称瘢痕瘤,是皮肤损伤后结缔组织大量增生形成的良性肿瘤。患者多为瘢痕体质,可继发于外伤、烧伤、烫伤、感染注射或手术以后。皮损呈蟹足状,是多种损伤的超常结缔组织反应。自觉瘙痒,烧灼刺痛。其发生受到多种局部因素和全身因素的影响,并可见到家族发病倾向。西医治疗效果并不满意,单纯手术切除治疗常导致复发,切除后做浅部 X 线照射可能防止复发,病灶内注射皮质类固醇可缩小皮损。中医称本病为"肉龟疮"或"锯痕疮",多因先天禀赋,后天为金刃所创,或水火烫伤,或感受外邪,余毒未尽,气血凝滞而成。

【病因病机】 一般认为某些人具有容易形成本病的素质或有家族倾向,有色人种特别是黑种人比白种人多见。

中医学认为,本病多因先天因素或由于金、刃、水、火之伤,余毒未净,复受外邪入侵肌肤致使湿热搏结,血瘀凝滞而成。

【诊断要点】

1. 常继发于创伤(如手术)或即使轻微虫咬,但患者有时不觉原先损伤。

2. 好发于胸骨前区,其次为颈部、肩胛部、面部、四肢或背上部等处。

3. 损害可单发或多发,为高出皮面的坚韧而有弹性的斑块,表面光滑、无毛发,边界清楚,有时呈蟹足状,早期呈淡红或红色,停止发展时呈正常皮色。

4. 自觉局部瘙痒、刺痛或知觉减退,气候变化时加重。

【辅助检查】 病理变化：由致密的胶原纤维素组成，排列成旋涡或结节状，增殖期可见血管及纤维细胞增生，硬化期胶原纤维透明变性。组织化学染色示病变处黏多糖纤维增加。

【鉴别诊断】 肥厚性瘢痕：损害不超出原手术切口或外伤范围，且可在数月后逐渐变平，消退。

【治疗】

1. 西医治疗

(1)尽量避免手术切除，如必须手术治疗者，则手术后合并浅层放射或局部注射类固醇皮质激素制剂。

(2)音频电疗可部分或完全消除痒、痛，促使瘢痕变软、变平、变小。

(3)外用药物疗法：如橡皮膏、肤疾宁贴膏、瘢痕敌贴膏等外贴有一定疗效。0.05％维 A 酸霜外涂也可见疗效。

(4)放射疗法：浅部 X 线放射治疗，对病程 6 个月内早期损害效果较好。

据报道，应用 2.5％氟尿嘧啶 4ml、利多卡因 2ml、泼尼松龙混入悬液 1ml(25mg)混合注入瘢痕组织内，每 6 天 1 次，5 次为 1 个疗程，可取得满意疗效。

2. 中医治疗 单方成药如大黄䗪虫丸、散结灵、活血消炎丸、内消连翘丸均可选择使用；局部治疗可用黑布药膏、拔膏疗法。

【验案举例】

1. 许某，女，12 岁。右侧膝关节内侧，于 3 年前烧伤遗留瘢痕如蟹足，面积大如手掌，膝关节屈曲，不能伸直，行走跛行。湿热搏结，血瘀凝滞。外用黑布膏，瘢痕逐渐软化，膝关节渐渐能够伸直，用药 4 个月以后，瘢痕完全软化，膝关节伸直能正常行走。

按：瘢痕疙瘩，中医称为蟹足肿、肉龟疮或锯痕症，是人体结缔组织对创伤的反应超过正常范围的表现。病因尚未明了，有瘢痕体质的人可因外伤、预防接种和手术后发生，有时与皮肤张力、免疫因素、遗传因素也有关。其色淡红或暗红，表面光滑、无毛发，呈圆形、卵圆形或条带状，微有痛痒，但亦有刺痛或剧痛。发生于关节处者，可影响关节活动。少数患者可自愈。中医学认为，本病多因先天因素或外伤、余毒未净，复受外邪入侵肌肤，致湿热搏结，血瘀凝滞而成。本案为烧伤后局部纤维组织增生引起，用黑布膏敷盖患处，收效良好。黑布膏由老黑醋 2500ml，五倍子 840g，金头蜈蚣 10 条研面，冰片 3g，蜂蜜 180g 组成，经严格如法炮制而成。功能活血软坚，解毒止痛。经外用 4 个月，瘢痕已完全软化，关节活动正常(赵炳南临床经验集，人民卫生出版社，1995)。

2. 高某，男，26 岁，因左肩部瘢痕增生，伴痒痛 6 年，经手术切除及瘢痕内注射药物治疗均无效。现左肩部有一个 4cm×2.1cm 的瘢痕疙瘩，局部隆起呈瘤样增生，表面光滑，色红润而发亮，质硬如软骨，有压痛，形如蜈蚣。湿热搏结，血瘀凝滞。应用三七粉 40g，食醋适量，调成膏状外敷患处，每日 2～3 次。治疗 20 天，瘢痕变软变平，痛痒消失。

按：瘢痕疙瘩临床尚无特效治疗方法，本案用三七粉和食醋调成膏状，外敷患处。曾治疗瘢痕疙瘩 16 例，疗效比较理想。病程短者 6 个月，长者 8 年；疗程最短 6 天，最长 29 天。三七有通脉行瘀、消肿定痛之功，《沈绍九医话》云：“此药还具有补气之功，同补药则补，入行瘀药则破”。瘢痕疙瘩乃血瘀凝滞而成，正在三七主治之列。三七与醋同用，增强了散瘀之力。《本草拾遗》载，醋能破血运，除癥块坚积。《本草经疏》云：“其酸收而又有散瘀解毒之功也，故外科敷药中多资用”（中医杂志，1994，4）。

第19章

皮肤肿瘤

第一节　血管瘤

血管瘤是由残余的胚胎血管细胞增生而形成的良性肿瘤,属于一种错构瘤。多见于婴儿和儿童。临床上分为 4 种类型,即鲜红斑痣、毛细血管瘤、海绵状血管瘤和混合血管瘤。血管瘤与中医学文献记载的"血瘤"相类似。

【病因病机】　在婴儿,最初损害为境界清楚的淡红斑,以后在这些区域中,可出现小而散在的毛细血管扩张,这种早期病例,有的不再进展,有的则毛细血管扩张,逐渐消退而皮疹消失,但更多的病例,其皮损继续加重,发育成为血管瘤。

中医学认为,本病多因先天不足、气滞血瘀、脉络壅聚所致。

【临床表现与诊断要点】

1. 鲜红斑痣　又称葡萄酒样痣或毛细血管扩张痣。损害为数片大小不等的红色、暗红色或紫红色斑片,不高出皮面,边界清楚而不规整,压之褪色。常出生时即有或生后不久出现,随机体发育而增大,但生长到一定程度,可停止发展。多见于面部及枕部。发生于枕部、额部、鼻梁等处者,有的可自行消退。随年龄增长其上可发生血管性结节状或疣状赘生物。病理变化主要在真皮中、上部可见群集的、扩张的毛细血管及成熟的内皮细胞,但无内皮细胞增生。

2. 毛细血管瘤　又称草莓状痣或单纯性血管瘤。损害为一个或数个高出皮面的鲜红至紫红色、柔软而分叶状的肿物,压之不完全褪色。好发于头、颈、面部。通常在生后数周内出现,数月内迅速增大,直径可达 1 至数厘米,大多数 1 岁内生长到最大限度,但以后可自行退化,数年内可完全或不完全消退。病理变化,真皮内可见增生的毛细血管,内皮细胞大而显著增生,大多聚集成实体性条索或团块,其中仅有少数小的毛细血管腔,以后发生纤维化。

3. 海绵状血管瘤　为大而不规则、柔软的皮下肿物。单发或多发,表面呈淡紫色或紫蓝色,挤压后可缩小。此型有持续存在和不断增大的倾向,但有些患者也可自然消退。此型也可以是某些综合征的体征之一,如伴有血小板减少和紫癜的Kasabach-Merritt 综合征,伴有肠道血管瘤的蓝色橡皮疱样痣,以及并发软骨发育不良和骨化不全的 Maffucci 综合征等。病理变化,真皮深层和皮下组织内见广泛扩张的壁薄、大而不规则的血管腔,甚似静脉窦,内皮细胞很少增生,但其外膜增厚,结果形成纤维性厚壁。

4. 混合型血管瘤 由两种或两种以上类型的血管瘤混合存在,而以其中一型为主。

【鉴别诊断】 海绵状血管瘤在组织学上有时类似血管球瘤,化脓性肉芽肿在组织学上有时类似毛细血管瘤,这都需要结合临床来进行鉴别。

【治疗】

1. 西医治疗 草莓状痣或海绵状血管瘤患儿在早期可不予治疗,观察数年,若不消退或影响功能、美观,即可选择适当的治疗。

(1)硬化剂:适用于小血管瘤,常将硬化剂注射入血管瘤底部,有一定疗效。

(2)激光疗法:铜蒸气激光和可调染料激光对鲜红斑痣有较好效果,这两种激光均为氧合血红蛋白吸收光谱峰值光波,来选择性破坏血管瘤组织,效果较佳。

(3)手术切除:适用于较大的血管瘤或其他疗法无效的血管瘤患者。

(4)冷冻疗法:液氮冷冻适合小而浅的血管瘤。

(5)放射治疗:浅层 X 线照射或放射性同位素(^{32}磷、^{90}锶),适用于鲜红斑痣或毛细血管瘤患者。

(6)电灼、微波及超高频等也可试用。

(7)药物治疗:小儿血管瘤如生长过快者可用皮质激素治疗,可选用口服或损害内注射的方法。

2. 中医治疗

(1)辨证方药:①毛细血管瘤:活血通络,活血散瘀汤加减;②海绵状血管瘤:行气活血,温经通络,温经通络汤加减。

(2)局部治疗:紫色消肿膏、消化膏可局部外涂。老年性血管瘤可用水晶膏外涂。

(3)单方成药:散结灵、小金丹、醒消丸等成药内服。

第二节 基底细胞癌

基底细胞癌又称基底细胞上皮瘤,是指来源于表皮及其附属器,特别是毛囊的一种低度恶性肿瘤。主要发生于老年人,20 岁以下罕见。好发于有毛的皮区,面部最常见。基底细胞癌很少发生转移。中医学认为,本病是由于长期日晒,致火毒外侵,与内在之痰浊凝结,气滞血瘀阻于皮肤而成。

【病因病机】

1. 西医病因病理　本病的发生其病因、病理不甚清楚,可能与以下几个方面有关。

(1)与日光有关。

(2)与放射线有关,潜伏期为 $11\sim28$ 年,照射的剂量为 $600\sim8875R(1R=2.58\times10^{-4}C/kg)$。

(3)长期摄入无机砷或含砷较多的水和食物。

(4)单纯性创伤。

(5)某些错构瘤如皮脂腺痣、乳头状汗管囊腺瘤,以及恶变前的纤维上皮瘤等基础病均可发生基底细胞癌。

【诊断要点】

1. 本病男、女发病率基本相同。

2. 本病好发于老年人,发展缓慢。

3. 发病部位以暴露部位最常见,面部如鼻、鼻唇沟、前额、内外眦、颊部及耳前等部位,也见于头皮及躯干上部。

4. 基本损害为针尖到绿豆大小,半球形,蜡样或半透明结节,多为单发。特征性的表现为皮损周边见珍珠样隆起,表面常有毛细血管扩张。临床表现多样,大致分为下列几种。

(1)结节型:为隆起的半球形结节,表面有蜡样光泽,缓慢增大,中央常形成溃疡。

(2)浅表型:少见。多见于男性,为淡红色或黄褐色斑片,边界清楚,无规则。轻度浸润,表面可有鳞屑。以后可以糜烂或溃疡。愈后可形成瘢痕。

(3)局限性硬皮病样型:罕见。多见于青年人,儿童也可见。损害单发,发生于外观正常的皮肤或一些疾病治疗不当的情况。为硬性淡黄色斑块,表面光滑、发亮,边界不清,日久可出现溃疡。

(4)色素型:在上述各型中出现色素沉着,灰色或深黑色,深浅不一,边缘部分较深,中央呈点状或网状。

(5)瘢痕型:相当罕见。损害常发生于面部,为浅表性结节状斑块。生长缓慢,最大的可达儿童头大。中央可形成溃疡。

本病一般不转移,头面部的基底细胞癌可以破坏鼻、耳、眼眶和上颌窦的软骨或骨骼,引起出血或颅内侵犯。较少发生淋巴和血行转移,多为肺转移。以上各型以结节型最常见,其次为色素型。

【辅助检查】　本病主要靠病理诊断。

肿瘤由基底样细胞组成,瘤细胞团块界限清楚,与周围组织间有裂隙。瘤细胞团块最外层细胞排列呈栅栏状,中央瘤细胞排列紊乱。根据其发展阶段和方向及程度,又分为未分化型基底细胞癌和分化型基底细胞癌两种。分化型基底细胞癌又分为角化性基底细胞癌、囊性基底细胞癌、腺样基底细胞癌 3 种。未分化型基底细胞癌又分为实性基底细胞癌、色素性基底细胞癌、浅表性基底细胞癌和硬化性基底细胞癌 4 种。在大多数肿瘤中,表现常不只 1 种。临床上的结节溃疡型和基底细胞痣既为分化型基底细胞癌,也可以为未分化型基底细胞癌。而浅表型基底细胞癌、色素型基底细胞癌、硬皮病样型基底细胞癌以及纤维上皮瘤型基底细胞癌则通常是未分化型或很少有分化现象。

1. 实体型　本型常见。真皮内见形态不一、大小不等的肿瘤团块,常部分与表皮相连。瘤团周边细胞常呈栅栏状排列,而瘤团中央的细胞则排列紊乱。

2. 角化型　在未分化的瘤细胞团块中,可见角囊肿,其中除有完全角化的角质外,也可有角化不全的角质。

3. 囊肿型　常在癌细胞中央出现囊腔,类似囊肿。

4. 腺样型　肿瘤呈管样或腺样结构。癌细胞排列呈互相融合的条索状结构。也可呈放射状排列,形成花边状。

5. 色素型　本型黑素丰富。黑素见于癌细胞间黑素细胞和间质中噬黑素细胞内。

6. 硬皮病样型　本型间质纤维组织大量增殖,致密,将癌细胞团挤压成细条索状,大多数狭窄的细胞索只有一层。

7. 浅表型　肿瘤常多发,与表皮基底细胞层相连,向真皮浅层不规则伸展,似原始上皮芽状,瘤组织周边呈栅栏状排列。

8. 纤维上皮瘤型　瘤细胞常排列成细长、分支的束条状,并互相吻合,许多束条与表皮相连,周围呈栅栏状排列的深染细胞簇沿上皮索呈芽状或分枝状。索条状瘤细胞周围有明显结缔组织增生。

【鉴别诊断】

1. 本病中的结节型有时与角化棘皮瘤相似,但后者常为红色半球状结节,中央有大角栓,在数月内生长迅速,并可以自行消退。

2. 本病中的色素型有时与恶性黑素瘤相混,后者生长较快,病理上也不同。

3. 本病需与鳞状细胞癌相鉴别,后者皮损常呈菜花样,溃疡边缘易外翻,本型易转移,转移后常侵犯附近淋巴结。组织病理也有助于鉴别。

4. 本病尚需与盘状红斑狼疮和寻常狼疮鉴别。

【治疗】

1. 西医治疗　主要根据肿瘤的类型、大小、部位及全身情况而定。主要考虑手术治疗、电干燥术、激光、冷冻、放射治疗及 Mohs 外科疗法。

(1)手术治疗:应作为首选治疗。本法具有治愈率高、愈合快、瘢痕小的优点。手术切除应包括肿瘤边缘以外 0.2～0.5cm 的正常皮肤,深度应达皮下脂肪层。

特别是对硬皮病样型基底细胞癌应注意切除范围,否则易复发。

(2)电干燥术:适用于比较表浅的、较小的损害。这种方法愈合时间长,容易形成瘢痕。注意安装心脏起搏器的患者不宜应用。

(3)激光治疗:这是一种用二氧化碳激光来破坏肿瘤组织的方法。操作简便,用于治疗较表浅而小的皮损。但是,不易掌握破坏的范围,时常发生瘢痕或肿瘤复发。

(4)冷冻治疗:本法用液氮或二氧化碳冷冻破坏肿瘤组织。适用于小而浅的皮损。术后局部水肿明显,创面愈合慢。

(5)放射疗法:本法适用于口唇、眼睑、鼻翼、耳等手术有困难的部位。疗效高,不良反应小。但不能用于治疗硬皮病样型基底细胞癌。但是,照射剂量不宜过大。

(6)病灶内注射干扰素疗法:本法适用于大面积损害、不适合手术和放疗者。将干扰素尽可能充分、均匀地注射到整个肿瘤内。瘤体面积$<2cm^2$ 者注射 1.5×10^6 单位,$2\sim12cm^2$ 者注射 3×10^6 单位,$>12cm^2$ 者注射 6×10^6 单位,每周 3 次。定期行活检复查。

2. 中医治疗

(1)辨证施治

①湿毒凝聚型:主要表现为皮肤或其他部位隆起性米粒大的蜡样硬结,表面覆以黄褐色或灰色痂皮,甚则浸润溃疡,久久不愈。舌绛红,苔黄腻,脉弦滑。治宜除湿解毒,佐以清热凉血。药用白鲜皮、生薏苡仁、土茯苓各 15g,山豆根、牡丹皮各10g,金银花、连翘、紫花地丁、半枝莲、大蓟、小蓟、仙鹤草各 15g。每日 1 剂,水煎服。

②瘀毒内结型:主要表现为皮肤小结节,逐渐扩大,表面糜烂,中心部萎缩呈瘢痕状或斑块状肿物,边缘有蜡样结节。舌紫暗,苔黄,脉沉滑数。治宜解毒逐瘀为主,佐以软坚散结。常用血府逐瘀汤加山慈姑、夏枯草、丹参、海藻、水蛭、莪术、乌药各 10g。每日 1 剂,水煎服。体虚、疮久不敛加黄芪、党参、白花蛇舌草各 15g;根盘较深,结毒不化加小金丹、西黄丸或散结灵。

(2)外治法

①根据古人经验,本病的外治法大致同鳞状细胞癌。若创面溃烂,周围高起外翻,外涂千金散;疮面腐坏、癌疮蚀去,改用桃花散或乳香散以拔毒生肌;腐肉已脱的创面上涂以熊胆膏。

②五妙水仙膏、藤黄制剂、白砒条一效膏、砒矾散、五虎丹、五烟丹、信枣散等有一定效果。

【验案举例】

患者,男,35 岁。右眼睑内眦部长一黑痣,为时 2 年,逐渐增大、突起,继则发生溃疡,易出血,经某院病理检查确诊为右下睑色素型基底细胞癌。证属脏腑虚损,邪毒结聚。将拔毒钉插入其新生物上后,该新生物迅速坏死脱落,创面换药,每2天1次,先上红升丹,后上提脓丹、内服菊藻丸及清热解毒活血的中药(生地黄、红花、金银花、黄芩、花粉、川柏、甘草、夏枯草、九里光等),连续治疗58天,临床治愈出院。先后用此法治疗8例,均获满意疗效。

按:基底细胞癌是皮肤恶性肿瘤中相当多见的一种,好发于下眼睑内眦部,这可能与此处皮肤较薄、暴露较多、泪液常湿及容易受到慢性损伤有关。采用药物内服外攻法,效果良好。以毒攻毒,是本疗法的显著特点。所用的拔毒钉系五虎丹制剂,又名五虎丹钉剂,取五虎丹1.3g,洋金花粉1g,以米饭1.3g共捣烂、搓成每支长4cm、中间直径0.3cm的梭状药钉5支,阴干后每支重0.72g,每支含五虎丹0.26g。视肿瘤大小、深浅和部位,插入1~3个半支,外贴普通膏药保护。五虎丹由水银、牙硝、青矾、明矾各120g,食盐60g,按降丹法炼制。五虎丹制剂善于去腐拔毒,插入肿瘤组织后(4~12天),癌瘤病灶即坏死脱落。在癌肿组织坏死脱落后,继上去腐提脓的红升丹(又名三仙丹,取水银30g,白矾24g,火硝21g,按升丹法炼制、研末待用),每次以少许撒于创面,外贴普通膏药保护。每2~3天换药1次。另外用提脓生肌的提脓丹(取红升丹2g,熟石膏粉2g,冰片0.5g,混合共研细末)撒于疮面,以普通膏药覆盖,每1~2天换药1次,以促进创面愈合。用时口服菊藻丸,每日2~3次,每次25~30粒,饭后1小时温开水送服,禁服刺激性食物。菊藻丸的成分和制法是:菊花、海藻、三棱、莪术、党参、黄芪、金银花、山豆根、山慈姑、漏芦、黄连各100g,重楼、马蔺子各75g,制马钱子、制蜈蚣各50g,紫草25g,熟大黄15g,共研细末,用紫石英1000g煅红,置于2000g黄醋水中,冷却后将其过滤。以此醋为丸,如梧桐子大。能活血化瘀、软坚散结、清热解毒、祛风止痛,广泛用于各种癌肿有明显疗效,再加服清热解毒、活血散结的煎剂,丸药与煎剂并进,内外夹攻,把可能潜伏在机体内的余毒彻底清除,以绝后患。本疗法具有花钱少、疗效高、保持创面光滑平整、不损害面容和眼睑功能的优点(云南中医杂志,1982,3)。

第三节 鳞状细胞癌

鳞状细胞癌又名棘细胞瘤,是一种来源于表皮及其附属器棘细胞的恶性肿瘤。鳞状细胞癌可发生于皮肤或黏膜,以及某些皮肤病变的基础上,如慢性放射性皮炎、慢性溃疡、瘢痕及日光角化等。鳞状细胞癌的恶性程度比基底细胞癌高,易发生转移。由于本病经常容易形成溃疡,外观呈结节或菜花样增生,中医学称为"翻花疮""反花疮"。《诸病源候论》记载:"翻花疮者,初生如饭粒,其头破则出血,便生恶肉,渐大有根,脓汁出,肉反散如花状。"

【病因病机】

1. 西医病因病理 目前已经明确的发病因素有以下几点。

(1)阳光中的紫外线可致癌：有实验已证明致癌射线系太阳光谱中波长为290～320nm 的部分。湿度、烟雾、风和纬度对紫外线的入射角和扩散也有影响。

(2)某些化学因素如砷、多环碳氢化合物和沥青等可以致癌。

(3)癌前期皮肤病，如光化性皮肤病、放射性皮肤病、砷角化病、放射性皮炎、慢性溃疡、着色干皮病。

(4)瘢痕、外伤及其他皮肤病：报道的继发鳞状细胞癌的皮肤病有寻常狼疮、盘状红斑狼疮、扁平苔藓、银屑病等。

2. 中医病因病机　本病发病原因有内因和外因，外因多为风热化毒，内因多则为脾虚痰湿壅盛，或肝郁血结，或元气虚弱，或肝肾亏损。即所谓"气血旺则外邪不能感，气血衰而内亏不能拒"。

(1)脾虚湿蕴：脾气虚弱，运化失司，痰湿内生，与风毒相搏，致气血凝结，阻隔经络。

(2)疮感风毒：疮疡溃后，久不收口，风邪外袭，风为阳邪，易化热伤阴，阴血受伤，不能濡养肌肤，故疮色晦暗，状如菜花外翻。

(3)肝郁血结：忧怒伤肝，肝失疏泄条达，郁而化火，气滞血瘀，凝滞于肌肤而成结节。

(4)元气虚弱：素体元气虚弱或各种原因导致元气虚弱，不能载毒外泄，正虚邪实。即所谓"恶肉不脱，无非气血不充，不能脱毒外泄，亦非补剂不为功，而老人虚弱，尤需温补。"

(5)肝肾亏损：素体肝肾精血亏虚，加之疮疡久不收口，脓汁不断，使虚之更虚，故见疮形灰暗不明，脓汁稀薄。

【诊断要点】

1. 本病好发于老年人，男性多于女性。

2. 发病部位以头面部、下唇黏膜、颈部和手背等处常见，也可发于女阴、肛门等非暴露部位。

3. 破坏性大，发展迅速，易转移，易侵犯附近淋巴结。

4. 早期损害为红色硬结，以后逐渐发展成斑块或结节性或呈疣状损害，可形成基底坚硬、边缘高起的溃疡，表面呈菜花样，中央有脓性分泌物，易出血，有恶臭。继发于其他疾病者，原有损害增大较快，经久不愈，应高度怀疑恶变的可能。转移者附近淋巴结可触及。黏膜处肿瘤的转移率为 40%。

5. 根据国际 TNM 分类，一般未扪及淋巴结，无远处转移者，很少引起死亡，可扪及同侧所属淋巴结，有远处淋巴结转移者，预后不良。

【辅助检查】　真皮内可见呈团块状浸润性增生的鳞状细胞团块，部分与表皮相连。可见呈同心排列的鳞状细胞团逐渐向中心角化，即角珠形成。分化程度低的细胞大小不等，形状不规则，核深染，无细胞间桥，为不典型鳞状细胞。根据不典型鳞状细胞比例将鳞状细胞癌分为 4 级：Ⅰ级，25%；Ⅱ级，25%～50%；Ⅲ级，50%～70%，Ⅳ级，75%。大多数为分化较高的Ⅰ级和Ⅱ级。

【鉴别诊断】　鳞状细胞癌最主要的是与角化棘皮瘤相鉴别。鳞状细胞癌中央充以角质的火山口，常有破溃，周围无"唇"样突出。病理检查结果示真皮中有异形角质形成细胞团块。肿瘤内少有上皮内脓肿，棘层松懈细胞不伴中性粒细胞，常见假腺样结构；而角化棘皮瘤中央有一充以角质的火山口，少有溃破，火山口周围上皮呈唇样突起，肿瘤内常有上皮内脓肿，上皮样细胞常有棘层松懈细胞，肿瘤内腺样结构少见。

【治疗】

1. 西医治疗　鳞状细胞癌的治疗方法很多，主要根据肿瘤的类型、大小、部位及患者的全身状况而定。

(1)手术治疗：手术切除的优点在于能一次性彻底治疗，缺点在于对暴露部位或较大的癌肿切除后，影响美观。手术方法主要适合于未发生转移的、分化较好的肿瘤。手术切口应距离肿物 0.5～2cm，深度应视其浸润程度尽可能地广泛切除。

(2)放射治疗：对头面部肿瘤，特别是分化较差的，尚未侵犯骨骼、软骨，未发生转移者，可首先考虑。

(3)电外科与刮除疗法：这种方法是先刮除肿物，然后对整个损害进行电干燥治疗，治疗期间所需要强度水平应略大于止血需要，治疗区应远离损害边缘 3～4mm。此方法适合于头面部等日光照射区出现的小而浅的分化良好的损害及放射性皮炎后的肿瘤。安装心脏起搏器的患者禁用此法。

(4)冷冻疗法：由于深度有限，故不适用于浸润较深者。

(5)激光疗法

①YAG 激光：采用光刀切除后缝合治疗。

②CO_2 激光：通过使瘤组织炭化而达到治疗目的，不适用于较深的肿瘤，多用于年老、体弱及不能接受手术的患者。

(6)Moh 外科疗法：优点是节省组织、切除准确、治愈率高、复发率低、但手术过程复杂、费时、价格昂贵。适用于复杂性肿瘤、放射区肿瘤、境界不清的肿瘤、侵袭骨和软骨的肿瘤及外阴生殖器肿瘤。

(7)肿瘤内注射药物

①肿瘤内注射干扰素，适用于手术或放疗有困难者。

②博来霉素油剂肿瘤内注射：每周 1 次，4 次后改为每 1～2 周 1 次。

(8)全身化疗：用于有转移或怀疑发生转移者，或恶性程度较高者。

(9)其他：适当配合三氯醋酸、氟尿嘧啶软膏等外用药，但注意不要耽误病情。

2. 中医治疗

（1）辨证施治：本病采用适当的中西医结合的方法可能会提高疗效。

①脾虚湿蕴：皮损溃烂明显，有大量渗出物，同时伴有神疲、倦怠、乏力、纳呆。舌质淡，苔白腻，脉细缓。治宜健脾利湿，化痰散结。方选六君子汤加味。药用党参、白术、山药、茯苓各 12g，陈皮、半夏、浙贝母、香附、红花各 9g，薏苡仁、赤芍、丹参各 15g，甘草 6g。肿块坚硬者加牡蛎，疼痛者加延胡索。

②疮感风毒：一般系原患疮疡，迁延日久，疮口难敛，翻出胬肉，形如菌状，头大蒂小，胬肉逐渐增大，形如菜花，色泽晦暗，流腥臭脓水。治宜清热解毒，化瘀散结为主。可用西黄丸、醒消丸口服，或配方药物有白英、白花蛇舌草、土茯苓、龙葵、半枝莲各 30g，加夏枯草 15g，赤芍 15g，三棱、莪术各 12g。

③肝郁血结：皮损呈红色结节或溃后皮色鲜红，渗出不多，边缘高起，伴有烦躁易怒，胸胁苦满胀痛。舌青紫，苔黄，脉弦。治疗原则为清肝解郁散结。方用栀子清肝散或丹栀逍遥散加土贝母、夏枯草、生牡蛎等解毒散结。

④元气虚弱：本型多见于老年人或久病不愈者或素体先天禀赋不足者，疮疡溃后，久不收口，伴气短乏力，面色苍白，头晕耳鸣。舌质淡，苔薄白，脉细弱。治疗原则以补中益气，扶正固本为主，辅以化瘀散结。方用补中益气汤加橘核、昆布、海藻、浙贝母以理气散结。

⑤肝肾亏损：本型疮面暗红，坚硬呆滞，不红活，流出稀薄脓血，伴有腰酸腿软，耳鸣，五心烦热，面红如妆。舌质红，或红绛，苔薄白，脉沉细。治疗原则为滋补肝肾，软坚散结。方用大补阴丸、六味地黄丸，加牡蛎、龟甲、鳖甲以软坚散结。也可配合散结灵每次 4 片，每天 3 次，口服。

（2）外用药：结节未破者可用芙蓉膏、麝香回阳膏外贴。破溃久不收口者用紫色疽疮膏或化毒散软膏外涂。也可选用皮癌净、五虎丹等。

（3）五妙水仙膏腐蚀法：用探针蘸五妙水仙膏点涂在病灶上，病变组织变黑后用生理盐水洗去药物，每 3～4 天治疗 1 次。

【预防和护理】　注意精神调养，劳逸结合，讲究卫生，有病早治，饮食合理。

【验案举例】

1. 杨某，男，65 岁。开始下唇起水疱，初起胡椒大，6 个月后渐如梅核大，质坚硬，溃烂流水而疼痛，发展迅速，曾服用清热解毒之药，收效不显。旋去某医院行下唇肿物切除，并做病理切片检查，报告为"右下唇鳞状细胞癌"，术后伤口愈合，1 个月后切口反复出现溃烂，因白细胞计数＜$3.5×10^9$/L，不能进行化学药物治疗，要求中医治疗。来诊时，唇肿大如覆杯，原切口处翻花如剥开石榴状，有一硬结，溃烂流水，疼痛，张口困难，影响进食，疼痛牵引右头面部，右颌下淋巴结肿大如豌豆大小，牙痛，夜间口渴甚，大便干结，烦躁，睡眠欠佳。舌质红，苔薄黄，脉弦细带数。证属阴伤热炽，毒滞血瘀。治以益气养阴，清热解毒，通络化瘀。太子参、女贞子、黄精、何首乌、生地黄各 15g，白芍、土茯苓各 12g，墨旱莲、天葵子、蒲黄、牡丹皮、沙参各 10g,皂角炭、甘草、蛇蜕各 5g。每日 1 剂,水煎服。外用鼻涕虫、地虱婆等焙干研细,加冰片少量,研为极细末,麻油调匀,涂癌灶溃烂处。服用上方 20 剂,配合外涂法,初用外涂药感觉疼痛加剧,坚持每日涂 4 次,效果明显,硬结变软,溃烂面已经消平、缩小,头痛缓解,病势稳定,进食不感困难,大便通畅,尿转淡黄,继续坚持原方内服外涂。癌灶已全部平复,收口生肌,颌下淋巴结肿大相继消失,口不渴,大、小便如常。舌质淡红,苔薄白,脉弦小缓。改用六君子汤加沙参、石斛各 10g,调理脾胃善后。3 个月后复查,疗效巩固。

按:下唇鳞状细胞癌,中医学可属"茧唇"。《素问·六节脏象论》说:"脾胃为仓廪之本,营之居也,其华在唇四白……"本病乃痰湿蕴结于脾,营气不从,郁而生火,痰火搏结,挟血瘀结于唇,故成此病。且患者素体阴虚,不能托毒外出,故临床表现为伤口溃烂疼痛,久不收口,治宜益气养阴,祛腐生新,托毒外出。首方以太子参、沙参、何首乌、女贞子、墨旱莲益气养阴,益肾水以资化源;蛇蜕、皂角炭、鼻涕虫、地虱婆、天葵子祛腐生新,托毒外出;土茯苓软坚消结;生地黄、蒲黄、牡丹皮凉血活血而清血分之热。继以六君子汤加味以健脾助消化,结合消肿软坚,虫类搜剔。本病恢复之快,还妙在外用祛腐生新,托毒外出,直达病所,溃烂迅速平复(湖南中医药研究所医案,湖南科学技术出版社,1983)。

2. 某中年妇女,口角生肿物,碰破流血,谓有痛感。经多方医治 2 年,肿势不消,反而增大。为工作方便,长年戴口罩上班,十分痛苦。病理诊断为鳞状上皮癌。证属脏腑虚损,邪毒结聚。应用白砒条治疗,3 天后见肿瘤呈腐肉状。口服清热解毒汤,2 周后,患者新肉长平,微有凹痕。此后常用这种疗法为皮肤癌患者解除疾苦。若是中、晚期皮肤癌,则不易根治。

按:白砒条能腐蚀肿瘤组织,一效膏有祛腐生肌作用。内服清热解毒汤化裁;可收到不使毒邪四散、护内攻外的功效。白砒条为白砒 10g,面粉 50g。将面粉调和成面团,加入白砒及适量的苯唑卡因,和匀,搓成线条状,阴干备用。用时将白砒条直接插入肿瘤组织周围,间距 1cm,表面敷一效膏。每日换药膏 1 次(中医治愈癌症良方,山东大学出版社,1990)。

第四节 恶性黑素瘤

恶性黑素瘤又称黑素瘤或黑素肉瘤,是一种来源于黑素细胞和痣细胞的高度恶性的肿瘤。易发生血行转移及淋巴转移,预后不良。其发生原因不明,可能与种族、局部创伤、各种刺激、日光照射有关,最常见原因是色素痣因各种原因的反复刺激所致。

【病因病机】 本病的病因尚不十分清楚,可能与下列因素有关。

1. 痣细胞痣 部分恶性黑素瘤的发生与痣细胞痣有关。过去认为恶性黑素瘤与痣细胞痣的交界痣有关,现在认为与皮内痣有关。还有一部分恶性黑素瘤的发生与痣细胞痣无关,如恶性黑素瘤好发于面部和头皮等部位,这不是痣细胞痣的好发部位,掌跖部的恶性黑素瘤大多与痣细胞痣无关。

2. 日光照射　反复照射波长 290～320nm 的紫外线可导致黑素细胞数量增加并引起恶变。有学者认为恶性雀斑样痣黑素瘤,与阳光的直接照射有关。

3. 种族　白种人比黑种人的发生比例高。

4. 遗传　为常染色体显性遗传,经常可见同一家族的患者较多,50% 的着色性干皮病患者患有本病。

5. 外伤　据统计,10%～60% 的患者有外伤史,包括压伤、刺伤、拔甲、烧伤等。有的患者在各种理化"点痣"多年后发生本病。

6. 病毒　有学者在田鼠和人的黑素细胞中发现病毒样颗粒。

7. 免疫反应　本病随年龄增加或体质状况差发病率增高,说明本病的发生与免疫有关。

【诊断要点】　根据肿瘤的浸润深度,本病常分为原位恶性黑素瘤和恶性黑素瘤,前者指瘤组织仅局限于表皮内,尚未突破基底膜,后者指瘤组织已侵犯真皮或皮下脂肪层。

1. 原位恶性黑素瘤

(1)恶性雀斑样痣:多见于老年人,以面部等暴露部位为多,初起为一个境界不清的黑褐色斑,皮损缓慢增大,色素深浅不一,转移较迟,预后较好。约 1/3 的损害在 10 年以后才发生浸润性生长。5 年生存率为 80%～90%。

(2)帕哲样原位恶性黑素瘤:主要见于中年人非暴露部位。初始损害为直径在 2.5cm 以下,黄褐色或黑褐色,色调不均一,常在 1～2 年出现浸润,表现为结节或溃疡。

(3)肢端雀斑样痣原位恶性黑素瘤:是我国恶性黑素瘤的好发类型。多见于黄种人或黑色人种。皮损以足部为常见,手掌及甲床次之。开始为褐色或黑色斑,境界清楚,不规则,短期内可发生浸润性生长。

2. 恶性黑素瘤

(1)恶性雀斑样痣黑素瘤:为在恶性雀斑样痣的基础上发生浸润性增长,形成蓝黑色结节,发展慢,晚期可出现淋巴结转移。

(2)浅表扩散性恶性黑素瘤:由帕哲样原位恶性黑素瘤发展而来,局部出现结节或溃疡。

(3)结节性恶性黑素瘤:好发于足底、外阴、下肢和头顶部。为黑色深浅不一的增生性斑块,表面可呈息肉样增生或呈菜花样。周围可有红润。发展迅速,早期可发生转移。

此外,还有转移性皮肤恶性黑素瘤和黏膜恶性黑素瘤。转移性皮肤恶性黑素瘤无明显特征,其原发灶可发生在眼、口腔、鼻腔、鼻咽部、阴道、肛管、直肠,甚至肺支气管黏膜等处。也可以原发于上述黏膜等处。

【辅助检查】 本病主要靠组织病理检查。

1. 原位恶性黑素瘤 黑素细胞可成巢状或散在于表皮内,细胞大小不一,有核异形性,并可见核分裂象。

2. 恶性黑素瘤 黑素细胞侵入真皮和皮下组织,核的非典型性和分裂象更明显。为判断恶性黑素瘤的预后和选择治疗,Clark 将恶性黑素瘤的病理分为 5 级。

Ⅰ级:瘤细胞限于表皮内。

Ⅱ级:瘤细胞侵入真皮乳头层。

Ⅲ级:瘤细胞侵入乳头下血管丛。

Ⅳ级:瘤细胞侵入真皮网状层。

Ⅴ级:瘤细胞侵入脂肪层。

【鉴别诊断】 本病应与色素痣、幼年黑素瘤、雀斑样痣、脂溢性角化症、基底细胞癌、皮肤纤维瘤、蓝痣及化脓性肉芽肿、血管瘤、多发性出血性肉瘤等疾病相鉴别。主要鉴别方法是通过病理诊断。

【治疗】 对恶性黑素瘤的治疗应在早期时尽量切除,一旦到了晚期就不宜随便切除。但对于怀疑恶性黑素瘤病变者是做活检还是直接切除一直有争议。从疗效和危险之比这一角度来看,如果肿瘤较小,可全部切除后活检,切除范围也应尽可能地远离肿瘤组织。如肿瘤较大,且又高度怀疑恶性黑素瘤时,也应在全部切除后活检。如一般怀疑恶性黑素瘤,全切有困难,可部分切除后活检,如做冰冻切片确诊更好,一经被确诊后,即可按恶性黑素瘤手术要求广泛切除。

1. 手术切除 本病因恶性程度较高,转移早,易复发,预后差,因此对早期损害应做及时地广泛切除。切除范围尽可能包括距肿瘤组织 5cm 区域,深达深筋膜后再向四周伸展 1～2cm。原发于肢端的恶性黑素瘤一般需截肢,但距区域性淋巴结很远,深层淋巴管尚未受累时可保留肢体。局部复发性恶性黑素瘤除广泛切除治疗外还需配合放疗。转移性皮肤恶性黑素瘤,适于姑息疗法。有明确转移证据的淋巴结,要做彻底切除。但对没有明显转移证据者,如果肿瘤特别大且有破溃、侵入真皮深部、位于淋巴结附近,也应做选择性的局部淋巴结预防性切除。

2. 放射疗法 作为一种姑息疗法,适用于年老体弱、不能耐受手术的患者。用于缓解因内脏转移而引起的压迫症状及骨转移引起的疼痛。与类固醇皮质激素联用可缓解中枢神经转移引起的系列症状。

3. 化学疗法 适用于晚期发生转移的患者。远期疗效不理想,可配合应用手术或免疫疗法。一般选用联合化疗,常用药物除二甲基三氯烯基咪唑甲酰胺(DTIC)外,还有长春新碱、环磷酰胺、甲氨蝶呤、氟尿嘧啶、放线菌素、博来霉素、卡莫司汀、丙卡巴肼等。一般应用达卡巴嗪加其他药物 1～3 种。也可用灌注化疗,适用于病变在肢体的损害,动脉给药使局部药物浓度增高,提高疗效。

4. 免疫疗法 可作为一种辅助疗法,常用的药物有卡介苗、短小棒状杆菌、左旋咪唑、转移因子、干扰素及白细胞介素-2 等。

本病的治疗,应尽量避免应用冷冻及各种化学方法烧灼、腐蚀等。应尽量加强随访。

第20章

性传播疾病

第一节 梅 毒

梅毒是由苍白螺旋体引起的一种慢性性传播疾病,中医学称为"霉疮""广疮""杨梅疮""时疮""梅花疮""秽疮"等。梅毒,病程长,症状复杂,可以侵犯皮肤、黏膜和全身任何器官,产生多种多样的临床症状和体征。在整个病程中有时症状明显,有时呈无症状的潜伏状态,主要通过性交传染,也可通过胎盘传染给下一代而发生胎传梅毒,危害极大。

【病因病机】

1. 西医病因　梅毒的病原体是梅毒螺旋体,因其不易染色而本身透明,又称苍白螺旋体。梅毒螺旋体于 1905 年由 Schaudiun 和 Hoffmann 发现并报道,是一种小而纤细的密螺旋体,长度为 $5\sim20\mu m$,平均 $8\sim10\mu m$,直径为 $0.2\sim0.3\mu m$,有 $6\sim12$ 个规则、整齐的螺旋,两端可呈丝状或膨胀呈球状,它的折光性强,运动极活泼,有 3 种运动方式:一是围绕长轴旋转而前后移动;二是波浪式左右摆动如蛇行;三是靠螺旋伸缩而移动。梅毒螺旋体对人体的皮肤和黏膜有很强的"亲和性",很小的皮肤损伤,它就可以很容易侵入。然而,梅毒螺旋体在人体外的生活力很低,煮沸、干燥、阳光照射均可使其迅速死亡,如 0.1% 氯化汞溶液,可在数秒内将其杀死,但它耐寒性极强,温度在 4℃ 可存活 $1\sim2$ 天,在 -78℃ 可生存数年而仍有传染性。梅毒的传染方式和途径如下。

(1)性传播:是最主要的传染方式和途径,占 95% 以上,包括性交、肛交、口交、舔阴、接吻等。未经治疗的患者,在感染后 1 年内最具传染性,随着时间的延长传染性越来越小,感染后 4 年,通过性接触一般已无传染性。

(2)母婴传播:患梅毒的孕妇可通过胎盘而使胎儿感染梅毒,感染一般发生在妊娠 4 个月以后。胎盘传染主要在孕妇早期梅毒时发生,晚期梅毒发生较少。胎儿分娩时,经产道而传染上的梅毒,不属于胎传梅毒,而属于后天(获得性)梅毒。

(3)间接接触传染:少数人可以通过性接触以外的途径受传染,早期梅毒患者,皮肤黏膜损害及其分泌物中,含有大量梅毒螺旋体,接触被其污染的内衣、内裤、被褥、毛巾、浴盆、便器、烟嘴、剃刀等而被传染。

(4)医源性传染:梅毒螺旋体污染了医疗器械,用具未经消毒、灭菌,可以再传染给他人;医护人员在检查、治疗、处理梅毒患者时,未采取合适的防护措施也可传染给医护人员。

(5)血液传播:个别患者可因输注梅毒患者的血液而导致感染,这样的患者,没有一期梅毒的表现,而直接发生二期梅毒。

2. 中医病机 中医对梅毒病理、病因病机的认识,其核心部分是"毒"。其传染途径是淫,是性接触。《景岳全书》指出"大抵此证,必由淫毒传染而生,该此淫秽之毒,由精泄之后,气从精道乘虚直通命门,以灌冲脉。所以外而皮毛,内而骨髓。凡冲脉所到之处,无所不到,此甚为害,最深为恶。"《外科正宗》指出"下疳者,邪淫欲火郁滞而成。其来有三。一由男子欲念萌动,阳物兴举,淫火猖狂而未经发泄者,以致败精浊血流滞中途,结而为肿者一也。二由妇人阴器瘀精,油气未净,接与交媾,以致淫精传袭而成者二也。三由房术热药,涂抹玉茎,洗涤阴器,兴助防火,煽动阴精,绕幸不衰,久顿不泄,多致火郁未发而成者三也。"从中医的观点来看,梅毒的发病是由于房事不洁,感受淫秽邪毒,疫毒内侵,蕴热化火,内伤脏腑,外攻肌肤所致。

【分期】 梅毒可根据传染途径的不同而分为后天(获得性)梅毒与先天(胎传)梅毒。又可根据病程的发展而分为早期梅毒与晚期梅毒。

1. 后天(获得性)梅毒

(1)早期梅毒:病程在 2 年以内。

①一期梅毒:硬下疳。

②二期梅毒:二期早发梅毒、二期复发梅毒、早期潜伏梅毒。

(2)晚期梅毒(三期梅毒):病程在 2 年以上。

①晚期良性梅毒(皮肤、黏膜、骨、眼、耳鼻喉)。

②心血管梅毒。

③神经梅毒、晚期潜伏梅毒。

2. 先天(胎传)梅毒

(1)早期先天梅毒:年龄＜2 岁(包括早期潜伏梅毒)。

(2)晚期先天梅毒:年龄＞2 岁(包括晚期潜伏梅毒)。

【诊断要点】

1. 一期梅毒(硬下疳)

(1)有婚外性接触史、配偶感染史或同性恋史。

(2)潜伏期 2~4 周,平均 3 周。

（3）皮损初发时为丘疹、硬结或浸润性红斑,很快破溃,形成 $1\sim2cm^2$ 圆形、边界清楚、呈隆起的红色糜烂面或浅表性溃疡,上有少量浆液性渗出物。

（4）触诊基底部呈软骨样硬度,无疼痛及压痛。

（5）多为单发。不经治疗 $3\sim8$ 周可自行消退,不留痕迹或留有轻度萎缩性瘢痕。

（6）主要发生于外生殖器、宫颈,也可见于肛门、口唇、舌、乳房等处。

（7）硬下疳出现后 $1\sim2$ 周,腹股沟淋巴结可肿大,先为一侧,以后为双侧,其特点是硬、不粘连、不融合、无疼痛及压痛,表面无红、肿、热,不化脓不破溃,穿刺液可查出梅毒螺旋体。

（8）暗视野显微镜检查,梅毒螺旋体呈阳性。

（9）梅毒血清试验,如病程不足 $2\sim3$ 周,可为阴性,4 周以后阳性率明显提高。

2. 二期梅毒

（1）有硬下疳史,二期梅毒疹一般发生在感染后 $7\sim10$ 周或硬下疳出现后 $6\sim8$ 周。

（2）皮肤损害:呈多形性,包括麻疹（玫瑰疹）、斑丘疹、丘疹、鳞屑性丘疹、脓疱疹、蛎壳状疹等。掌跖的铜红色鳞屑性斑疹具有一定的特征性。皮疹多为广泛、对称性分布,一般皮疹客观症状明显,但无明显不适,主观症状轻微。

（3）黏膜损害:可见黏膜斑,多见于口腔黏膜,也可发生于女阴阴道黏膜。表现为红肿及浅糜烂面,边缘清楚,表面有灰白色湿润的假膜。其表面渗出物中含有大量梅毒螺旋体。肛周及外生殖器可发生扁平湿疣,为增殖性扁平隆起斑块,表面湿润,不平。常有大量梅毒螺旋体。

（4）头发可发生虫蛀状脱落,境界不清,脱发面无潮红、脱屑,无自觉症状。

（5）全身淋巴结可肿大,有时可出现骨膜炎、虹膜睫状体炎及视网膜炎等。

（6）二期复发梅毒:二期梅毒未经治疗或治疗不彻底,皮疹也可以完全消退,但经过一定时间后可复发。二期复发疹一般数目较少,分布较局限,常可群集成环形、弧形、花翻形等奇异形状。

（7）梅毒血清学试验:几乎 100% 呈强阳性。

（8）暗视野显微镜检查:扁平湿疣、黏膜斑等处取材,可查到梅毒螺旋体。

3. 三期梅毒

（1）有婚外性接触史或配偶感染史,或早期梅毒病史。一般在感染以后 2 年以上发生。

（2）皮肤黏膜损害:占晚期良性梅毒发生率的 28.4%。常在感染后 $3\sim5$ 年,甚至 10 余年后发生。此时体内的梅毒螺旋体已很少,对他人的传染性小,但由于抗体对梅毒螺旋体的变态反应性升高,损害的组织破坏性大,可形成严重的组织破坏、缺损。临床上可分为结节性梅毒疹、树胶肿、近关节结节 3 型。

①结节性梅毒疹:皮肤上出现多数绿豆至黄豆大、浸润性小结节,呈棕红色或铜红色,常成批出现,群集排列呈弧形、环形、肾形或蛇行状。好发于面部、肩胛间等皮肤,可破溃形成浅溃疡,预后可遗留浅瘢痕及色素沉着。

②树胶肿:开始为皮下深在性结节,逐渐增大与表面皮肤粘连,呈暗红色浸润斑块,中央逐渐软化,终于破溃,流出黏稠树胶状脓汁,故名树胶肿,溃疡呈圆形、椭圆形,常一面愈合,一面继续扩展,形成肾形或马蹄形溃疡。好发于前额、头皮及小腿等处,亦可发生于鼻腔及硬腭等处,可形成硬腭穿孔、鼻中隔穿孔等。

③近关节结节:较少见,为发生在肘关节、膝关节、髋关节附近的豌豆至胡桃大圆形、卵圆形结节,质坚硬,对称分布,表面皮肤正常,无明显自觉症状。

(3)心血管梅毒:多在感染后 10～20 年后发生,基本损害为主动脉炎、主动脉瓣闭锁不全及主动脉瘤,一般有 10％～30％未经正规治疗的患者发生心血管梅毒。

(4)三期骨梅毒:常见者为骨膜炎,常发生于长管状骨,其次为树胶肿,多对称发生于扁骨,以颅骨为多见,可形成死骨及皮肤溃疡长期不愈。

(5)神经梅毒:可引起梅毒性脑膜炎、脊髓结核、麻痹性痴呆及无症状神经梅毒(脑脊液异常,脑脊液梅毒血清反应呈阳性)。

(6)其他:任何内脏如肝、胃、肠、呼吸系统、泌尿生殖系统及腿、耳、鼻、喉等均可发生梅毒性损害。

4. **潜伏梅毒(隐性梅毒)** 无临床症状和体征,梅毒血清反应呈阳性,可排除引起血清反应假阳性的疾病或因素,脑脊液检查无异常,可诊断为潜伏梅毒。感染在 2 年以内为早期潜伏梅毒,2 年以上为晚期潜伏梅毒。

5. **先天梅毒** 患梅毒母亲体内的梅毒螺旋体经胎盘及脐动脉进入胎儿体内,受感染的胎儿可发生死产、流产或分娩先天梅毒儿。其特点是不发生硬下疳;早期症状比后天梅毒重,晚期症状比后天梅毒轻,可有发育营养障碍或早期损害留下的标记性损害。

(1)早期先天梅毒

①母亲有梅毒病史。

②一般症状:患儿往往是早产儿,营养不良、消瘦、皮肤干皱,呈老人貌,哭声低哑,可有贫血、发热。

③早期皮肤损害常于生后 3 周至 3 个月出现,可呈多种形态,如麻疹、斑丘疹、水疱、脓疱、肛周糜烂或扁平湿疣,口周和肚周湿润斑及放射状皲裂等。

④早期黏膜损害:最常见的表现为鼻炎,鼻腔常有大量脓血性黏液性分泌物,有时造成鼻腔堵塞,严重影响患儿吮乳,并可发展形成溃疡,累及鼻中隔及鼻骨,发生鼻中隔穿孔或鞍鼻,亦可发生口腔黏膜斑或咽喉炎等。

⑤骨损害:常见骨软骨炎,可引起 Parrot 假性麻痹,也可见骨膜炎及骨髓炎。

⑥其他早期先天神经梅毒,脱发、甲沟炎、甲床炎,肝、脾、淋巴结肿大等。

⑦梅毒血清反应阳性。

⑧暗视野显微镜检查:可查见梅毒螺旋体。

(2)晚期先天梅毒

①活动性损害:基质性角膜炎、神经性聋、硬腭及鼻腔树胶肿、膝关节肿胀、膝关节积液(Dutton 关节)、骨膜炎、皮肤黏膜损害及神经系统异常与后天三期梅毒相似,但心血管系统受累少见。

②标记性损害:为早期活动性损害遗留的永久性标记或造成的发育营养障碍形成的标记,可以终身存在,具有特征性。如哈钦森牙(Hutchinson teeth)、额骨圆凸、短颌、硬腭高耸、鞍鼻、桑葚状磨牙、胸锁关节骨质增厚、孔口周围放射状瘢痕、军刀胫等。

③梅毒血清反应呈阳性。

(3)先天潜伏梅毒:与后天梅毒相类似。

【辅助检查】

1. 梅毒血清试验

(1)非特异性梅毒血清学试验:本类试验的抗原为心磷脂,所检测的抗体为心磷脂抗体,虽然抗原中含有卵磷脂及胆固醇,但它们无抗原性,其作用是使心磷脂更易与抗体结合。这类试验主要有性病研究室玻片试验(VDRL)、血清不加热反应素玻片试验(USR)、快速血浆反应素环状卡电试验(RPR)。

(2)特异性梅毒血清学试验:本类试验是用梅毒螺旋体或其提取物作为抗原,检测体内的梅毒螺旋体抗体。主要有梅毒螺旋体荧光抗体吸收试验(FTA-ABS-IgG 或 FTA-ABS-IgM)、梅毒螺旋体血凝试验(TPHA)。

(3)二期梅毒患者非特异性及特异性梅毒血清反应:均为 100% 阳性,但一期梅毒和三期梅毒患者梅毒血清反应均非 100% 阳性,有少数可为阴性。

(4)若无梅毒的症状和体征,非特异性梅毒血清试验为弱阳性时,不能诊断为梅毒,需用特异性梅毒血清学试验证实。

(5)特异性梅毒 IgG 抗体,绝大多数可在体内持续十年乃至终身,所以 FTA-ABS-IgG 及 TPHA 试验不能用作判断疗效及再感染,判断疗效及再感染应选用非特异性梅毒血清反应或 FTA-ABS-IgM。

2. 暗视野显微镜检查 对下疳、扁平湿疣等湿润性损害表面的渗出物或早期梅毒淋巴结穿刺液,可见到活动的梅毒螺旋体。

3. 脑脊液检查 神经梅毒时,白细胞数及蛋白含量增加,梅毒血清反应呈阳性。

【鉴别诊断】

1. 一期梅毒 应与下列疾病相鉴别。

(1)软下疳:潜伏期短,发病急,炎症显著,自觉疼痛,表面有脓性分泌物,可自家接种产生新损害,故常为多发性损害。溃疡基底软,局部淋巴结肿痛,易化脓、破溃,脓液涂片镜检可找到革兰氏阴性链杆菌或培养出杜克雷嗜血杆菌,梅毒血清试验呈阴性。

(2)固定性药疹:有服药史,初发时常觉瘙痒。皮疹为局部性红斑、水疱、糜烂,基底不硬。有的患者有复发史,其他部位也可能有同样皮疹。

(3)生殖器疱疹:由单纯疱疹病毒引起,皮损为红斑基础上的簇集水疱,水疱破后为一堆小糜烂面,可有疼痛,基底不硬,病程短,易复发。

2. 二期梅毒

(1)皮疹多种多样,可类似多种皮肤病的皮疹。主要应与玫瑰糠疹、银屑病、药疹、多形红斑等相鉴别。如许多皮肤病,皮疹表现不典型,自觉症状不明显,应注意询问性病病史,并检查梅毒血清反应。二期梅毒对梅毒血清反应100%为阳性,如梅毒血清反应为阴性可以排除梅毒。

(2)扁平湿疣应与尖锐湿疣相鉴别,黏膜白斑应与黏膜扁平苔藓鉴别。

3. 三期梅毒　应与下列疾病相鉴别

(1)寻常性狼疮:皮损为褐红色粟粒大结节,集簇或散在性分布,逐渐朝外扩展成不规则形,玻片压诊可见苹果酱样结节,可破溃或吸收后形成萎缩性瘢痕,在瘢痕上可发生新结节。结核菌素试验呈阳性,梅毒血清试验呈阴性。

(2)慢性小腿溃疡:主要见于小腿静脉曲张者。无一边愈合另一边进展的倾向,不呈马蹄形,初发时无皮下结节,梅毒血清反应呈阴性。

(3)恶性肿瘤溃疡:边缘可有硬性浸润,但不呈马蹄形,无树胶样分泌物,梅毒血清反应呈阴性,可取活体组织病理检查,以明确诊断。

【治疗】

1. 西医治疗

(1)治疗原则:诊断必须明确。越早期治疗效果越好。治疗剂量必须足够,疗程必须规则。治疗后要经过足够时间追踪观察。传染源及性伴需接受检查或治疗。治疗前及治疗期间禁止性交。

(2)治疗目的

①一期、二期梅毒:应迅速使病损失去传染性,以免传染他人,并达到临床治愈,血清反应转阴。

②三期(晚期)梅毒:防止发生新的梅毒损害。对已发生的梅毒损害,经治疗后梅毒性炎症在组织内可消退,但已损害的组织被瘢痕代替,可残留部分后遗症。部分晚期患者虽经足量规则治疗,非螺旋体抗原试验血清反应也不能阴转,但无须继续抗梅毒治疗。

(3)治疗方案

①早期梅毒(包括一期、二期及早期潜伏梅毒):青霉素、苄星青霉素 G(长效西林)240 万 U,分两侧臀部肌内注射,每周 1 次,共 2～3 次;或普鲁卡因青霉素 G 80 万 U,每日 1 次,肌内注射,10～15 天为 1 个疗程,总量 800 万～1200 万 U。对青霉素过敏者,可用盐酸四环素 500mg,每日 4 次(每日 2g),口服,15 天为 1 个疗程;或多西环素 100mg,每日 2 次,口服,15 天为 1 个疗程;或红霉素,用法同盐酸四环素。

②晚期梅毒(包括三期皮肤、黏膜、骨骼梅毒,晚期潜伏梅毒或不能确定病期的潜伏梅毒)及二期复发梅毒:青霉素、苄星青霉素 G240 万 U,分两侧臀部肌内注射,每周 1 次,连续 3 周,共 3 次,总量 720 万 U;或普鲁卡因青霉素 G80 万 U,每日 1 次,肌内注射,20 天为 1 个疗程。也可根据情况停药,2 周后进行第 2 个疗程。对青霉素过敏者,可用盐酸四环素 500mg,每日 4 次,口服,30 天为 1 个疗程;或多西环素 100mg,每日 2 次,口服,30 天为 1 个疗程;或红霉素,用法同四环素。

③心血管梅毒:应住院治疗,如有心力衰竭,应予以控制后再开始抗梅毒治疗。不用苄星青霉素。为避免吉海反应的发生,青霉素注射前一天口服泼尼松,每次 10mg,每日 2 次,连续 3 日。水剂青霉素 G 应从小剂量开始,逐渐增加剂量。首日 10 万 U,每日 1 次,肌内注射;次日 10 万 U,每日 2 次,肌内注射;第 3 日 20 万 U,每日 2 次,肌内注射;自第 4 日用普鲁卡因青霉素 G 80 万 U,肌内注射,每日 1 次。连续 15 日为 1 个疗程,总量 1200 万 U,共两个疗程,疗程间停药 2 周。必要时可给予多个疗程治疗。对青霉素过敏者,选用下列方案治疗,但治疗效果不如青霉素可靠。盐酸四环素 500mg,每日 4 次,口服,30 日为 1 个疗程;或多西环素 100mg,口服,每日 2 次,30 日为 1 个疗程;或红霉素,用法同盐酸四环素。

④神经梅毒:应住院治疗,为避免吉海反应,可在青霉素注射前一天口服泼尼松,每次 10mg,每日 2 次,连续 3 天。水剂青霉素 G,每日 1200 万～2400 万 U,静脉滴注,即每次 200 万～400 万 U,每 4 小时 1 次,连续 10～14 天。继以苄星青霉素 G 240 万 U,每周 1 次,肌内注射,连续 3 次。或普鲁卡因青霉素 G 240 万 U,每日 1 次,同时口服丙磺舒每次 0.5g,每日 4 次,共 10～14 天。继以苄星青霉素 G 240 万 U,每周 1 次,肌内注射,连续 3 次。对青霉素过敏者,可选用下列方案,但疗效不如青霉素。盐酸四环素 500mg,每日 4 次,口服,30 天为 1 个疗程;或多西环素 100mg,每日 2 次,口服,30 天为 1 个疗程;或红霉素,用法同盐酸四环素。

⑤妊娠梅毒:根据孕妇梅毒的分期不同,采用相应合适的青霉素方案进行治疗,用法及用量与同期其他梅毒患者相同(禁服四环素、多西环素),必要时可增加疗程。普鲁卡因青霉素 G 80 万 U,肌内注射,10 天为 1 个疗程。妊娠初 3 个月内,注射 1 个疗程,妊娠末 3 个月注射 1 疗程。对青霉素过敏者,只选用红霉素治疗,每次 500mg,每日 4 次,口服,早期梅毒连服 15 天为 1 个疗程,二期复发梅毒及晚期梅毒连服 30 天。妊娠初 3 个月与妊娠末 3 个月各进行 1 个疗程。但其所生婴儿应用青霉素补治。

⑥先天梅毒(胎传梅毒)

a. 早期先天梅毒(2 岁以内):脑脊液异常者,水剂青霉素 G,每日 10 万～15 万 U/kg,在最初 7 日,以每日 5 万 U/kg,静脉注射或肌内注射,每 12 小时 1 次;以后每 8 小时 1 次,直至总疗程 10～14 日。普鲁卡因青霉素 G,每日 5 万 U/kg,肌内注射,每日 1 次,连续 10～14 日。脑脊液正常者,苄星青霉素 G,每日 5 万 U/kg,分两侧臀部肌内注射。如无条件检查脑脊液者,可按脑脊液异常者治疗。

b. 晚期先天梅毒(2 岁以上):水剂青霉素 G,每日 20 万～30 万 U/kg,每 4～6 小时 1 次,静脉注射或肌内注射,连续 10～14 日为 1 个疗程。普鲁卡因青霉素 G,每日 5 万 U/kg,肌内注射,连续 10～14 天为 1 个疗程。可考虑给予第 2 个疗程治疗。对较大儿童,青霉素用量不应超过成人同期患者的治疗用量。对青霉素过敏者,可用红霉素治疗,每日 7.5～12.5mg/kg,分 4 次口服,连服 30 天为 1 个疗程。8 岁以下儿童禁用四环素治疗。

⑦HIV 感染者梅毒:苄星青霉素 G 240 万 U 肌内注射,每周 1 次,共 3 次;或苄星青霉素 G 240 万 U 肌内注射,同时加用其他抗生素。

⑧疗后随访及判愈标准:梅毒经充分治疗,应随访 2～3 年。第 1 年每 3 个月复查一次,以后每 6 个月复查 1 次,包括临床和血清(非螺旋体抗原试验)。如在治疗后 6 个月内血清滴度不下降 4 倍,应视为治疗失败或再感染,除需加倍重新治疗外,还应考虑是否需要做脑脊液检查,以观察神经系统有无梅毒感染。一期梅毒 1 年以内、二期梅毒在 2 年以内转阴均属正常。少数晚期梅毒血清可持续在低滴度上(随访 3 年以上)可判为血清固定。神经梅毒要随访,进行脑脊液检查,每 6 个月 1 次,直至脑脊液完全转为正常。

2. 中医治疗

(1)辨证施治

①湿热下注型:由于不洁性交后出现阴部下疳,患处红肿、糜烂、溃疡,小便短赤、大便秘结,口干口苦。舌质淡红,苔黄腻,脉弦滑。治宜清热利湿,泻火解毒。方选龙胆泻肝汤加减。药用龙胆 10g,生地黄 30g,黄芩 10g,栀子 10g,连翘 15g,土茯苓 30g,泽泻 10g,木通 10g,车前子 15g,甘草 6g。大便秘结加生大黄 6g,横痃肿大者加夏枯草 30g。每日 1 剂,水煎服。

②毒热内蕴型:下疳溃烂成疮,溃疡内翻,色紫红,脓汁腐臭,久不收口,可伴发热、头痛、烦躁、口干、咽痛。舌质红,苔黄,脉弦数。治宜清热解毒。方选黄连解毒汤合五味消毒饮加减。药用土茯苓 30g,黄连 10g,黄芩 10g,黄柏 10g,栀子 10g,金银花 10g,连翘 10g,蒲公英 30g,紫花地丁 15g,野菊花 15g,生甘草 6g。每日 1 剂,水煎服。

③阴虚火燥型:下疳处红肿溃烂,午后发热,口干、咽燥,大便秘结、小便短赤。舌质红,苔黄或少苔,脉细数。治宜滋阴降火。方选知柏地黄汤加减。药用生地黄

30g,玄参 15g,沙参 30g,茯苓 10g,山药 10g,山茱萸 10g,知母 10g,黄柏 10g,土茯苓 30g,牡丹皮 10g,泽泻 10g。每日 1 剂,水煎服。

④血热蕴毒型:全身皮肤广泛皮疹,红斑丘疹,色如玫瑰,不痛不痒或有脓疱,口渴喜饮,大便秘结。舌绛红,苔黄,脉弦滑。治宜清热解毒,托毒外出。方选桔梗解毒汤加减。药用土茯苓 30g,桔梗 10g,川芎 10g,黄芪 15g,赤芍 10g,大黄 6g,金银花 15g,连翘 15g,水牛角 30g。每日 1 剂,水煎服。

⑤瘀毒内阻型:杨梅结毒,发无定处,外侵皮肤,内侵脏腑;生于皮肤者,小如豌豆,大如胡桃,皮呈褐色,不知痛痒。破溃后疮面凹陷,边缘整齐,长年难愈。舌质暗,脉涩。相当三期梅毒树胶肿。治宜解毒化瘀,扶正固本。可内服灭毒丸,内含白花蛇、蜈蚣、全蝎、露蜂房、龟甲、雄黄、黄丹、辰砂、槐花、儿茶、麝香。黄米为丸绿豆大,朱砂为衣,每次 5～10 丸,日服 2 次,溃烂者外用紫色疽疮膏或生肌玉红膏。

⑥心脾两虚型:杨梅结毒攻心,心悸不安、怔忡、失眠、健忘,头晕目眩,唇甲淡白,面色㿠白,神疲乏力,气短自汗。舌质淡,苔薄白,脉细无力,甚则脉结代。相当于梅毒型心脏病,治宜补血养心,益气安神,方选归脾汤和甘草汤加减。药用当归 10g,龙眼肉 10g,黄芪 15g,白术 10g,党参 10g,茯苓 15g,远志 10g,甘草 10g,麦冬 10g,桔梗 10g,生姜 6g,酸枣仁 10g,木香 10g,土茯苓 30g。每日 1 剂,水煎服。

⑦肝肾亏损型:梅毒致萎,下肢痿软无力,筋骨疼痛,腰背酸软,不能久立,头晕目眩,咽干耳鸣,遗精阳痿,小便失禁,毛发脱落,腿胫大肉消脱,萎废不起。舌红苔少,脉沉细。相当于神经梅毒脊髓结核,治宜滋补肝肾,添精益髓。方选地黄饮子加减。药用熟地黄 15g,巴戟天 10g,肉苁蓉 10g,茯苓 10g,麦冬 10g,锁阳 10g,何首乌 10g,熟附子 6g,五味子 10g,山茱萸 10g,石斛 10g,鹿角胶 10g,淫羊藿 10g,枸杞子 10g,石菖蒲 10g,远志 10g,天麻 10g,肉桂 3g。每日 1 剂,水煎服。

(2)单方验方:将军丸,用公猪肉丝 180g,净轻粉 12g,芝麻油 360g。先将公猪肉丝剁成烂泥,再把轻粉研成细末如面,然后把粉和公猪肉丝混合均匀,用水团成绿豆大小的丸,放入香油内炸,直至炸成黄色为止。成年人每次服 7 丸,每日 1 次。早晨空腹时服,白开水送下。小儿 1—9 岁,每次 3～4 丸,每日 1 次。10—15 岁,每次 5 丸,每日 1 次。10 天为 1 个疗程。早期梅毒只需半个疗程,晚期 1 个疗程。

【验案举例】

1. 蔡某,男,35 岁。患者亦无梅毒临床体征,血清抗体滴度多在 1∶8 左右。可见身体瘦弱,乏力气短,纳差腹胀,少寐,口微苦,尿黄,大便结,舌微红,苔薄白或薄黄腻,脉细稍数。诊断为梅毒。证属肝脾两虚,余毒未清。治宜清余毒,补肝脾,扶正气。药用太子参 30g,桑寄生 20g,何首乌、白芍、白术、生槐花、白鲜皮各 15g,茯苓、苍耳子、黄芩、露蜂房各 10g,全蝎 6g,雄黄(冲)0.3g。每日 1 剂,水煎服,10 日为 1 个疗程。为防止雄黄蓄积中毒,服 10 日后停用雄黄,隔 10 日后再用。服药 30 剂后,血清抗体滴度降至 1∶2(河北中医,2003,3)。

按：脾胃是血液的生化之源，脾主统血。肝主藏血、主疏泄，调畅气机，以促进血液运行。现肝脾两虚，则气血生化无源不能濡养脏腑组织，出现身体瘦弱，乏力气短，纳差腹胀等症。太子参、何首乌、桑寄生、白芍、茯苓、白术补肝脾，扶正气；苍耳子、全蝎、黄芩、露蜂房、生槐花、白鲜皮、雄黄等清余毒、达到清余毒、补肝脾，扶正气的目的。

2. 张某，男，57 岁。23 岁时患梅毒，曾用青霉素驱梅治疗不愈。经常头晕，甚则晕倒。发现高血压数年，血压常波动于 210～260/70～178mmHg。胸部主动脉浊音域增宽，左于第 2 肋间胸骨左缘外 3cm 左右，主动脉第 2 听诊区有Ⅱ～Ⅲ级收缩期及舒张期杂音。查血康氏反应（＋＋＋＋），华氏反应（＋＋＋）。诊断为梅毒。证属梅毒晚期，侵袭及心，治宜清热解毒，潜阳降压。药用土茯苓 45g，白鲜皮、生龙骨、生牡蛎各 30g，菊花 18g，威灵仙、怀牛膝各 15g，忍冬藤、黄芩各 12g，杜仲 9g。每日 1 剂，水煎服。上方加减共服 61 剂，头晕时好时坏，血清康氏反应（＋＋＋）、华氏反应（＋＋＋）。又服 90 剂，复查康氏反应（－）、华氏反应（－），仍有失眠头晕。舌苔薄白，脉弦。血压 200/80mmHg，转治高血压病（古今男科医案选案，华夏出版社，1990）。

按：梅毒感染后的 10～20 年后才出现梅毒性心脏病的症状。本案以土茯苓为主，佐以威灵仙进行治疗，通过本例实践来看，确有疗效。本例方中佐以白鲜皮、忍冬藤、黄芩以增强清热解毒之力；牛膝引血下行；杜仲、生龙骨、生牡蛎补肾潜阳降压。此方名土白煎剂（土茯苓、白鲜皮、威灵仙、忍冬藤），可随证加减治之，屡获良效。

3. 樊某，男，32 岁。无明显诱因突然发热，头痛、骨节酸痛、咽痛，阴茎溃烂，继则胸腰、四肢内侧出现皮疹，色如黄蜡，瘙痒，舌质暗红，苔黄腻，脉浮数。诊断为梅毒。证属邪毒内蕴，化热化火，内伤脏腑，外攻肌肤。治宜清热解毒，活血化瘀，兼以扶正祛邪。药用土茯苓 50g，薏苡仁 30g，黄芪、赤芍、蒲公英各 20g，威灵仙、白藓皮、乌梢蛇各 15g，金银花 12g，当归 10g，甘草 6g。每日 1 剂，水煎服。服 5 剂后，上症减轻。继上方加制乳香、制没药各 12g，儿茶 9g。再服 5 剂，病告痊愈。随访两年未见复发（赵昌基临床经验与学术研究，中医古籍出版社，2006）。

按：梅毒是由梅毒螺旋体感染引起的一种全身性的性传播疾病。本案为邪毒内蕴，化热化火，内伤脏腑，外攻肌肤，则见头痛及全身疼痛，肌肤皮疹，瘙痒难忍，治宜清热解毒，祛风利湿止痒，以获良效。

第二节　淋　病

淋病是目前发病率最高的性传播疾病，为泌尿生殖器的化脓性炎症。病原体为淋病奈瑟菌（又称淋球菌）。绝大多数是通过性接触直接传染，偶可通过污染的衣裤、被褥、毛巾、浴盆、马桶圈及手等间接传染。淋病奈瑟菌主要侵犯泌尿生殖系统的黏膜上皮,多在尿道、宫颈等处繁殖而发病,感染可扩散到整个生殖系统,甚至从黏膜感染部位经血液引起播散性淋病奈瑟菌感染。若急性期治疗不当或疏忽治疗,可转化为慢性,并可引起多种并发症。淋病目前发病率为性传播疾病之首,可发生于任何年龄,主要为性活跃的中、青年,在临床60%的女性感染者可无明显症状。根据淋病的临床特点,应归属中医学"淋证""淋浊""白浊""带下病"的范畴。多由不洁性交,或摄生不慎,洗浴用具不洁等,外感湿热淫毒所致。初期者,邪毒直犯下焦,或内蕴湿热,流注下焦,复感邪毒,影响膀胱气化,而致淋浊,伤及胞宫,任带不固,发生带下。当淋病失治、误治,邪毒内伏,脏腑虚损,以致正不胜邪而病情缠绵,转为慢性。

【病因病机】

1. 西医病因病理　淋病的病原体是淋病奈瑟菌,于1879年由奈瑟(Neisser)氏首先发现。淋病奈瑟菌是一种革兰氏阴性双球菌,人对淋病奈瑟菌有易感性,也是淋病奈瑟菌的唯一宿主。主要通过性接触传播,少数亦可通过被污染的物品及器械等引起间接传染。淋病奈瑟菌对单层柱状上皮细胞及移行上皮细胞有特殊的亲和力,而对多层鳞状上皮细胞不易侵犯,故易引起尿道炎和宫颈炎,若不及时治疗可进一步向深部发展,在男性引起前列腺炎、精囊炎、附睾炎,在女性可引起前庭大腺炎、子宫内膜炎、输卵管炎、盆腔炎等。如淋病奈瑟菌播散到血液中,可引起菌血症,血行播散引起皮疹、关节炎等。

2. 中医病因病机　中医学认为,本病是因酒色过度、损耗肾气兼感毒邪而发病,是湿热聚于下焦,流注于膀胱、精室尿道而所致。有不洁性交史、同性恋或配偶感染史,少数患者可以通过间接接触感染,新生儿往往是经患淋病母亲产道感染的。

【诊断要点】

1. 单纯性淋病(无合并症淋病)

(1)男性淋病

①急性淋菌性尿道炎:潜伏期1~14天,平均3~5天。开始为前尿道炎,初发时尿道口红肿、发痒或刺痛,尿道口出现稀薄黏液性分泌物,以后分泌物逐渐变成脓性,排尿时痛或有灼热感,少数患者可有尿频、尿急及排尿困难。如未及时治疗,经2~3周,可发展至后尿道,引起后尿道炎,表现为尿频、尿痛、终末血尿。

②慢性淋菌性尿道炎:急性淋病治疗不彻底或未经治疗,淋球菌可潜伏于尿道体、尿道隐窝、尿道旁腺等处,临床症状持续2个月以上可转为慢性。患者自感尿道内灼热感、轻痒或蚁走感,尿液可见丝状物——淋丝,晨起尿道口常有少量分泌物,即所谓糊口现象,如压迫会阴部或尿道根部,可有少量稀薄黏液溢出尿道口。镜检可检出淋球菌。

（2）女性淋病

①淋菌性宫颈炎：白带增多，呈脓性，宫颈黏膜充血红肿、糜烂、触痛，宫颈口有脓性分泌物。

②淋菌性尿道炎：常于不洁性交后2～5天发病，有尿频、尿急、尿痛，尿道口红肿、溢脓，症状较男性轻。

③无症状淋病：男性和女性均可有无症状淋病，以女性为多见。女性无症状淋病占60%以上，虽无症状，但具有传染性。根据病史和实验室检查进行诊断。

④幼女淋病：主要通过接触被淋病奈瑟菌污染的物品而传染，表现为女阴阴道炎，阴唇、阴道、尿道、会阴及肛周等处皮肤黏膜红肿，有脓性分泌物。可出现糜烂、溃疡、疼痛及排尿困难。

（3）其他部位淋病

①淋菌性结膜炎：眼结膜充血、水肿，眼睑可红肿，有大量脓性分泌物，严重者可出现角膜炎、角膜溃疡、角膜穿孔，可导致失明。多发于新生儿，多为双侧发病，常在出生后2～4天发病，成年人常为单侧发病。

②淋菌性咽炎：主要因口交所致，表现为咽部黏膜和扁桃体红肿，有脓性分泌物，可有咽痛、鼻咽癌等症状，颈部淋巴结可肿大。

③淋菌性肛门直肠炎：主要见于男性同性恋及女性淋菌性宫颈炎患者，系白带污染到肛门直肠所致。表现为肛门瘙痒、灼热感，肛门直肠皮肤、黏膜充血、红肿、变脆，有黏液脓性或血性分泌物溢出，重症者可有里急后重、脓血便。

2. 有合并症淋病

（1）男性有合并症淋病：男性淋病有多种合并症，主要有前列腺炎、精囊炎和附睾炎。

①前列腺炎：急性期可有发热、尿频、尿痛，终末尿浑浊带血，前列腺肿大，有压痛，如进一步发展可形成前列腺脓肿。慢性期可有下腹部不适，会阴、肛周、睾丸坠胀感。也可无明显自觉症状，仅晨起尿道口有分泌物糊口现象。

②精囊炎：急性期可有发热、尿频、尿痛，终末尿浑浊并带血，肛门指诊可发现精囊肿大、触痛。慢性精囊炎，一般无自觉症状，部分患者可有血精。肛门指诊精囊发硬，有纤维化。

③附睾炎：多为单侧附睾肿大、疼痛，并有明显触痛，患侧腹股沟和下腹部有反射性抽痛，伴有发热。

（2）女性有合并症淋病：女性淋病的合并症主要有输卵管炎和盆腔腹膜炎。

①输卵管炎急性期：多在经期后发病，有发热、寒战、头痛、恶心、呕吐、下腹痛及脓性白带等。妇科检查附件部位有压痛，慢性输卵管炎可有下肢痛、全身不适、附件增厚、压痛等。由于反复发炎可导致输卵管狭窄或闭塞，可引起宫外孕或不孕症。

②盆腔腹膜炎：与急性输卵管炎症状相似，且症状更严重，有腹膜刺激症状，严重者可出现休克症状。

3. 播散性淋病 播散性淋病多见于月经期的妇女，淋病奈瑟菌从黏膜感染部位侵入血流，引起菌血症，发生高热、寒战。可出现皮疹，皮疹常发生于手指关节及肘关节、膝关节、腕关节、踝关节附近，也可见于身体其他部位，散在分布，不对称，多为脓疱性或出血性斑丘疹。并可发生关节炎、腱鞘炎、心内膜炎、心肌炎、心包炎、脑膜炎。

【辅助检查】

1. 淋病奈瑟菌涂片 尿道、宫颈分泌物或前列腺按摩液涂片，革兰染色，在多形核白细胞内找到革兰氏阴性双球菌，对男性患者有诊断意义；对女性患者可作为重要参考。有条件者，应进一步做淋病奈瑟菌培养。

2. 淋病奈瑟菌培养 阳性可以确诊。对症状轻微或无症状患者，尤其是女性患者，咽部及直肠淋病，应以淋病奈瑟菌培养为准。

【鉴别诊断】

1. 非淋菌性尿道炎 潜伏期长（为1～3周），症状较轻，分泌物常较稀薄，淋病奈瑟菌检查呈阴性，其病原体大多为沙眼衣原体或解尿支原体。

2. 念珠菌阴道炎 有明显瘙痒，大、小阴唇及阴道黏膜明显充血，白带多，呈白色水样或凝乳状，真菌镜检呈阳性。

3. 滴虫阴道炎 有明显瘙痒，白带呈泡沫状，阴道及宫颈黏膜充血，可有出血点，白带检查有阴道毛滴虫。

【治疗】

1. 西医治疗

(1)治疗原则：早期诊断，早期治疗。遵循及时、足量、规定用药的原则，根据不同的病情采用相应的治疗方案。性伴侣如有感染，应同时接受治疗。治疗后应进行随访和判愈。应注意同时有无衣原体或其他性传播疾病病原体的感染。

(2)治疗方案

①淋菌性尿道炎、宫颈炎、直肠炎：头孢曲松250mg，肌内注射；或大观霉素2g（宫颈炎4g），肌内注射；或环丙沙星500mg，口服；或氧氟沙星400mg，口服；或头孢噻肟1g，肌内注射。

②淋菌性咽炎：头孢曲松250mg，肌内注射；或环丙沙星500mg，口服；或氧氟沙星400mg，口服。注：大观霉素对淋菌性咽炎疗效较差。

③淋菌性眼炎

a. 新生儿：头孢曲松25～50mg/kg（单剂不超过125mg），静脉注射或肌内注射，每天1次，连续7天为1个疗程。或大观霉素40mg/kg，肌内注射，每日1次，连续7天为1个疗程。

b. 成年人:头孢曲松 1g,肌内注射,每日 1 次,连续 7 天为 1 个疗程。或大观霉素 2g,肌内注射,每天 1 次,连续 7 天为 1 个疗程。同时应用生理盐水冲洗眼部,每小时 1 次。

④妊娠期淋病:头孢曲松 250mg,肌内注射;或大观霉素 4g,肌内注射。注:孕妇禁用氟喹诺酮类和四环素类药物。

⑤儿童淋病:头孢曲松 125mg,肌内注射;或大观霉素 40mg/kg,肌内注射。体重>45kg 者按成年人方案治疗。

⑥淋菌性附睾炎:头孢曲松 250～500mg,每日 1 次,肌内注射,连续 10 天为 1 个疗程;或大观霉素 2g,每日 1 次,肌内注射,连续 10 天为 1 个疗程。

⑦淋菌性盆腔炎:头孢曲松 500mg,每日 1 次,肌内注射,连续 10 天为 1 个疗程;或大观霉素 2g,每日 1 次,肌内注射,连续 10 天为 1 个疗程。应加服甲硝唑 400mg,每日 2 次,口服,连续 10 天为 1 个疗程或多西环素 100mg,每日 2 次,口服,连服 10 天为 1 个疗程。

⑧播散性淋病:头孢曲松 1g,肌内注射或静脉注射,连续 10 天以上为 1 个疗程或大观霉素 2g,肌内注射,每日 2 次,连续 10 天以上为 1 个疗程。淋菌性脑膜炎疗程约 2 周,心内膜炎疗程要 4 周以上。

⑨若考虑同时有衣原体或支原体感染时,应在上述药物治疗中加用多西环素 100mg,每日 2 次,口服,连服 7 天以上或阿奇霉素 1g,口服,并随访。

治疗结束后 2 周内,在无性接触史情况下符合如下标准为治愈:①症状和体征全部消失;②在治疗结束后 4～7 天做复查淋病奈瑟菌呈阴性。淋病患者若能早期、及时、适当治疗,一般预后良好,倘若治疗不当或延误治疗时机,亦可产生并发症或播散性淋病,造成严重后果,甚至危及生命。

2. 中医治疗

(1)辨证施治

①湿热下注夹毒型:发病急,尿频、尿急、尿痛,尿道灼热感,尿道口红肿,有黄色脓液从尿道口溢出,重者发热恶寒,口干、大便秘结。舌质红,苔黄腻,脉弦数。相当于急性淋病,治宜清热利湿,解毒通淋,方选八正散加减。药用木通 10g,车前子 15g,萹蓄 10g,栀子 10g,金银花 15g,紫花地丁 15g。茵陈 10g,蒲公英 15g,生地黄 15g,甘草 6g。每日 1 剂,水煎服。若大便秘结加生大黄 6g。

②湿毒蕴结型:女性白带多,有臭味,宫颈充血、触痛,或前庭大腺红肿、热痛,伴下腹胀痛。舌质淡、苔腻、脉滑。治宜清热利湿,解毒止痛。方选萆薢分清饮加减。药用金银花 15g,连翘 15g,蒲公英 20g,土茯苓 20g,黄柏 10g,萆薢 10g,石菖蒲 10g,车前子 10g,白茅根 30g,生地黄 10g,茯苓 10g,生甘草 6g。每日 1 剂,水煎服。

③脾肾虚损感毒型:病程日久,小便淋漓不尽,腰酸腿软,酒后或疲劳易发,失

眠多梦,纳呆。或有阳痿早泄,性欲冷淡。舌质淡,苔白,脉沉细。相当于慢性淋病,治宜健脾益肾,解毒化淋。方选知柏地黄汤加减。药用知母 10g,黄柏 10g,茯苓 15g,白术 10g,熟地黄 15g,山茱萸 10g,山药 10g,泽泻 10g,牡丹皮 10g,蒲公英 15g,续断 10g,狗脊 10g,白花蛇舌草 20g。每日 1 剂,水煎服。

(2)单方验方:毒淋汤。药用黄柏 10g,萹蓄 10g,瞿麦 10g,草薢 20g,土茯苓 30g,野菊花 30g,鱼腥草 30g,紫花地丁 30g,马鞭草 30g,当归 15g,赤芍 15g,每日 1 剂,水煎服,10 天为 1 个疗程,可用于慢性淋病。

【验案举例】

1. 邢某,女,24 岁。外阴红肿、宫颈充血,阴道内有脓性分泌物流出。舌质红,舌苔黄腻。脉弦数。实验室检查淋病奈瑟菌涂片呈阳性,淋病奈瑟菌培养结果呈阳性。诊断为淋病。证属湿热下注,膀胱不利。治宜清热利湿,解毒通淋。方选八正散加味。药用茯苓 25g,金银花、萹蓄、瞿麦、滑石、栀子、车前子各 20g,败酱草 15g,大黄、黄柏、木通各 10g。每日 1 剂,水煎服。服 14 剂后,经复查淋病奈瑟菌涂片、淋病奈瑟菌培养结果均呈阴性,身体恢复如常,病告痊愈。

按:本案为湿热之毒邪互结,流注于下焦所致。治则清热解毒,利湿通淋。药用滑石、木通为君药,滑石善能滑利窍道,清热渗湿,利水通淋;木通上清心火,下利湿热,使湿热之邪从小便而去。萹蓄、瞿麦、车前子为臣药,均为清热利水通淋之常用品。栀子清泄三焦,通利水道,以增强君、臣药清热利水通淋之功;大黄荡涤邪热,并能使湿热从大便而去。甘草调和诸药,兼能清热、缓急止痛,黄柏、败酱草、金银花清热解毒,茯苓利水消肿,渗湿健脾(实用中医内科杂志,2005,3)。

2. 管某,男,32 岁。以阴茎时有浓涕样物溢出,伴小便淋漓涩痛 1 周入院,患者 1 周前感尿时阴茎中热灼样涩痛,尿窍时流秽浊如米泔样,继则似涕样脓液,常自溢出,压迫阴茎时浓涕样液溢出甚多,时时糊窍。小便频急数痛,淋漓不尽,且排尿时更痛。现龟头稍红肿,挤按尿道根部可见浓涕样液流出,气味稍腥臭。大便稍结,舌黯红,苔黄,舌根部厚腻,脉象弦滑略数。尿常规示尿液浑浊,蛋白(±),白细胞(+++),红细胞 0~2/高倍视野。尿道分泌物染色查菌为淋病奈瑟菌可疑。诊断为淋病。证属湿毒内蕴,下焦秽浊。治宜清热泻火,解毒除湿,利水通淋。方选大金花煎合火府丹加味。药用土茯苓 30g,金银花、重楼各 20g,车前子 18g,栀子、生地黄各 15g,黄连、黄柏、黄芩、生大黄各 10g,通草 5g。每日 1 剂,水煎,分 2 次服。每晚将药渣煎汤温洗前阴。嘱其勤换内裤,保持局部卫生。服 7 剂后,病情明显改善,诸症缓解,尿液转清,尿窍无浓涕样物溢出。尿常规示尿清,蛋白(-),白细胞(±),余均(-)。舌稍红,苔薄白,脉弦数。继施前法,方选导赤散合五味消毒饮加减。药用金银花、土茯苓、蒲公英各 20g,天葵子、重楼、生地黄、野菊花各 15g,栀子 12g,黄柏、泽泻各 10g,淡竹叶、甘草各 6g。服 5 剂后,诸症消失,一般情况均可,舌淡红,苔薄白,脉缓有力。尿常规正常,复查淋病奈瑟菌呈阴性。带上方

5 剂出院以巩固疗效,嘱其严肃性生活,暂避房事 1 个月。后经随访未复发。

按:本案因局部染受邪毒,秽浊蕴注,壅滞结塞,湿热毒积,郁而化火,充斥下焦所致。故治疗上应清热解毒,利湿通淋。方中黄连、黄芩、黄柏苦寒而清热燥湿;大黄、栀子通腑而泻火解毒;土茯苓、重楼、金银花清解邪热郁火;车前子、通草除湿通淋;生地黄清热凉血。诸药合用,有清热解毒,祛邪泻火,除湿通淋之效。而后取导赤散合五味消毒饮加减,清解余毒,除湿消壅。并嘱注意调摄养生,从而收到良好的效果(云南中医杂志,1991,4)。

第三节　尖锐湿疣

尖锐湿疣是由人类乳头瘤病毒(HPV)引起的疣状增生性皮肤病,好发于生殖器的黏膜和皮肤交界的部位。男性易发生于包皮、冠状沟和肛门附近。女性易生在阴唇的黏膜、会阴部和肛门附近。故又称生殖器疣。初起时为微小、淡红色丘疹,逐渐蔓延和扩大呈菜花状、疣状突出,表面多湿润,触之易出血,疣体表面易于糜烂,渗出浑浊浆液,伴恶臭。主要通过性交直接传染,也可通过被污染的内裤、浴盆、浴巾、马桶圈等间接传染,新生儿可经 HPV 感染的产道或新生儿出生后与母亲密切接触而被传染。本病潜伏期平均为 3 个月。可发生癌变。好发年龄为 16—35 岁。中医学根据本病临床表现,可归属"阴痒""阴疮""瘙瘊"的范畴。由房事不洁或摄生不慎,洗浴等用具不洁,湿毒秽浊之邪侵犯阴器,浸淫蕴结阴部所致。

【病因病机】

1. 西医病因病理　本病的病原体是人类乳头瘤病毒(HPV),属于 DNA 病毒。人类是 HPV 唯一自然宿主,现已知 HPV 有 60 种以上类型,其中 HPV-6、HPV-11、HPV-16、HPV-18 可经性传播而引起尖锐湿疣。其中 HPV-16 和 HPV-18 型长期感染与宫颈癌的发生有较密切的关系。HPV 易在人体表面、潮湿、温暖的皮肤黏膜部位,如外生殖器、肛周等处生长繁殖。

2. 中医病机　中医称本病为臊瘊,认为本病是由于气血失和,腠理不密,加之房事不洁,受湿热淫毒之邪,蕴积下注,肝胆湿热搏于肌肤,日久瘀毒凝结,而致疣状增生。

【诊断要点】

1. 感染史　多数有婚外性接触或配偶感染史,少数可通过被污染物品感染或母婴传播。

2. 潜伏期　1～8 个月,平均 3 个月。

3. 典型损害　初发为淡红色柔软小丘疹,以后逐渐增大、增多,部分可融合,形成乳头状、鸡冠状、菜花状的赘生物。疣体表面高低不平、粗糙、大小不一,可为粟粒、米粒、黄豆、花生大小,也可呈巨大菜花状。

4. **好发部位** 男性依次为冠状沟、包皮系带、龟头、包皮内侧、尿道口、阴茎体、肛周、阴囊等处。女性依次为大阴唇、小阴唇、阴道口、阴道壁、阴蒂、子宫颈、尿道口、会阴及肛周,偶可发生在生殖器以外的部位。

5. **自觉症状** 约70%的患者无自觉症状,少部分患者有瘙痒或灼痛感,阴道及宫颈损害可引起白带增多,性交时可出血。

6. **醋白试验** 用3%~5%醋酸溶液外涂或湿敷3~5分钟后,病变局部变白为阳性,除疣体可变白外,还可检出肉眼看不到的亚临床感染,呈边界清楚的变白区。

7. **预后** 巨大尖锐湿疣长期不愈可发生癌变。

8. **病理变化** 表皮角化过度、角化不全,乳头瘤样增生,棘层肥厚,表皮突伸长,真皮上、中部有慢性炎症细胞浸润,特征性的变化是颗粒层和棘层上部细胞出现明显空泡化细胞,细胞体积增大,核浓缩,核周有透明晕。

【鉴别诊断】

1. **扁平湿疣** 呈扁平状隆起丘疹,表面湿润,梅毒血清反应呈阳性,暗视野显微镜检查可找到梅毒螺旋体。

2. **假性湿疣** 皮疹局限于小阴唇内侧,为粟粒大黏膜色或淡红色丘疹,光滑如鱼卵状,部分可呈绒毛状外观,醋的试验呈阴性。

3. **阴茎珍珠状丘疹** 为沿冠状沟排列的针尖大小的,有珍珠样光泽的黄白色、暗红色小丘疹,大小一致,不融合,有时在包皮系带两侧沟内也有1~2个同样丘疹,醋白试验呈阴性。

4. **鲍温样丘疹病** 皮损是红色或黑褐色斑疹、斑丘疹,醋白试验呈阴性,病理变化为鲍温病样改变。

5. **皮脂腺异位** 皮损为黄白色颗粒样小丘疹,无自觉症状,病理检查为成熟的皮脂腺组织。

6. **生殖器癌** 皮损质硬,肿物明显向深部浸润。易发生溃疡,不易愈合,病理组织可资鉴别。

【治疗】

1. 西医治疗

(1)局部外用药治疗

①25%足叶草脂酊:使用时先用凡士林保护皮损周围正常的皮肤黏膜,然后用小棒蘸药液涂于损害表面,涂药2~4小时后洗去药液,若3天后未愈,可再涂药1次,每次用量限于0.5ml以下,用药面积<10cm²。本品有致畸作用,孕妇禁用。损害有炎症时、糖尿病患者、血液循环不良者及儿童不宜使用。

②0.5%足叶草毒素酊:是从足叶草脂中提取的有效成分,比足叶草脂毒性低、刺激性小,使用时用小棒蘸药液涂于皮损表面,每天2次,3天为1个疗程,重复用

药应间隔 4 天。注意保护皮损周围正常的皮肤黏膜。本品有致畸作用,孕妇禁用。

③三氯醋酸:通常用 33.3％或 50％浓度的溶液,用细棉棒蘸药液涂于皮损表面,每日 1 次,共 2～3 次,本品具有较强的腐蚀性,常伴疼痛,适用于孤立的少数疣体的患者,大片疣体融合者不宜使用,用时应注意保护周围正常的皮肤黏膜。

④5965-氟尿嘧啶软膏:涂于患处,每日 1～2 次,连续 4～5 天,注意保护周围正常的皮肤黏膜,孕妇禁用。

(2)物理疗法

①激光疗法:采用 CO_2 激光或 YAG 激光治疗,用激光使疣体组织发生凝固性坏死、气化,清除病变。

②电灼疗法:选择适当大小的电烙头或高频电刀对疣体做灼烧或切割。

③冷冻:用液氮冷冻疣体,使之发生水疱、坏死,数日后干涸脱落,但易复发。

(3)免疫疗法

①干扰素:一般常用干扰素 100～200U,可注射于皮损基底部或肌内注射,一般配合其分疗法同时应用,单独应用效果差。

②左旋咪唑:可口服,每日 3 次,每次 50mg,连用 3 日停药,11 天为 1 个疗程。可连用 4～6 个疗程,单独应用疗效差。

2. 中医治疗

(1)辨证施治

①肝胆湿热型:病变初起,疣赘潮湿红润,瘙痒不适,男子有包皮过长,包皮内潮湿,女子白带增多,口干、口苦、大便干结,小便黄。舌质红,苔黄腻,脉弦数。治宜清利肝胆湿热,解毒散结。方选龙胆泻肝汤加减。药用龙胆草 10g,栀子 10g,黄芩 10g,柴胡 10g,板蓝根 30g,土茯苓 30g,泽泻 10g,生地黄 15g,薏苡仁 30g,蒲公英 30g,生甘草 6g。

②瘀毒凝结型:疣体大而坚,日久不愈,皮色发暗,皮损呈菜花状、鸡冠状,分泌物有臭味。舌质暗紫,脉涩。治宜活血化瘀,解毒散结。方选桃仁四物汤加减。药用桃仁 10g,红花 10g,当归 10g,赤芍 10g,川芎 10g,板蓝根 30g,大青叶 30g,薏苡仁 30g,紫草 10g,夏枯草 30g,生牡蛎 30g。

(2)单方成药:水晶膏、白降丹、鸦胆子等可以腐蚀、去疣体,再用珍珠生肌散外敷,促使伤口愈合。

【验案举例】

1. 林某,男,42 岁。近年来有多次不洁性交史,半年前阴茎出现淡红色丘疹,渐增大、增多,状如菜花,痒痛,曾用疣必治外涂,疣体均在 1 周内脱落,但 1 个月后又复发,反复多次。现冠状沟、尿道口分别有 8 粒和 3 粒菜花状及乳头状突起赘生物,高出皮肤约 1cm,表面湿润、柔软,触之出血,诊断为尖锐湿疣。证属湿热邪毒,壅塞肌肤。方选平疣 2 号方。药用马齿苋、薏苡仁各 50g,败酱草、金银花、土茯苓、白花蛇舌草各 30g,苦参 10g。每天 1 剂,水煎,分早、晚 2 次空腹服。再将上方药加水 1000ml,煎 500ml,浸洗患处,每次浸 20 分钟,每日 2 次,10 天为 1 个疗程。忌房事及辛辣之物。按上法用药治疗 10 天,疣体全部脱落,皮损恢复正常,无自觉症状,随访 6 个月未见复发(广西中医药,1995,1)。

按:本案选方中,马齿苋、败酱草、金银花、黄柏、苦参清热解毒、消肿散结;土茯苓、薏苡仁、白花蛇舌草除湿毒、消瘀肿。诸药合用,共奏清热解毒、除湿化瘀、消肿散结之功。

2. 王某,女,29 岁。因外阴瘙痒,灼痛,带下量多,色黄腥秽,气味难闻而来诊。追述病史 6 个月余,近日加重。妇科检查:经产型外阴,于大、小阴唇内侧散在乳头状赘生物,质软,病变面积直径约 2cm,表面因分泌物浸淫成黑灰色,有恶臭。阴道畅,阴道壁可见数个微小淡红色丘疹,宫颈Ⅱ度糜烂。子宫前位正常大小,双侧附件无异常,后穹窿空,诊断为尖锐湿疣。证属湿热邪毒,壅塞肌肤。方选解毒消疣汤。药用土茯苓、白花蛇舌草、百部、苦参、黄柏各 60 克,薏苡仁、重楼、蛇床子、白鲜皮、夏枯草各 30g,赤芍、牡丹皮、冰片(冲)各 10g。上药用纱布包好,加水 3000ml,煎至 2000ml,取出药包,先熏后坐浴,每次 30 分钟,每日 2 次。每 2 天原药液再加温 15 分钟后使用,1 剂药煎 2 次洗 4 次,10 剂为 1 个疗程。阴道内湿疣者,用第一煎之药液 200ml 煎至 80ml,先用纱布浸液擦洗,再用带线棉球浸药液纳入阴道内,6 小时后取出,2 周为 1 个疗程。熏洗坐浴后加外敷双料喉风散及药棉球纳入阴道内,自觉症状消失,局部疣体减少,2 个月后复查,未见疣复发。

按:本病为湿热邪毒壅塞肌肤,气血受阻,滋生毒物,治以清热解毒,除湿消疣。方中百部、苦参、重楼、白花蛇舌草清热解毒消疣;土茯苓、薏苡仁、黄柏燥湿解毒,消肿止痛;蛇床子、白鲜皮祛湿止痒,牡丹皮、赤芍、夏枯草清热散结凉血。诸药共奏解毒祛湿杀菌消疣之功效(天津中医,1998,3)。

【注意事项】

1. 杜绝不洁性交和性生活紊乱。
2. 洁具不混用。洗澡勿用搓澡巾搓澡,以免损伤皮肤,引起病毒的感染。
3. 患病后衣服要煮沸消毒。
4. 患病后禁止搔抓,以免抓破引起感染和传染他人。

第四节　生殖器疱疹

生殖器疱疹,主要是由单纯疱疹病毒Ⅱ(HSV-Ⅱ)引起的性传播疾病。是以生殖器部位出现疱疹和疼痛为主要特征。初发感染者 80%～90% 为隐性感染,显性感染只占少数。患者初次发病可分为原发感染和非原发感染,非原发感染以往有 HSV 隐性感染史,血清中有抗 HSV 抗体,临床症状较轻。原发感染症状较重,容易复发。孕妇患病可使胎儿感染,发生流产或死胎,或于出生后表现出严重感染征象。本病与宫颈癌的发生也有关系,危害较大,属中医学所称的"热疮""阴疮"范畴。

【病因病机】

1. 西医病因　本病的病原体是单纯疱疹病毒,根据其血清学生物学性质分为 2 型,即 HSV-Ⅰ和 HSV-Ⅱ。生殖器疱疹约 90% 的病例由 HSV-Ⅱ引起,约 10% 由 HSV-Ⅰ引起。HSV-Ⅱ一般多通过性传播,容易反复发生,引起复发的主要因素为过度疲劳、房事过度、发热、月经来潮及精神创伤等。

2. 中医病机　本病多因房事不洁,外感毒邪,体内蕴热,热毒相结,湿热下注而成;或因肌肤虚弱,邪毒滞留,遇热即发。

【诊断要点】

1. 有婚外性接触史或配偶感染史。

2. 潜伏期:原发感染潜伏期为 2~10 天,平均 6 天。

3. 好发部位:男性多发于龟头、冠状沟、尿道口、阴茎体皮肤;同性恋者可发于肛门、直肠。女性多发于阴唇、阴蒂、肛周、宫颈等处。

4. 皮肤为在红斑的基础上出现成簇的水疱,进而可变成脓疱,破后形成成簇的小糜烂面。

5. 自感症状:局部灼热、疼痛,原发感染者疼痛剧烈,并可有发热、头痛、肌痛等全身症状,非原发感染或复发者一般不伴有全身症状,局部症状也较轻。

6. 孕妇 HSV-Ⅱ感染,常在分娩时传播给新生儿,若胎儿受感染,可发生流产或死产。新生儿感染常在出生后 3~30 天出现症状,可侵犯皮肤黏膜和内脏,如为播散型可出现高热、呼吸困难和中枢神经系统症状,常导致死亡,幸存者也常留有后遗症。

【辅助检查】

1. 细胞学检查:除去水疱顶部,在糜烂边缘取材,涂片,用姬姆萨染色或瑞氏染色,可找到多核形巨细胞及胞核内嗜酸性包涵体。

2. 培养法:从水疱底部取材做组织培养,分离病毒。

3. PCR 检测:可检测皮损 HSV 核酸,敏感性和特异性均较高。

【鉴别诊断】

1. 硬下疳单发性损害,不痛,基底硬,暗视野检查可找到梅毒螺旋体,梅毒血清反应可呈阳性。

2. 软下疳:为质地柔软的溃疡,近淋巴结肿大、疼痛,无群集水疱,分泌物涂片可找到杜克雷嗜血性链杆菌。

3. 固定性药疹:与性接触无关,发病前有明确的服药史,皮损为圆形或椭圆形紫红斑,重时也可出现水疱、糜烂,其他部位的皮肤也可能有皮疹,再次服用同类药物,再发皮损仍在原处。

【治疗】

1. 西医治疗

(1)一般治疗:防止继发细菌感染,保持疱壁完整、清洁与干燥。并发细菌感染时,应用敏感抗生素治疗。

(2)抗病毒治疗:口服或注射阿昔洛韦(acyclovir),尽早开始,可改善症状。

①原发和初发感染时,可口服阿昔洛韦 200mg,每天 5 次,7 天为 1 个疗程,如病情重需住院时可静脉滴注阿昔洛韦 5mg/kg,每 8 小时 1 次,5~7 天为 1 个疗程。

②复发感染时可口服阿昔洛韦 200mg,每天 5 次,连服 5 天。或口服阿昔洛韦 800mg,每天 2 次,连用 5 天。

③对复发频繁(每年 6 次以下)者,可口服阿昔洛韦 200mg,每天 3 次,连续服用 1 年。

2. 中医治疗

(1)辨证施治

①湿热下注型:生殖器疱疹初起主要是下焦湿热所致,外阴部集簇水疱,糜烂渗出,灼热疼痛或有瘙痒,小便黄赤,大便干结,口干口苦。舌质红,苔黄腻,脉弦滑。治宜清理下焦湿热,解毒止痛为主。方选龙胆泻肝汤加减。药用龙胆 10g,黄芩 10g,栀子 10g,柴胡 10g,生地黄 15g,车前子 15g,泽泻 10g,板蓝根 30g,大青叶 30g,白花蛇舌草 30g,生甘草 6g。每日 1 剂,水煎服。

②脾虚湿阻型:疱疹反复发作,水疱大而易溃烂,渗出明显,瘙痒,大便溏泄,口淡乏味,纳呆,面色无华,少气乏力。舌质淡,苔白,脉沉细。因疱疹日久,反复发作,往往与肝胃虚弱,气血不足,不能运化水湿,致使湿毒困阻有关。治宜健脾利湿,佐以解毒。方用除湿胃苓汤加减。药用茯苓 10g,猪苓 10g,白术 10g,山药 10g,薏苡仁 30g,黄芪 15g,板蓝根 30g,大青叶 30g,紫花地丁 15g,蒲公英 30g,赤芍 10g,牡丹皮 10g,马齿苋 30g,生甘草 6g。每日 1 剂,水煎服。

③肝肾亏损型:疱疹反复发作,心烦少寐,腰酸头晕,遗精早泄,食少乏味,口干咽燥。舌质淡,苔少,脉细数。生殖器疱疹长期反复发作,多与肝肾亏损有关,阴液不足,毒滞难化,阴虚火旺,毒邪益盛,治宜养肝滋肾,清热化湿,佐以解毒。方用知柏地黄汤合草薢渗湿汤加减。药用知母 10g,黄柏 10g,薏苡仁 30g,板蓝根 30g,大青叶 30g,滑石 20g,通草 10g。每日 1 剂,水煎服。

(2)单方验方

①双黄连粉针 3g,加入 5% 葡萄糖注射液 500ml 中,静脉滴注,每日 1 次,共 7~10 天,并局部外涂双黄连液状石蜡。

②大黄 20g,水浸 30 分钟,煎 30 分钟,每日服 1 剂,局部用大黄粉,麻油调敷。

【验案举例】

1. 某妇患阴疮,发热、头痛,口感咽燥,外阴部小水疱密集成簇,痛痒交作,时愈时作,缠绵不尽,苔薄,脉细数。诊断为生殖器疱疹。证属肝郁化火,湿热下注。治宜养肝滋肾,清热化湿。方选知柏地黄汤合萆薢渗湿汤加减。药用知母、生地黄、牡丹皮各 15g,黄柏、泽泻各 12g,车前子 10g,板蓝根 15g,白芍 10g,萆薢、薏苡仁、茯苓、泽泻各 9g,虎杖 10g,蒲公英 15g。水煎服,每日 1 剂,每日 2 次。连服 10 剂,外阴部的小水疱逐渐消退,痛痒感减轻,继续服用上方 20 剂,症状好转。停药后观察 3 个月未见复发。

按:该患者感受湿热毒邪,乘虚而入,侵犯经络,发病于肌肤。故见外阴部小水疱密集成簇,痛痒交作。方中使用知母、牡丹皮滋阴清热泻火,白芍柔肝,生地黄滋肾,黄柏、车前子、泽泻清热利湿,萆薢清利湿浊,茯苓健脾凉血,板蓝根、虎杖、蒲公英清热解毒。共奏清热利湿解毒的功效(张志礼医话验案精选,人民军医出版社,2008)。

2. 刘某,男,52 岁。患者多于季节交替时,阴茎、龟头出现水疱已反复 10 余年,复发 3 个月余,局部瘙痒、疼痛、肿胀,开始为水疱,现破溃流水,难于行房事,且伴随双腿、前胸腹及后背出现丘疹,瘙痒难忍,咽痛。诊断为生殖器疱疹。证属内蕴蕴热,外感风热毒邪,阻于肌肤;热传于肝胆,肝胆湿热下注于二阴。治宜养阴血、祛风热、泻肝火。方选当归饮子加减。药用当归 12g,生地黄、熟地黄各 18g,赤芍、白芍各 12g,川芎 12g,荆芥、防风各 10g,炙黄芪 18g,白蒺藜 12g,龙胆 12g,黄连 10g,黄芩 10g,土茯苓 20g,白鲜皮 20g,甘草 6g。水煎服,每日 1 剂,每天 2 次。服用 10 天后,瘙痒明显减轻,阴茎肿胀减轻,无新的水疱及丘疹出现。继上方生地黄、熟地黄各加到 20g,再加玄参 12g,麦冬 12g,加强滋阴作用,继服 5 剂,以调善后。随访 3 年未复发。

按:此患者患病日久,反复 10 年,不能痊愈,此次发病持续 3 个月余,且破溃流水,耗伤阴血,则见阴茎、龟头处出现水疱及破溃、肿胀;风湿热邪阻于肌肤躯干,下肢同时出现丘疹、瘙痒,故用养阴血、祛风热、燥湿解毒之法。当归、生地黄、熟地黄、白芍滋阴补血,川芎行气活血,赤芍清热凉血止痛,黄芪补气,荆芥、防风、白蒺藜祛风热,龙胆、黄连、黄芩、土茯苓、白鲜皮、甘草清热燥湿,解毒止痒(陕西中医函授,1996,2)。

第五节　获得性免疫缺陷综合征

获得性免疫缺陷综合征(AIDS),又称艾滋病,是由人类免疫缺陷病毒(HIV)引起的。临床上主要表现为条件致病性感染或发生恶性肿瘤。人类免疫缺陷病毒感染人体后,还没有出现症状,尚处于潜伏状态者称为艾滋病病毒感染者,只有出现了一定的指征,发生了机会感染或恶性肿瘤者,才被称为艾滋病患者。

【病因病机】

1. 西医病因　HIV 是反转录病毒,目前已发现 2 种,即 HIV-1 及 HIV-2。HIV-1 毒力强,为全球艾滋病流行的主要病原体;HIV-2 毒力较弱,主要流行于非洲西部。HIV 对人体辅助性 T 细胞(T_h 细胞)具有特殊的趋向性,它侵入并破坏 CD_4 细胞,使其数量逐渐减少,造成机体细胞免疫功能缺陷。从 HIV 感染,到 HIV 抗体形成需 2～3 个月,此期叫作"窗口期"。从 HIV 感染到发生艾滋病是一个较长的过程,短者几个月,长者可达 10 年或 10 年以上。HIV 感染后引起免疫功能进行性紊乱,艾滋病属于这种紊乱过程中的晚期表现。

艾滋病患者及 HIV 携带者是艾滋病的传染源。现已证实血液、精液和宫颈分泌物有传播作用,哺乳可使婴儿受染。其传播途径主要有以下几种。

(1)性传播:包括同性性接触或异性性接触。

(2)血液传播:①输入了含有 HIV 的血液制品;②静脉药瘾者共用被 HIV 污染的针头及注射器;③移植或接受了 HIV 感染者的器官、组织、骨髓或精液。

(3)母婴传播。

2. 中医病机　中医学医籍中没有艾滋病的记载,但艾滋病被发现以后,国内外医学家运用中医方剂与单味中药治疗艾滋病,取得了一定的临床经验。总的来说,中医学认为本病是外因感染温邪淫毒 HIV,内因长期性生活紊乱,正气耗损,气血亏虚,内外因互为因果,染毒日久严重损害全身脏腑功能而致病。本病具有传染性,疾病初起"无问大小,病状相似"的特点符合中医学"瘟疫""疫病"范畴,当疾病晚期,呈现慢性消耗状态,消瘦、腹泻、淋巴结肿大以及至恶性肿瘤的出现,应归于中医学"虚劳""积聚""癥瘕"之中。

【诊断要点】

1. 临床表现

(1)感染史:①婚外性接触;②同性恋,异性恋,性乱者;③静脉药瘾者,接受过血液或血制品者,艾滋病患者的子女。

(2)潜伏期:一般是 6 个月至 10 年或更长。

(3)急性 HIV 感染:有发热、乏力、咽痛、全身不适等上呼吸道感染症状。少数患者有头痛、皮疹、脑膜炎或多发性神经炎。颈部、腋窝及枕部有肿大的淋巴结,类似传染性单核细胞增多症。肝、脾大。

(4)无症状 HIV:感染常无任何症状,血清 HIV 抗体呈阳性(在窗口期 HIV 抗体为阴性)。

(5)艾滋病相关综合征(ALDS related complex,ARC)常见有不明原因的发热,全身淋巴结肿大,体重减轻、腹泻、乏力、口腔和阴道内念珠菌感染,反复出现多形性瘙痒性皮疹、疱疹或传染性软疣、贫血,白细胞计数减少,血小板计数减少,CD_4 细胞下降($0.4×10^9/L$),$CD_4/CD_8<1$,HIV 抗体呈阳性。

（6）艾滋病发作期（即 AIDS 期）：相当于本病病程的晚期，患者已极度虚弱，免疫功能已被严重破坏。主要表现如下。

①严重的机会性感染：常见的有卡氏肺吸虫肺炎、慢性隐孢子虫病、弓形体病、类圆线虫病、念珠菌病（口腔、食管、支气管及肺）、隐球菌病、组织胞浆菌病、鸟型结核分枝杆菌感染、巨细胞病毒感染、疱疹病毒感染、进行性多灶性白质脑炎、口腔毛状黏膜白斑、带状疱疹、复发性沙门菌血症、奴卡菌病、结核及疣等。

②肿瘤形成：常见的主要为卡波西肉瘤，多侵犯皮肤黏膜和淋巴系统。表现为高出皮肤的紫红色和紫蓝色斑丘疹，或为弥漫性浸润和出血性斑块，有的可呈海绵状结节状隆起。其他恶性肿瘤有非霍奇金淋巴瘤、大脑淋巴瘤、淋巴母细胞淋巴瘤等。

③多器官多系统损害：由于患者免疫功能日渐下降，直至极度衰退，HIV 可能侵犯机体的任何器官与组织、血液系统、神经系统、胃肠道、肝、脾、心血管、肺、肾、皮肤黏膜、骨骼肌肉、视网膜、内分泌系统，以至大脑皮质等均可受损。脑皮质受损者形成 HIV 脑病，可出现精神障碍。

2. 中国艾滋病诊断标准

（1）HIV 感染者：受检血清经初筛试验，如酶联免疫吸附试验（ELISA）、免疫酶法或间接免疫荧光试验（IF）等方法检查呈阳性，再经确证试验，如蛋白印迹试验（Western blot test）等方法复核确诊者。

（2）确诊病例

①艾滋病毒抗体阳性，又具有下述任何一项者，可以确诊为艾滋病患者。

a. 近期内（3～6 个月）体重减轻 10% 以上，且持续发热达 38℃ 1 个月以上。

b. 近期内（3～6 个月）体重减轻 10% 以上，且持续腹泻（每日达 3～5 次）1 个月以上。

c. 卡氏肺囊虫肺炎（PCP）。

d. 卡波西肉瘤（KS）。

e. 明显真菌或其他条件致病菌感染。

②若抗体阳性者体重减轻、发热、腹泻症状接近上述第 1 项标准且具有以下任何 1 项时，可以确诊为艾滋病患者。

a. CD_4/CD_8 淋巴细胞计数比值 <1，CD_4 细胞计数下降。

b. 全身淋巴结肿大。

c. 明显的中枢神经系统占位性病变的症状和体征，出现痴呆，辨别能力丧失或运动神经功能障碍。

【辅助检查】

1. 免疫功能缺陷指标　CD_4 细胞数目减少，艾滋病相关综合征时 $CD_4<400/\mu l$，晚期艾滋病时 $CD_4<200/\mu l$，$CD_4/CD_8<1$。

2. HIV 抗体检测

(1)筛查试验:常用酶联免疫吸附试验(ELISA)、明胶颗粒凝聚试验(PA)或间接免疫荧光试验(IF)。

(2)确证试验:主要由放射免疫沉淀法(RIP)和蛋白印迹试验法(Western blot test)。

【鉴别诊断】 AIDS 应与下述疾病相鉴别。

1. 原发性免疫缺陷病。

2. 继发性免疫缺陷病:如原患有恶性肿瘤或长期应用类固醇皮质激素、化疗、放疗后引起的继发性免疫缺陷。

3. 血液病:部分血液病患者亦可有发热、肝脾大、淋巴细胞减少,可做骨髓穿刺、淋巴结活检,查 HIV 抗体。

4. HIV 感染初期,常可有传染性单核细胞增多症的表现,对高危人群,若出现此类症状,应检查 HIV 抗体。

5. 中枢神经系统疾病。

【治疗】

1. 西医治疗 本病目前尚无特效的治疗方法,当前治疗上主要给予抑制艾滋病病毒的药物、免疫调节药、治疗机会感染的药物、抗肿瘤治疗、支持疗法等,使患者减轻痛苦,延长寿命。

(1)抗 HIV 的药物

①齐多夫定(AZT)能抑制反转录酶,阻断 HIV 的复制,临床应用对早期感染者可明显减缓疾病的进展,减少条件致病性感染的发生率,延长患者的存活期。用法:100mg,每日 5 次,口服,需连用 6 个月以上。不良反应主要为骨髓抑制,全血细胞减少。

②双脱氧肌苷(dideoxyinpsine,ddI)是反转录酶抑制药,半衰期长,对骨髓抑制作用较轻,可用于对齐多夫定耐药者。用法:体重>60kg 者,每次 200mg,每日 2次,口服。不良反应主要有周围神经病变、胰腺炎及肾损害等。

③双脱氧胞苷(dideoxycytidine,ddC)是反转录酶抑制药。用法:每次 0.375～0.75mg,每日 3 次,口服。不良反应有疼痛性周围神经病变、口炎和皮疹等。

目前多主张联合治疗,如 AZT＋ddI;AZT＋ddC;AZT＋阿昔洛韦;AZT＋α-干扰素等。

(2)免疫调节药

①干扰素-ex(interferon-a):主要作用是免疫调节,抑制病毒复制,减少条件致病性感染的发生,用于 HIV 感染早期。每次 300 万 U,皮下注射,每日 1 次,连续2～4 周后,改为每周 3 次,连用 2～3 个月。不良反应主要有发热、乏力、胃肠道反应等。

②白细胞介素-2(IL-2)：可增加外周血淋巴细胞,改善免疫功能。静脉点滴,每日 250 万 U,每周 5 次,共 4~8 周。不良反应有发冷、发热、头痛、恶心、全身不适等。

③其他：如沙格司亭(GM-CSF)、丙种球蛋白等可暂时提高患者的免疫功能。

(3)条件致病性感染的治疗：根据不同的病原体选用相应的治疗药物。

(4)抗肿瘤治疗：如卡波西肉瘤,可用长春新碱、多柔比星、博来霉素等联合治疗。有些肿瘤可根据具体情况选择手术疗法、放射治疗、免疫疗法或化学治疗等综合治疗措施。

(5)支持及对症治疗：改善体质,加强营养,成分输血、输血浆等尽可能改善患者的进行性消耗。

(6)常见合并症的治疗

①口腔念珠感染：AIDS 患者常反复发生口腔念珠菌感染,有时延及扁桃体及咽后壁,可用制霉菌素片(每片 50 万 U)100 万 U 研碎加甘油,调成糊状局部涂;或调成黏稠糊状慢慢吞咽。或伊曲康唑,每日 200mg,口服,7 天为 1 个疗程;或氟康唑,每日 50~200mg,14 天为 1 个疗程,口服,亦可静脉滴注,每日 200~400mg。

②卡氏肺囊虫肺炎：临床表现为呼吸困难,明显 PaO_2 低(70mmHg 左右),但 X 线胸片显示其病变不太重时,结合病史及抗 HIV(＋)要考虑本病,可口服复方磺胺甲噁唑,每次 2~4 片,每日 4~5 次,恢复后尚需间断服用以防复发。长期服用时要注意血常规、尿常规和肾功能。国外用喷他脒(pentamidine),每日 4mg/kg,溶于 5％葡萄糖注射液 150~200ml 中缓慢静脉滴注,疗程 3 周,或喷他脒 600mg,溶于 6ml 注射用水中气雾剂吸入,每日 1 次,如治疗卡氏肺囊虫肺炎,连续 3 周。

③细菌性感染：是反复发作的沙门菌感染,如血培养(＋)可口服喹诺酮类药物。美国最近报道在 AIDS 患者中结核病和非典型分枝杆菌感染发病率很高,且进展迅速,可用异烟肼、利福平、吡嗪酰胺、链霉素或乙胺丁醇三联或四联抗结核药,强化治疗 2 个月,异烟肼、利福平巩固治疗 4 个月。用药过程中亦需注意肝功能、肾功能。

④隐球菌脑膜炎：治疗重点是降颅内压,可用 20％甘露醇或脑室引流,抗生素可用两性霉素 B,首剂每日 0.1mg,以后逐日增加至每日 0.6~0.7mg,静脉注射,疗程为 1~3 个月或 6 个月。或氟康唑,每日 200~400mg,静脉滴注,病情稳定后可改口服氟康唑。

⑤疱疹病毒感染：皮肤带状疱疹可口服阿昔洛韦,每次 200mg,每日 5 次,连服 10 日;或伐昔洛韦,每日 300mg,每日 2 次,连服 10 日。黏膜单纯疱疹或巨细胞病毒感染,可口服阿昔洛韦或伐昔洛韦,每日用量同前,疗程为 7 天。

⑥弓形体病：口服磺胺嘧啶,每日 100~200mg/kg,分 4 次口服,疗程 2~3 周。乙胺嘧啶,首剂 75mg,以后每日 25mg,疗程为 2~3 周。亦可口服螺旋霉素

0.3～0.4g,每日 3 次,疗程为 3～6 周,但作用不太肯定。

⑦隐孢子虫病:主要表现为腹泻,目前尚无特效治疗。另外,同形孢子虫(isospora)和小孢子虫(microsporidia)均可引起腹泻、小肠吸收不良,诊断有时要做粪便涂片的特殊染色和电镜检查才能诊断,治疗是补液和补充电解质及调整免疫功能,口服螺旋霉素,每日 0.6～1g,疗程为 3～6 周,或口服甲硝唑 400mg,每日 3 次,疗程为 2～3 周。

⑧肿瘤:对发展较快的卡波西肉瘤可用长春新碱(或长春花碱)、博来霉素或多柔比星联合治疗,或干扰素,历时 6 个月至 1 年,效果较好,亦可局部放疗。

2. 中医治疗

(1)辨证施治:艾滋病临床表现复杂,中医辨证施治应根据病期阶段适当分型。

①风热型:相当于 HIV 急性感染,主要表现为发热倦怠、头痛,四肢酸痛、咽痛、口干,恶风、咳嗽,周身出现淡红色皮疹,微痒。舌质淡红,苔薄黄,脉浮数。患者以发热为主症,可伴有湿热郁阻或各类虚损证候,但此时外邪尚初感于表,不宜用滋腻温养之药,宜疏散风热,清热解毒。方选银翘散加减。药用金银花 30g,连翘 15g,竹叶 10g,荆芥穗 10g,薄荷(后下)6g,牛蒡子 10g,川贝母 10g,黄芩 10g,大青叶 30g,甘草 6g。挟湿者可加茵陈、藿香。

②气血亏虚型:患者平素体弱,抗病力差,但为初期感染,尚无明显体征,宜扶正固本,调补气血,适当加些清热解毒药,协助祛除毒邪。方用八珍汤加减。药用人参 10g,当归 10g,黄芪 30g,白术 10g,茯苓 10g,白芍 10g,川芎 10g,酸枣仁 10g,远志 10g,莲子心 10g,板蓝根 30g,土茯苓 30g,紫花地丁 15g,生甘草 6g。

③肝郁气滞型:此类患者确定 HIV 感染后情绪不稳,思虑重重,胸胁或小腹胀闷窜痛,胸闷喜太息,情志抑郁易怒。妇女乳房胀痛,痛经,月经不调。舌质淡,苔薄白。脉弦。患者平素性格内向,得知患有本病后情绪不稳,肝郁不疏,治宜疏肝理气。方用柴胡疏肝散加减。药用柴胡 10g,川芎 10g,香附 10g,白芍 10g,陈皮 10g,枳壳 10g,黄芩 10g,甘草 10g。

④阴虚内热型:发热缠绵不断,手足心热,颧红、盗汗、口渴、消瘦、头晕、心悸,浅表淋巴结肿大。舌质淡红,苔少,脉细数。见于艾滋病中期患者,症见口干咽燥,盗汗,手足心发热,消瘦乏力,出现很多阴虚症状。治宜养阴清热,佐以解毒。方用葳蕤汤加减合养阴清肺汤化裁。药用玉竹 10g,白薇 10g,桔梗 10g,薄荷(后下)6g,淡豆豉 10g,生地黄 30g,麦冬 10g,川贝母 10g,玄参 10g,板蓝根 30g,大青叶 30g,金银花 15g,天竺黄 10g,甘草 6g。

⑤脾胃虚损型:反复泄泻,呈稀水状,神疲乏力,形体消瘦,食欲缺乏,恶心呕吐,腹部痞闷,肢体困乏,面色发黄。舌淡,舌体胖,脉濡细。此型以消化道症状为主,腹泻稀便呈水样,常伴腹痛,食欲缺乏,恶心呕吐等症状。治宜健脾益气,和胃止泻。方用补中益气汤合小柴胡汤加减:黄芪 15g,人参 10g,白术 10g,当归 10g,

陈皮 10g,升麻 10g,柴胡 10g,黄芩 10g,生姜 10g,大枣 5 枚,炙甘草 6g。

⑥脾肾两虚型:低热缠绵,极度消瘦,头晕目眩,精神倦怠,腰膝酸痛,食欲缺乏,长期泄泻或五更泄,发枯易脱,见于艾滋病中、晚期。舌淡胖,苔薄白,脉沉细乏力。艾滋病晚期,长期低热,极度消瘦,精神倦怠,盗汗口干,证属脾肾两亏,治宜益气健脾,滋肾止泻。方选金匮肾气丸合四君子汤加减。药用人参 10g,茯苓 10g,白术 10g,附子 10g,肉桂 10g,熟地黄 15g,山药 10g,山茱萸 10g,枸杞子 15g,菟丝子 15g,牡丹皮 10g,泽泻 10g。

⑦气滞血瘀型:艾滋病晚期,卡波西肉瘤或其他恶性肿瘤,胸肋胀闷,胁下痞块,疼痛,周身出现多个肿瘤,淋巴结肿大;妇女可见闭经或痛经,经色紫暗,有血块。舌紫暗或有瘀血瘀点,脉涩。相当于艾滋病晚期、恶性肿瘤、卡波西肉瘤,治宜活血化瘀,理气散结。方选血府逐瘀汤加减。药用当归 10g,生地黄 15g,桃仁 10g,红花 10g,赤芍 10g,川芎 10g,桔梗 10g,枳壳 10g,青皮 10g,三棱 10g,夏枯草 30g。

⑧热盛痰蒙型:见于艾滋病晚期患者,HIV 侵犯中枢神经系统,高热头痛,神志不清,恶心呕吐,精神抑郁,表情淡漠,见于艾滋病侵犯中枢神经的晚期病症,病情险恶,预后差。治宜清热化痰,熄风开窍。方选羚羊钩藤汤加减。药用羚羊角粉 0.6g,生地黄 30g,钩藤 10g,竹茹 10g,茯苓 10g,半夏 10g,胆南星 10g,石菖蒲 10g,枳实 6g,甘草 10g。病情急重者可服安宫牛黄丸。

(2)单方验方:经研究,单味中药抗 HIV 有效的有 50 余种,炙甘草、人参、党参、黄芪、白术、茯苓、当归、大枣、枸杞子、杜仲、淫羊藿、苦参、柴胡、刺五加、香菇、丹参、黄连、金银花、黄芩、天花粉、紫花地丁、夏枯草、穿心莲、牛蒡子、螃蜞菊、紫草、狗脊、贯众、千里光、贯叶金丝桃、丁公藤、莽草、苦瓜、龙胆、蒲公英、麻黄、水牛角、漏芦、巴豆、槟榔、白头翁、防风、槲寄生、麝香、白屈菜、姜黄、桑白皮、黄柏、大蒜、山豆根、连翘、鱼腥草、大青叶、白花蛇舌草、野菊花、知母、板蓝根、十大功劳叶等,益气清热解毒药具有免疫调节或抑制病毒的作用。

(3)甘草甜素 20mg,每天 3 次,口服,总有效率为 35%(可改善 CD_4/CD_8 比值,提高 CD_4 细胞数)并有 HIV 抗体阴转的病例。

【验案举例】

1. 李某,男,22 岁。因双下肢化脓性感染入院。体格检查:全身情况衰竭。慢性病容,消瘦,口腔感染,躯干布满皮疹,患结核性胸膜炎。右侧大腿根部有一直径 3cm 的溃疡,右足背部有直径 2cm 和 1cm 溃疡各 1 个,右足底部有一直径 2cm 溃疡,左外踝有一直径 2.5cm 溃疡,双侧腋窝及腹股沟淋巴结肿大。体温 37℃,体重 35kg(自述半年前为 60kg),既往有注射吸毒史。经省艾滋病监测中心确认为 HIV 抗体阳性,医院诊断为艾滋病患者,1998 年 7 月接受乾坤宁治疗,乾坤宁(中成药)内含黄连、黄芪、栀子、茯苓、三棱等。每日口服乾坤宁片剂 3 次,每次 4 片(每片 0.5g),早、中、晚饭后服用。1 个月后增至 6 片,即 1 个疗程需 12 瓶;如与丹英颗粒

(延寿宝)配合服用,疗效更佳,乾坤宁的服用方法一样,同时在每天上午 10 时、下午 4 时、晚上 10 时加服丹莪颗粒,每次 1 包(3g)。未服用其他药物。1 个疗程后,患者精神好,食欲增加,口腔感染消失,皮损全部消失,下肢各处溃疡已基本愈合。体重增至 48kg,2 个疗程后,患者症状、体征全部消失,体重增至 58kg,形同健康人。之后因患者到广州打工,中断治疗。停药 2.5 年后,据家人介绍,该患者又出现了以前的症状和体征(现代预防医学,2004,2)。

按:方中用黄芩、栀子清热燥湿、泻火解毒;黄芪补气升阳、益卫固表;茯苓利水渗湿;三棱行气等;以共奏扶正祛邪、平调阴阳、清热利湿、解毒散结、益气养阴、行气活血之效。

2. 患者,男,38 岁。吞咽困难,胸骨后有烧灼感 2 天。患者因外伤输血而被感染艾滋病病毒,于 2002 年开始相继出现带状疱疹、长期腹泻、颈部淋巴结肿大、经常反复感冒、口疮溃疡、皮疹等。3 天前发热,后出现咽喉疼痛、吞咽困难。就诊时仍发热(37.6℃),无咳嗽,咽喉红肿,有 5 处以上的溃疡面,吞咽有灼痛,颈部、颌部淋巴结肿痛,舌边红,苔浊厚,脉弦数。诊断为艾滋病并发急性食管炎,中医辨证为痰湿热邪郁结型。治则:苦辛开泄,清热化湿。方选半夏泻心汤加减。药用半夏 20g,甘草 24g,黄芩 12g,黄连 6g,党参 15g,淡豆豉 15g,焦栀子 12g,连翘 12g,牛蒡子 12g。水煎服,每天 1 剂,可分早、晚 2 次服用。服用 3 剂后,发热退,吞咽困难明显减轻,咽部溃疡面变小,咽部仍红肿。上方去焦栀子、淡豆豉,续服 3 剂而愈。

按:中医对艾滋病的认识目前尚不统一,但根据其传播方式、流行情况、发病特点、临床表现以及预后转归等方面来看,现有文献报道大多把本病归属于"温疫""虚劳"的范畴。半夏泻心汤即小柴胡汤去柴胡、生姜,加黄连、干姜。始见于《伤寒论》治小柴胡汤误下成痞者,但《金匮要略·呕吐哕下利病篇》亦用治"呕而肠鸣,心下痞者"。本方辛开苦降,具有和胃降逆,开结除痞的作用。方中黄连、黄芩之苦寒降泄,除其热;干姜、半夏之辛温开结,散其寒;苦降辛开,补气和中,自然邪去正复,气得升降,诸证悉平(中医研究,2007,6)。

皮肤病中西医病名对照表

一、病毒感染性皮肤病

西医病名	中医病名
单纯疱疹	热疮、火燎疮、热火嘘、热气疮、唇疮、吓疮、口吻疮、阴疮
带状疱疹	串腰疮、缠腰火丹、蜘蛛疮、蛇串疮、白蛇串、火带疮、甄带疮、串腰龙、玉带疮、蛇瘅疮
扁平疣	扁瘊、瘊子、疣证
寻常疣	瘊子、千日疮、疣目、枯筋箭、疣疮、木刺瘊、竖头肉、癫瘊、刺瘊、梅花疮
跖疣	牛程蹇、足瘊
传染性软疣	鼠乳、疣症、鼠瘘、水瘊子
尖锐湿疣	瘙瘊、臊瘊
水痘	水痘、水花、水疮
婴儿玫瑰疹	奶麻、假麻、奶疹、瘙疹、烂衣疮、小儿发痧
风疹	瘾疹、风瘾、风痧
传染性红斑	丹痧

二、球菌感染性皮肤病

脓疱疮	黄水疮、滴脓疮、香瓣疮、天疱疮、浸淫疮、烂皮野疮、脓窝疮、水疱湿疡、脓窠疮、黏水疮
新生儿脓疱疮	胎溻皮疮、新生儿天疱疮、胎毒
新生儿剥脱性皮炎	胎毒、胎风、洪烛疮、王灼疮、王烂疮、胎溻皮疮
深脓疱疮	臁疮、湿毒流注、脓窝疮、裙口毒、裤口毒、老烂腿、裙风、烂腿、老烂脚
毛囊炎	疖毒、发际疮、坐板疮
穿凿性脓肿性头疮	蝼蛄疖、鳝拱头、蝼蛄串

（续　表）

毛囊炎及毛囊周围炎	貉貓、暑疖、曲鳝疖
头部乳头状皮炎	肉龟、发际疽、发际疮、卷毛疮、肉龟脑铄
须疮	胡子疮、羊须疮、燕窝疮、羊胡子疮、火珠疮、胡须顽湿
丹毒	火丹、流火、天火、抱头火丹、大头瘟、赤游丹毒、丹嫖、赤丹、腿游风、大腿风、内发丹毒、丹毒
疖、疖病	热疖、暑疖、疖毒、发际疮、坐板疮、疖丹、湿热疖
颜面疖、毛囊炎	眉心疔、颊疔、颧疔、鼻疔、锁口疔、唇疔等
手足疔、毛囊炎	蛇头疔、沿爪疔、蛇背疔、蛀虫疔、蛇眼疔、螺疔、手丫疔、托盘疔、劳宫疔等
痈	有头疽、脑痈、偏对口、正对口、砍头疮、背痈、发背、搭背、搭手、腰痈等
多发性汗腺脓肿	时毒暑疖、痱毒、暑令疡毒小疖、蝼蛄疖、时毒、热疖
化脓性汗腺炎	腋疽、米疽、疚疽
蜂窝织炎	痈、发、锁喉痈、臀发、腓踹发、手背发、足背发
传染性口角炎	马嚼子疮
坏疽性脓皮病	蚰蜒疮、蚯蚓瘘
化脓性甲沟炎	代指、脱甲疳、蛇眼疔、指疔、沿甲疔
面部脓皮病	面疮、面发毒、面游风毒

三、杆菌感染性皮肤病

皮肤炭疽	疫疔、紫葡萄疔、鱼脐疔、鱼脐疮、瘴症、瘴疽、突脐疔、紫燕疔
类丹毒	丹毒
急性女阴溃疡	阴蚀、狐惑、阴匿、匿疮
糜烂包皮龟头炎	袖口疳、臊疳
寻常性狼疮	鸭啗疮、流皮漏
瘰疬性皮肤结核	瘰疬、蟠龙疬、鼠疬、老鼠疮、鼠瘘、疬子颈、瘰疡、马刀侠瘿、蟠蛇疬
颜面播散性粟粒狼疮	颜面雀啄形血风疮、颜面雀啄、流皮漏
硬红斑	腓踹发、驴眼疮、腓肠发
红癣	瘙癣、丹癣
气性坏疽	烂疔
麻风	麻风、大风、大麻风、疠风、恶疾大风、癞、乌白癞

四、真菌感染性皮肤病

头癣	秃疮、赤秃、癞头疮、肥疮、黄癣痢、黏疮、堆沙癞痢、癞头疮、白秃癣、蛀发癣、白秃疮、白癞病
体癣	圆癣、金钱癣、笔管癣、荷叶癣、荷钱癣疮、雀眼癣、钱癣、风癣、铜钱癣
股癣	阴癣
手癣	鹅掌风
足癣	臭田螺、田螺疱、脚蚓、脚蚓症、烂脚丫、湿脚气、湿气
甲癣	鹅爪风、油灰指甲、油炸甲、灰甲、灰指甲、虫蛀甲
叠瓦癣	刀癣、花癣、浪花癣、开花癣
花斑癣	汗斑、紫白癜风、夏日斑、疬疡风、花斑糠疹、夏月汗斑
皮肤癣菌疹	脚湿气、脚丫痒烂、湿毒疮
念珠菌病(口腔)	鹅口疮、燕口疮、剪口疮、雪口、雪花疱、夹口疮
念珠菌性甲沟炎及甲床炎	代指、代甲、蛇眼疔、指甲疳
放线菌病	颊疮
耳真菌病	耳癣

五、动物所致的皮肤病

虫咬皮炎	毒虫咬伤、射工伤、恶虫叮咬
虱病	虱痒病、虱病
蠓咬皮炎	蠓虫叮咬
桑毛虫皮炎	射工伤、毛虫伤、蛾毒、蚝虫螫
疥疮	干疥、脓疥、湿疥、虫疥、疥、癞疥疮、脓疥疮、疥疮、癞疥、干疤疥、脓窠疥
钩蚴皮炎	粪毒、粪毒块、着土痒、粪块毒、土痒、桑叶黄、薯疙瘩、脱力黄、懒黄病
丝虫病	蹁病、大脚风、流火
血吸虫皮炎	鸭怪、鸭屎风

六、变应性皮肤病

湿疹	湿疡症、风湿疡(急性)、湿毒疡(亚急性)、顽湿疡(慢性)、浸淫疮(全身性)、旋耳疮(耳部)、绣球风(阴逵)、四肢风(肘膝部)、湿疬(急性)、疯疮(手部)、乳头风、乳疮(乳部)、落脐疮(脐部)、血风疮(亚急性)、胞漏疮(阴囊急性)、月蚀疮、肾雞风(阴囊慢性)、湿毒疮(下肢)、掌心风(皲裂性)、湿癣(急性)、湿气(足部)、奶癣(婴儿)、湿毒疮(急性)、阴湿疡(外阴湿疹)、鼻蠚疮

（续　表）

异位性皮炎	奶癣、胎瘦疮、血风疮、浸淫疮、四弯风、顽湿
接触性皮炎	湿毒疡、膏药风、膏药毒、沥青疮、粉花疮、狐尿刺、狐狸刺、马桶疮、漆疮、马桶癣
漆性皮炎	漆疮、湿疡、湿毒疡、漆毒疮、漆咬、漆毒
麦收皮炎	麦疥、麦毒
药物性皮炎	中药毒、浸淫疮、风毒肿、石火丹
荨麻疹	痞瘤、赤疹、白疹、风瘙瘾疹、鬼饭疙瘩、风疹块、瘾疹、风痦瘟、鬼纹疙瘩
人工荨麻疹	丹疹、瘾疹
血管神经性水肿	赤白游风、面游风、蚯蚓毒、卒风肿、游肿、风注、白游风、赤游风、面游风毒
丘疹性荨麻疹	水疱湿疡、水疥、沙疥、细皮风疹、土风疮
皮肤划痕症	丹疹、瘾疹

七、物理性皮肤病

鸡眼	肉刺
胼胝	胼胝、牛程蹇、脚垫、土粟、琉璃疽、膕子
火激红斑	火斑疮
擦烂红斑	汗淅疮
尿布皮炎	湮尻疮、猴子疮、红臀、尿灶火丹
冻疮	冻疮、冻风、冻烂肿疮、冻瘃、涿（瘃）、冻裂、洗冻瘃、冷疮、冻烂疮、瘃冻、灶瘃（足跟）
压疮（褥疮）	席疮
手足皲裂	皲裂疮、麻裂疮口、皱裂疮、裂口疮、裂手裂脚、千裂疮

八、光源性皮肤病

日光性皮炎	夏日沸烂疮、日晒疮、晒斑
植物——日光性皮炎	红花草疮、面游风毒、诸菜皮肤中毒病、风毒病、风毒肿
肱桡部夏令瘙痒症	日晒疮
多形性日光疹	日晒疮、夏日沸烂疮、吹花癣

九、职业性皮肤病

稻田皮炎	水渍疮、水毒、手足丫烂疮、烂手烂足、鸭怪、鸭屎风、痒水病

十、神经功能障碍性皮肤病

皮肤瘙痒症	痒风、瘾疹、阴痒、后通痒、痒症、肛门作痒、风瘙痒、血风疮、爪风疮、诸痒、逸风疮、雁候疮
肛门瘙痒症	谷道痒、后通痒、肛门作痒
阴囊瘙痒症	肾囊风、绣球风
女阴瘙痒症	阴痒
头部瘙痒症	头皮痒
神经性皮炎	牛皮癣、顽癣、摄领疮、癣症、牛癣
痒疹	粟疮、马疥、顽湿聚结、血疳
结节性痒疹	马疥、顽湿聚结
冬季痒疹	皮痒、皮风

十一、红斑类皮肤病

结节性红斑	瓜藤缠、湿毒流注、梅核坍
多形红斑	血风疮、雁疮、猫眼疮、寒疮
毒性红斑	诸药毒
新生儿红斑	胎风、胎赤
月经疹	血风疮

十二、丘疹鳞屑性皮肤病

扁平苔藓	紫癜风、乌癞风、口癣(口腔损害)
玫瑰糠疹	风癣、母子癣、血疳、子母癣,风热疮、紫疥
单纯糠疹	风癣、桃花癣、荷花癣、吹花癣、花癣、虫斑、面上风癣
红皮病	浸淫疮、脱皮疮、皮达皮疮、红皮、中药毒、胎赤、溻皮疮
银屑病	白疕、白疕风、蛇虱、松皮癣、银癣疯、干癣、白壳疮、风癣、狗癣、白癣

十三、水疱性皮肤病

天疱疮	浸淫疮、天疱疮、火赤疮、蜘蛛疮
疱疹样皮炎	火赤疮、天疱疮、蜘蛛疮
疱疹样脓疱病	热病疱疮、登豆病
连续性肢端皮炎	镟指疳

十四、角化性皮肤病

汗孔（管）角化病	鸟啄疮
掌跖角化病	手足发胝
毛发红糠疹	狐尿刺、狐狸刺

十五、结缔组织病

红斑狼疮	鬼脸疮、红蝴蝶、马缨丹、湿毒发斑、红蝴蝶斑、日晒疮、鸦啗疮、阴阳毒
皮肌炎	肌痹、风痿痹
硬皮病	皮痹、皮痹疽、风湿痹、虚劳、肌痹、痹症、心痹、肾痹、肺痹、血痹
结节性动脉周围炎	血凝结节症

十六、色素障碍性皮肤病

雀斑	雀斑、面䵟黯、雀子斑、面奸、丽奸面、雀子、雀儿斑
黄褐斑	黧黑斑、面黑䵟、面尘、䵟黯、面黯疱、妊娠斑、肝斑、蝴蝶斑、黧黑䵟黯
瑞尔黑病变	黧黑䵟黯、黧黑斑
妇女颜面黑变病	黧黑䵟黯
黑子	黑子、黑子痣
太田痣	青记脸
白癜风	白癜、白驳、白驳风、斑驳、斑白、驳白、白癜风

十七、皮肤血管及淋巴管性皮肤病

过敏性紫癜	血风疮、葡萄疫
小腿静脉性溃疡	臁疮、内臁疮（阴臁）、外臁疮（阳臁）、裙边疮、裤上毒、裤口毒
色素性紫癜性苔藓样皮炎	血疳、血风疮
红斑性肢痛症	血痹、湿热羁绊症
血栓闭塞性脉管炎	脱疽、脱骨疽、十指零落
静脉血栓形成	脉痹、肿胀、瘀血流注、血瘀
血栓性浅静脉炎	脉痹、黄鳅痈
下肢静脉曲张	筋瘤、炸筋腿

十八、内分泌代谢营养障碍性皮肤病

维生素 A 缺乏病	蟾皮癣、蟾皮病、疳眼、肝虚雀目、雀目
维生素 B₂ 缺乏病	吖疮、唇风、口疳、口疮、肾囊风、绣球风
烟酸缺乏病	癞皮病
硬肿症	痹症、肉痹
皮肤淀粉样变	松皮癣
痛风	痹症、历节风、鹤膝风、白虎病、白虎历节风
维生素 C 缺乏病	牙疳

十九、皮下脂肪组织病

结节性发热性非化脓性脂膜炎	恶核肿、梅核丹

二十、遗传性皮肤病

鱼鳞病	蛇皮癣、蛇皮癞、雁来风、蛇身、蛇皮、蛇胎、鱼鳞癣、蛇鳞、蛇体
神经纤维瘤	瘤赘

二十一、皮脂腺疾病

皮脂溢出	白屑风、头皮白屑、面游风、头风白屑
脂溢性皮炎	白屑风、面游风、眉毛癣、钮扣风、发蛀脱发
痤疮	肺风粉刺、面疱、面瘟疱、酒刺、粉花疮、粉刺聚疖、粉刺聚瘤、黑头粉刺、座、粉刺、渣、粉疵、面渣、面粉渣
酒渣鼻	酒渣鼻、鼻赤、酒渣、酒糟鼻、鼻准红、鼻齇、红鼻子
痱子	热痱、痤痱疮、痱子、痱、痤痴、夏日沸烂疮、沸子、痱毒、痱疮、白痦

二十二、汗腺疾病

多汗症	手足多汗、头汗、腋汗、阴汗、面汗
汗疱症	田螺疱、蚂蚁窝、手汗、足汗
臭汗症	体气、狐臭、狐气、胡气、狐臊
色汗症	黄汗、红汗、黑汗、蓝汗、青汗
血汗症	血汗、肌衄

二十三、毛发疾病

斑秃	鬼剃头、鬼舐头、油风、毛拔、发坠、毛落、落发、落发风
脂溢性脱发	油风、蛀发癣、油秃、糠状秃、发蛀脱发
白发	发白

二十四、黏膜病

剥脱性唇炎	唇风、紫唇、唇疔、龙唇发、锁口疔、唇哨、唇颤动、藩唇
光化性唇炎	唇风、唇晡、驴嘴风
接触性唇炎	唇风
腺性唇炎	茧唇
慢性唇炎	唇风、唇紧、唇瞒、驴嘴风
复发性阿弗他口腔炎	口疮、口疡、口疳、口破、脾瘅
黏膜白斑病	阴疮
女阴白斑	阴痒、阴疮、阴痛、阴蚀
龟头炎	袖口疳、瘙疳、蜡烛疳
复发性坏死性黏膜周围炎	口疮、口疡、口疳、口破、脾瘅
舌痛症	舌痛、舌热、舌灼

二十五、皮肤肿瘤

血管瘤	血瘤、血痣、赤疵、胎瘤、红丝瘤
皮样囊肿	发瘤
湿疹样乳头癌	乳疳、乳岩
基底细胞癌	恶疮、翻花疮
淋巴管瘤	足肿、足踵
皮脂腺囊肿	脂瘤、渣瘤
皮角	脑湿
脂肪瘤	痰核、气瘤
瘢痕疙瘩	肉疙瘩、锯痕症，肉龟疮、蟹足肿
鳞状细胞癌	翻花疮、翻花瘤、石疔
湿疹样癌	乳指、翻花、浸淫疮
皮肤白血病	急劳、虚劳、血证、积聚、癥瘕
恶性淋巴瘤	失荣、失精、恶核、脱营
纤维瘤	肉瘤、气瘤
阴茎癌	翻花肾岩
甲状腺腺瘤	痰核、瘿瘤

二十六、传染病

天花	天花、痘疮、豆、麻痘
麻疹	疮疹、麸疮、癌子、麻子、瘤子、赤疹、丹疹、发斑
猩红热	烂喉疹、喉丹莎、丹瘀、疫喉、喉痧
败血症	火毒内攻、疔毒走黄、痈毒内陷

二十七、性传播疾病

梅毒	梅疮、杨梅疮、广疮、棉花疮、杨梅结毒、杨梅疳疮、猢狲疳、翻花杨霉疮、砂仁疮、杨梅病
淋病	膏淋、热淋、劳淋
性病性淋巴肉芽肿	鱼口,血疝,左为横痃、右为阴疽
艾滋病	瘟毒、虚劳

皮肤科中成药临床应用简表

药 名	主 治	用 法
一粒珠	痈疽疮疖,乳痈乳岩,红肿疼痛	口服,每次 1.5g,每日 1 次,黄酒或温开水送服
九圣散	湿疮、臁疮、黄水疮、脓窝疮、天疱疮、漆疮、缠腰火丹及足癣等	外用,以凉开水或茶水调和药粉,敷于患处,每日 1 次
三黄膏	痈疽、疮毒、疔疖、远年臁疮、一切深浅溃疡、水火烫伤	外用,将患处用生理盐水洗净,取药膏适量摊于纱布上,贴敷患处,或将药膏直接涂于患处,每日换药 1 次
白降丹	疔疮痈疽已溃或脓未溃,腐肉不净,脓出不畅及瘘管等	外用,每次 0.09～0.15g 撒患处,膏药盖贴或纱布包扎或下药捻插入疮口
生肌八宝散(丹)	疮毒溃烂,久不收口或腐肉不脱,周边紫暗,伴面色不华等	外用,先以温水清洗患处,拭干,然后将药物撒于疮面,外贴膏药;或用油纱条蘸药散纳入疮内,或制成药捻纳入窦道内。每日或隔日换药 1 次
生肌玉红膏	痈疽疮疡,发背,患处红肿热痛,溃烂流脓,久不收口	外用。将患处用生理盐水洗净,然后敷上药膏,每日 1 次
生肌散	湿热瘀滞引起的一切疮疡肿毒,如颈痈、背痈、乳痈、对口、偏口等溃流脓水,肌肉不生,久不收口	外用。先以温水洗净患处、拭干,然后将药粉撒于患处,外贴膏药,每日更换 1～2 次
立马回疔丹	疔疮初起红肿疼痛及疔毒内陷,溃烂走黄(疔毒蔓延)所致头面麻木肿痛,甚至昏迷、惊厥等	外用。先以消毒针挑破患处,取一粒塞入疮孔,再用氧化锌橡皮膏盖贴
冲和散	半阴半阳之疮疡外用药,冷热相结之痈疽初起,温痰流注,瘀血流注及一切无名肿毒	外用。取适量,以葱头煎汤或热酒调成稀糊状涂敷患处,每日更换 1～2 次

药 名	主 治	用 法
如意金黄散（金黄散）	阳症实证之痈疽疮未成脓或欲近成脓者	外用,取药散适量,以茶水、鲜生药捣汁（如马齿苋、绿豆芽、萝卜等）或食醋调成糊状外敷。也可用 80％凡士林调成软膏（名金黄膏）外敷
阳和丸	阳疽、流痰、鹤膝风、脱疽、骨槽风、咬骨疽、流注等引起的疮头漫肿平塌,根脚不收,皮色不变,不红不热,难于成脓,难于溃破,难于愈合,脓水清稀或夹有败絮状物质	口服。每次 2 丸,每日 2～3 次,温开水送服
阳和解凝膏	阴疽、瘰疬未溃,寒湿痹痛,乳疮结核,不红有肿,久不收口	外用。温热软化后贴患处
红升丹	痈疽疔疮、梅毒下疳、一切恶疮所致之肉暗紫黑,腐肉不去,窦道瘘管,脓水淋漓,久不收口等	外用,取适量研成细粉或与其他药味配成散剂或制成药捻
连翘败毒丸（片、膏）	疮疡初起,红肿热痛;疮痈溃烂,灼热流脓,无名肿毒,丹毒疱疹,疥癣瘙痒等	口服。丸剂,每次 9g,每日 2 次。片剂,每次 5 片。每日 3 次。膏滋,每次15g,每日 2 次。温开水送服或冲服
抗腮灵糖浆	痄腮、喉痹、乳蛾、大头瘟、发颐、痈肿	口服。每次 20～30ml,每日 2 次
乳疮丸	乳痈、乳发、乳疬及一般急性化脓性感染初起未溃,灼热肿硬	口服。每次 9g,每日 2～3 次,温开水送服
拔毒膏	疖、疔、痈、发、有头疽之初期或化脓期等,局部红肿疼痛,皮肤发热,肿势高突,中心有脓头,波动感	外用。文火化软贴敷患处,隔日更换 1 次,溃脓时每日更换 1 次
轻粉	外用治疥疮、顽癣、臁疮、梅毒、疮疡、湿疹、痈疽溃疡、酒糟鼻及神经性皮炎等;内服治痰涎积滞,水肿膨胀,二便不利	外用。取适量研末,掺敷患处。内服（多入丸剂或胶囊服用）,每次 0.1～0.2g,每日 1～2 次,温开水送服,服后漱口
祛腐生肌散	各种痈疽疮毒溃后,脓出不畅,或腐肉不去,新肉难生,久不收口者	外用。每次取适量撒于疮面腐肉上或制成药捻纳入窦道内,隔日或每日更换 1 次

药　名	主　治	用　法
珍珠散	疗疮,外痈,有头疽等溃烂,流脓溢水,新肉不生,久不收口	外用。先将患处用温开水洗净拭干,取药粉适量撒于疮面,外贴拔毒膏药,每日更换 1～2 次
热毒清片	温毒热证如大头瘟,痄腮,痈肿疮毒引起的发热,咽喉肿痛或头面焮肿,恶寒发热或痈疽疮疡局部红肿热痛	口服。每次 4 片,每日 3 次。7 岁以上儿童服成人 1/2 量,3－7 岁儿童服成人 1/3 量
疮疡膏	疖、疗、痈、疽、臁疮等红肿热痛,溃后脓水不断等症	外用。温化后贴敷患处,每日更换 1 次
铁箍散	各种痈肿疮疖早期红肿坚硬疼痛,及未溃乳疮焮热疼痛	外用。取蜂蜜适量调敷患处
消风散	疮疡如疖、疗、痈、发、有头疽等初期局部皮肤红、肿、热、痛但无溃破者	外用。以茶水或蜜水、麻油、葱头(捣烂)等调敷患处,每日数次
黄升丹	痈、疖、疗、有头疽等久不收口,疮口溃烂,流脓溢水,脓苔或脓塞不脱,新肉不生	外用。视疮疡大小,每次取药粉少许撒敷患处或制成药捻、药纱条外用
黄连解毒丸	疮疡初起,红肿疼痛,痘疹肿毒,大便秘结,口舌糜烂,目赤肿痛,烦躁发热	口服。每次 6g,每日 2 次,温开水送服
提毒散	疗毒恶疮、无名肿毒、痈肿发背、对口臁疮、溃流脓血、疮口不敛等病	外用。醋或蜂蜜调涂患处
清热解毒丸	热毒壅盛引起的痈、疽、疗、疖、无名肿毒及温热犯肺之咽喉肿痛	口服。成人每次 1g,每日 3 次,7 岁以上儿童服 1/2 成人量,3－7 岁儿童服 1/3 成人量
紫草膏	疮疡已溃或未溃,冻疮,水火烫伤,局部红肿热痛或溃后脓血淋漓,或久不收口	外用。将软膏摊于纱布上敷贴患处,隔日更换 1 次
阑尾灵冲剂(阑尾灵)	急性、单纯性阑尾炎(瘀滞型),急性化脓性阑尾炎早期(蕴热期)	口服,每次 1 袋,每日 3～4 次,开水冲服
阑尾炎片	慢性阑尾炎	口服,每次 6～8 片,每日 3 次,温开水送服
阑尾消炎片	急、慢性阑尾炎,阑尾周围脓肿	口服。每次 6～8 片,每日 3 次,温开水送服。儿童减半
醒消丸	痈疽疗疮、瘰疬鼠疮、无名肿毒等引起的患处红、肿、硬,但尚未成脓破溃者	口服。每次 3～9g,每日 1～2 次,温黄酒或温开水送服。7 岁以上儿童减半;3－7 岁服 1/3 成人量

药　名	主　治	用　法
蟾酥锭	疔毒恶疮,痈疽发背初起,肿硬疼痛,麻木,乳痈肿痛,蝎蜇虫咬,焮热疼痛	外用。取适量研粉,用醋调涂敷患处
一扫光	疥疮、黄水疮、皮肤湿痒、秃疮、薄皮疮等	外用。干敷患处或麻油调涂患处,每日或隔日 1 次
一搽灵脚气水	风湿热生虫郁于肌肤所致的各型脚气疮	外用。角化型或水疱型未破者,用本品滴搽患处;浸渍型及水疱型已破者,湿敷患处。每日 3～4 次
水金丸(丹)	阴疽初起,皮色不变,肿硬作痛,多发性脓肿,瘿瘤、瘰疬、乳岩、乳癖等症	口服。糊丸,每次 2～5 丸,每日 2 次,打碎后服,小儿酌减。水丸,每次 1.5g,饭前黄酒或温开水送服
乌蛇止痒丸	风瘙痒、瘾疹、白屑风、妇女阴痒等以风痒为主的疾病	口服。每次 60 粒,每日 2 次,温开水送服
生尔发糖浆	斑秃、普秃	口服。每次 30ml,每日 3 次
生发丸	脱发、斑秃	口服。每次 1 丸,每日 2 次,温开水送服。症状重者可加量服。也可将侧柏叶 100g,加水 200ml,煎至 100ml,涂搽患处,每日 3 次
皮肤病血毒丸	血热风燥之风瘾疹、急性湿疮、风瘙痒、粉刺、雀斑、酒渣鼻、面游风等引起的红斑丘疹、干燥瘙痒、多层鳞屑、苔藓斑片色红及疮疡肿毒,脚气疥癣、头目眩晕、大便燥结等	口服。每服 20 粒,每日 2～3 次,温开水送服
白灵片	白癜风因情志抑郁,肝气失调,气血不和,复感外邪,搏于肌肤,导致气血瘀滞、血不荣肤所致者	口服。每次 4 片,每是 3 次,温开水送服
白癜风丸	白癜风因气机不畅,气血不和,复感风邪,搏于肌肤,血不荣肤,气滞血瘀而致者	口服。每次 1～2 丸,每日 2 次,温开水送服
外搽白灵酊	白癜风	外用。涂搽患处,每日 3 次,并配合服用白灵片
克银丸	寻常型银屑病点滴状或钱币状进行期,起病急,皮肤红斑、丘疹、鳞屑叠起干燥,瘙痒不绝,咽痛口干,便结尿赤	口服。大蜜丸每次 2 丸,小蜜丸每次 1 袋;每日 2 次,温开水送服。病情重者,可适当加量,小儿酌减

药　名	主　治	用　法
肤红冲剂	风瘙痒、湿疮、风瘾疹等引起的皮肤风疹块或苔藓化,呈淡褐色或暗红色,或见抓痕、血痂,自觉瘙痒,舌暗红或暗紫	口服。每次9~18g,每日3次,温开水冲服,儿童酌减
鱼鳞病片1号	血虚风燥所致鱼鳞病,皮肤灰色或褐色,干燥粗糙,角化起鳞屑,形如鱼鳞或蛇皮,冬重夏轻,伴口干舌燥等	口服。每次6~8片,每日3次,饭后30分钟温开水送服。儿童酌减。先服鱼鳞病片1号1个月,再服鱼鳞病片2号1个月,如此按月交替服用,6个月为1个疗程
鱼鳞病片2号	肝肾阴虚血燥之鱼鳞病,皮肤钱鳞交错,缠绵难愈,甚至累及全身,伴毛发稀疏,低热汗少,口干咽燥	同鱼鳞病片1号
荨麻疹丸	消风止痒,清热解毒。荨麻疹、风热湿疹、皮肤发痒、风湿疙瘩、出汗刺痒	口服,每天3次,每次6~9g,开水冲服。小儿减半
除湿止痒油	风、湿、热、虫所致的黄水疮、脓窠疮、疥疮、圆癣、股癣等	外用。以毛刷蘸药搽患处,每日数次
消风止痒剂	风热之邪客于肌表,营卫不和,日久郁于肌腠,外不得透达,内不得疏泄之瘾疹,小儿瘾疹、风瘙痒等	口服,每次1~2包(块),每日2次,开水冲服,小儿减半
黄水疮散(黄水疮药)	黄水疮,浸淫疮皮肤溃烂,瘙痒不已,滋水淋漓,浸淫成片	外用。取药适量,香油调敷患处
脚气散	田螺疮、臭田螺、黄水疮、浸淫疮所致的皮肤溃烂,黄水浸淫、瘙痒不绝等症	外用,每次取药粉少许撒患处,若已干燥结痂者,可用麻油调敷患处,每日1次
银屑丸	寻常型银屑病进行期及静止期,属气血凝滞、肌肤失养者	口服,每次3~6g,每日3次,温开水送服,7岁以上小儿服1/2成人量;3—7岁儿童服1/3成人量
银屑灵冲剂	白疕之皮肤斑片状,暗红色,且有云母状银毛色鳞屑,基底红肿,边界清,伴发瘙痒	口服。每次1袋,每日2~3次,温开水送服
清热暗疮丸	粉刺、疔肿、口疮、黄水疮等	口服。每次2~4粒,每日3次,儿童酌减
斑秃丸	肝肾亏虚,精血不足,发失所养引起的斑秃	口服,每次1丸,每日2次,温开水送服

（续 表）

药 名	主 治	用 法
鹅掌风药水	鹅掌风、灰指甲、湿癣、脚癣、慢性湿疹等症	外用。洗净患处,每日搽 3～4 次
湿疹散	湿疹、黄水疮、漆疮、臁疮等	外用。按部位大小斟酌取量,茶水或麻油调敷,或水煎湿敷
搽癣药水	湿毒风盛之疮癣如鹅掌风,脚气疮,圆癣、阴癣、蛀发癣、牛皮癣等出现的皮肤增厚,粗糙干燥,瘙痒起屑,反复不愈	外用。摇匀后以棉球或棉签浸湿搽抹患处,每日 2～3 次。头癣患者,可配合洗头及脱(拨)发疗法
癣药水	各种干癣、湿癣、风癣、牛皮癣、松皮癣等一切癣症	外用。先以温热水泡洗患处,再用脱脂棉或毛刷蘸药涂抹,每日数次
癣药玉红膏	鹅掌风、脚湿气、灰指甲、牛皮癣等引起的患部隐隐作痒,匡廓明显,浸淫蔓延,肌肤粗糙	外用。涂抹患处,厚 1～2mm,每日 1～2 次